John Henry Allen

Die chronischen Miasmen

Übersetzt von F. Witzig

John Henry Allen

Die chronischen Miasmen

Psora und Pseudopsora
Sykosis

Übersetzt von F. Witzig

Barthel & Barthel
Verlag
1996

Ergänzende Hinweise, für die wir jederzeit dankbar sind, bitten wir zu richten an:
Barthel & Barthel Verlag, Postfach 57, D-82069 Schäftlarn,
Tel. 08178 - 8091 oder Fax - 6345.

Dieses Buch wurde auf chlorfrei gebleichtem Papier gedruckt – **unserer Umwelt zuliebe.**

Lizenzausgabe der Barthel & Barthel Publishing Corp., New York
Satz: Barthel & Barthel Verlag, Schäftlarn
Druck: WB-Druck, 87669 Rieden am Forggensee

ISBN 3-88950-048-X

Widmung

Dieses Buch ist demjenigen gewidmet, der, wie einst ein tapferer Ritter, durch alle Zeiten, Prüfungen und Entmutigungen, in allen Schwierigkeiten und Verwirrungen für die wahre Homöopathie gekämpft hat; dem Arzt des Autors, dem Lehrer und Freund, demjenigen, der als erster sein Interesse dem Licht und dem Heilungsgesetz zugewandt hat; dem Nestor der Homöopathie im Westen, Dr. H.C. Allen

Der Autor

Inhalt

Psora und Pseudopsora

Sykosis

Vorwort

„Wie unsere Institutionen, so ist auch unser Volk.“
Wie die Lehrer, so sind unsere Schulen und unsere Studenten. Das zeigt sich jeden Tag, wenn wir die inneren Auswirkungen unserer medizinischen Institutionen untersuchen und das Endprodukt ihrer Lehrtätigkeit in Form der jährlich abgehenden graduierten Ärzte vor uns haben. Schon nach kurzer Zeit sehen wir die Auswirkungen der Alma mater auf die Menschen, mit denen unsere graduierten Ärzte in Kontakt kommen. „Wie unsere Institutionen sind, so ist unser Volk.“

Wir können unser Volk nur das lehren, was wir selbst gelernt haben. Wir heilen unsere Patienten, wie uns das Heilen gelehrt wurde. Der Brunnen und die Quelle sind unser Wissensniveau, und wir erheben uns selten höher.
Diese und ähnliche Gedanken veranlaßten den Autor, dieses Buch zu schreiben. Die jüngeren Kollegen unseres Berufsstandes benötigen dringend ein solches Werk; sie müssen mit den Lehren Hahnemanns vertraut werden und sie begreifen, die so wunderbar im „Organon der Heilkunst“ dargelegt sind (dennoch sind sie für viele schwierig zu verstehen), um das Heilgesetz anwenden zu können. Der geschäftige Praktiker hat keine Zeit und hat vielleicht niemanden, der ihm dabei hilft, die Kernprobleme, die uns der große Lehrer, Hahnemann, hinterlassen hat, aufzuarbeiten. Die Forderungen meiner Studenten und die täglichen Nachfragen von Ärzten haben mich dazu veranlaßt, mein Wissen zu diesen Themen in Form eines Buches zu veröffentlichen.

Wie viele andere Professoren warteten wir jahrelang geduldig in der Hoffnung, daß ein eifriger Student des Organons solch ein Buch schreiben würde, aber keiner kam, so daß der Autor die Arbeit einfach selbst auf sich genommen hat in der Hoffnung, daß sie in gewissem Grad den Wünschen der Ärzte entspricht und vielleicht ihre Zustimmung erhält.

Der zweite Teil, *Sykosis,* wird nicht nur eine vollständige und erschöpfende Beschreibung der Wirkung dieses bösartigen Miasmas in all seinen Formen wiedergeben, sondern auch die Krankheiten und Komplikationen, die aus dem primären, sekundären oder tertiären Stadium entstehen können. Außerdem enthält er eine vollständige Materia Medica der Gonorrhoe, der Harnorgane im allgemeinen zusammen mit der Behandlung der Dysmenorrhoe in all ihren vielfältigen Erscheinungsformen, die allein schon für die Ärzte von großem Nutzen sein wird.

Eine kurze Beschreibung, wie dieses Buch zu benutzen ist, wird am Ende wiedergegeben.

John Henry Allen

Prof. für Hautkrankheiten und miasmatische Erkrankungen am Hering Medical College, Chicago, Illinois.

Geschichtliches und Grundsätzliches über Psora und Pseudopsora

Die Entdeckung der chronischen Miasmen durch Hahnemann bedeutete für die irrigen Konzepte seiner Zeit über die Ätiologie der Krankheiten den Todesstoß; dies trifft heutzutage noch genauso zu, obwohl ein Jahrhundert dazwischen liegt und sich eine Armee von Denkern und Forschern diesen Gedankengängen (Ätiologie der Krankheiten) widmete, von denen viele wieder aus dem Leben geschieden sind, seit Hahnemann sagte, daß die Psora die Mutter oder die Grundlage all dessen darstellt, was man als Krankheit bezeichnet. Seit seinen Tagen entstanden viele ätiologische Gebäude, aber sie sind entweder an ihrem eigenen Gewicht eingestürzt oder wurden eingerissen und ihre Trümmer weggeräumt, um Platz für andere Gebäude zu schaffen, die um nichts dauerhafter waren. Eines der größten und dauerhaftesten dieser Gedankengebäude, oder mit anderen Worten, eine der größten Anstrengungen, eine Theorie zu formulieren oder eine philosophische Grundlage für die gegenwärtige, sogenannte Schulmedizin zu schaffen, war vielleicht Virchows Theorie der Zellularpathologie.

Die Anhänger des erstklassigen Lehrers dieser Schule waren so zahlreich, daß er zum *Hohenpriester der Zellularpathologie* hochstilisiert wurde, welche mehr als 20 Jahre die Grundlage der orthodoxen Pathologie gebildet hat. Sie wurde jedoch aufgegeben und weitgehend durch andere Theorien ersetzt, die aber keinen größeren therapeutischen Wert besitzen. Klebs erklärte Virchows Theorien als nicht demonstrierbar und fürwahr äußerst unwahrscheinlich. Aber hinter seiner Lehrmeinung von der unabhängigen Aktivität der Zelle verbirgt sich ein *Vitalismus,* ein Gedanke, der jeder materialistischen Medizinschule zuwider läuft. Er kam der Wahrheit sehr nahe. Seine Zelle, die Einheit des Lebens, wurde durch chemische Prozesse oder durch chemische Veränderungen, wie auch immer, belebt oder vergöttlicht.

Der große Hahnemann hatte sich aber eine Lebenskraft vorgestellt, die vor allen chemischen und mechanischen Kräften wirkt; daher seine Theorie der Lebenskraft, ohne die keine organische Chemie geben würde. Dennoch entstanden die chemische Medizin, ihre chemischen Arzneimittel mit all ihren vielfältigen chemischen Bestandteilen und Formeln, wie man es heutzutage an den Verschreibungen ablesen kann. Diese therapeutische Vorgehensweise endete, wie man erwarten konnte, in einem Empirismus, der von der scheinbaren Notwendigkeit des Krankheitsfalles und dem Urteil des einzelnen Arztes, in dessen Behandlung der Patient war, geleitet wurde.

Hahnemann hat das alles durchgearbeitet, hat abgewogen und abgemessen, von jedem Blickwinkel her analysiert, befand es aber für mangelhaft. Keiner kann die 62 Seiten seines Vorwortes im *Organon* sorgfältig lesen, ohne gleichfalls zu diesem Schluß zu kommen. Er durchschaute nicht nur vollkommen die unwissenschaftliche Arbeitsweise aller Medizinschulen seiner Zeit, er ging noch weiter. Er war sogar in der Lage, die Folgen, den Fortschritt und den Weg dieser Systeme zu prophezeien. Warum? Weil er sehr gut ihre unwissenschaftliche Grundlage verstand, so daß er wußte, daß sie gar keine andere Entwicklung nehmen konnten. „Der Brunnen kann kein höheres Niveau erreichen als seine Quelle." Wie wahr dies doch ist. Die Systeme der Medizin haben sich von ihrem Wesen her nicht geändert; ihre Methoden und Vorgehensweisen sind unverändert. Während sie sich von einigen ihrer groben und weniger einwandfreien Methoden trennte, nahm sie andere auf, die nicht weniger unangenehm, nicht weniger schädlich und genau so nachteilig für das Wohl des Volkes sind. Damit meine ich natürlich nur ihre therapeutischen Methoden. Dies kann nicht anders sein, wenn kein anderes Gesetz außer der menschlichen Vernunft die Ergebnisse der Forschung bestimmt, wenn kein Gesetz vorschreibt oder wenn kein göttliches Prinzip vorhanden ist, nach dem man sich richtet, wenn im gesamten System nichts stabil oder festgefügt ist, sei es im therapeutischen, ätiologischen oder sogar im pathologischen; alle diese Theorien ändern sich und sind unzuverlässig. Hahnemann aber brachte Ordnung in das Durcheinander; indem er wesentliche Gesetze und Prinzipien formulierte, hat er die Unsicherheit beseitigt, und alle seine wirklichen Anhänger sind über diese Fakten einstimmig einer Meinung.

Manch einer wird sich fragen, warum ist es für einen echten Homöopathen notwendig, etwas über diese chronischen Miasmen zu wissen? Solange er nach dem Similegesetz verschreibt, heilt er seine Fälle. Es gibt viele Gründe, warum er in der Lage sein sollte, unterscheiden zu können, ob im Organismus Psora, latente Syphilis, besonders die tuberkulöse Form, oder Sykosis anwesend ist. Dr. Hering hat in seiner einleitenden Bemerkung zum *Organon* (3. amerikanische Auflage) jedoch die Meinung vertreten, daß es nicht von vitaler Bedeutung ist: „Welchen bedeutenden Einfluß kann es haben, ob ein Homöopath die theoretischen Meinungen Hahnemanns annimmt oder nicht, so lange er die wesentlichen Werkzeuge des Meister in Händen hält und nach der Materia Medica unserer Schule arbeitet? Welchen Einfluß kann es haben, ob ein Arzt die Psoratheorie annimmt oder verwirft, solange er immer das möglichst ähnlichste Arzneimittel auswählt?" Dieser letzten Zeile kann ich nur zustimmen: *„Solange er das möglichst ähnlichste Mittel auswählt.."*

Es ist aber eine Tatsache, daß wir das möglichst ähnlichste Arzneimittel nicht wählen können, so lange wir nicht die Phänomene des zugrunde liegenden, wirksamen Miasmas verstehen; denn das wirkliche Simile basiert immer auf den bestehenden, zugrunde liegenden Miasmen, egal ob wir uns dieser Tatsache bewußt sind oder nicht. Das heilende Mittel verkörpert nämlich nichts anderes als den Werdegang einer bestimmten, auf einem existierenden Miasma basierenden Pathogenese. Die Prüfung eines Mittels wäre sehr unbestimmt, wenn uns der Name vorenthalten würde.

Man stelle sich vor, man macht eine Prüfung von Sulphur oder Aconit. Gewiß würde man als erstes nach dem Namen des Arzneimittels fragen und es nicht gebrauchen, ohne diesen zu kennen. So sollte man auch mit dem krankheiterzeugenden Agens verfahren. Wir sollten nicht nur den Namen jenes zugrunde liegenden Prinzips kennen, das die Krankheitserscheinungen erzeugt, mit denen wir so fleißig und ernsthaft ringen und kämpfen. Es ist der Unterschied zwischen einer intelligenten Kampfführung und einem Kampf im Finstern, welcher dann kein gezielter Kampf mehr ist. Oder man stelle sich vor, daß ein ähnliches Mittel ohne Kenntnis des Gesetzes von der Wirkung und Gegenwirkung (oder primären und sekundären Wirkung) verschrieben wird, wie kann dann der Fortschritt eines Krankheitsfalles und dessen Genesung ohne Kenntnis dieser Krankheitskräfte (Miasmen) mit ihrem rätselhaften, aber beharrlichem Fortschreiten der Krankheiten, mit den Entwicklungspausen, dem Ruhen der Krankheit, den Vorwärtsbewegungen, den Rückzügen und Angriffen auf ungewohnten Routen und jenen vielfältigen Wirkungsmöglichkeiten beurteilt werden?

Wenn wir von den Eigenschaften und Charakterzügen unseres Feindes wirklich nichts kennen, ist es dann möglich, gegen denselben Krieg zu führen, wie wenn man ihn kennen würde? Man stelle sich vor, man würde behaupten, daß die Krankheit die Folge eines Bakteriums, eines bestimmten Keimes, die Folge von atmosphärischen Bedingungen oder eine Folge von Erkältung sei – Tatsachen, auf welche die meisten Krankheiten zurückgeführt werden. Würden uns diese Fakten bei der Wahl des ähnlichen Arzneimittels unterstützen? Würden sie uns dabei behilflich sein, das Phänomen der Keimentwicklung zu verstehen, oder das Phänomen der Erkältung? Warum sollte man sich erkälten? Warum sollte man Krankheitskeime haben oder von atmosphärischen Veränderungen beeinflußt werden? Solche Gedanken kommen einem denkenden Geist. Warum sollte eine Krankheit in derselben oder einer anderen Form wiederkehren? Das sind Gedanken, die den Geist Hahnemanns störten und die ihn am Ende dazu leiteten, die Psoratheorie der Krankheit zu entdecken.

Ich sage NEIN zu Dr. Hering; derjenige, der das Simile wählt ohne die Gründe und Auswirkungen der Krankheit zu kennen, ist kein wirklicher Heiler des Kranken und arbeitet nicht im Geist des Meisters. Hahnemanns Systeme sind wirkliche Systeme der Medizin, aber es gibt Tausende von Männern und Frauen, die mit nur wenigen Mitteln vertraut werden oder nur einige Seiten unserer Materia Medica kennen und die hinausgehen, um gegen die Komplexität der Krankheiten zu kämpfen, welche Folge einer Verbindung von Psora, Syphilis und Sykosis sind, und die den Charakter und die Gewohnheiten des Feindes nicht kennen. Die Wirkung dieser chronischen Krankheiten bleibt oft jahrelang verborgen, so daß die Kräfte im Organismus latent und aufgestaut sind. Wie oft basierte unsere Verschreibung auf der Totalität solcher Symptome, die vollkommen oberflächlich und vordergründig waren, während wir die wirklich hochwertigen Symptome zu Gunsten der Totalität außer Betracht ließen. Hochwertige Symptome aber müssen berücksichtigt werden, da oberflächliche immer sekundäre, während primäre oder grundlegende Symptome immer direkten miasmatischen Ursprungs sind. Die oberflächlichen Phänomene können damit palliativ gebessert werden, aber sie kehren zurück und mit diesen Versuchen ist nur Zeit verloren worden; währenddessen der Arzt, der gelernt hat, antimiasmatisch zu verschreiben, über das Schäumen an der Oberfläche hinwegschaut und tiefer in den Krankheitsfall eintaucht, indem er nach *prima causa morbi* (primären Krankheitsursachen) forscht und somit ein Mittel anwendet, das eine tiefere und engere Beziehung zur pervertierten Lebenskraft besitzt. Seine Ergebnisse werden immer besser und er lernt daher schnell, sich mit diesen grundlegenden Symptomen vertraut zu machen, die all dem, was man Krankheiten nennen mag, zugrunde liegen, „die bloß wegen ihrer längern, meist lebenswierigen Wirkungsdauer (Psora, Syphilis, Sykosis) nie von dem Lebensprincip allein besiegt und ausgelöscht werden können, bis der Heilkünstler die Lebenskraft stärker afficirt mit einer sehr ähnlich krankmachenden, aber stärkern Potenz (homöopathischer Arznei).“ (Fußnote zum § 29 des Organon). Es wird deutlich, daß es eine sehr ähnliche Arznei sein muß, passend für die Natur und Wirkung eines dieser chronischen Miasmen. So verschaffen wir uns einen direkten Zugang zur natürlichen Krankheit, deren bestehende Dynamik in der Eigenart des Miasmas begründet liegt.

Hahnemann sagte (§ 13 des Organon), daß alle antipathischen Schulen die Krankheit „als ein vom lebenden Ganzen, vom Organism und von der ihn belebenden Dynamis gesondertes, innerlich verborgenes (...) betrachten“. Sie können, so scheint es, jenes unsichtbare Etwas, das Leben genannt wird, nicht wahrnehmen, welches unter den Einflüssen der Miasmen leidet. Folgen wir weiter den Gedanken im §15 des Organon: „Das Leiden der krankhaft verstimmten, geistartigen, unsern Körper belebenden Dynamis (Lebenskraft) im unsichtbaren Innern und der Inbegriff der von ihr im Organism veranstalteten, äußerlich wahrnehmbaren, das vorhandene Uebel darstellenden Symptome, bilden nämlich ein Ganzes, sind Eins-und-Dasselbe." Diese aus dem Pathologischen entstandenen Symptome stellen das dar, was die Krankheit in all ihren vielfältigen, funktionellen oder strukturellen Formen kennzeichnet.

Das Wissen aller miasmatischen Phänomene würde in toto ein komplettes Wissen all dessen darstellen, was als Krankheit bekannt ist. Und an diesen Symptomen würde man nichts anderes entdecken oder erkennen als die Krankheit.

Krankheiten sind nichts anderes, „als Befindens-Veränderungen des Gesunden (...), die sich durch Krankheits-Zeichen ausdrücken" (Organon § 19) oder in anderen Worten: die Krankheit ist nichts anderes als der Einfluß einer subversiven Kraft, die in Verbindung mit der Lebenskraft wirkt, die die Physiologie des Organismus untergräbt und verändert.

Die Krankheit ist daher nichts anderes als abweichende Bewegung oder eine Dissonanz. Meiner Meinung nach deckt Hempels Definition der Krankheit diese Grundvorstellung mehr ab als jede andere philosophische Definition. *„Alle Einwirkungen, an denen wir den Einfluß eigenartig angeordneter Kräfte erkennen und wahrnehmen, die den Organismus untergraben und die nur das eine Ziel haben, ihn empfänglich und gefügig zu machen, stellen die Krankheit dar."* Wir können die Definition etwas enger fassen, wenn wir sagen, die Krankheit ist die vikariierende Verkörperung miasmatischer Einflüsse, die sich mit der Lebenskraft verbunden haben und entsprechend ihrem Charakter eine Krankheit hervorbringen, wie man es bei der Psora oder jedem anderen chronischen Miasma beobachten kann, genauso wie wir an einem Stück Kalk oder Kohle den äußeren, sichtbaren Charakter oder die Verkörperung einer inneren Dynamis erkennen, die durch den Vorgang des Potenzierens eine künstliche, untergrabende Kraft entwickelt. Der Unterschied besteht darin, daß im einen Fall eine naturgemäße Verbindung mit der Lebenskraft in Form des Miasmas besteht, während im anderen das Arzneimittel in den Organismus eingeführt werden kann und durch seine Verbindung mit der Lebenskraft eine künstliche Krankheit hervorruft, eine Tatsache, die der Wissenschaft nicht demonstrierbar ist, außer durch die Wirkung und Dynamik der Lebenskraft.

Es kann nicht schaden, einige einfache Gründe ins Gedächtnis zu rufen, die uns Hahnemann als Beweis für das Vorhandensein eines chronischen Miasmas angegeben hat, das hinter all diesen vielfältigen äußerlichen Erscheinungsformen der Krankheiten liegt. Als erstes erwähnte er die Beständigkeit der chronischen Beschwerden, die man erkennt, wenn man die Diät, die Hygiene und die allgemeine Gesundheit jener Patienten sorgfältig berücksichtigt. Selbst dann war die Lebenskraft nicht in der Lage, sich von gewissen, immer wiederkehrenden Ausdrucksformen der Krankheit zu befreien, von Zuständen, die sich ständig wiederholen; obwohl das offensichtlich gut gewählte Arzneimittel gegeben wurde und es scheinbar erfolgreich war, da die Symptome für einige Zeit verschwanden, kehren sie doch mit derselben Kraft oder in Form neuer Symptome wieder zurück, die jedesmal dieselbe Wurzel oder denselben Ursprung haben.

Ohne äußeren ätiologischen Grund scheinen sie aus dem Organismus selbst zu stammen, in dem sie sich aus einer eigenheitlichen Dynamik heraus selbst entwickeln. Hahnemann beobachtete ebenso, daß sie von pathophysiologischen Vorgängen begleitet oder auf irgendeine Art mit den Funktionen des Organismus verbunden sind. War es möglich, daß die Krankheit pervertierte Funktion war und ebenso, daß die Funktion, die den Lebensprozeß regiert, zerstört wurde? Außerdem sah er, wie unter der Wirkung des homöopathischen Mittels (Heilwirkung) durch die Anwendung höherer Potenzen die Krankheit plötzlich verschwand, wie die Krankheit oft ihren Ausdruck änderte, wie sie eine Art von rückläufiger Metamorphose durchmachte oder wie die Krankheit in der umgekehrten Weise ihres Auftretens verschwand, indem sie alle die Veränderungen und Vorgänge, die sie im Verlauf ihrer Entwicklung hervorbrachte, wieder durchmachte, um am Ende vollständig zu verschwinden und keine Spur ihres früheren Vorhandenseins zurückzulassen. Er fragte sich, wann die Krankheit denn begonnen hatte? Was war die Quelle ihrer Existenz? Es muß eine latente, eigene, innere, vorher schon existierende Ursache geben, die ihren Platz im Organismus hat und dennoch nicht in materieller Weise an ihn gebunden ist, sondern ein Teil jener Dynamis, der Lebenskraft, selbst wird oder mit ihr eine Koexistenz bildet. Sie besitzt eine ähnliche auf äußere Störungen reagierende Dynamik, wie sie uns als sekundäre oder auslösende Gründe bekannt sind. So beobachtete er, daß die Haut niemals einen Ausschlag von sich aus hervorbringt (außer durch Traumen oder chemische Noxen), daß sie niemals einen krankhaften Zustand annimmt, außer sie wird durch frühere Veränderungen oder unphysiologische Wirkungen im Organismus selbst dazu gezwungen. Wiederum gilt als Regel, daß das Auftreten eines Exanthems die gesamten ursprünglichen Beschwerden verschwinden läßt. Das gilt nicht nur für die Hautkrankheiten sondern in gleicher Weise auch für alle Ausscheidungsprozesse aus allen Körperorganen.

Dies gilt auch dann, wenn die Krankheitsvorgänge unterdrückt wurden. Für eine gewisse Zeit nehmen die Krankheitskräfte einen latenten Zustand an, aber früher oder später setzen neue Krankheitsprozesse ein, die in ihrer letztendlichen Wirkung tiefgreifender und grundlegender sein werden, indem sie oft bösartige

Prozesse oder lebensgefährliche akute Erkrankungen hervorrufen. Es ist daher unmöglich, daß äußere Gründe allein all dem zugrunde liegen. Bei Unterdrückungen, egal ob sie durch lokale Maßnahmen oder durch den Gebrauch starker innerlich verabreichter Drogen hervorgerufen wurden, erscheinen früher oder später als sekundäre Manifestationen diese chronischen Krankheiten. Er beobachtete weiter, daß die ursprünglichen Störungen verschwinden oder zur Ruhe kommen, wenn der Organismus entweder aus eigener Kraft oder durch die Einnahme eines kräftigen Arzneimittels (wie z. B. Sulphur) die Krankheit in Form eines Hautausschlags an die Körperoberfläche bringt. Dies erfolgt nur, solange der sekundäre Prozeß (Hautausschlag) nicht gestört wird. Hahnemann beobachtete weiter, daß der Gebrauch roher Arzneimittel nicht nur gefährliche Arzneimittelwirkungen hervorbringt, sondern, daß sie die Lebenskraft stark verwirren, die Krankheitsvorgänge komplizieren und den gesamten Organismus in allen Richtungen unterminieren. Das galt besonders, wenn ein ausgeprägter psorischer oder miasmatischer Zustand vorhanden war, der ihm (außer bei den venerischen Krankheiten) ein Beweis dafür war, daß diese Ursache sowohl allen chronischen als auch allen akuten Ausdrucksformen der Krankheit zugrunde liegt; und dieses unbekannte, das Leben raubende Prinzip nannte er Psora.

Hahnemann begann der Geschichte dieses Miasmas, der Psora (*was im Griechischen ,Jucken' bedeutet*), nachzuspüren und fand heraus, daß sein Ursprung weit zurückliegt, daß seine Geschichte sich durch die Geschichte aller Völker zurückverfolgen läßt, sogar bis zu den ältesten orientalischen Völkern.

Hahnemann verweist uns in einer Fußnote (Seite 12, Band 1 der Chronischen Krankheiten, 2. Auflage) auf das dritte Buch Moses (Leviticus), wo der Priester den Ausschlag in seinem frühesten Stadium vom Aussatz unterscheidet. Es ist jedoch offensichtlich, daß der Name Psora verschiedenen, wenn nicht sogar zahlreichen Ausschlagserkrankungen gegeben wurde, die bei den Menschen aller Nationen der Erde vorkamen.

Heutzutage verstehen wir unter Psora ein grundlegendes Miasma, das sich nicht auf einen besonderen Hautausschlag bei einem Einzelmenschen beschränkt, sondern der Erzeuger einer Vielzahl funktioneller und pathologischer Veränderungen ist, die im menschlichen Organismus ablaufen. In Wahrheit zeigt es sich häufig in Form eines Hautausschlags und begann zweifellos als Bläschenausschlag, begleitet von einem Juckreiz oder einem juckenden Gefühl, einem *Pruritus*, der wahrscheinlich nicht nur ein primäres Symptom der akuten Form des Miasmas ist, sondern ein beharrliches, wenn nicht sogar ein konstantes Symptom im Verlauf der gesamten Krankengeschichte. Kein anderes Symptom ist so pathognomonisch wie der *Pruri-*

tus. Er fehlt bei Syphilis und Sykosis, und wenn man ihn bei diesen Miasmen findet, kann man sicher sein, daß sie eng mit dem psorischen Miasma verwoben sind.

Das lautere Leben der Israeliten war bis kurz vor der Zeit Christi frei von schweren Verläufen dieses Miasmas. Als Folge ihres einfachen Lebens, ihrer guten Gewohnheiten und ihrer Mäßigung beim Genuß von Wein oder Spirituosen sowie im Verzehr von Fleisch und reichhaltigen Speisen blieb die Krankheit weitgehend auf die Körperoberfläche beschränkt. Ebenso milderten das körperliche Training und die Körperkultur der frühen Griechen die Wirkung der Psora.

Erst als die Menschheit sich in Städten ansiedelte und ihre Gewohnheiten verdorben wurden, sehen wir sie in ihrer vollen Kraft und Virulenz hervorbrechen. Außer einer Untersuchung über die Krankheit in Europa konnte Hahnemann wenig über ihre Verwüstungen in der Frühperiode der Menschheit aussagen. Es besteht jedoch kein Zweifel, daß ihre Wirkung stark zunahm und die Krankheiten, die sie hervorbrachte, zahlreicher und komplexer wurden, sobald die orthodoxen Schulen mit den chemischen Therapeutika vertrauter wurden und die Mineralien immer mehr in Gebrauch kamen, besonders Arsen, Chinin und Quecksilberverbindungen. Durch den Gebrauch von mineralischen Arzneimitteln und Lokaltherapeutika wurden Unterdrückungen immer häufiger, und bald tauchten neue und bösartigere Krankheiten in Form von schweren Epidemien auf, die vor und während Hahnemanns Zeit ausbrachen. Heutzutage blühen diese unterdrückenden Maßnahmen immer noch. Obwohl sie nicht auf die selben Methoden beschränkt blieben, sind heute weiterhin viele in Gebrauch und neue kamen dazu, wie z. B. der übermäßige Gebrauch der Elektrizität. Die Röntgenstrahlen sind die modernsten und wahrscheinlich auch unterdrückensten aller unterdrückenden Maßnahmen, die noch tieferreichendere und noch grundlegendere pathologische Ausdrucksformen dieses chronischen Miasmas hervorbringen. Selbst solche bösartigen Erkrankungen wie Krebs, Lupus, Tumore, vergrößerte Drüsen, sogar Psoriasis, Ekzeme und andere Hautkrankheiten wurden durch den ständigen Gebrauch dieser wirkungsvollsten der uns bis jetzt bekannten und vom Menschen jemals entdeckten Energie unterdrückt, was uns als wirkliche Entfernung der Krankheitsursache und wohltuende Heilung angedreht wurde. Zu den anderen modernen Methoden, die benutzt werden, um diese chronischen Miasmen zu unterdrücken und die noch erwähnt werden sollten, gehören die mineralischen Bäder jeglicher Art, medizinische Spülungen, Kauterisierungen, Operationen (besonders die Entfernung von Organen), Kürettagen und so weiter.

Hahnemann erwähnt den übermäßigen Genuß von Getränken wie Kaffee, Tee; ebenso den Gebrauch von

Tabak, welchem mehr oder weniger Arsen, Strychnin und Opium, Tonkabohnen und andere Geheimmittel zugesetzt wurde, neben dem allgemeinen Gebrauch von destillierten Alkoholen, stimulierenden und starkgewürzten Speisen, da sie alle in sehr auffallender Weise diese latenten Miasmen reizen und ihre Heilung damit komplexer und schwieriger wird.

Wie vorher schon erwähnt wurde, trat die Psora ursprünglich in der Form eines Juckreizes auf, der ansteckend war, so ansteckend, daß das Händeschütteln oder sogar die Berührung der Kleidung eines Infizierten die Krankheit auf einen anderen übertragen konnte. Das kann von den anderen chronischen Miasmen, Syphilis und Sykosis, nicht behauptet werden. Daß die Psora zuerst in Form eines Juckreizes erscheint, dem ein feiner bläschenförmiger Ausschlag folgt, ist zweifellos wahr, wie Hahnemann und viele seiner Anhänger bezeugen. Nicht jegliche Form von Hautausschlägen wie z. B. Ekzeme, Psoriasis usw. entspricht der primären Form der Psora, da dies alles sekundäre Prozesse der Psora oder eines anderen Miasmas sind (Psoriasis ist gichtischen oder sykotischen Ursprungs).

Nur durch die unwissenschaftlichen und unterdrückenden Behandlungsmethoden nahm die Psora einen so vielgestaltigen Charakter an, und als natürliche Konsequenz mußten sich in der Zukunft in Folge des natürlichen Entwicklungsgesetzes die Erscheinungsformen der Psora in dem ihr eigenen Wirkungscharakter stark vermehren, bis strukturelle Veränderungen im Organismus stattfanden. Diese nach außen gerichtete Ausdrucksform der latenten Kraft der Psora konnte sich nicht ständig dem seuchenartigen Charakter widersetzen und dagegen ankämpfen, solange es Therapeuten gab, die die Krankheit lediglich für ein lokales Geschehen hielten und sie deshalb mit den so wirksamen lokalen Maßnahmen attackierten, welche die modernen, orthodoxen Therapeuten heutzutage noch genauso gerne wie früher gebrauchen.

Häufig lenkte die Psora ihre Angriffe nach innen, so daß der Kampf in den inneren Gefilden des Organismus selbst stattfand und so lange dauerte, bis die Lebenskräfte getäuscht waren, ihren Kampf aufgaben und sich dem langdauernden Einfluß der Psora öffneten; und all das geschah und geschieht nur deswegen, weil die Therapeuten in ihrer Ignoranz die Lebenskräfte fehlleiteten, die unter günstigen Umständen ihren Feind, die Psora, an der Oberfläche des Organismus, bzw. der Haut gehalten hätten. Wenn eine Unterdrückung in einem Organismus stattfindet, wo zwei oder mehrere Miasmen vorhanden sind, dann werden alle vorher erwähnten Zustände vermehrt und verstärkt, wie man es häufig beobachten kann, wenn Psora und Syphilis von Geburt an innig mit einander verwoben sind. Ich sage „innig verwoben“, da es keine perfektere Verbindung der Miasmen mit den Lebenskräften gibt, als wenn sie schon von Geburt an bestehen. Die tuberkulöse Diathese ist das Ergebnis einer solchen Verbindung, welche in ihrer Tiefenwirkung eine der gründlichsten aller bekannten Krankheitszustände oder -bedingungen ist. Deshalb bringt die Pseudopsora schwerere Krankheiten hervor als die Psora allein, und dasselbe gilt auch, wenn Psora und Sykosis miteinander verbunden sind; aber ihre zerstörerische Wirkung ist unvergleichbar geringer als beim tuberkulösen Element. Bei besonderen und bösartigen, akuten, febrilen und entzündlichen Zuständen, wie z.B. Pneumonie, Diphterie, malignen Erkrankungen, Syphilis, Erysipel, Phlegmonen, Entzündung des Gehirns, des Herzens, der Niere oder perforierender Appendizitis gilt die Regel, daß immer zwei Miasmen vorhanden sind. In jedem der oben erwähnten Krankheitsfälle forsche ich immer nach ihnen.

Ebenso sind, wenn widerspenstige und bestimmende pathologische Zustände oder Erkrankungen von scheinbar einfacher Natur (wie z. B. Schmerz, Neuralgie, Kopfschmerzen, Nasenbluten, Übelkeit, Erbrechen, Rheumatismus, Hämorrhoiden, Geschwüre, Furunkel) oder sonst ein einfach abgrenzbarer Zustand, der sich nicht leicht behandeln läßt, angetroffen werden, zwei oder mehr Miasmen zu erwarten. Dieses Beispiel möchte ich an einem einfachen Fall mit Rektumbeschwerden etwas klarer darstellen:

Mrs. M., 24 Jahre alt, dunkelhaarig, von kleiner Statur, Mutter eines Kindes, stammt aus einer Familie mit 12 Kindern, von denen alle außer zweien (sie selbst und eine Schwester) an tuberkulösen Erkrankungen starben. Ich wurde gerufen, um sie wegen rektaler Beschwerden, einer Fissur des Rektums, die sich bis an den Rand des Anus erstreckte, zu behandeln. Sie litt so sehr, daß ich nur die Wahl hatte, sie zu operieren oder den Fall zu verlieren; denn sie hatte kein Vertrauen in die Homöopathie. Ich operierte sie, aber am sechsten Tag bildete sich ein kleines, warzenartiges Gebilde in der Nähe, wo sich die Fissur nach außen öffnete.

Folgende neue, recht allgemeine Symptome entwickelten sich: Hitze, brennende Hände und Füße, möchte das Fenster offen haben, Verlangen nach frischer Luft, kann keine Zudecke ertragen, obwohl sie recht oft heiße Wärmflaschen auflegen möchte, schwach, Hungergefühl zwischen den Mahlzeiten; alle ihre Symptome verschlimmern sich abends, wirft sich jede Nacht im Bett herum und kann nicht schlafen, da es ihr zu warm ist, schläft gegen morgen ein und schläft dann beinahe den ganzen Vormittag gut. Sie ist verdrießlich, reizbar, schimpft und findet Fehler. Die Haut ist trocken, rauh, rot, juckend; Pickel an verschiedenen Körperteilen. Sie erhielt Sulfur 50 M und innerhalb von 48 Stunden begannen die gesamten oben erwähnten Symptome zu verschwinden. An ihre Stelle kam eine reichliche gelbgrüne Leukorrhoe, die wundmachend und scharf war und im Genital ein Beißen und Brennen verursachte. Das Rektum begann schnell zu heilen und war bald in Ordnung, wonach auch die Leukorrhoe verschwand. Während ich die Frau behandelte, lag ihr Ehemann mit akutem Rheumatismus darnieder, der einer starken Durchnässung folgte, als er mehrere Stunden einem Regenguß ausgesetzt war. Natürlich bestärkte dies nur meine Diagnose einer erworbenen gonorrhoischen Sykosis beim Ehemann und ihrer Ansteckung bei ihm sowie der späteren Unterdrückung der Krankheit, aus der die rektalen Beschwerden resultierten. Dieser Fall wurde mit Sulfur CM geheilt, obwohl das operative Vorgehen als falsch zu verurteilen ist.

Wir müssen in den Fällen, die einer Behandlung nicht nachgeben wollen, immer nach dem grundlegenden Miasma Ausschau halten. Die Natur errichtet immer, wenn es möglich ist, periphere Hindernisse für die Krankheit, oft pathologische, aber manchmal auch funktionelle; und wenn diese durch lokale, egal ob operative oder andere, Maßnahmen durchbrochen werden, errichtet die Lebenskraft als Reaktion auf das Fortschreiten der Krankheit gesetzmäßig ein anderes hemmendes Zentrum innerhalb des Organismus, das näher den tieferen Zentren des Lebens liegt. Ein peripheres Bollwerk kann die Auswirkungen des degenerativen Prozesses innerhalb der Lebenskräfte nicht mehr länger verhindern, sobald sich das Miasma inniger mit dem Organismus verwoben hat. Außerdem ist dann die Vitalität des Organismus oft schon so geschwächt, daß er nicht das Reaktionsvermögen oder die Widerstandskraft besitzt, eine andere periphere Barriere zu errichten; deshalb unterwirft sich der Organismus bereitwillig der neuen Ordnung und gleicht sich dieser bald an, denn der neue Zustand wurde durch eine neue Wirk- oder Bewegungsart hervorgerufen, das Schwergewicht der miasmatischen Kraft zentriert sich auf neue Gebiete im Organismus, die veränderten physiologischen Vorgänge werden noch komplexer, was die Störung ihrer Funktionen anbelangt, und infolgedessen ist die retrograde Metamorphose noch schwieriger zu analysieren, bis die Therapeuten und Pathologen sich letztlich in dem Labyrinth oder Gewirr der Symptomatologie verloren haben, so daß sie die Symptome nicht mehr systematisch ordnen und klassifizieren können.

Auf diese Weise entsteht durch eine langdauernde Vergiftung des gesamten Organismus bis in die entlegenste Zelle und Phase unseres Daseins die Kachexie, die eine Folge des Aufstauens eines aktiven Miasmas ist, dessen Gifte durch einen Ausscheidungsprozeß, der der Krankheit eigen ist, aus dem Organismus ausgeschieden werden sollten und die, wenn sie nicht behandelt wird, in ein chronisches Stadium übergeht, bis jeder Charakterzug unseres Daseins bösartige Züge aufweist, bis das gesamte Haus, in dem wir leben, für das darin wohnende Leben ein unbewohnbarer Ort geworden ist.

Die Wirkung der Psora ist so universal und sie befällt das organische Leben so generell, daß kaum eine Kreatur existiert, die nicht von ihr infiziert wurde oder die keine Zeichen oder Manifestationen ihres zerstörerischen Prozesses aufweist. Das gilt auch für die niederen Formen des Lebens; ja sogar das Pflanzenreich ist nicht frei von ihr; denn in den defomierten, verfaulenden und absterbenden Blättern erkennen wir sie.

Die Psora ist tatsächlich die erste Erscheinungsform der ursprünglichen Sünde, des ursprünglichen Flu ches, die prophetische Erfüllung des „du sollst sicher sterben". Um diese Dinge zu verstehen, müssen wir die grundlegenden Prinzipien, die die Homöopathie beherrschen, verstehen – den dynamischen Ursprung der Krankheit, die Dynamisation des Arzneimittels und die Gabe des Simile. Gerade die Gabe des Simile führte Hahnemann dazu, die miasmatische Ursache der Krankheit zu erkennen. Er sah, daß ein Wettstreit zwischen der Dynamik des Arzneimittels und der Dynamik des Lebens stattfand, ein Kampf, der von einem dynamischen, den lebenden Organismus untergrabenden Einfluß geführt wurde, der beständig und ohne Ende vorhanden war, weil er ständig dem Organismus innewohnte und mit dem Leben verwoben war; obwohl die Lebenskräfte zu bestimmten Zeiten sich von jenem Einfluß befreit zu haben schienen, kehrt dieser Einfluß beständig zurück, in seinen Ausdruckformen, in seinem Charakter oft verändert; dennoch handelt es sich stets um dieselbe alte Psora, auch wenn sie sich in einem neuen Gewand oder einer neuen Verkleidung zeigt. Wie weit verbreitet sind doch die Marksteine dieser chronischen Miasmen, die dem Organismus aufgeprägt sind. Wir erkennen sie in jedem Charakterzug und in jedem physiologischen Vorgang; in der Gestalt und in der Kontur des Körpers; am Gesichtsausdruck, dem Gesicht selber, der Nase, den Lippen, den Ohren, dem Mund, am Haar, an seinem Wachstum, seinem Glanz und der allgemeinen Schönheit oder deren Mängel. Wir erkennen es an der Haut, an ihrer Farbe oder ihren Farbschattierungen, an der lokalen Temperatur, ja, wir können das Miasma oft durch eine Berührung erkennen, an jenen Antworten aus der Tiefe unseres Innern; das Intellektuelle, das Moralische und sogar das Geistige zeigen uns durch ihre Erwiderungen die Anwesenheit und den Einfluß des Miasmas.

Tausende von Jahren hatte die Psora die Menschheit verunstaltet und gemartert. Die Aufgabe der Miasmen besteht darin zu töten, zu zerstören, niederzureißen und das Leben durch ihre vielfältigen Prozesse zu morden. Sie töten durch Sepsis, durch die Devitalisierung des Blutes, durch anämische Zustände, durch Verringerung der roten Blutkörperchen, so daß keine Mittel mehr vorhanden sind, womit man den Organismus ernähren kann. Diesen Patienten wird nicht nur die Nahrung entzogen, sondern auch jenes lebenspendende und das Leben unterstützende Prinzip, der Sauerstoff. Wenn die Miasmen etwas aufbauen, so bilden sie falsche Strukturen, wie z.B. Tumore, Knoten, vergrößerte Drüsen, fibröse Gewächse, Krebs usw. Dies nennen wir abnormes Wachstum oder pathologische Zustände, die einfach einen anderen Weg des Lebens darstellen. Die falschen oder abnormen Gewächse sind aus falschem Material gebildet, weil alle Lebensprozesse falsch oder pervertiert sind, so daß eine physiologische Wahrheit zu einer physiologischen Lüge wird oder zu einem todbringenden Element, das sich anschickt, auf ein lebenspendendes Prinzip einzuwirken oder dies bereits tut.

Die Wirkung der Miasmen besteht darin, in die Natur Risse und Breschen zu schlagen, welche die geschwächten Lebenskräfte nicht mehr reparieren können. Sie deformieren den Körper, stumpfen den Intellekt ab und zerstören die Vernunft. Sie zerstören den Willen der Menschen, ihre Hoffnung, ihren Mut und vertreiben den Sonnenschein aus ihrem Leben, indem sie auf alles ihre Schatten werfen, indem sie den Menschen bedrücken, niedergeschlagen und hypochondrisch machen, bis hin zum Selbstmord. Sie sind Mitarbeiter der Sünde und des Todes. Sie lächeln, wenn der Mensch verrückt wird und lachen, wenn er in Agonie liegt. Ihre Marterinstrumente sind Schmerz, Neuralgie, Rheumatismus. Sie hassen das Leben, die Gesundheit und die Stärke und erfreuen sich am Tod, an der Schwäche. Ihre Fieber brennen, versengen, trocknen das Gewebe zu einer Kruste aus und erschöpfen uns bis hin zum Tode.

Die stets wachsamen Lebenskräfte ringen ständig mit ihnen. Wenn ihr Vorhandensein im Organismus bemerkt wird, steht jeder Körpervorgang, jedes Organ in Waffen, jede Reserve wird mobilisiert und jeder Nervenimpuls ins Spiel gebracht, um ihr Eindringen abzuwehren und ihr Fortschreiten zum Stillstand zu bringen; die Sekretion, die Exkretion und sogar das gesamte Kreislaufsystem werden heftig angetrieben und verstärkt, um sich so der neuen Ordnung der Dinge anzupassen.

Die Miasmen haben sich wie Feinde verschanzt. Sie greifen uns an all unseren schwachen Punkten an, sie ziehen sich zurück und greifen erneut an, um sich dann wieder zurückzuziehen. Sie scheinen niemals zu ermüden oder zu verkümmern. Wenn wir schlafen, brechen sie in uns hervor; wenn wir müde und erschöpft sind, brechen sie unerwartet über uns herein und nehmen uns in einem Überraschungsangriff ein. So müssen wir wie eine Schildwache ständig auf der Hut sein; wir müssen ständig wachsam und jederzeit bereit sein, uns gegen ihre Angriffe zur Wehr zu setzen, ihre Taktiken zu verstehen, sowohl in ihrem aktiven, als auch in ihrem passiven Stadium, wenn sie ihre akuten, chronischen oder latenten Ausdrucksformen aufgeben.

Für die Anhänger Hahnemanns hat das Wort Psora eine sehr wichtige Bedeutung. Das bedeutet, daß für sie Krankheit mehr ist, als sie oberflächlich scheint. Es bedeutet, daß keine äußere Ausdrucksform existieren kann (außer mechanischen oder chemischen Gründen), wenn nicht vorher schon eine innere Dynamis bestanden hat. So schwach und unbedeutend die äußere latente Ausdrucksform auch scheinen mag, befällt die innere Psora dennoch den gesamten Organismus, und jeder Teilbereich des Organismus wird ihre Anwesenheit früher oder später an seiner Oberfläche kundtun.

Das psorische Feuer kann in einem Menschen oft so latent und inaktiv sein, daß dieser sich selbst für gesund hält und die anderen dasselbe von ihm denken, bis er sich verletzt oder bis irgend etwas Ungewöhnliches geschieht. Freude, Kummer, Furcht, Überarbeitung oder irgend ein unbedeutender Grund wecken das schlafende Monster und der Patient bemerkt zu seiner Überraschung, daß er krank ist. Wahrlich können wir für eine bestimmte Periode ein vergleichsweise gesundes und normales Leben führen, besonders wenn wir mit einer starken robusten Konstitution, einem fröhlichen Gemüt und Zufriedenheit ausgestattet sind. Aber Übermüdung, sowohl geistige als auch körperliche oder eine unbedeutende Unregelmäßigkeit des Lebens kann eine akute Krankheit zum Ausbruch bringen, was nichts anderes bedeutet, als daß das Miasma aus seinem Schlummer erwacht ist. Ein leichter Gemütsschock, ein Sturz, eine leichte Verletzung, ein gebrochener Knochen, die Verletzung einer Sehne oder eines Muskels kann zu einer Störquelle werden, so daß sich das schlafende Miasma erhebt und aktiv wird.

Die Natur der Störungen kann verschieden sein und hängt von der ursprünglichen Konstitution ab oder von dem früheren Leben des Patienten, seinem Charakter, seinem Beruf, seiner Erziehung, seinem Temperament, seiner Anfälligkeit, der geographischen Breite und der Höhe seines Wohnortes, der Jahreszeit, seinen Lebensumständen und vielen anderen Bedingungen, die man erwähnen sollte. Das sind nur einige wenige zu bedenkende Gründe, die das innere Miasma aufstacheln können. Oft kann ein einfacher Diätfehler, übermäßiges Essen, Trinken eines kalten Getränkes, ein heißes Bad, ein Mineralbad, Überhitzung an der Sonne, Naßwerden des Körpers oder der Füße, ein zu langer Spaziergang, das Tragen schwerer Lasten, eine übermäßige Erregung vor Freude, ständiger Kummer, Enttäuschung, geschäftlicher Mißerfolg oder Mißerfolge im Leben allgemein der Auslöser für das Erwachen der Psora aus ihrem Schlummer sein, wenn sie ohne Gnade den ganzen Organismus oder einen Teil davon befällt und außer der Beseitigung der Psora oder der Heilung des Organismus nichts mehr helfen kann.

Wenn die Psora eine lokale Erkrankung oder vielleicht ein bestimmtes lokales Symptom entwickelt, das innere Beschwerden lindert, dann verstummen die alten Phänomene der inneren Krankheit oder die Psora ist besänftigt oder sie ist eine gewisse Zeit beruhigt, so lange die lokalen Beschwerden an der Haut von dem behandelnden Arzt nicht durch lokale Behandlung unterbrochen werden.

Eine solche lokale Manifestation unterstützt den Arzt bei seiner Heilung des psorischen Zustandes; denn ist das Simile verabreicht, wird die äußere Krankheit im selben Maße, wie die innere Psora vernichtet wird, verschwinden. Dies ist die einfachste Art vorzugehen, um die Psora zu heilen. Natürlich ist es unmöglich, solche glänzenden Ergebnisse zu bekommen, wenn die Fälle falsch behandelt wurden, da sich dann lange Zeit kein vollkommenes Simile darbietet, was möglicherweise eine Folge eines fehlgeleiteten, wenn nicht sogar eines unterdrückten Zustandes ist. Hahnemann sagt, daß die empfindsame und reizbare Nervenfaser durch massive, von allopathischen Ärzten häufig wiederholte Arzneidosen so sehr gestört wird, daß das vitale Prinzip schnell die Reaktionsweise des Organismus verändert, so daß er eine Weile doch noch geschützt oder in gewisser Weise vor ihren Angriffen abgeschirmt ist. Aber man wird bald beobachten, daß die Reizbarkeit und Empfindlichkeit schnell nachläßt. Dieser Zustand kann sich sogar auf das Gemüt übertragen, wie man es häufig in Irrenhäusern beobachtet, wenn die Nerven durch übermäßige Verordnung von Bromiden, Opium und jetzt gebräuchlichen Präparaten aus Steinkohlenteer sediert werden.

Das sind diejenigen Zustände, von denen Hahnemann sagt, daß sie unheilbar seien oder höchst schwierig durch die Gabe homöopathischer Arzneimittel zu beeinflussen. Jene, die gewöhnlich diese Art der Behandlung anwenden, liefern im allgemeinen den Grund für den bösartigen Verlauf der primären Krankheit.

In diesen Fällen hat der homöopathische Arzt das Ausmaß der Zerstörung oder die bisherige Dauer der destruktiven Prozesse nicht berücksichtigt, als er die Heilung in einem bestimmten Zeitraum versprach. Oft verschlechtert sich der Zustand des Patienten für eine Weile, wenn man plötzlich die starken Tonika oder Stimulantien wegläßt, die von der gegnerischen Schule verabreicht wurden, und ihren Auswirkungen muß zuerst entgegengewirkt werden, bevor das Simile für die ursprüngliche Krankheit gewählt werden kann. In einem solchen Fall hat der Therapeut nicht eine einfache Psora zu behandeln, so wie sie ursprünglich bestand, sondern eine Arzneimittelkrankheit, wenn ich diesen Begriff einmal gebrauchen darf, zusätzlich zur miasmatischen Krankheit, der Psora. Manchmal kann das in Fällen, wo der Arzneigebrauch erst kurz zurückliegt, dadurch erreicht werden, daß man die Medikamente einfach wegläßt, sorgfältig eine Diät anordnet und die Lebensumstände des Patienten ordnet. Dann wird die Lebenskraft die schlechten Auswirkungen der rohen Drogen abschütteln und die primäre Krankheit wird sich in einer klaren und bündigen Weise kundtun.

Dem bisher Gesagten entsprechend sollte der wahre Arzt seine Verschreibung nicht auf pathologische Namen gründen, die er in zahlreichen Werken der Pathologie ach so klar aufgelistet findet, sondern er sollte tiefer in seine Fälle eindringen und die grundlegenden Symptome der Psora oder des gegenwärtig aktiven Miasmas zusammentragen, bei dieser Gruppe krankhafter Symptome verweilen und den Krankheitsprozeß an sich und in seinem dynamischen Ursprung begreifen.

Wenn er dann das Simile gefunden hat, sollte er sich hüten, dessen Wirkungen durch die Verschreibung für eine einfache, intercurrente Krankheit (wie Kopfschmerz, Husten, Durchfall, übelriechender Schweiß, Leukorrhoe oder eine andere neue Entwicklung) zu unterbrechen, es sei denn, diese ist für das Leben gefährlich; denn unsere Vorstellung, wie die Lebenskraft die ursprüngliche Krankheit, auf der unsere Verschreibung basiert, aus dem Organismus eliminieren mag, kann nur sehr vage sein. In der Mehrzahl der Fälle waren die neuen Entwicklungen oder neuen Symptome irgendwann einmal zuvor in der Geschichte der Krankheit erschienen, sind aber vielleicht unterdrückt worden; deshalb ist ihr Wiedererscheinen lediglich ein notwendiger Schritt im Genesungsprozeß des Kranken.

Bei der Sykosis können solche intercurrente Symptome z. B. als Blasenreizung, häufiges und schmerzhaftes Urinieren usw. auftreten, wobei der Urin oft sehr ammoniakalisch riecht oder stark mit Uraten beladen ist. In meiner Anfangszeit als Homöopath pflegte ich häufig ein Zwischenmittel zu geben: in der Regel zeigte sich das Wirken des Simile nie wieder und was ein Erfolg sein sollte, wurde zu einem Fehlschlag.

Diese Tatsachen können wir nicht stark genug betonen, weil sie jedesmal einen Fehlschlag bedeuten, wenn wir den Wünschen des Patienten nachgeben.

Die sichere Tatsache, daß das erste gutgewählte Mittel die neuen Symptome, die neuen Erscheinungsformen hervorrief, war Beweis genug, daß das Mittel das bestehende Miasma an seinem innersten Existenzzentrum fest im Griff hatte. Deshalb sollte das erste Mittel in seiner Wirkung nicht gestört werden, bis es vollständig ausgewirkt hat und weder der Patient noch der Arzt in irgendeiner Weise im Heilungsprozeß einen weiteren Fortschritt erkennen können. Viele dieser beschwerlichen Symptome, sagt Hahnemann, verschwinden von alleine und in derselben natürlichen Weise, in der sie aufgetreten sind; aber wenn die Symptome hartnäckig und eine ständige Plage sind, müssen sie erneut berücksichtigt werden und muß eine neue Verschreibung erfolgen, da die ursprüngliche nicht gut gewählt war. Es genügt jedoch oft, eine höhere Potenz zu verabreichen, ohne das Mittel zu wechseln.

Hahnemann sagt, daß wir alle dazu neigen, drei bestimmte Fehler zu begehen: „1. Die Wahl des falschen Mittels; 2. die falsche Potenz und 3. das zu kurze Auswirkenlassen des Mittels."

Es besteht das Problem, daß die meisten von uns das Organon nicht ausreichend genug studiert haben, um mit den Prinzipien und Gesetzen, die die Wirkung der Krankheit oder des Arzneimittels leiten, gut vertraut zu werden. In dieser Sache neigen wir dazu, unsere ganzen Anstrengungen auf das Studium unserer Arzneimittel und ihrer Prüfungssymptome zu konzentrieren und folglich den anderen lebensnotwendigen Teil, nämlich das Wissen, wie sie anzuwenden sind, vernachlässigen; darin ist unter anderen Prinzipien das dritte, durch Newton formulierte Bewegungsgesetz enthalten, *„wonach Aktion und Reaktion gleich sind, nur entgegengesetzt"*.

Beim Studium der Optik offenbart sich uns ein ähnliches Gesetz, das besagt, „daß der Einfallswinkel dem Ausfallswinkel gleich ist". Wenn man die Lebenskraft in irgendeiner Weise, egal ob in Krankheit oder in Gesundheit, beugt, wird sich früher oder später in der Geschichte dieses Lebens das Aktion-Reaktion-Gesetz oder das Gesetz von der Beugung durchsetzen und die Ergebnisse werden neue und tiefgreifendere Ausdrucksformen der Krankheit oder Krankheitsprozesse sein. Wenn nach Gabe eines tiefwirkenden antipsorischen Mittels sich eine Diarrhoe oder sonst ein akuter Prozeß einstellt, und wir diesen durch antipathische oder homöopathische Mittel zum Stillstand bringen – besonders wenn das gewählte homöopathische Mittel nicht die Totalität der Symptome deckt, sondern nur auf ein Symptom gerichtet ist, was man beseitigen möchte – ist das Ergebnis das Folgende: die Heilwirkung des antipsorischen Mittels wird in der Regel sofort gehemmt.

Wenn außerdem latente Symptome der Psora, auf welchen das antipsorische Mittel basierte, sich noch deutlicher entwickeln oder noch intensiver werden sollten, brauchen wir uns nicht alarmiert zu fühlen. Denn wir sehen, daß sie meistens bald verschwinden und nicht bestehen bleiben. Die übermäßige Störung ist eher ein sicheres Anzeichen der Heilwirkung als ein Grund zur Entmutigung.

Wenn in einem Krankheitsfall die Psora oder ein anderes Miasma schon jahrelang im Organismus existierte und während dieser Zeit sich sowohl in latenten als auch in akuten Formen unterschiedlicher Natur manifestierte und wir uns anschicken, sie homöopathisch mit einem antipsorischen Mittel zu behandeln, kann es sein, daß durch die Heilwirkung ein Teil, wenn nicht sogar alle diese latenten Manifestationen in einem gewissen Maße wieder präsent werden. Das ist einer der Hauptgründe, warum wir die Wirkung eines gutgewählten antimiasmatischen Mittels nicht stören sollten, da sie intensiv damit beschäftigt ist, diese verschiedenen Reaktionsreihen oder unmittelbaren Ausdrucksformen des Miasmas zu entwickeln und herauszuarbeiten.

Dies gilt besonders dann, wenn die höchsten Potenzen benutzt werden. Niemand kann sich die verborgenen Geheimnisse und die unendliche Tiefe der Similewirkung vorstellen, welche mit den verschiedenen Potenzen, die heute in Gebrauch sind, bis in die tiefsten Tiefen reicht.

Hahnemann sagt, *die Grundregel bei der Behandlung chronischer Krankheiten ist „die Gabe der treffend homöopathisch für den sorgfältig nach seinen Symptomen ausgeforschten Krankheits-Fall gewählten Arznei ungestört auswirken zu lassen,* so lange sie sichtbar die Heilung befördert und die Besserung des Uebels merklich zunimmt, *ein Vorgang, der jede neue Verordnung, jede Unterbrechung durch eine andere Arznei, und ebenso sehr die unmittelbare Wiederholung desselben Mittels verbietet"* (Hahnemann, Chronische Krankheiten, 2. Aufl. Theoretischer Teil, Seite 155.)

Dies ist das Geheimnis des Erfolges: in der Lage zu sein, mit Geduld die wundervolle Wirkung des gutgewählten Arzneimittels auf die natürliche Krankheit zu beobachten und gleichzeitig zu sehen, wie die künstliche Krankheit mit der Heilung der natürlichen Krankheit verschwindet.

Es vergeht kaum ein Tag, an dem wir nicht neue Manifestationen der Psora beobachten. Sie zeigt sich in der Verschiedenheit ihrer Form und ihres Charakters.

Es gibt bestimmte Zustände des Organismus, die vollständig auf die Wirkung eines Miasmas zurückgeführt werden können und die in unseren Pathologiebüchern unter besonderen Bezeichnungen wiedergefunden werden wie z. B. Kachexie, Dyskrasie, Diathese, Scrophula, Struma, Ideosynkrasie, Prädisposition, vererbliche Prädispositionen, vererbliche Zustände, Zustände also, die alle Folge der direkten oder indirekten Einwirkung oder Ausdrucksformen der Miasmen sind. Wenn wir von Kachexie sprechen, meinen wir einen verdorbenen Zustand des gesamten Organismus, wir meinen damit Blutveränderungen, die oft Folge toxischer Ursachen sind, egal ob sie nun Folge von Drogen, wie Arsen, Chinin, Blei, Quecksilber oder tierischen Giften, Folge von Impfungen oder der Malaria sind.

Bei krankhaften Zuständen, wie z. B. Pocken, Diphtherie, Syphilis, typhoidem Fieber usw. handelt es sich um fortgeschrittene aktive miasmatische Zustände, oft um einen Auflösungsprozeß, der gewöhnlich in den Körperflüssigkeiten stattfindet, besonders im Blut, wobei jede Zelle und Faser davon betroffen ist, eine Auflösung der chemischen Grundbausteine und der biologischen Elemente, oft einer Stauung von Ausscheidungsprodukten, die den Organismus verwüsten. Eine Kachexie kann akut, subakut oder chronisch sein. Manchmal beruht sie auf einem einzigen Miasma, ein anderes Mal können alle chronischen Miasmen vorhanden sein. Besonders wenn Sykosis oder Syphilis mit der Psora verbunden sind, nimmt die Kachexie gewöhnlich einen halb bösartigen Charakter, wenn nicht sogar maligne Formen an bis hin zur Zerstörung des Lebens, die in toxischen Zuständen enden, besonders in Anämien oder allgemeiner Erschöpfung und Zusammenbruch. Für die Heilung einer Kachexie müssen wir unsere Mittel sorgfältig auswählen, wobei unsere Verschreibung auf der wirklichen Symptomatologie des aktiven Miasmas beruhen muß: dann verschwinden oft die schwierigsten und komplexesten Krankheitszustände.

Bei unserem Studium der Miasmen bekommen wir ein tieferes Verständnis für die Natur und für die Ursache einer Krankheit, als wir es uns vermutlich durch das Studium der Krankheit nach einem anderen System erwerben können, so wie sie an unseren Schulen und Hochschulen vorgestellt oder gelehrt wird. Tatsächlich bleiben die Krankheiten nicht mehr länger ein Rätsel, sondern sind ein klares Problem, das sich durch ein sorgfältiges Studium der Phänomene, die jeder Fall präsentiert, lösen läßt, wobei ein jeder Fall in sich ein unterschiedliches und getrenntes Studium verlangt. Unsere Heilungen beruhen nicht auf der Gabe unserer Arzneimittel nach einer Nomenklatur, sondern basieren auf einer klassischen Symptomengruppierung aller Phänomene, die, was wir oft beobachten, einem Arzt, der nichts von den Miasmen weiß, unsichtbar bleibt; aber diese Dinge werden demjenigen klar, der Hahnemanns antimiasmatische Theorie der Krankheit sorgfältig erforschte, die die wirkliche Natur und den wirklichen Ursprung der Krankheit offenbart: denn hinter seiner Theorie erblickt man *als die Eltern aller chronischen Miasmen und daher auch der Krankheit, die Sünde.*

Nie wurde ernsthaft daran gedacht, noch ist es möglich, daß die Krankheit einen anderen Ursprung haben könnte. Der Mensch war der Ungehorsame und durch seinen Ungehorsam kam die Krankheit. „Der Lohn der Sünde ist der Tod.“ Die Natur kann in gewisser Weise dabei behilflich sein, im Menschen die Krankheit hervorzubringen, aber die Natur wird bis nach seinem Sündenfall nicht zu seinem Feind. Ja, auch die gesamte Natur ist pervertiert, da durch den Sündenfall des Menschen alles unter denselben Fluch gerät. Warum sollten wir deshalb dem Klima oder den Elementen der Natur, den Bakterien oder den Mikroorganismen die Schuld zuschieben, wenn der Schöpfer uns klar und deutlich sagt, daß hinter allen Krankheiten die Sünde steht, deren Erbe der Mensch ist?

So ist es: „Und gleich wie sie nicht geachtet haben, daß *sie* Gott erkenneten, hat sie Gott auch da hingegeben im verkehrten Sinn, zu tun, was nicht taugt" oder einer Gesinnung ohne Urteilsvermögen, wie es in einer neueren Übersetzung heißt; sein Geist ist „leer von Urteilskraft", Römerbrief I, 28: Der Mensch wandelt auf der Erde herum, nach der Wahrheit Ausschau haltend und kann sie nicht finden. Wenn er Seinem Wort nicht glaubt, verläßt er seinen Schöpfer der die Quelle all unseres wahren Wissens ist. So wundert es nicht, daß sich der Mensch immer neue Krankheitsursachen ausdenkt und jedesmal seine Ätiologie und Therapiestrategie ändert.

So wie die Krankheit das Ergebnis der Sünde ist, so sind es auch die Mikroorganismen und alle körperlichen Ausdrucksformen der Krankheit, egal ob sie physiologisch, pathologisch oder mikrobiologisch sind.

Die Entfernung Gottes aus seinem Wissen läßt sich an seiner Theorie der Schöpfung, der Evolution erkennen, egal ob sie sich auf die lebenden Organismen oder die Entstehung der Erde oder des Planetensystems bezieht. Er will es nach *seinem* Bilde haben und nicht nach dem Bilde des *Schöpfers*. So verfällt der Mensch einer Gesinnung, die leer von Urteilskraft ist. Es ist der natürliche Gang der Dinge, denn mit seinem Studium des Lebens oder der Schöpfung machte er Gottes Wort zu einer Lüge und maßte sich an, die Wahrheit zu kennen und zu lehren; aber wie kann er das mit einer Gesinnung, die „leer von Urteilskraft" ist? Hahnemann sah zu seiner Zeit diese große Wahrheit, als sein Geist durch das Licht seiner neuen Entdeckung oder durch das Licht des göttlichen Gesetzes erleuchtet wurde. Nur durch ein Gesetz oder ein Prinzip können wir die Pläne und das Werk des Schöpfers aus Seinem verborgenen Geheimnis heraus erkennen.

Von den antipathischen Schulen kann man heute nicht länger behaupten, daß sie von der alten Formel *contraria contrariis* geleitet werden, da sie nicht mehr den ausschließlichen Charakter dieser Schulen zum Ausdruck bringen, denn sie haben die Physiologie und die Idee der Lebenskraft verworfen und an deren Stelle die heute modernen physiochemischen Methoden gesetzt. Dies macht den Praktiker zu einem physiochemischen Arzt, der alle Beziehungen chemischen Stoffen zuschreibt und nicht der Dynamis. Die Krankheit wird entsprechend dieser letzten Theorie oft zu einem chemischen Unfall, einem diätetischen Irrtum; es existiert kein primäres Lebensprinzip, kein besonderer, über allem stehender Urgrund des Lebens. Am liebsten würden sie uns glauben machen, daß die körperlichen, geistigen und moralischen Ausdrucksformen des Lebens von einem Chemismus abhängig sind; die Funktion des Organs, die Muskelkontraktion, die Ideen, die Gedanken, der Verlust oder die Heilung von Geweben, das physiologische Wachstum und die pathologischen Veränderungen ja sogar der gesamte Körperbau, die Ätiologie, die Pathologie, die Physiologie und die Therapien: alle müssen diesen weitreichenden chemischen Formeln entsprechen, damit jeder Organismus zu einem Laboratorium für chemisch zweckmäßige und für chemisch verderbliche Reaktionen wird.

Wenn wir die *Psora* studieren, sollten wir sie nicht von der chemischen Seite her betrachten, sondern von der potentiellen; denn sie stellt ein Potential dar, ein Potential das sich mit dem großen Potential der Lebenskraft verbunden hat, jener vitalen Energie, die den gesamten Organismus, jede Zelle, jede Phase unseres Körpers nicht nur belebt, sondern auch unterstützt und das gesamte Zelleben und die gesamte Physiologie des Lebens kontrolliert.

Die Psora wird zu einem Potential, wenn sie mit der Lebenskraft eine innige Verbindung eingegangen ist; genau diese Lebenskraft ist von sich aus nicht in der Lage, sich von dieser Verbindung zu lösen. Sie stellt ein Potential dar, das mit einem anderen Potential (Psora) verbunden ist und mit ihm kooperiert, das durch seine Kooperation mit dieser Lebenskraft, auch zusammen mit anderen Miasmen, eine Abweichung von der gesamten Physiologie, funktionelle Störungen und physiologische Veränderungen verursacht, die zu Beginn immer funktionell sind und später zu strukturellen oder pathologischen Veränderungen führen.

Sobald wir mit der Wirkung dieser untergrabenden Kräfte auf die Lebenskraft vertrauter sind oder den Ausdruck ihres Charakters in der normalen Vitalität und Funktion des Organismus erkennen, um wieviel leichter ist es dann für uns, ihren Spuren zu folgen oder in jedem vorliegenden Falle ihre möglichen Entwicklungen zu prophezeien. Wenn wir mit dem Charakter der Psora vertraut werden, egal ob sie allein ihre Kraft gegen den Organismus richtet oder in Kombination mit einem anderen Miasma, werden wir in einem bestimmten Krankheitsfall eher in der Lage sein, eine Prognose über die mögliche Fortentwicklung zu erstellen. *Denn der Charakter des Miasmas vermittelt uns den Charakter der Krankheit oder das Krankheitsschema*. Bei einer schweren akuten Beschwerde wie z. B. einer gonorrhoischen Arthritis, suchen wir zuerst nach der Sykosis, die durch Spülungen und durch Instillationen irgendwelcher Drogen oder Arzneimittel, die in der Lage sind, solche Ergebnisse hervorzubringen, unterdrückt wurde; danach suchen wir nach einer tiefen psorischen oder tuberkulösen Infektion. Warum? Weil wir wissen, daß diese besondere Form der Arthritis nicht ohne Gonorrhoe, weiterhin nicht ohne eine Unterdrückung entstehen kann. Der Charakter oder die Ausdrucksform wird uns durch ihre Geschichte vermittelt und umgekehrt vermittelt uns die Krankengeschichte ihren Charakter. Es kann nicht anders sein. Wie töricht wäre es von uns, in einem solchen Falle eine schnelle Heilung zu prognostizieren, da wir doch die Natur des akuten Miasmas, verquickt mit der Geschichte einer chronischen Psora, kennen, in welchem schon von Geburt an Veränderungen vorhanden waren, deren physiologische und histologische Elemente einen falschen Ausdruck der wirklichen Biologie darstellen, deren gesamte körperliche, geistige, moralische und spirituelle Natur eine Abweichung von der Wahrheit darstellt. In solchen Situationen müssen wir unser Wissen von der miasmatischen Wirkung unter Beweis stellen und dürfen es nicht auf die primäre Wirkung der Sykosis beschränken, sondern es auf die sekundären und tertiären Stadien der Krankheit ausdehnen. So wird die Krankheit zu einem Ausdruck dieser großen Potentiale (Psora, Sykosis, Syphilis); die Lebenskraft befindet sich im Griff zweier anderer Potentiale, der Sykosis und der Psora, jede für sich eine mächtige subversive Kraft, die mit aller Gewalt danach strebt, das Leben zu zerstören. Aber derjenige, der mit der speziellen Homöopathie Hahnemanns vertraut wurde, die nicht nur diese Krankheitspotentiale umfaßt, sondern auch die Arzneimittelwirkung, derjenige hat sich auch mit den höheren, sogar höchsten Potenzen, die ihm jetzt zur Verfügung stehen, vertraut gemacht, wodurch er diese gefahrvollen miasmatischen Kombinationen gesetzmäßig *eben nach dem Ähnlichkeitsgesetz* bekämpfen kann.

Dann wird uns klar, daß das Absolute an der Krankheit die miasmatische Wirkung ist. Hinter ihr verbirgt sich keine andere Ursache, außer einem gebrochenen Gesetz (*die Zehn Gebote*), das wir befolgen sollen, damit wir das Leben haben, im weitesten Sinne des Wortes. Wenn wir diese Miasmen studieren, beobachten wir, daß sie in verschiedenen Wirkungs- und Ausdrucksformen akut, chronisch und latent auftreten. Diese Tatsache erkennen wir an den sekundären und tertiären Ausdrucksformen oder an der Pathologie, da sich alle Pathologie erst im sekundären oder tertiären Stadium der Miasmen entwickelt. *Das ursprüngliche Leben kennt keine Pathologie; es ist Funktion.* Es ist lediglich Reaktion, die sich ausdrückt, physische Gestalt oder die Erschaffung von allem. Was wir gewöhnlich als primär bezeichnen ist in Wirklichkeit sekundär. Wie sehr ein Miasma sichtbar wird, hängt vom Stadium und vom Wirkungsgrad des Miasmas im Organismus ab. Bisher nannte ich sie Bewegungsarten.

Die Verknüpfung der untergrabenden Kraft mit der uns bekannten Lebenskraft bleibt unsichtbar und läßt sich nur in ihrem Zusammenwirken mit der Lebenskraft erkennen oder zeigt sich, da diese Verknüpfung das Leben an seiner ursprünglichen Äußerung hindert, in neuen und seltsamen Erscheinungen. Die Natur und der Charakter der Krankheit hängen vollständig von der Form des Miasmas und vom Charakter seiner Verbindung mit dem Leben ab; deshalb wird das Studium der Krankheit zu einem Studium der Natur des im Organismus vorhandenen Miasmas und vom Ausmaß seiner Aktivität.

Wenn ein Miasma in den Organismus eindringt, verbindet es sich sofort mit der Lebenskraft, welche gleich dessen subversiven Charakter annimmt und von da ab in Einklang mit dessen Natur ist. Wenn es sich um Syphilis handelt, zeigen sich die Phänomene dieser Krankheit sofort in den ihr eigenen gesetzmäßigen Erscheinungszyklen oder Stadien, wie man sie an ihren primären, sekundären oder tertiären Manifestationen erkennen kann. Wir beobachten, daß diese neue Perversion mit jeder neuauftretenden Krankheit an Stärke und Einfluß zunimmt, bis der gesamte Organismus befallen und dann jeder möglichen Entwicklung dieser Kraft bedingungslos ausgeliefert ist, da sie mit der Lebenskraft fest verknüpft wird, bis jede Lebensäußerung, sei sie körperlicher, psychischer, moralischer und sogar spiritueller Art, diese falschen Prozesse und Abweichungen vom wahren Leben oder von der Gesundheit, was unversehrt und heil bedeutet, zu zeigen beginnt. So wird ihre Unversehrtheit oder ihr Heilesein von dem Augenblick an gestört, an welchem sie mit dem syphilitischen Miasma eine Verbindung eingegangen oder mit ihm vermählt ist.

Daher können wir sofort erkennen, woher die Subversion bei der Idiosynkrasie, bei der Dyskrasie, bei der Prädisposition und sogar bei bestimmten Formen des Temperaments herrührt. Sie alle sind Höhepunkte der Perversion oder Veränderung und stellen im Organismus das Endergebnis der chronischen Miasmawirkung dar.

Psyche

Häufig hört man unter Ärzten die Bemerkung: „Ich habe besseren oder größeren Erfolg, wenn ich meine Verschreibung auf die psychischen Symptome gründe.“ Daran erkennt man, daß jegliche Ausdrucksform des Lebens von der Wirkung dieser Miasmen befallen sein kann. An Hand der Natur der psychischen Veränderungen, wenn sie sorgfältig studiert und verglichen werden, kann dem vorherrschenden aktiven Miasma nachgespürt werden. Wenn ein syphilitisches Miasma vorhanden ist, wird sich die Symptomatologie um irgendwelche antisyphilitischen Symptome gruppieren, wie z. B. bei Syphilinum, Mercurius, Acidum nitricum, Kalium jodatum usw.; und handelt es sich um Sykosis oder Psora, so werden wir zweifellos bei den psychischen Symptomen solche Mittel finden, deren Prüfungen einen sykotischen oder psorischen Charakter hatten. Dies ist ein unveränderliches physiologisches Gesetz; ebenso ist es ein therapeutisches Gesetz, das jedes giftige Element beherrscht. Die Mehrzahl von uns kann diese Tatsache und ihre große Bedeutung bestätigen, wenn wir die Wirkung des Miasmas auf die Psyche im akuten Stadium studieren, wenn alle Phänomene klar und bestimmend vorhanden und tatsächlich so hervorstechend sind, daß sogar ein Laie leicht den gegenwärtigen Zustand diagnostizieren kann. Die Schwierigkeit aber entsteht besonders, wenn sich die Miasmen in ihren chronischen und latenten Formen präsentieren, wenn wir nur schwache Spuren ihrer Anwesenheit ausmachen können, schwache Umrisse einzelner isolierter Symptome, wenn die Symptomengruppierungen nicht perfekt sind und lokale und körperliche Symptome ganz oder nahezu fehlen, oder wenn wir psychische Symptome haben, die Folge eines gemischten oder aller chronischen Miasmen sind und wenn vielleicht eine langdauernde psychische Plage hinzukommt, eine psychische Erschöpfung, die den herrschenden Zustand verschlimmert und den Verstand verwirrt, sobald wir uns anschicken, die gemischten Phänomene zu analysieren.

Gerade dann empfinden wir, wie lückenhaft unser Wissen von der Miasmawirkung ist, wenn es uns mißlingt, das wirklich grundlegende Arzneimittel zu wählen, weil wir vor allem die miasmatischen Phänomene und die Beziehung, die sie zueinander und ebenso zur Lebenskraft aufrecht erhalten, nicht verstehen. Wenn die miasmatische Symptomengruppierung auf irgendein Organ lokalisiert ist, wie z. B. die Leber, das Herz oder die Lunge, ist die Aufgabe gewöhnlich sehr einfach; erstens, weil die Funktionen dieser Organe beschränkt, einfach und ihre Ausdrucksformen körperlich sind und zweitens, weil der Patient den körperlichen Schmerz wahrnimmt oder vielleicht die Empfindlichkeit, die Wundheit, den Druck und ähnliche Phänomene. Wir können dann in Augenschein nehmen, palpieren und in manch anderer Weise die Symptome sichern, die wir für unsere pathologische oder therapeutische Symptomengruppierung brauchen.

Dies ist jedoch nicht immer der Fall, wenn wir psychische Symptome zu untersuchen haben, wie beim Gehirn, wo mehr als ein Organ oder dessen Fähigkeiten gestört sein können; denn dann gelangen wir an ein komplexes Organ, das nicht nur körperliche Ausdrucksformen hervorbringt, sondern auch psychische; und wenn wir uns der Psyche zuwenden, sind wir bis zu einem gewissen Grade hinters Licht geführt, da wir nicht klar die Beziehung zwischen den psychischen und den körperlichen Symptomen wahrnehmen. Die Krankheitssymptome des Herzens, der Lunge oder der Leber scheinen wir zu verstehen, da wir mit deren Aufgaben und Funktionen mehr vertraut sind. Wir kennen ihre Anatomie und ihre Funktionen, aber jene seltsamen und vielfältigen Ausdrucksformen, die vom Gehirn ausgehen, verwirren uns. In anderen Symptomengruppierungen erkennen wir die Beziehung zwischen der Gallesekretion, dem Blut oder der Luft, die Beziehung zwischen der Galle und dem Verdauungsvorgang, die Beziehung zwischen der Luft und den Lungen und die Beziehung zwischen dem Blut oder dem gesamten Kreislauf; nicht verstehen lassen sich aber in dieser Weise die Organe, die die Gedanken oder alle psychischen Symptome dieses Leben sekretieren (ich darf einmal diesen Begriff benutzen), egal ob diese Symptome normal oder abnormal sind, ob sie aus dem Bewußten oder Unbewußten stammen. Daher müssen wir mit der Wirkung der chronischen Miasmen auf die Psyche vertraut werden, wenn wir uns Hoffnung machen wollen, unsere Patienten erfolgreich zu heilen oder ihren Organismus von jenen Miasmen zu befreien.

Treten bei der Sykosis psychische Symptome auf, wie z. B. Angst, Überempfindlichkeit, Furcht, untersucht der Patient ständig seine Organe und sucht nach irgendwelchen Krankheitszeichen. Bei der Psora entwickeln sich die psychischen Symptome nach einer langen Krankheit oder am Ende schwerer akuter Ausdrucksformen dieses Miasmas, wie z. B. nach Typhus usw. Dies gilt genauso für die Syphilis, bei der die psychischen Symptome gewöhnlich am Beginn oder während gewisser Perioden des sekundären Stadiums erscheinen. Bei der Syphilis oder der Sykosis sind sie oft die Folge einer Schädigung wie z. B. einer Kongestition der Meningen. Viele von uns haben das Symptom des Gedächtnisverlustes infolge von Unterdrückung eines gonorrhoischen Ausflusses beobachtet, der sich verschlimmerte, sobald in den basilaren Meningen eine immer größere Blutfülle auftrat, bis sich das volle Bild einer Manie oder einer wirklichen Geisteskrankheit entwickelte. Oft jedoch verläuft dieser langsame Prozeß des stufenweisen Gedächtnisverlustes über Jahre hinweg, wobei sich der Gedächtnisverlust anfänglich nur auf die gegenwärtigen oder nur kurzzurückliegenden Dinge erstreckt, während Ereignisse aus der weit zurückliegenden Vergangenheit recht lebendig bleiben. Dies läßt sich bei der Prüfung von Medorrhinum gut beobachten.

Ich gebe diese Tatsachen wieder, um die Wichtigkeit der psychischen Symptome bei einer Krankheit zu zeigen. Durch sein Sinnen sündigt der Mensch, weswegen er häufig daran erkrankt. Dies gilt für die meisten Fälle von Krankheiten, die der Lust entspringen. *Er denkt, er will, er handelt* und aus diesem Triumvirat entstehen die sichtbaren körperlichen Erscheinungen der venerischen Krankheit. Der Geist, das Denken ist der Vizeregent, die Herrschaft, die regelnde Macht des Körpers. Der Körper ist ihm in vieler Weise untergeben und daher ihm untergeordnet; wenn wir aber im Geist ein Gesetz oder ein Prinzip des Lebens verletzen, kann sich der Körper nicht dagegen schützen, da er demselben Gesetz unterliegt; deshalb beobachten wir, wie er gegen sich selbst Zeugnis ablegt. Ein syphilitischer Hautausschlag ist nicht nur ein Zeugnis gegen den Körper, der gesündigt hat, sondern ebenso ein Zeugnis wider das Denken und den Geist jenes Menschen. „Das, was in der Dunkelheit geboren wurde, muß sich im Licht offenbaren." Vor dem Gesetz können wir nichts verbergen, *denn das Gesetz ist eine Offenbarung*. Eine gebrochene Regel schreit hinaus durch alle Ewigkeit, bis sie erfüllt wird.

Wenn nur jene Menschen, deren Beruf es ist, mit dem menschlichen Leben umzugehen und es ständig zu studieren, diese Dinge, insbesondere die physischen Gesetzmäßigkeiten, wenigstens in ihrem wahren Licht sehen würden. Wir müssen uns ständig daran erinnern, daß alle Dinge einem Gesetz gehorchen. Es existiert nichts, es sei denn, es gehorcht einem Gesetz. Es könnte ohne dieses keinen Augenblick existieren. Das Gesetz stellt die wahre Existenz der Dinge dar. Deshalb sollten wir, wenn wir uns mit dem Leben beschäftigen, dieses ständig vor Augen haben: daß alles normale Leben von einem Gesetz beherrscht wird und in Harmonie mit ihm ist, aber daß jede Krankheit eine Verdrehung dieses Gesetzes darstellt; oder daß die Symptomatologie jeder Krankheit die Symptomatologie eines gebrochenen Gesetzes darstellt. In einer reinen biologischen Funktion sind die Schwingungen der Lebenskraft in einem Rhythmus festgelegt und genauso meßbar wie die Schwingungen, die bei einem vollständigen Klang oder einer Melodie erzeugt werden; aber die Schwingungen eines kranken Menschen sind verändert, wie man es an der pervertierten Physiologie erkennen kann; sie haben keinen perfekten Rhythmus; die Klänge und sogar die gesamte Bewegungsskala sind durch die pervertierten Schwingungsänderungen unterbrochen – hierauf beruht die Wirkung der Krankheit.

Dasselbe gilt für die Arzneimittel, die wir gebrauchen: jedes hat seine ihm eigene Art der Bewegung, der Wirkung, der Schwingung. Keines ist einem anderen gleich und wenn seine Bewegungsart, seine Wirkung, sein Rhythmus und Charakter mit der natürlichen Krankheit übereinstimmen, nennen wir es das *Simile* und das Ergebnis seiner Wirkung ist eine Heilung; dann ist das Gesetz wieder hergestellt und jene pervertierte Lebenskraft wird wieder harmonisch. Wir beobachten, daß unserer Hilfe durch ein anderes Gesetz, selbst ein Gesetz des Lebens, eine gewisse Anmut widerfährt, bekannt als das *Similegesetz*. Bei unserem Studium dieser Gesetze, die die Philosophie der Körperfunktion beherrschen, dürfen wir die Tatsache nicht aus den Augen verlieren, daß gerade diese Gesetze in hohem Maß auch die Psyche beherrschen. Deshalb darf unser Studium dieser Gesetze nicht bei den körperlichen Symptomen enden. Tatsächlich bekommen wir beim Studium dieser physiologischen Gesetze eine engere Beziehung zum Leben und all seinen Bestrebungen. Studieren wir die Fähigkeiten des Gehirns und werden mit seiner Aufgabe vertrauter, bekommen wir eine intimere Beziehung zu seinen psychischen Symptomen. Betritt ein Patient unsere Praxis und wir beobachten Furcht, Vorsicht, Streitsüchtigkeit oder ein anderes sehr hervorstechendes, leitendes Merkmal, können wir uns sicher sein, daß viele der psychischen Symptome aus diesen Zentren stammen werden. Oft beobachten wir dann im einzelnen z. B. Todesfurcht, Furcht, unheilbar zu sein, Furcht zu fallen wie bei Borax, Furcht vor Hunden wie bei Lyssinum; Furcht vor Dunkelheit, vor der Nacht, vor einem Gewitter (Phos.) usw. Wir können uns wie schon Nicodemus im Altertum fragen, „wie kann es zu solchen Phänomenen kommen?" Es steckt keine Pathologie dahinter, kein Krankheitsprozeß, den er aufdecken kann, und dennoch besteht in diesem Gehirn ein Krankheitsphänomen, das beständiger ist als jeder andere pathologische Zustand.

Ein berühmter alter Schulmediziner sagte zu mir, als er bei einem Patienten ein ähnliches Phänomen beobachtete, „es muß irgend etwas hinter dieser Symptomengruppierung stecken, das ich nicht verstehe; nichts desto weniger ist es vorhanden. Ihre Miasmatheorie ist wahr, aber ich bin mit ihr nicht genug vertraut, um eine Analyse zu machen." Als ich ihm zeigte, daß den psychischen Symptomen eine Sykosis im dritten Stadium zugrunde lag, war er sehr überrascht und erinnerte sich sofort an die Geschichte einer Unterdrückung und an das plötzliche Auftreten der psychischen Symptome.

Natürlich sind alle Miasmen in der Lage psychische Symptome hervorzubringen und viele von ihnen sind Folge einer Kombination von Miasmen. Ein miasmatisches psychisches Symptom ist wie ein miasmatisches Symptom irgendwo im Organismus. Oft erkennt man es an seiner Beständigkeit, an seiner Bestimmtheit und an seiner Konstanz. Sehr oft nehmen die psychischen Symptome mit dem allgemeinen Gesundheitszustand oder durch den Einfluß des Mondes oder anderer planetarer Veränderungen, durch atmosphärische Veränderungen oder dem Steigen und Fallen des Barometers zu und wieder ab. Warum? Weil die Zentren, die diese Dinge beherrschen, nicht normal funktionieren; die Kontrollzentren sind verstimmt; deswegen der Mißklang, und dieser Mißklang ist in uns selbst, verursacht unsere Disharmonie mit der gesamten Natur.

Wir haben unsere Herrschaft über die gesamte Erde und alle Kreatur verloren; wir sind den Elementen selbst unterworfen und die Psyche macht von dieser Regel keine Ausnahme. Unsere innere Ruhe ist ebenso wie unsere Selbstbeherrschung durch die Wirkung des Miasmas auf diese Gehirnzentren gestört. Seele und Geist funktionieren durch den Körper; deshalb ist die Psyche oft gestört, wenn der Körper ohne Harmonie ist. Dies kann direkt im Gehirn selbst stattfinden oder indirekt durch eine vom Gehirn entfernt gelegene Störung, wie man es an den Reflexen beobachten kann, bekannt als reflektorische Störungen. Da die Psyche in einem großen Maße über den Körper regiert, können wir großen Wert auf die miasmatischen Symptome der Psyche legen. Gerade weil sie primär oder grundlegend sind, maß Hahnemann ihnen so große Bedeutung bei. Und wenn ein Mittel sorgfältig ausgewählt wurde, das auf den psychischen Symptomen basierte, waren die Heilungen prompt und recht oft beständig.

Miasmen und ihre Beziehung zur Pathologie

Wir alle wissen, daß es zwei verschiedene Schulen der Homöopathie gibt und dennoch sind nur wenige bereit, diese Tatsache zuzugeben; die meisten von uns hätten gerne, daß der Name *Homöopathie* jede Seite beider Schulen und jedes gerade moderne Lehrkonzept abdeckt. Das kann aber nicht so sein; denn wenn es zwei unterschiedliche Schulen gibt, muß es notwendigerweise auch zwei unterschiedliche Lehren oder Lehrgebäude geben. Diese werden manchmal als die falsche und die wahre Homöopathie bezeichnet, die pathologische und die symptomatologische, die materialistische und die nichtmaterialistische, die chemische und die dynamische, die wissenschaftliche und die nichtwissenschaftliche, die Hoch- und die Tiefpotenz-Homöopathie. Manchmal werden andere Termini gebraucht, wie z. B. die „Reine", die „Unverfälschte", die „Vermischte" die „Eklektische", die „Schule von Hughes", die „Schule von Hahnemann", usw.

Damit verhält es sich folgendermaßen: als Hahnemann die Wissenschaft der Homöopathie verbreitete und der Welt öffentlich bekannt machte, war es damals eine sehr ausgereifte Wissenschaft; und obwohl er nicht alle kleineren Details so darstellte, wie wir sie heutzutage sehen, war sie trotzdem eine vergleichbar perfekte Wissenschaft, da er alles in Form von Gesetzen formulierte und die Gesetze bestehen heutzutage noch genauso und sind noch genauso wissenschaftlich wie jedes andere Gesetz, das der Mensch entdeckt hat.

Nun, ein Gesetz kann nicht beiseite geschafft werden, noch kann man mit ihm Kompromisse schließen. Es läßt sich nicht verfälschen, ohne die gesamte Wissenschaft zu verderben. Aber gerade das ist es, was ein Teil unserer Schule getan hat oder zu tun versuchte. Sie versuchten, dieses wundervolle Gesetz oder die Gesetzessammlung (denn die Wissenschaft der Homöopathie enthält mehr als ein physikalisches Gesetz, wie wir später sehen werden, aber alle wirken in einer Gesetzmäßigkeit zusammen, nämlich dem Similegesetz) ihrer eigenen Meinung und ihren eigenen Gedankengängen anzupassen. Hahnemann lehrt, daß in jedem Krankheitsfall das verabreichte Mittel daraufhin geprüft werden muß, ob es in jedem einzelnen Fall in der Lage ist, bei einem gesunden Menschen dieselben Symptome hervorzubringen. Unter „Symptome" haben wir alle Abweichungen von der Gesundheit zu verstehen, alle Krankheitsphänomene, die man in einem Organismus antrifft, mit ihren Veränderungen und Begleitsymptomen und Umständen, die wir mit unseren Sinnen bei jedem Patienten wahrnehmen; mit anderen Worten, die Gesamtheit der Symptome ist alles, was diese

Krankheit bestimmt, wenn man sie aus therapeutischer Sicht betrachtet.

Genau darin liegt die Abweichung, die eine trennende Linie zwischen der falschen und der wahren Homöopathie zieht, die manchmal auch die physiologische und die symptomatologische genannt wird. Aber es gibt keine physiologische Schule, denn „Physiologie ist die Wissenschaft oder Theorie der Funktion oder Veränderung im gesunden Organismus", während die Pathologie sich auf den kranken Organismus bezieht, weswegen sie ja auch die pathologische Schule genannt werden muß.

Dr. Richard Hughes, eine hochstehende Autorität dieser pathologischen Schule der Homöopathie, definiert die wahre Schule, wenn er folgendes sagt: „Ich gebe offen zu, daß bei der Krankheit bis jetzt viele *terra incognita* bestehen und daß es manch einen Fall gibt, den wir bis jetzt nur symptomatisch behandeln können. Ich bin dankbar, daß uns das Similegesetz in die Lage versetzt, passende Arzneimittel für eine Krankheit zu finden, auch wenn wir nicht sagen können, was die Phänomene der Krankheit bedeuten. Trotzdem halte ich die andere Art (die pathologische), das Similegesetz anzuwenden, für befriedigender und in den meisten Händen für erfolgreich. Und ich glaube, daß eine wissenschaftliche Pharmakodynamik zusammen mit einer wissenschaftlichen Pathologie durch die Verbindung mit der homöopathischen Methode die Therapie der Zukunft begründen wird."

So verließen die Anhänger dieser Schule die Lehren Hahnemanns, indem sie die Pathologie der Krankheit und das Arzneimittel zur Grundlage der Behandlung machten, während die Modalitäten und die genaue Symptomatologie als von zweitrangiger Bedeutung verworfen wurden; dagegen ist für die Nachfolger der Hahnemann'schen Schule die genaue Symptomatologie die Basis ihrer Behandlung, während die Pathologie und alles andere diesem Konzept untergeordnet ist.

Bei Hughes Lehren sind es unter Hintanstellung anderer erwähnenswerter Punkte besonders drei Dinge, an denen wir Anstoß nehmen würden: 1. Dr. Hughes war dankbar, daß ihn das Similegesetz in die Lage versetzte, in einem vorliegenden Fall ein passendes Arzneimittel zu geben, auch wenn er der Krankheit keinen pathologischen oder von Menschen gemachten Namen geben konnte; mit anderen Worten, bevor die miasmatische Krankheit uns irgend eine körperliche Ausdrucksform vermittelt oder solange sie noch funktionell ist. Wenn das Similegesetz aber in einem Fall angewendet werden kann, so kann es auch in allen Fällen angewendet werden. Und wenn es unserer Rettung dient, auch wenn wir die Krankheitsphänomene nicht verstehen, ist das dann nicht ein viel größerer Beweis für das Gesetz, als wenn wir seine Phänomene zu verstehen fordern? Dennoch verstehen wir das

Krankheitsphänomen, nachdem die pathologische Ausdrucksform manifest wurde, nicht besser als zuvor.

2. Hat denn die Pathologie mehr Beziehung zum Krankheitsfall als die Symptomatologie? Entstehen nicht alle aus derselben Hauptquelle, und warum zu anderen Quellen Zuflucht nehmen, wenn diese früher versagt haben?

3. Die Diagnose ist nicht immer ein sicheres Kriterium, während die Symptomatologie immer bestimmend ist und bei allen Menschen dasselbe bedeutet, somit das Heilgesetz zu einer universellen und harmonischen Sache macht. Die Pathologie muß zuerst genauso allumfassend und sicher werden wie die Symptomatologie, bevor sie von uns als ein System der Medizin universell akzeptiert werden kann. Beim Verschreiben bringt die Pathologie keine Sicherheit *per se*, da sie in jedem Fall vom Urteil und Wissen des einzelnen Arztes abhängig ist. Deswegen kann das Pathologiesystem nicht in Übereinstimmung mit Hahnemanns Lehren sein, und die Tatsache, daß Dr. Hughes dankbar ist, daß das Heilgesetz uns mit einem anderen Weg des Heilens ausgestattet hat, zeigt die Schwächen im System seiner Medizin, denn wenn er in Bedrängnis gerät, flieht er zum Heilgesetz, zu jenem Gesetz, von welchem jeder wirkliche Homöopath lernt und das er jeden Tag in seinem Leben liebt, dem er vertraut und an das er im Zweifel seinen Glauben heftet.

Wir sollten uns immer daran erinnern, daß *die postmortalen Veränderungen und die Pathologie nicht immer das Ende der miasmatischen Wirkung oder das Ende der Krankheit darstellen, obwohl sie das Ende oder den Tod des Patienten bedeuten können.* Hahnemann lehnte die Pathologie nie ab und es gab vielleicht keinen besseren Experten, eine Diagnose zu erstellen; aber als er die Pathologie durch und durch verstanden hatte, gab er ihr jene Stellung, die ihr zustand, nämlich ein Teil des großen Ganzen in der Pyramide der Symptomatologie zu sein.

Auf diese genaue Symptomatologie möchte ich Sie bei unserer Untersuchung und bei unserem Studium der Miasmen besonders aufmerksam machen, da oft ein einziges Symptom, das im Miasmatischen fußt, zur Entdeckung eines der chronischen Miasmen führen kann, welches man in der Behandlung eines Falles bisher übersehen hat, ein einziges hartnäckiges Symptom ist oft ein recht eindeutiger Hinweis auf eine Unterdrückung, und wenn unterdrückt wurde, so wird die Lebenskraft gezwungen, ein anderes Symptom hervorzubringen, das nicht weniger bestimmend und nicht weniger hartnäckig ist, das noch tiefer im Organismus haftet und deswegen noch schwieriger auszurotten ist.

Eine andere Abweichung der pathologischen Schule von Hahnemanns Lehren ist die Bedeutung, die sie den kranken, anatomischen oder postmortalen Veränderungen beimessen. Sie versuchen die Beziehung des Arzneimittels auf diesen Veränderungen basieren zu lassen oder auf einer Analogie, die zwischen den Krankheitsprozessen und den morbiden Erscheinungsbildern besteht, die man nach dem Tode findet. Auf den ersten Blick scheint dies plausibel zu sein; dennoch finden wir bei einer sorgfältigen Untersuchung dieses Problems, daß diese Hoffnungen illusorisch sind; erstens aus den bekannten Gründen, daß unser Wissen von der Pathologie oder krankhaften Anatomie unsicher ist und in keiner Weise vollständig, denn die Geschichte der Pathologie hat sich uns bisher als eine Folge von Vermutungen und Theorien präsentiert, die sich ständig ändern, was auch in Zukunft so sein wird. Außerdem sind diese postmortalen Veränderungen weder der Anfang noch das Ende dieser Krankheitsprozesse, obwohl sie sehr oft das Ende oder den Tod des Patienten bedeuten.

Wir sollten dies anhand von zwei Pneumoniefällen illustrieren: Beim einen beginnt sie in der rechten Lunge und breitet sich auf die linke Seite aus und beim anderen in die entgegengesetzte Richtung. Bei der Untersuchung der krankhaften Anatomie könnten wir keinen erkennbaren Unterschied finden, sogar die Krankheitsphänomene könnten recht ähnlich gewesen sein, was bedeutet, daß sich die Symptome mit den pathologischen Veränderungen dekken. Trotzdem können die beiden Fälle vollkommen verschieden sein. Der Schmerz bei der einen Pneumonie kann scharf, schießend und stechend sein, während er bei einer anderen im Vergleich dazu fehlen kann oder falls dennoch vorhanden einen dumpfen Charakter hat. Ohne Zweifel besteht ein minimaler Unterschied in der pathologischen Veränderung, den wir aber nicht entdecken können. So kann man leicht die Unsinnigkeit erkennen, diese Veränderungen als Grundlage für die Mittelwahl zu benutzen, während wir andererseits die Totalität der Symptome als perfekte Grundlage und als etwas Konstantes nehmen können, die, sorgfältig angewendet, sich in Einklang mit dem Arzneimittel und in Übereinstimmung mit dem Heilgesetz befindet. Man sieht, daß dies die Hahnemannsche Theorie zur einfacheren und vollkommeneren von beiden macht. In diesem Sinne ist die Symptomatologie keine lokale Erscheinung, sondern eine mit allgemeinem Charakter. Wir beschränken unsere Untersuchung dieses Krankheitsfalles nicht mehr länger auf lokale Erscheinungsformen, sondern nehmen uns die Freiheit, unser Heilmittel nach jeder sichtbaren und unterscheidbaren Abweichung vom Gesundheitszustand im gesamten Organismus zu wählen, egal ob es den Körper, die Psyche oder die Moral betrifft; denn sie alle haben Anteil am Leiden des verletzten Organismus oder sind mitleidend und verdienen von einem wirklichen Heilkünstler dieselbe Aufmerksamkeit.

Die Einheit darf bei der Betrachtung nicht außer Acht gelassen werden, denn sie alle sind weder in der Krankheit noch in der Gesundheit voneinander zu trennen und stellen ein biologisches Ganzes dar, und es ist nur die pathologische Betrachtungsweise, die sie voneinander trennt, nicht aber die physiologische oder die pathogenetische. Es ist der kranke Mensch, der behandelt werden muß, nicht ein pathologischer Begriff. Es ist die Zerstörung der inneren Lebensprozesse, die wir beachten müssen, nicht allein die äußeren (vordergründigen) Prozesse; denn die inneren Vorgänge regieren die äußeren, da die äußere Erscheinungsform nichts anderes ist als die nach außen gerichtete Ausdrucksform eines inneren Vorgangs.

So wie das für eine pathologische Ausdrucksform gilt, gilt es für alle. Das Miasma, die Psora, wird uns psorische Ausdrucksformen bescheren und so wird es sich auch bei der Syphilis und Sykosis verhalten. Wenn wir eine gemischte miasmatische Wirkung haben, wird das Ergebnis eine pseudopsorische oder pseudosyphilitische Erscheinungsform sein. Und an dieser Stelle wird klar, daß eine einfache Sache zu etwas Komplexem wird, das schwierig zu verstehen oder zu analysieren ist, da die Symptomatologie genauso wie die pathologische Symptomengruppierung in einem neuen Licht erscheint, da sie zum Teil an der Natur der kombinierten Miasmen Anteil haben. Diese Tatsache kann ausgezeichnet anhand der syphilopsorischen Vermischung der Skrofula und der tuberkulösen Diathese demonstriert werden.

Besonders an der physiologischen Entwicklung des gesamten Organismus können wir klar die Spuren der der Psora zugrundeliegenden üppigen und übertriebenen Wirkung der Syphilis erkennen, wie sie sich in den dicken vorquellenden Lippen und dem Mund, dem unregelmäßigen und unvollständigen Zahnbogen, den gezackten Schneidezähnen, den hohen Wangenknochen, dem großen Kopf und tausend anderen Veränderungen kundtut, die in einem einfachen Fall von Psora nicht anzutreffen sind. Außerdem sehen wir, wie vorher schon gesagt, daß die Pathologie ständig ihren Charakter ändert, und warum sollte das so sein? Kann der Pathologe heutzutage irgend einen bestimmten Grund für diese Tatsache angeben? Warum soll die Pathologie von heute sich von der Pathologie von vor 10 Jahren unterscheiden? Sie unter scheidet sich, weil, wie wir wissen, die sykotische Erkrankung sehr stark zunimmt, da die Krankheitsvorgänge ständig durch die heute gebräuchlichen, potenten Suppressionsmaßnahmen unterdrückt worden sind oder sich durch schlechte Lebensführung, Diät oder Hygiene usw. vermehren.

Besitzen wir nicht eine riesige Literatur zu diesem Thema? Werden wir nicht von diesen der Harmonie zuwiderlaufenden Tatsachen verwirrt und überschüttet und nehmen sie nicht ständig zu? Und trotz unseres heutigen Wissens wäre nicht Hahnemanns Weisheit und Weitsicht gewesen, der erkannte, daß die

Krankheit nicht allein in der Pathologie verborgen liegt, sondern in der Totalität der Symptome jedes einzelnen Falles wären wir nicht alle hoffnungslos verwirrt? Die pathologischen Symptome sind nicht die ersten Anfangsgründe eines Krankheitsfalles. Es steht etwas hinter der Pathologie, das tiefer in jedem Krankheitsfall verwurzelt ist. Die Pathologie kann einen Sterbeprozeß bedeuten, aber sie war ursprünglich ein pervertierter Lebensvorgang, zuerst eine pervertierte Physiologie, eine pervertierte Funktion, und funktionelle Veränderungen gehen und müssen aller Pathologie vorausgehen. Die Pathologie ist das vollendete Werk einer pervertierten Lebenskraft, die gereifte Frucht, die manifest gemachte Lüge, die die Wahrheit bestätigt, daß Gut und Böse, Tod und Degeneration hervorbringen, wenn sie miteinander verbunden sind.

In der Pathologie soll mit dem Begriff pathognomonische Symptome ein Schlüsselsymptom der Krankheit zum Ausdruck gebracht werden, genauso wie wir das Schlüsselsymptom bei der Arzneimittelprüfung gebrauchen. Aber es bringt weder jene Krankheit in ihrer Gesamtheit zum Ausdruck noch bestimmte unterscheidende Züge, die eine Krankheit gegenüber einer anderen charakterisieren. Ebenso stellt die Pathologie in einem gegebenen Krankheitsfall nicht den Gesamtausdruck der Krankheit dar. *Die wahren pathognomonischen Symptome einer gegebenen Krankheit sind jene, die das Bestehen des aktiven Miasmas decken.* Auf diese Weise wird unsere therapeutisch relevante Symptomengruppierung zu einer miasmatischen und nicht zu einer pathologischen.

In der Pathologie ist das Hauptmerkmal aller von derselben Krankheit befallenen Personen konstant, und nach diesem ist sie benannt. Dennoch müssen wir alle zugeben, welcher Schule wir auch immer angehören mögen, daß wir Zeichen, Symptome und alles durchdringende Zustände entdecken können, so daß in jedem einzelnen Krankheitsfall ein charakteristischer Unterschied besteht, der ihm seine Individualität verleiht und uns das Vermögen, ihn von allen anderen Krankheitsfällen zu unterscheiden. Wir sind mit der Pathologie nicht sehr zufrieden (egal, welcher Schule wir angehören), da sie über uns eine Art Monopol auszuüben scheint, eine Art von kontrollierendem Einfluß, der uns in einem gewissen Maße zu Fehlurteilen verleiten läßt und voreingenommen macht; deswegen wählen wir ein Mittel nach einer pathologischen Symptomengruppierung, das den Krankheitsfall nicht vollständig deckt, genausowenig wie die pathologischen Symptome einer Arzneimittelprüfung den gesamten Charakter dieses Arzneimittels darstellen. Wir wählten auf eine Art, welche diese Patienten in Familien gruppiert und nicht jeden einzelnen nach individuellen Gesichtspunkten. In einem Falle basiert die Verschreibung des Arzneimittels auf einem pathologischen und im anderen auf einem physiologischen Gesetz, denn hinter jeglicher Pathologie verbirgt sich eine pervertierte Physiologie, das heißt, hinter jeglicher Pathologie existiert ein Miasma.

Wie leichtsinnig gebrauchen wir unseren Patienten gegenüber pathologische Begriffe: „Sie haben einen Tumor“ oder „Sie haben eine infiltrierte Lunge“, „einen Herzklappenfehler“, „eine retrovertierte Gebärmutter“; und der ängstliche Patient antwortet: „Ist es das, was nicht in Ordnung ist, Doktor?“ „Ist es gefährlich?“ heißt die nächste Frage. „Nein“ sagt man. „Ist das *alles,* was bei mir nicht in Ordnung ist, Doktor?“ Nun, solche Antworten mögen den Patienten zufriedenstellen und ein aufgewühltes Gemüt beruhigen; aber befriedigt es Sie, liebe Leser? Fühlen Sie sich nicht etwas schuldig? Haben Sie denn die gesamte Wahrheit erzählt? Würden Sie nicht manchmal gerne die *gesamte* Wahrheit erzählen? Würde es uns nicht viel mehr befriedigen, wenn wir je nach Fall in der Lage wären, zu sagen, „Sie sind psorisch?“ „Sie sind sykotisch“ oder „tuberkulös“? Bedeutet uns denn die Pathologie so viel, wenn wir hypertrophierte Halslymphknoten sehen oder einen tuberkulösen Knochenprozeß in einem Gelenk? Bedeutet es so viel, wenn wir eine tuberkulöse Infiltration beobachten? Ich rede jetzt von der therapeutischen Seite und überlasse es Ihnen, liebe Leser, auf die Frage zu antworten. Der Tumor, die infiltrierte Lunge, der pathologische Zustand, wie er sich irgendwo manifestiert, ist nicht alles, was diese eine Krankheit charakterisiert und das wissen Sie.

Aber Sie haben die feineren Spuren in der Symptomatologie verloren, die zur Ursache führen oder die zwischen der Ursache und der Auswirkung liegen. „Entfernt die Ursache dieser Wirkung“ sagte der große Offenbarer der Natur, Shakespeare. Was wir dachten, daß es die Krankheit sei, war nichts anderes als die Wirkung der Krankheit und das, was wir dem Patienten gegenüber als Krankheit bezeichneten, damit haben wir ihm nur einen Namen für eine Wirkung auf den Körper oder für eine Krankheit gegeben, die in einer miasmatischen Zentralisation endete oder eine Korrelation zum Miasma darstellte. Sollen wir diese Korrelation, diesen abgrenzenden oder barrierebildenden Prozeß als das anschauen, was wir bekämpfen oder gegen das was wir streiten wollen, oder sollen wir weiter und tieferschauen? Wir können uns solche Fragen wie diese stellen: Wie offenbart sich dieses Pathologische zum ersten Mal? In welcher Art und Weise läuft seine Evolution ab? Entwickelte sie sich als lokales Geschehen in Form einer Wucherung oder waren die Qualitätseigenschaften der Wucherung im Organismus bereits enthalten?

Wir wissen, daß hinter jeder Ausdrucksform des Lebens oder der Materie eine Dynamis steckt. Wenn das wahr ist, warum sollte man nicht nach der Dynamis als dem Grund pathologischer Ausdrucksformen suchen? Dies ist nämlich gerade das, was wir tun *sollten*. Die Lebenskraft *ist* jene Dynamis und sie könnte unter normalen Bedingungen diesem Organismus nichts anderes als reine physiologische Impulse, Gesundheit und lebensspendende Qualitäten geben. Aber sie ist nicht mehr länger eine wirkliche Dynamis, denn sie steht unter der Gewalt einer anderen Dynamis, nämlich der des Miasmas selbst, das kein Gesetz kennt und keine lebensspendenden Qualitäten besitzt, ja, all sein Handeln besteht darin, dem Leben den Tod zu bringen und es zu zerstören. Es pervertiert die Lebenskraft auf der Stelle und ist bestrebt, all ihre Bewegungen seinem eigenen Willen entsprechend seiner Natur anzupassen.

Wenn wir die Ursachen der Krankheit beim Menschen untersuchen, bemerken wir zuerst die unterscheidenden Grundzüge der Rasse, dann die unterscheidenden Merkmale einer Nationalität, die charakteristischen Züge einer Familie und zuletzt die sicher oder undeutlich nachzuverfolgenden Züge, die den Einzelnen charakterisieren. Die Prüfungen eines Miasmas an einem Menschen – denn nichts anderes ist die Krankheit – vermittelt uns ein Bild von einem Symptomengefüge, das einen Menschen von einem anderen recht genau unterscheiden läßt. Ziehen wir dafür das Mittel Belladonna zur Illustration heran. Viele seiner Symptome sind identisch mit den Prüfungssymptomen anderer Arzneimittel, aber es gibt etwas, das sich durch jede seiner Wirkungen hindurchzieht, die für Belladonna sprechen, etwas, das *pathogenetisch* für das Mittel ist.

Es ist dieses Prinzip, das uns in die Lage versetzt, zwischen den Mitteln zu differenzieren. Genauso ist es bei den Miasmen; bei jedem treten Phänomene auf, die bestimmend auf die Wirkung eines Miasmas oder einer Miasmengruppierung hindeuten. Dies bedeutet, daß die Pathologie ein Diener und nicht ein Meister unserer Kunst ist, und auf diese Weise bringt sie bei unserem System der Verschreibung einen größeren Nutzen, anstatt ein Hindernis zu sein. Auf diesem Wege gelangen wir nicht nur zur Diagnose, sondern wir haben ein wirkliches Bild vom Simile, das sich in den Händen eines echten Heilkünstlers als bessere Hilfe und als größere Macht erweist, als die Pathologie es jemals für uns sein kann.

Der logisch denkende Mensch, der den Versuch unternimmt, eine Kunst oder Wissenschaft zu begründen, weiß sehr gut, daß sie nur mit einem gewissen Standard an Sicherheit, die sich auf Naturgesetze gründet, errichtet werden kann. Es müssen feste Prinzipien, bleibende Werte vorhanden sein, weil im anderen Falle die Sache unsicher wird und zu Verwirrungen führt. Die ersten Prinzipien sind jene, welche unter den Wissenschaftlern eine berufliche Harmonie, eine Vereinigung gemeinsamer Absichten und eine gegenseitige Zusammenarbeit unter den Menschen herstellen. Derjenige, der fest auf die Homöopathie und ihre Prinzipien vertraut, kann unter keinen Umständen und auf keine Art von Sophisterei andere Prinzipien in seine Wissenschaft einschließen, als jene, die in Harmonie mit dem Heilgesetz sind.

Der Schmerzkillerdoktor ist ein anderer Typ eines pathologischen Therapeuten, der von seinen schmerzkillenden Reagenzien genau weiß, daß der Schmerz, der eingelullt und abgetötet ist, nicht geheilt ist, der sehr wohl weiß, daß, sobald die Wirkung seines Schmerzmittels nachgelassen hat, der Patient in einem schlechteren Zustand ist als zuvor. Wenn die Ärzte den Anspruch erheben, daß sie sich nicht von festgefügten Prinzipien leiten lassen wollen, dann wissen wir, daß es sich nicht um Ärzte des Gesetzes handelt und daß das Gesetz bei ihnen keine dominierende Rolle spielt. Wir müssen uns dann fragen, ob wir unsere Familie von solchen Ärzten behandeln lassen sollen, die nicht nur das Gesetz ignorieren, sondern die im wahrsten wissenschaftlichen Sinn des Wortes gesetzlose Menschen sind? Wenn die Medizin eine Wissenschaft ist, wissen wir, daß sie von einem Gesetz beherrscht werden muß. Um in ihr Fortschritte zu erreichen, müssen wir von einem Gesetz geleitet werden und mit der Zeit werden wir angehalten, unseren Fortschritt unter Beweis zu stellen, indem wir unsere Art zu therapieren demonstrieren. Wir brauchen ein Gesetz als Grundlage und Fundament, auf dem wir ein großes Gebäude errichten; andernfalls werden wir versagen. Wir können nicht auf die vielfältigen Meinungen der Menschen bauen, denn wenn wir das tun, dann wird das ganze Gebäude zu einem babylonischen Turm und in Verwirrung und Zerstörung enden.

Wir können das Similegesetz mit Hilfe pathologischer Ähnlichkeit nie mit höchster Perfektion anwenden, da die Pathologie niemals den gesamten Krankheitsfall deckt. Hinter der Pathologie verbergen sich Symptome, die am Ursprung der Krankheit liegen, aus dem die Pathologie hervorgeht. Deswegen verkörpert eine pathologische Gruppierung niemals die *tota causa*; wir müssen die Krankheit bis zur Hauptquelle zurückverfolgen, um das herauszufinden, was die Lebensströme beeinflußt. Denn die Pathologie wird nicht von der Pathologie gespeist und genährt, und wir als Wissenschaftler müssen ihre miasmatische Vaterschaft und ihr Erstgeburtsrecht anerkennen: daß die Symptomenähnlichkeit weder mit der Pathologie beginnt noch mit ihr endet, obwohl wir in keiner Weise die Pathologie ignorieren. „Krebs", sagt Dr. Ostrom, „ist primär eine Dyskrasie." Wenn das wahr ist, wollen wir die Frage stellen: Was steckt hinter der Dyskrasie oder mit anderen Worten, was ist die Ursache für die Dyskrasie? An dieser Stelle bricht in allen medizinischen Schulen die Untersuchung ab, außer in der Schule Hahnemanns. Denn genau an dieser

Stelle hat er sowohl in der Wissenschaft als auch in der Philosophie geheime Türen geöffnet und er lud alle ein, einzutreten und die Geheimnisse der Krankheit und deren Veränderungen oder – wem es besser gefällt – die Pathologie zu betrachten.

Wir wollen einige Paragraphen von Hahnemanns Buch „Die Chronischen Krankheiten", Band 1, Seite 6 f., lesen." *Den Grund also auszufinden, warum alle die von der Homöopathie gekannten Arzneien keine wahre Heilung in gedachten Krankheiten bringen und eine, womöglich richtigere und richtige Einsicht in die wahre Beschaffenheit jener Tausende von ungeheilt bleibenden – bei der unumstößlichen Wahrheit des homöopathischen Heilgesetzes, dennoch ungeheilt bleibenden – chronischen Krankheiten gewinnen konnten, diese höchst ernste Aufgabe beschäftigte mich seit den Jahren 1816, 1817 bei Tag und Nacht und, siehe! der Geber alles Guten ließ mich allmählig in diesem Zeitraume durch unablässiges Nachdenken, unermüdete Forschungen, treue Beobachtungen und die genauesten Versuche das erhabene Räthsel zum Wohle der Menschheit lösen.*

Die durchgängig sich wiederholende Thatsache, daß die auch auf die beste Weise mit den bis dahin ausgeprüften Arzneien homöopathisch behandelten, unvenerischen chronischen Uebel nach ihrer wiederholten Beseitigung dennoch, und zwar immer in einer mehr oder weniger abgeänderten Gestalt und mit neuen Symptomen ausgestattet wiederkehrten, ja alle Jahre mit einem Zuwachse an Beschwerden wiederkehrten, gab mir den ersten Aufschluß: daß der homöopathische Arzt bei dieser Art chronischer Uebel, ja bei allen (unvenerischen) chronischen Krankheitsfällen es nicht allein mit der eben vor Augen liegenden Krankheits-Erscheinung zu thun habe, sie nicht für eine in sich abgeschlossene Krankheit anzusehn und zu heilen habe – welche sonst in kurzer Zeit und auf immer homöopathisch getilgt und geheilt worden seyn müßte, wie doch die Erfahrung und der Erfolg widerlegte – *sondern daß er es immer nur mit einem abgesonderten Theile eines tief liegenden Ur- Uebels zu thun habe, dessen großer Umfang in den von Zeit zu Zeit sich hervorthuenden neuen Zufällen sich zeige,* daß er daher sich keine Hoffnung machen dürfe, die einzelnen Krankheitsfälle dieser Art, in der bisherigen Voraussetzung, als seyen sie für sich bestehende, in sich abgeschlossene Krankheiten, dauerhaft zu heilen, so daß sie selbst nie wieder und auch keine andern, neuen, beschwerlichern Symptome an ihrer Stelle wieder hervorsprießten, *daß er folglich möglichst den ganzen Umfang aller der dem unbekannten Ur-Uebel eignen Zufälle und Symptome erst kennen müsse,* ehe er sich Hoffnung machen könne, eine oder mehre, das ganze Grunduebel mittels ihrer eigenthümlichen Symptome homöopathisch deckende Arzneien auszufinden, durch welche er dann das Siechthum in seinem ganzen Umfange, folglich auch seine einzelnen Glieder, das ist, alle seine in so verschiedenen Krankheitsfällen erscheinende Krankheits-Fragmente heilkräftig zu besiegen und auszulöschen im Stande wäre."

Analysiert man nun diese kostbarste Seite der homöopathischen Literatur, finden wir die folgende Offenbarung: Hahnemann verschrieb aufgrund einer gewissen Symptomengruppierung, die ihm hervorragend und wichtig schien. Zweifellos waren diese Symptome oft pathologische Symptomengruppierungen oder widerspiegelnde Phänomene. Sie waren jedoch in ihrer Gruppierung nicht grundlegend oder miasmatisch, weswegen auch die Symptome in einer veränderten Form oder in neuen Symptomengruppierungen wiederkehrten. Als er aber Mittel entdeckte, die die gesamten Phänomene deckten, kehrte die Krankheit nicht mehr zurück, sondern der Patient blieb geheilt. Etwas weiter unten im Text sagt er, *„daß aber das gesuchte Ur-Uebel noch überdieß miasmatisch chronischer Natur seyn müsse."*

Dies *ist* eine wirklich wundervolle Offenbarung, denn kein Mensch hat je zuvor eine solche *Offenbarung* der Krankheit, noch die *Phänomene* der Krankheit in einem solch flutenden Licht gesehen. Die Verschreibung eines wirklich antipsorischen Mittels deckt alle Phänomene der Krankheit ab, sowohl seine pathologische als auch symptomatische Ausdrucksform, sogar die *ihm innewohnende ursprüngliche, unbekannte Krankheit*. Ist diese ausgetilgt, dann können keine neuen Phänomene noch irgendeine Ausdrucksform oder eine Erscheinung, die Krankheit genannt werden könnte, wieder auftreten. Warum? Weil das die Krankheit erzeugende *vita-morbi*-Prinzip entfernt, ja sogar vernichtet wurde und nicht mehr länger existiert und der Organismus daher frei vom ersten Grund seiner Störungen ist. Deswegen müssen die Heilung und die Verhinderung ihres Wiedererscheinens folgen, wie es das Heilgesetz vorschreibt. Hahnemanns Erkenntnis, daß die *ursprüngliche Existenz einer Krankheit in einem chronischen Miasma begründet liegt, ist das einzige wirkliche Konzept der Krankheit*. Die neuen Phänomene oder das, was eine neue Krankheit, wie man annimmt, darstellen soll, ist nichts anderes als die tägliche Wirkung des Miasmas oder die Weiterentwicklung der miasmatischen Wirkung, die Fortbewegung einer pervertierten Lebenskraft, eine miasmatische Offenbarung jener unbekannten Dynamis, der *Psora* oder eines anderen Miasmas, wie man es an den pathologischen Veränderungen im Organismus erkennen kann.

Hahnemanns Erfahrung mit seinen Arzneimitteln ist oft auch die unsrige. Wir geben ein Mittel, das in einem bestimmten Fall auf ein paar wenigen, hervorstechenderen Symptomen basiert. Welche Ergebnisse bekommen wir? Einfach nichts anderes als palliative Effekte oder eine

Zurückführung des Miasmas in einen latenten Zustand, und wenn der leiseste Anlaß auftaucht, wie z.B. eine Erkältung, übermäßig lange dem Wetter ausgesetzt sein, Verletzung, Klimaänderung, Diätfehler oder irgendeine der vielen erregenden Ursachen, die uns in die Quere kommen können, dann beobachten wir ein erneutes Ausbrechen dieses Miasmas entweder in einer ähnlichen oder veränderten Form. Auf diese Weise wird die allgemeine Gesundheit des Patienten zurück- und vorgedrängt, ohne am Ende ein bleibendes, gutes Ergebnis zu erhalten. Wenn es uns aber gelingt, das Miasma gut genug zu verstehen, können wir in jedem gegebenen Fall die grundlegenden miasmatischen Symptome auswählen, und wenn unsere Verschreibung darauf basiert, dann werden wir die *prima causa* und nicht nur die sekundären und tertiären Erscheinungsformen des Miasmas, sondern die Auswirkungen des Miasmas im Ganzen oder die Summe all dessen, was als Krankheit bekannt ist, entfernen.

Es gibt manchmal Augenblicke, in denen wir dies nicht tun können oder es letztlich nicht weise wäre, wie man es in Fällen von unheilbarer Krankheit beobachtet oder wenn die miasmatische Wirkung soweit fortgeschritten ist, daß der Organismus zu keiner bleibenden Reaktion mehr bewegbar ist, und jeder Versuch einer echten Heilung in einer Verletzung des Patienten endet oder gar sein Leben verkürzt. Dies läßt sich häufig bei solchen Krankheiten wie Diabetes mellitus, Krebs im Endstadium, bei Tuberkulose im tertiären Stadium beobachten. In solchen Fällen sind wir gut beraten, unsere Verschreibungen nicht auf den grundlegenden miasmatischen Symptomen basieren zu lassen, da der Versuch, den die Natur unter dem grundlegenden Mittel unternimmt, eine Überreaktion hervorruft und den Tod schneller herbeiführt, als wenn man den Patienten in Ruhe läßt. In einem solchen Fall ist es besser, die Krankheit mit palliativen Mitteln zu behandeln, die nicht vollständig auf den miasmatischen Symptomen basieren.

Behandeln wir miasmatische Formationen nach pathologischen Gesichtspunkten, erreichen wir mit unseren potenzierten Mitteln kein beständiges Ergebnis, wenn wir in einem Krankheitsfall unsere Verschreibung nicht auf wirklich miasmatischen Symptomen *basieren* lassen. Und natürlich können wir beobachten, daß das Wachstum, Neoplasien und ähnliches auf einem miasmatischen Prinzip in der Lebenskraft beruhen, oder mit anderen Worten, die Lebenskraft ist zu einer pathologische Beschäftigung versklavt und so zugerichtet, daß sie jeden pathologischen Zustand erzeugen kann, der von der Natur des im Organismus existierenden oder aktiven Miasmas abhängt. Ist das Miasma psorisch, dann haben wir psorische Erscheinungsformen, ist es sykotisch, dann haben wir eine sykotische Pathologie; wenn es syphilitisch ist, dann haben wir die polymorphe Pathologie jenes anderen großen Lustseuchen-Miasmas; oder wenn wir ein gemischtes syphilitisch-psorisches Miasma haben, dann haben wir die vielfältigen Veränderungen und unendlichen Zerstörungsprozesse, die uns von der tuberkulösen Pathologie her bekannt sind.

Um die tuberkulöse Pathologie zu verschlimmern, brauchen wir nur das sykotische Miasma hinzuzufügen, so daß sich dann sofort die malignen Formen der tuberkulösen Krankheit entwickeln. Damit soll nicht gesagt sein, daß sich deren Bösartigkeit ohne Sykosis *nicht* entwickeln könnte, aber die Wahrscheinlichkeit nimmt stark zu. Diese Tatsache beobachten wir sehr oft bei Patienten, die sich mit Sykosis infizierten, die vorschnell durch Instillationen oder medizinischen Duschen unterdrückt wurden, wenn sich plötzlich neue, akute und chronische Symptome entwickeln, wie eine Stauung der Lunge, des Herzens, der Nieren, des Gehirns oder eines anderen inneren Organs oder Körperteils. Irgendwelche sekundären Prozesse, wie eine Grippe, können entstehen, unter der sich diese Stauung früher oder später, oft unerwartet, entwickelt.

Treten in diesen Fällen tuberkulöse Infiltrationen auf, so sagt man, daß sie grippalen Ursprungs seien. Sind sie aber wirklich eine Folge der Grippe? Nein, sie sind eine Folge der neu erworbenen miasmatischen Krankheit (Sykosis) und des neuen oder akuten Miasmas, der Grippe (auch sie ist sykotischen Ursprungs), das, wie alle akuten Miasmen, das chronisch unterdrückte oder latente Miasma, oder mehrere, je nach Fall, reizt. Die Miasmen werden wieder aktiv und erzeugen eine Stauung jener Krankheit, die nach einer gewissen Zeit sich in eine neue verwandelt oder an sekundärer Stelle zum Ausbruch kommt, was für den Organismus natürlich sehr störend ist, da sie die Lebenszentren angreift. Die Häufigkeit, mit der wir diesen Zuständen begegnen, ist erstaunlich; studiert man sorgfältig jede Krankengeschichte, so beobachtet man dies bei gut 80 % der heutzutage behandelten Fälle, besonders bei Männern, die in einem gewissen Grade sykotisch infiziert sind; sie leiden entweder an der erworbenen oder einer seit Geburt bestehenden, übertragenen Form.

Es ist erschreckend, über den Zustand der Dinge, wie sie auf Erden gegenwärtig sind, nachzudenken. Beinahe jeder Mann, den man antrifft, ist mit dieser Krankheit infiziert; und es ist heutzutage zehnmal schwieriger, Krankheiten zu heilen als noch vor 15 oder 20 Jahren. Die Schwierigkeit nimmt mit jedem Jahr zu und das ist einer der Gründe, warum unsere Ärzte heute zu palliativen oder unterdrückenden Maßnahmen Zuflucht nehmen. Das Studium dieser Fälle ist schwierig und die Verbindung der Symptome zu den Krankheitsprozessen ist schwerer zu verstehen und schwieriger zu analysieren; aber die Schwierigkeit vereinfacht sich sehr, wenn man ein umfassendes Wissen von den Miasmen besitzt und sie versteht. Wenn wir mit den Phänomenen der chronischen Miasmen Psora, Syphilis und Sykosis oder ihren Mischungen vertraut sind, dann beginnen wir ihre Pathologie zu verstehen, denn ihre pathologischen Erscheinungsformen sind für sie charakteristisch.

Nur wenn sie unterdrückt oder infolge einer Unterdrückung in einem latenten Zustand sind, sind die pathologischen Zeichen wirklich schwierig zu verstehen. Sehr oft wird das gutgewählte homöopathische Mittel einen solchen Fall in kurzer Zeit zur Entwicklung bringen, indem es die Krankheit in Form eines Hautausschlages oder durch besondere Störungen oder Ausscheidungen, die charakteristisch für das bestehende Miasma sind, das sich auf diese Weise offenbart, an die Oberfläche bringt. Natürlich geht kein Miasma in eine tertiäre Pathologie über, wenn es ordentlich, nach dem homöopathischen Heilgesetz behandelt wurde, besonders wenn höhere Potenzen benutzt wurden, und was ich mit höheren Potenzen meine, ist die tausendste Potenz und höher. Ich habe niemals beobachtet, daß sich tertiäre Symptome entwickelt haben, nicht einmal bei der Syphilis, wenn die 1M, 50M, CM und Potenzen mit dieser Kraftentwicklung gebraucht wurden.

Das Heilgesetz wird ihr Fortschreiten zum Stillstand bringen, bevor sie das tertiäre Stadium erreicht hat. Die Heilung findet nicht statt, solange ein Krankheitsprozeß fortschreitet. Es ist möglich, daß unterdrückte Symptome wiederkehren, oder daß sich latente entwickeln, aber es ist nicht möglich, daß wir bei Anwendung des Heilgesetzes entweder neue Symptomengruppierungen oder eine Zunahme einer Krankheit haben, es sei denn, es handelt sich um eine maligne oder unheilbare Krankheit.

Die chronischen Miasmen Syphilis und Sykosis sollten im primären oder sekundären Stadium geheilt werden, bevor sie eine so vollständige Verbindung mit der Psora eingegangen sind, wie es bei der tertiären Erscheinungsform geschehen ist. Tertiäre Erscheinungsformen können sich bei diesen Krankheiten grundsätzlich nur deshalb entwickeln, weil wir die psorischen Erscheinungsformen, die latent waren, vernachlässigt haben, bevor sie die neue Verbindung (mit Syphilis oder Sykosis, je nach Krankheitsfall) eingegangen sind, nun aber durch neue Stimuli und durch das Verwobensein mit dem venerischen Miasma zu neuer Aktivität erweckt werden.

Hier entsteht einer unserer größten Fehler, ein meist unentschuldbarer Fehler. Im allgemeinen geben wir bei der Syphilis, bei ihren Schleimhautgeschwüren oder Erosionen Mercurius solubilis; man wiederholt es eine unbestimmte Zeit immer wieder, während es zur selben Zeit nur unterdrückend wirkt und in keiner Weise eine heilende Maßnahme darstellt. Nein! Das miasmatische Simile ist nun in der psorischen Verbindung und den psorischen Phänomenen zu suchen, und deswegen sollte ein Mittel gewählt werden, dessen Prüfungssymptome die augenblicklichen Phänomene beider Miasmen abdeckt, was natürlich eher homöopathisch und tatsächlich der einzige wirklich homöopathische Weg ist. Fahren wir mit Mercurius fort, können wir die syphilitischen Phänomene total unterdrücken; aber dann werden neue Entwicklungen der Psora erscheinen, welche oft schwierig zu behandeln, wenn nicht sogar unheilbar sind. Und danach haben wir wirklich einen Fall einer persistierenden chronischen Krankheit zu behandeln.

Die wirkliche innere Natur der Krankheit wird beim Studium der chronischen Miasmen vollkommen offenkundig. Die Pathologie kann heutzutage für uns nicht mehr tun, als sie es zu Hahnemanns Zeiten tat, aus dem einfachen Grund, weil die Pathologie nicht den Grund jenes *rätselhaften Prozesses* darstellt, der im Organismus die krankhaften Veränderungen erzeugt. Was über die Krankheit gesagt werden kann, gilt auch für die Potenzen. Obwohl wir bei den potenzierten Arzneien nichts Materielles mehr nachweisen können, haben sie immer noch die Kraft, den gesunden Organismus in der ihnen eigenen, charakteristischen Weise zu stören. Genauso verhält es sich auch mit den miasmatischen Kräften; es ist eine unsichtbare und nicht anschaubare Sache und dennoch können wir die Auswirkungen ihres Vorhandenseins im Organismus beobachten, lange bevor Gewebeveränderungen auftreten.

In der Regel beobachten wir, daß sie sich zuerst in der Psyche, dann im physiologischen oder funktionellen Bereich und schließlich im pathologischen manifestieren, und natürlich kommt die pathologische Veränderung ganz am Ende. Viele von uns sind sich im klaren, daß in dieser dazwischenliegenden Zeitspanne das Geheimnis der Krankheit, die kulminierende Tat oder die Bildung pathologischer Veränderungen liegen. In diesem Stadium der Erkrankung verändert sich die Dynamis des Organismus (die Lebenskraft) oder pervertiert die Vermischung des Falschen mit dem Wahren oder des Miasmas mit der Lebenskraft, und *die Störungen sind in Übereinstimmung mit dem bestehenden aktiven Miasma, modifiziert durch frühere angeborene oder miasmatische Zustände des Organismus.*

Sekundäre Erkrankungen oder Folgeerkrankungen

Wo latente oder chronische Miasmen durch die heftige Wirkung eines akuten Miasmas, wie z. B. durch Typhus, eine Grippe, ein Scharlachfieber etc., oft an deren Ende aus ihrem Schlummer aufgeweckt wurden, hinterlassen sie die uns bekannten Folgeerkrankungen oder sekundären Prozesse, die wir für die Folgen der akuten Erkrankung halten. Aber dem ist nicht so. Es sind sekundäre oder tertiäre Prozesse der chronischen Miasmen, die bei der Behandlung des akuten Miasmas übersehen worden sind. Das akute Miasma ist, wie wir wissen, in seiner Wirkung auf sich selbst beschränkt, denn nach einer gewissen feststehenden Zeit sollte es wieder verschwinden. Deshalb sind das Nichtverschwinden und das Auftreten von sekundären Erkrankungen eine Folge der chronisch miasmatischen Grunderkrankung, die bereits im Organismus existierte. „Die Lebenskräfte" sagt Hahnemann „waren (bis zum Erscheinen des akuten Miasmas) in der Lage, das psorische oder chronische Miasma zurückzuhalten, das immer bestrebt ist, die Oberhand zu bekommen." Mit der Hilfe des akuten Miasmas wurde dessen Hervorbrechen unterstützt, da die Widerstandskraft des Lebens durch den gemeinsamen Einfluß beider untergrabenden Kräfte ganz und gar überwältigt wurde.

Diese Tatsache läßt sich deutlich beobachten, wenn das homöopathische Mittel einen Krankheitsprozeß nicht mehr länger aufhalten kann, der einen pathologischen Zustand erreicht hat. Wir sind damit gezwungen, ein Mittel zu wählen, das das chronische Miasma deckt, in der Absicht, diesen Prozeß zum Stillstand zu bringen, welcher bisher übersehen oder vernachlässigt wurde und der hätte vermieden werden können, wenn wir in diesem Fall sofort oder schon früher nach der Symptomatologie des ursächlichen grundlegenden Prinzips des chronischen Miasmas verschrieben hätten.

Dieser Gedanke soll am Beispiel eines Scharlachfalles illustriert werden, wo Belladonna länger als angezeigt gegeben wurde, so daß es zu einem Abszeß des Mittelohrs kam. Hätten wir tiefer geschaut, so hätten wir Sulphur, Silicea, Psorinum oder ein anderes tiefwirkendes miasmatisches Mittel entdeckt, welches diesen sekundären oder tertiären Prozeß gemeistert und gleichzeitig die akute Krankheit stark gemildert, wenn nicht sogar zum Verschwinden gebracht hätte. Mit dieser Art der Verschreibung hat das Scharlachfieber seinen Schrecken verloren und die Gefahr für das Leben ist auf ein Minimum gesunken; das Fieber verschwindet gewöhnlich um den achten Tag und die Genesung folgt schleunig. Natürlich erlaube ich diesem Patienten keine feste Nahrung und die übliche Vorsicht und Sorge wird beibehalten, um der Möglichkeit einer Erkältung oder eines Fröstelns des Körpers vorzubeugen, wenn ein solch großes Gebiet wie bei dieser Krankheit befallen ist, wenn solch ein wichtiges Organ wie die Haut mit ihren vielfältigen Ausscheidungsfunktionen mitbetroffen ist. Diesen akuten epidemischen oder sporadischen miasmatischen Krankheiten darf auf keinen Fall erlaubt werden, ihren Gang zu vollenden, denn je länger es ihnen erlaubt wird, im Organismus zu verbleiben, desto größer ist infolge ihres schnellen zerstörerischen Vorgehens die Gefahr für das Leben, da sie ihre Wirkung mit der der chronischen Miasmen, der Psora oder eines anderen gerade vorhandenen verbinden.

„Sie könnten", sagt Hahnemann, „nur in Anwesenheit der chronischen Miasmen Syphilis, Sykosis und Psora existieren." Das bedeutet, daß akute Miasmen wie Grippe, Malaria, Fieber mit Hautausschlägen und alle infektiösen und kontagiösen Krankheiten sich selbst nicht mit der Lebenskraft verbinden oder verbinden können, wenn nicht ein chronisches Miasma vorhanden ist. Es muß ein grundlegendes Miasma, ein *sündhafter Prozeß*, bereits im Organismus vorhanden sein. Die *vitus potens*, die innere Lebenskraft muß bis zu einem gewissen Grad versagt haben und den Boden für das akute miasmatische Gift vorbereitet haben.

Dann sehen wir auch ein, daß wir nach den grundlegenden miasmatischen Symptomen in jedem einzelnen Fall suchen müssen, um die pathologischen Entwicklungen und Vorgänge zum Stillstand zu bringen. Denn nachdem wir die Wirkungen dieses akuten Miasmas durch die Gabe unserer akuten antimiasmatischen Mittel (Arzneimittel) vertrieben haben, wurde der psorische oder chronisch miasmatische Prozeß dazu gezwungen, eine Stauung oder einen neuen zentralen Ort aufzubauen, um seinen eigenen pathologischen *Schutt* auszuscheiden. Natürlich war das unnötig und hätten wir den chronisch miasmatischen Prozeß, der mit der akuten Erkrankung zusammengearbeitet hat, sorgfältig in unsere Überlegung miteinbezogen, hätten wir nicht nur den ganzen Prozeß aufgehalten, sondern auch den Krankheitszeitraum und die Leiden des Patienten verkürzt.

Dies ist einer der strengen unterscheidenden Punkte zwischen der wahren Homöopathie und der falschen, zwischen dem, was mit der *wahren Wissenschaft* übereinstimmt und dem, was man *Pseudowissenschaft* nennen könnte oder eine unvollständige Wissenschaft. Es ist diese Abstufung, die den Wert des homöopathischen Arztes ausmacht; es ist der Unterschied zwischen einer Palliation und einer Heilung; zwischen vollkommenem Verstehen des Krankheitsprozesses und einem unvollständigen Wissen.

Wenn wir nur ein wenig Verständnis für die Natur der Miasmen, für ihre Geschichte und Wirkung auf das Leben im Organismus besitzen, sind wir in der Lage, diesem Prozeß zu folgen, so daß sich die Krankheitsphänomene zu einer geschlossenen Kette zusammenfügen lassen und sich unser Wissen nicht allein auf den Status präsens beschränkt, sondern daß wir in die Zukunft sehen und mögliche Entwicklungen prognostizieren können, selbst bei verwickelten Prozessen und rätselhaften Bewegungen, so daß wir auf diese Weise in der Lage sind, neue Entwicklungen, neue Prozesse, die unerwartet auftreten, zu meistern.

Die Bakterien und ihre Beziehung zur Pathologie

Eine andere Doktrin, die im letzten Vierteljahrhundert über uns gekommen ist und die im allgemeinen zu einer Appendix der pathologischen Medizinschulen wurde, ist die Doktrin von den Mikroorganismen, welche zeitweise die dynamische Doktrin Hahnemanns zu schlucken drohte und die besagt, *daß die Krankheit nichts anderes sei als eine Zerstörung der Lebenskraft*. Aber mit der Zeit gewinnt das Gesetz wieder sein Gleichgewicht, denn auch sie (gemeint sind all die vielen Formen von *Bazillen*) sind demselben Gesetz, nämlich dem Similegesetz und dem Gesetz der Potenzen unterworfen. Die homöopathischen Arzneimittel decken alle Phänomene der Krankheit, egal welchen Ursprungs sie sein mögen, sogar wenn sie von Mikroorganismen stammen. Ist das Lebensprinzip wiederhergestellt, oder hat die pervertierte Lebenskraft ihre Normalität wieder zurückgewonnen, ist der Existenz der Mikroorganismen ein Ende gesetzt. Deshalb wissen wir, daß ihr Vorhandensein lediglich ein Ausdruck jener Perversion ist. Zugegeben, sie existieren in einem latenten Zustand, aber genauso befinden sich ihre Eltern, die Miasmen, in einem latenten Zustand. Zugegeben, oft sind sie in der Lage, von sich aus eine Krankheit in Gang zu bringen, weil sie an denselben toxischen Elementen Anteil haben wie die Miasmen – wie Gleiches Gleiches hervorbringt. Sogar der Nährboden der Mikroorganismen ist ein Produkt des Miasmas; deshalb hat ihr Medium dieselbe krankmachende Potenz und besitzt dieselbe Krankheitspotenz; und was für die chronischen Miasmen gilt, gilt genauso für die akuten, oder was vom einen behauptet wird, kann auch vom anderen gesagt werden, soweit man ihre krankheitserzeugende Potenz damit meint.

Die physikochemischen Schulen haben die Lehren Dr. Kochs und anderer offen und mit großem Enthusiasmus in der aufrichtigen Hoffnung aufgenommen, daß die Medizin endlich bei Möglichkeiten angelangt sei oder eine Methode gefunden habe, womit das wirklich helfende Mittel entdeckt und im Krankheitsfall angewandt werden könne. Aber wie jene vor ihnen so werden auch ihre Nachfolger versagen, denn es gibt nur einen Weg, die Krankheit zu studieren, und das ist jener von Hahnemann vorgezeichnete, nämlich daß die Krankheit nichts anderes als variierende Zustände des Lebensprinzips darstellt, welches *den Organismus nicht nur erschafft, sondern ihn auch kontrolliert*.

Leugnen nicht die Wissenschaftler heutzutage, daß eine Lebenskraft existiert, welche den menschlichen Organismus beseelt und ihn insgesamt regiert? „Ja", sagen sie, „der Organismus ist vollkommen chemisch aufgebaut; daneben können wir nichts entdecken." Die chemischen Reaktionen kann man aber auch beobachten, wenn das Leben bereits erloschen ist.

Das Leben läßt sich nicht durch chemische Reaktion demonstrieren, genausowenig wie durch diese die Gravitation demonstriert werden kann. Es ist nicht demonstrierbar, weil es *jenseits* der Chemie liegt und *vor* der Chemie und der organischen Chemie kraft seiner Dynamik zu existieren begann. Wenn wir anfangen, eine Wissenschaft zu studieren, sollten wir uns zuerst das Gesetz betrachten, welches sie regiert und nicht danach streben, die Wissenschaft unabhängig von diesem Gesetz anzuwenden. Dies gilt, egal ob wir Bakterien in ihrer Beziehung zu den Krankheitsprozessen studieren oder ob wir unser Wissen *von ihnen* auf eine Krankheit anwenden.

Man betrachte nur den kühnen, wagemutigen Experimentator, der versucht, die giftigen Elemente wie Tuberculinum, Vaccininum, Diphtherinum oder einen anderen im Handel befindlichen Krankheitserreger anzuwenden, wie sie heutzutage von den Serotherapeuten benutzt werden, um Krankheitszustände und -prozesse ohne jede Gesetzmäßigkeit oder ein hinter ihrer Anwendung stehendes Prinzip zu bekämpfen. Anstatt einen Untersuchungsweg zu verfolgen, der auf natürlichen Gesetzen und der induktiven Methode basiert, wird eine Theorie vorangestellt und dann mit aller Mühe versucht, diese empirisch zu begründen.

Deswegen wird ein Bazillus, sobald er neu entdeckt wurde, sofort zur *causa morbi erklärt; ergo*, muß, um zu heilen, der Bazillus zerstört werden. *Dies ist nichts anderes als ein kurzer Abriß von dem, was in den letzten 20 Jahren in der ganzen Welt getan wurde, in der auf keinen Fall die Mortalität gesenkt noch das Überhandnehmen irgendeiner Krankheit verhindert wurde*. Die Pocken nehmen zu, nehmen sogar epidemischen Charakter an; die Tuberkulose vermehrt sich und täglich veröffentlicht die öffentliche Presse Todesanzeigen von unglücklichen Opfern dieses unwissenschaftlichen und unverantwortlichen Empirismus, wobei über Tausende von Menschen nichts ausgesagt ist, die durch diese toxischen Stoffe ruiniert und geschwächt worden sind, durch jene degenerierenden, erniedrigenden Tiergifte, welche die Menschheit schwächen und die unzähligen und unsagbaren Krankheitsprozesse vervielfältigen. Gefürchtete Folgezustände sind alle Arten von Hautkrankheiten, bösartige Erkrankungen, Herzfehler, und sogar der Tod kann Folge ihrer Anwendung sein; postdiphtherische Paralyse, Fehlernährung, Assimilationsstörungen, Tuberkulose und eine Unzahl von Zuständen, die häufig von vielen von uns übersehen werden.

Aber es *gibt* ein Gesetz, das das *Leben* und die *Gesundheit* beherrscht, ein Gesetz, das die *Krankheit* leitet und ein Gesetz, das die *Heilung* beherrscht. Warum wollen unsere Wissenschaftler diese Gesetze und die Prinzipien nicht suchen und entdecken, und warum wollen sie nicht danach streben, diese zur Sicherheit und zum Wohlbefinden ihrer Mitmenschen anzuwenden?

Würden sie es tun, so würden sie all ihre feingesponnenen Theorien der Gegenwart und der vergangenen Jahrhunderte über den Haufen werfen, und sie würden der Welt die Tatsache offenbaren, daß sie weder Wissenschaftler noch Gesetzestreue sind. Der Satan steht in Waffen, wenn die Menschheit versucht, das Gesetz einzuhalten oder sie irgendeinen Versuch unternimmt, das Gesetz anzuwenden. Sie schauen nicht tief genug, um den sündhaften Prozeß oder die miasmatische Dynamis zu erkennen, die schon immer allen außer jenen, die Anhänger Hahnemanns wurden, ein Rätsel und Geheimnis war.

Diese unsichtbare Macht (*das Miasma*) ist in einer Form dem Leben jedes ungeborenen Kindes in einem bestimmten Grade aufgebürdet, oft so sehr, daß das neue Leben zerstört wird oder durch die unsichtbaren Kräfte aus seiner Lebensbehausung vertrieben wird. Dieses sind die Einflüsse, die die Widerstandskraft des Organismus niederbrechen, die den Organismus unter falsche Gesetze zwingen und so all die Perversionen, sogar pervertrierte Zellen und Zellveränderungen, hervorbringen.

Sie gibt dem ungeformten und unvollständigen Geschöpf im Uterus jenes Prinzip der Zellperversion mit, welches nach der Geburt die falschen Prozesse in Gang setzt, selbst tuberkulöse Prozesse jeglicher Art, egal ob ausgeprägt oder nicht, ob funktionell oder strukturell: das ist immer dasselbe. Den Grund entdeckt man in der Verbindung zweier chronischer Miasmen, der *Psora* und der *Syphilis*. Dies ist auch der Grund, warum eine Krankheit die eine Person befällt und die andere nicht, die eine Familie und die andere nicht. Es dreht sich um die Tatsache, daß der einzige und höchste Einfluß, der seine Wirkung und seine Entwicklung im menschlichen Organismus bestimmt, ein Erbe jener oben erwähnten chronischen Miasmen ist. Sie allein können das hervorbringen, was als tuberkulöser Prozeß und tuberkulöse Verseuchung bekannt ist. Sie bereiten nicht nur den Boden für die Keime vor, wie man es öfters zu hören bekommt, sondern *erzeugen* die Keime selbst. Sie sind die Propagatoren tuberkulöser Prozesse oder tuberkulöser Bazillen *in toto*. Die pervertierte Zelle bei Virchow ist bei jeder Krankheit zuerst keine pathologische, sondern eine in ihrer Funktion veränderte Zelle, was lediglich an den abnormalen, unter dem Lebensniveau oder unterhalb der physiologischen Lebensfunktion liegenden Symptomen erkannt werden kann.

Daraus kann man schnell erkennen, daß die Perversion der Zelle, welche mit der Zeit pathologisch wird, zuerst funktionell sein muß und dann eine gewisse Zeit zwischen jener funktionellen Veränderung und der auftretenden Pathologie liegen muß. Man kann sich in Gedanken die Frage stellen, warum eine Person in der Familie an dieser Krankheit leidet und eine andere ihr entkommt?

Die Antwort heißt: sie alle haben den Makel, denn sie wurden alle unter dem Gesetz der Perversionen empfangen, da die Miasmen in einem oder beiden Elternteilen vorhanden waren; wenn sie *nur in einem* Elternteil vorhanden waren, dann nimmt die Gefahr ab oder verringert sich in großem Maße. Deswegen beobachten wir oft, daß die Jungen in einer Familie frei von tuberkulösen Erkrankungen sind, während die Mädchen früh in ihrem Leben daran erkranken, dessen ungeachtet die Krankheit oft durch die natürliche physiologische Widerstandskraft, mit der jeder Organismus ausgestattet ist und durch andere, die Entwicklung der Gesundheit und der Körperkraft begünstigenden Bedingungen wie körperliches Training, Klima, Diät, frische Luft usw. zurückgehalten wird.

Nur wenn das Miasma etwas geschaffen hat, das der Pathologe als *wirkliche* Krankheit anerkennt, und wenn das Miasma, ob Psora oder Sykosis, im tertiären Stadium ist, sieht er entweder überhaupt keine Beziehung oder er kann jene Beziehung nicht verstehen. Jedermann sieht die Veränderungsmöglichkeiten des Lebens am Herzen, bei den Atembewegungen, beim Kreislauf und beim Zellaufbau, aber sie nehmen die Krankheit vor Auftreten der Pathologie als solche nicht wahr.

Prof. Virchow, der Vater der Zellularpathologie, förderte die Theorie, daß strukturelle Veränderungen (pathologische) in der Zelle begonnen haben. Darin steckt zweifellos ein gewisser Wahrheitsgehalt, denn die Zelle stellt eine Einheit des Körpers dar; der Körper ist aus diesen Zellen oder Einheiten aufgebaut. Aber als Wissenschaftler fragen wir diesen Wissenschaftler, um unser Wissen voranzubringen, (obwohl er bereits tot ist), was hat diese kleine Einheit, die Zelle, gestört; wie erkranken die Zellen, wenn häufig kein äußerer Grund vorhanden ist? Warum sollte die Blutzelle sterben oder ableben oder sich vermehren, egal ob lokal oder generell? Warum sollten sie sich zu Haufen stapeln und Tumore oder abnormes Wachstum bilden? Oder mit anderen Worten, welches ist die Kraft, die sich hinter dieser Zellveränderung oder hinter der Perversion des Leben in jenem erkrankten Körperteil verbirgt?

Die Bakterien heißt die Antwort. Sollen wir weiter fragen, aus welcher Quelle diese Bakterien stammen; woher stammen sie, von wo nahmen sie ihren Ursprung, ihre Existenz? Sollen wir die Antwort abwarten oder ist die Frage nicht beantwortbar? Sind sie eine Folge von Vererbung; oder liegt dieses Problem in der Prähistorie? Prof. Virchow verneint, als er in einer Rede vor dem am 27. Mai 1899 in Berlin abgehaltenen Tuberkulosekongreß vor den Versammelten erklärte, „daß es keinen Hinweis gibt, daß Tuberkulose angeboren ist, da ich niemals im Laufe meiner mikroskopischen Untersuchungen einen Hinweis auf das Vorhandensein der Tuberkulose in einem ungeborenen Kind gefunden habe," obwohl er eingestand, daß ein Kind die Krankheit einen Tag nach der Geburt erwerben könnte.

Ich würde gerne meine Leser fragen, ob dies unserer Erfahrung entspricht? Gibt es eine Garantie dafür, daß sie fehlt oder in Zukunft vorhanden sein wird? Bestätigt es Hahnemanns Theorie, oder ist diese Meinung im Einklang mit der Geschichte unserer Erfahrung oder mit der Geschichte der Tuberkulose in der Menschheit? Die Möglichkeit, die sich hinter der Zelle verbirgt, ist jenes Ding, das weder Dr. Virchow noch irgendein Materialist bis jetzt gesehen hat. Ihre Augen sind für all dieses Licht verschleiert. Dies ist die Stelle, wo sich Dr. Virchow im Kreise drehte und wo der unsterbliche Hahnemann immer weiter fortschritt, bis er die Lebenskraft entdeckte. Durch seine bemerkenswerte und umfassende Philosophie, durch seine scharfe Analyse und seine wunderbare Forschung versetzte Hahnemann uns in die Lage, klare Verallgemeinerungen vorzunehmen, die Dinge von einer Bergspitze herab zu betrachten und damit eine Ordnung in die verschiedenen Phänomene der Krankheit zu bringen, welche ohne seine Instruktion unüberschaubar wären.

Die Miasmen und ihre Beziehung zum abnormen Wachstum

Wir haben die Beziehung der Miasmen zu den akuten Krankheiten und zu den Krankheiten überhaupt studiert, ebenso die Beziehungen der funktionellen Störungen zur Pathologie im Allgemeinen. Wir haben erkannt, daß jede Krankheit mit einer Funktionsstörung beginnt, die später, wenn sie an Intensität zugenommen hat, in pathologischen Veränderungen mündet. Tatsächlich sind es die pervertierte Funktion oder der physiologische Streß, die die Pathologie erzeugen. Es sind die vielfältigen Impulse, die keine lebenspendende Kraft besitzen oder kein lebenspendendes Prinzip in sich tragen, die die Physiologie verändern; und aus diesen beständig pervertierten Impulsen entwickeln sich die falschen Neubildungen. Werden aber die Lebenskräfte von jeglichem sündhaften Prozeß getrennt, wirken sie in Harmonie, und ihre Widerstandskräfte, ihre unterstützenden und kreativen Kräfte, vermehren sich.

Deshalb wird alles Leben durch die ständigen normalen Impulse aus den großen Nervenzentren des Lebens, wie dem Gehirn, verherrlicht. Wir beobachten diese große potentielle Dynamik in der Fähigkeit der Sprache, den Wirkungen des Geistes und der Psyche, ebenso nach einem Gesamtüberblick in der Möglichkeit der Krankheit. Trotzdem sind all diese Energien, all diese Möglichkeiten unsichtbar, und wenn sie ihre Arbeit beendet haben, bekommen wir die treibende Kraft nicht zu Gesicht. Es ist dieselbe erstaunliche Potenz, die diese wundervollen Offenbarungen hervorbringt, im Leben wie in der Krankheit, in der sich die Lebenspotenz mit der miasmatischen verbindet.

Herbert Spencer sagt: „Es gibt keinen Bewußtseinszustand, der uns die Existenz dieser Potenz vergegenwärtigt." Die Natur aber offenbart uns unzählige Hinweise auf diese ständig vorhandenen und ständig wirkenden potentiellen Kräfte, die durch und aus dem Materiellen heraus wirken und das Wirkliche oder Materielle hervorbringen oder entwickeln, wie man es an der Wirkung des Sonnenlichtes auf das Wachstum, der Wärme und der Feuchtigkeit auf alles Leben, wie es an der Erregbarkeit, an der Ernährung, an der Entwicklung beobachtet werden kann, und die zeigt, daß das Wirkliche eigentlich latent, tot, leblos und unterentwickelt bleibt ohne jene Potenz; daher sind sie untrennbar. *Daraus schließen wir, daß alle wirkliche Existenz zuerst eine potentielle Existenz war.* Gäbe es keine potentielle Existenz, dann gäbe es weder Leben noch Bewegung; also ist sie der Erzeuger.

Weiterhin kann das Wirkliche ohne Leben und Bewegung nicht existieren. Medizinische oder chemische Wirkungen sind nicht direkt potentiell; sie haben in Wirklichkeit eine ihr eigene rohe Potenz, die wie im Falle der Chemikalie durch Potenzieren in ihre ursprüngliche Potenz zurückverwandelt werden können.

Deswegen gründen wir die Theorie aller pathologischen Neubildungen und jeglicher Ausdrucksformen des Pathologischen auf die große Wahrheit, daß, wann immer wir mit der Materie oder einem Material zu tun haben, egal ob es ein Organismus ist, der mit der höchsten Form der Potenz erfüllt ist oder eine träge medizinische Substanz, ein therapeutisches Mittel, *wir sie ausschließlich aus der Sicht des Potentiellen her behandeln müssen*. Behandelt man sie auf andere Art und Weise, würde man ihre Potenz, ihre alles beherrschende Kraft und ihre Wirkung auf die Materie ignorieren. In Wirklichkeit bedeutet das Ignorieren dieser Potenz noch mehr, es bedeutet, daß wir das Leben in dasselbe Verzeichnis einreihen wie das Materielle und die chemischen Substanzen, und wir ihm keine höhere Bedeutung beimessen, als einem chemischen Plan. Tatsächlich aber ist es das Bewußtsein der Form, der Größe und der Farbe usw. Im Potentiellen ist es das Bewußtsein von der Wirkung, von der Positionsänderung und von der Bewegung. In der Medizin ist es mehr als das: es ist ihre (der Miasmen) potentiell mögliche Wirkung auf die Lebenskräfte. Es ist diese Macht, die die Miasmen auf das Leben ausüben, mit der wir uns ständig zu beschäftigen haben. Erst durch ihre Einflüsse kommt es zu all diesen krankhaften Veränderungen, von leichtesten funktionellen Störungen bis zur übertriebensten pathologischen Neubildung. Es gibt keinen anderen Erzeuger des Pathologischen außer der Lebenskraft, denn in einem gesunden Organismus werden keine Vorkehrungen für solche Neubildungen getroffen.

Ist aber ein gesunder Organismus mit dem Miasma der Syphilis infiziert, dann laßt uns, das Vermögen ihrer Anwesenheit erkennend, die Wirkung ihrer konstruktiven und destruktiven Kräfte bei der Arbeit beobachten! Zuerst entdeckt man nur leise Spuren und schwache Umrisse ihrer Anwesenheit; allmählich aber sammelt sie Tag für Tag Kräfte, da der Organismus durch ihre Anwesenheit mehr und mehr vergiftet wird.

Bald beobachten wir den Beginn falscher Prozesse und vielfältiger falscher Ausdrucksformen innerhalb und außerhalb dieses Körpers. Wir beobachten, wie die falschen Strukturen aufgebaut und wieder niedergerissen werden, wir beobachten die *Neoplasmen*, wie sie aus scheinbar gesundem Gewebe oder scheinbar gesunden Strukturen entstehen, von jener miasmatischen Kraft, die mit dem Leben kooperiert, dazu getrieben.

Wie leicht ist es doch für uns, sichtbare Feinde zu schlagen, aber wenn wir mit einer solchen unsichtbaren Dynamis, ausgestattet mit einer solchen Kraft, wie sie sich in der Syphilis kundtut, konfrontiert sind, brauchen wir uns nicht wundern, wenn wir oft ihre vielfältigen Erscheinungsformen und Krankheitsprozesse nicht verstehen. Sollten wir trotzdem mit dieser Dynamis des Miasmas vertraut werden, so ist es die Syphilis, deren Erscheinungsformen *so regelmäßig und konstant* sind, während die der Psora eine solche Uniformität der Phänomene nicht zeigt. Deshalb wird man bei dieser Krankheit, der Syphilis, am ehesten den chemischen Standpunkt verlassen und den dynamischen akzeptieren. Man sollte ihre wochenlangen Pausen, ihr Fortschreiten, die seltsame Art sich darzustellen, ihre spezifische Aura, ihre destruktive Art, Zellen zu infiltrieren, ihre klar umrissenen Schäden, ihre bösartigen Geschwüre mit den abgestorbenen Gewebstrümmern beobachten. Das genaue Studium all ihrer seltsam sich fortentwickelnden Phänomene sollte uns vollkommen von ihrem Vermögen, ihr todbringendes Prinzip weiterzuführen, überzeugen und sollte uns ebenso eine gewisse Vorstellung von der scheinbar unendlichen Kraft ihres sündhaften Prozesses vermitteln.

Wir sollten vor allem wissen, daß sich hinter dieser Kraft ein verletztes Prinzip der *Zehn Gebote* verbirgt.

Wir sollten weiterhin bedenken, welch eine bestimmende Verbindung sie mit der Lebenskraft eingeht, und daß man von ihr niemals Krankheitszeichen wahrnimmt, bevor sie sich nicht vollständig mit der Lebenskraft vereinigt hat, auch wenn Pausen von 17 bis 50 Tage vergehen können, bis diese Vorbereitungen vollkommen abgeschlossen sind, bevor sie sich im Organismus in der Art und Weise der Syphilis ausdrücken, und ihr Vermögen im Organismus demonstrieren wird.

Das primär Potentielle läßt sich an der Vergiftung des Organismus beobachten, lange bevor das Pathologische erscheint. Das sekundär Potentielle offenbart sich im Befall der Lymphdrüsen und in den sekundären äußeren Hautausschlägen und Schleimhautgeschwüren. Beim tertiär Potentiellen beobachtet man, daß nicht nur das syphilitische Miasma sondern auch die latente Psora am Krankheitsgeschehen Anteil hat, welche aus ihrer Lethargie erweckt wurde, wodurch die Wirkung beider Miasmen verstärkt und vermehrt wird. Tatsächlich sammelt das syphilitische Miasma mit jedem neuen Auftreten einer Krankheit Kraft und Macht, genau wie es das Gesetz der Progression beschreibt. „Der Lohn der Sünde ist der Tod" und der Sterbeprozeß wird um so offenkundiger, je mehr sich der sündhafte Prozeß entwickelt und der natürliche Entwicklungsvorgang der Krankheit fortschreitet. Die Lebenskraft gewährt dem Miasma (Syphilis) einen immer größeren Einfluß, je mehr der latente Prozeß (Psora) das syphilitische Miasma unterstützt, so daß ihre Widerstandskraft geschwächt wird, bis der falsche Prozeß den Lebensprozeß beherrscht, und der Organismus seinem Schicksal erliegt.

Die wirkliche Bedeutung oder Aufgabe des Pathologischen ist es, den Organismus vom zweifachen Wirken des Miasmas in Verbindung mit der Lebenskraft zu entlasten. Die Pathologie ist als allerdings falsches eliminierendes Zentrum notwendig; tatsächlich handelt es sich bei den Schädigungen, egal welcher Natur sie sind oder in welchen Formen sie auftreten, um Orte, an denen Krankheitsprodukte ausgeschieden werden. Sie alle bringen dem Organismus, der durch die Wirkung der Miasmen im Innern bedroht ist, Erleichterung.

Die Wahrheit ist, daß ein *innerer* Krankheitsprozeß, wenn er *aktiv* wird, *bald* im Verlauf des allgemeinen Krankheitsgeschehens und durch den natürlichen evolutiven Prozeß zu einem *äußerlichen* Krankheitsprozeß werden muß. Denn es ist wahrhaftig nicht selten, daß einige natürliche Ausscheidungsprozesse wie jene der Nieren oder der Haut in ihrer Wirkung beschleunigt werden. Dies kann sich sogar bis zu einem drohenden Diabetes oder einer Hyperhydrose steigern oder eine Diarrhoe kann dazwischen auftreten und auf diese Weise eine gewisse Zeit den inneren Krankheitsprozeß lindern und so eine pathologische Schädigung oder ein Aufstauen der Krankheit verhindern. Wenn ein solcher natürlicher Eliminierungsprozeß überbeansprucht wird, kommt es schnell zu einer Überlastung oder Überaktivität, welcher eine Gegenreaktion folgt, was eine Art von Paralyse oder Parese bedeutet. Daher ist es für den Organismus sicherer, durch oberflächliche pathologische Schädigungen entlastet zu werden als durch einen physiologischen Ausscheidungsprozeß, der mit der Zeit pathologisch werden muß.

Wenn wir die Gesetze, die die Dynamis des Lebens regieren, nicht verstehen, sind wir bald betrogen, da wir dazu neigen, die Ergebnisse der Wirkung für ihre Ursache zu halten; mit anderen Worten, wir halten das beendete, vollständige Werk des Miasmas für die Schädigung oder das Pathologische für die wirkliche Krankheit. Z.B. sagen wir, daß der Tumor die Ursache für den Schmerz oder den Druck oder für irgendwelche reflektorischen Zustände ist, was vielleicht der Wahrheit entspricht, aber der Tumor ist nie die primäre Ursache der Krankheit. Keine Schädigung oder kein pathologischer Zustand ist die primäre Ursache irgendeiner Krankheit, da der Krankheitsprozeß ihnen allen vorausgeht, und der *wirkliche* Grund immer (jenseits des mechanischen) in der zerstörten oder bedrängten Lebenskraft selbst liegt.

Wir müssen zurückgehen bis zur Lebenskraft, die für jegliche Wirkung und alle Veränderungen in der Struktur des Organismus selbst verantwortlich ist. Ein Tumor ist nichts anderes als eine hemmende Barriere, nichts anderes als die Folge der pervertierten Wirkung des Lebens. Es ist ein Prozeß, der mit dem Miasma korreliert. Abszeß und Tumor unterscheiden sich oft dadurch, daß der eine nach innen, und der andere nach außen gerichtet ist, obwohl sie beide sowohl nach innen als auch nach außen gerichtet sein können. Der Abszeß eliminiert oder scheidet die Krankheit aus, während der Tumor mit ihr in Wechselbeziehung steht. Der eine ist destruktiv, der andere konstruktiv. Beide werden für den Organismus in gewissem Maße zu Sicherheitsventilen, was sie ursprünglich auch waren.

Die Lebenskraft allein stellt eine ausschließlich physiologische Potenz dar und alle ihre Prozesse sollten kreativ sein. Sie kann von ihrer ursprünglichen Wirkung nicht abgelenkt werden, ohne daß im Organismus ein Miasma vorhanden ist. Das Leben, wie es im Menschen begonnen hat, müßte sich sonst ständig in der gleichen unveränderlichen und unveränderbaren Weise vorwärtsbewegen, niemals alt werden und in keiner Weise von der Umgebung, vom Tod oder der Zeit abhängig werden.

Daher sagen wir, daß der Vater aller Krankheit, egal welcher Art sie auch sein mag, direkt oder indirekt eine subversive Kraft darstellt, deren Wirkung zusammen mit der der Lebenskraft existiert. Infolge dieser Koexistenz können alle denkbaren anatomischen, physiologischen oder histologischen Unvollkommenheiten entstehen, die sogar die Psyche, die Moral und das Geistige befallen können.

Für uns Homöopathen bedeutet ein Tumor oder irgendein abnormes Wachstum, wirklich jede pathologische Neubildung, nichts anderes als eine Landmarkierung der miasmatischen Wirkung oder Veränderung, denn diese Symptome repräsentieren die Prähistorien einer solchen Veränderung und Wirkung und ein Kennzeichen des Wirklichen, des Miasmas, jener subversiven Kraft, wodurch sie sich anhand der Phänomene der Krankheitswirkung unterscheiden lassen.

Sie sind einfach reifende oder gereifte Früchte jener schon lange bestehenden pervertierten Wirkung der Lebenskraft. So wie die physikalischen Kräfte im Laufe der Zeit das gesamte Gesicht der Natur verändert haben, so hat die Wirkung der Miasmen die gesamte physische, psychische, moralische und geistige Natur des Menschen verändert. Er ist nur noch ein Wrack seines früheren Wesens, das alles eine Folge dieses ‚so fein materiell gedachten Undings' ist, wie es von Hahnemann im § 13 des Organon erwähnt wurde. Es ist ein ‚fein materiell gedachtes Unding' im Vergleich zum Pathologischen.

Wir wollen nun diese zweifache Wirkung der Lebenskraft näher betrachten. In ihrem normalen Zustand ist die Lebenskraft mit einer kreativen Potenz ausgestattet; aber wenn wir ihr die zerstörerische Wirkung eines oder mehrerer Miasmen hinzufügen, dann haben wir ein zweifaches Wirkungsgefüge. „Jede vitale Regung," um wieder Spencer zu zitieren, „die nicht isoliert sondern in ihrem Gesamteindruck betrachtet wird, hat als Ziel, bestimmte äußere durch bestimmte innere Prozesse auszugleichen."

Dieses Gleichgewicht der Kraftwirkungen nennen wir Ausgeglichenheit und sobald dieser Standardbarometer fällt, haben wir Krankheit und diese langandauernde zweifache Wirkung muß früher oder später eine Gegenwirkung provozieren, die uns, wie vorher schon erwähnt, ein Bollwerk beschert und die zu einem neuen fixen Zentrum der Krankheitswirkung wird oder zu einem neuen Zahnrad innerhalb eines Räderwerkes. An diesem Bollwerk beginnt die Pathologie und an dieser Stelle entstehen auf Grund dieser neuen und falschen Wirkung eine neue und falsche Kreation. Auf diese Weise können wir zwischen dem, was man beobachtet, *dem Wirklichen, dem Pathologischen* und dem, *was die Pathologie hervorruft*, eine Wirkbeziehung herstellen, eine Verknüpfung von subjektiven Zuständen und objektiven Wirkungen.

Im abnormen Wachstum sehen wir dann zwei Dinge: den pathologischen Zustand und die Phänomene jenes Zustandes; und in den Phänomenen jenes Zustandes liegt die Ursache der Pathologie, während das *Wirkliche* (Pathologische) lediglich einen Teil jener Wahrheit repräsentiert, da es nur das vollendete Werk oder die letzte Ursache darstellt; um aber die ursprüngliche Ursache oder die erste Wirkung zu erfassen, müssen wir die Überreste der Phänomene studieren, und indem wir die Wirkung des pervertierten Lebens im Gesamten analysieren, werden wir zum Anfangsgrund und zu einem wahren Erkenntnisschluß des uns Unbekannten geführt.

Dann ziehen wir den Gedankenschluß, daß das, was wir im Wirklichen sehen, nicht nur als ein Bewußtseinseindruck in unserer Wahrnehmung zurückbleibt, sondern daß es durch unsere Sinne, das Sehen, das Berühren, das Hören, das Fühlen und das Tasten, erhärtet wird; während wir andererseits durch die Ausweitung desselben Gedankenganges beweisen können, daß das Wirkliche durch die Wirkung des Potentiellen entsteht und das Pathologische Gebäude oder Schöpfung einer Lebenskraft ist, die durch die Wirkung eines Miasmas pervertiert wurde, und daß die Erscheinungsformen nicht die *prima causa* sind, sondern eher ein Phänomen jener unsichtbaren *Potenz*, der Psora oder eines anderen miasmatischen Einflusses auf die Lebenskraft.

Auch wenn wir nicht immer das bestehende Miasma lokalisieren oder beim Namen nennen können, können wir aufgrund unseres Wissens von seiner Wirkung mit Hilfe unseres Studiums der Phänomene die Ursache lokalisieren, da wir wissen, daß die Disposition natürlich die eines Phänomens ist; oder, um mit unserer Erklärung noch genauer zu sein, behaupten wir, daß die Anwendung des Similegesetzes auf das aktive Miasma die einzig wirkliche Methode ist, die Krankheit zu heilen, auch wenn sie schon den pathologischen Zustand erreicht hat. Jede Krankheit sollten wir, egal ob sie funktioneller oder pathologischer Natur ist, aus der Sicht der potentiellen Möglichkeit her betrachten, und wir sollten alle Phänomene, egal ob direkte oder indirekte, als Offenbarungen einer Kraft ansehen, die im Organismus selbst wohnt. Die wissenschaftliche Homöopathie hat die Aufgabe, alle Beziehungen, die in den krankheitserzeugenden Phänomenen der Lebenskraft existieren, richtig zu gruppieren; wenn das Heilgesetz auf diese Gruppierung angewendet wird, stellt dies den kürzesten und direktesten Weg zurück zur Ursache der Krankheit dar.

Bei unserem Studium dieser retrograden Krankheitsprozesse können sich viele komplexe Symptomengruppierungen präsentieren, die zu berücksichtigen und zu analysieren sind, bevor die Krankheit, vielleicht eine lange Geschichte einer pervertierten Lebenskraft, in der umgekehrten Reihenfolge ihres Auftretens verschwunden ist. Am Ende können wir die Ursache nachweisen und lokalisieren, und das Unbekannte wird offenbar, wenn ein klares Licht auf das Wirkliche und Potentielle geworfen wird.

Die Wahrheit über die Materie ist, daß das, was wir wie in der Pathologie wirklich nennen, lediglich die Erscheinungsform des Wirklichen ist, denn das wahrhaft Wirkliche ist das Potentielle oder Dynamische. Würden wir andererseits sagen, daß das Wirkliche (das Pathologische) immer existierte, würde in dieser Behauptung eine gewisse Wahrheit stecken: daß die Krankheit etwas pathologisches ist. Wenn man aber weiß, daß das Pathologische nicht immer existiert, daß es nicht zu einem vollkommenen Organismus gehört, wird es zu einer objektiven Realität und man sieht ein, daß das wirklich Wirkliche lediglich im Potentiellen existiert, das im Organismus existiert haben kann, wenn auch in einem latenten Stadium. Dieses Studium des Potentiellen, das man in der Wirkung der chronischen Miasmen beobachtet, dringt zur letzten aller letzten Ursachen vor, und die gesamte Wissenschaft der Homöopathie, soweit sich die Therapeuten dessen bewußt sind, wird zu einem Studium der Wissenschaft von den Kräften und den Gesetzen, die sie beherrschen, wobei die ursprüngliche biologische Wirkung der Lebenskraft als Basis dient. Genauso wie das Wirkliche oder Sichtbare (Pathologische) durch das Medium des Potentiellen entsteht oder die pervertierte Lebenskraft eine Folge der Miasmen ist, genauso verschwindet es (das Pathologische) andererseits wieder durch die Potenz aufgrund des Potentiellen und durch Unterstützung *anderer* Potenzen, den Arzneimitteln. Dies ist *wirkliche* Heilung, so wie sie in den Lehren des Organon im § 1 aufgefaßt wurde.

Dieser Konflikt zwischen der Lebenskraft und den Miasmen gestattet uns als Ärzten anhand der daraus entstehenden Symptome das Leben und die Kranken mit all ihren Leiden, mit denen ihr Leben behaftet ist, mit all den Phänomenen, subjektiv und objektiv, sichtbar und unsichtbar, die unsere Arbeit in der Praxis erfüllt und unsere Materia medica mit Daten über die Phänomene der zerstörten Lebenskraft füllt, zu studieren. Am Beginn dieses miasmatischen Konflikts oder während die Miasmen noch in einem latenten Zustand verharren, beobachten wir lediglich Signale der Bedrängnis und von in Zukunft noch heftiger drohenden Wirkungen, wie man es in flüchtigen Schmerzen oder milden Empfindungen von Hitze und Kälte und peripherer Reizbarkeit beobachten kann; ebenso können wir beobachten, daß, wie bei der Epilepsie, bei Spasmen und Konvulsionen, die großen Lebenszentren tiefgreifend gestört sind, bis wir jeden beliebigen Grad von Perversion erreicht haben.

Jegliche Bewegung sollte von festen Gesetzen regiert werden und ist diese gestört, so wissen wir, daß das Gesetz jener Bewegung gestört ist. Jede Kraft im Universum sollte als einer Gesetzmäßigkeit folgend betrachtet werden. Die Lebenskraft macht von dieser Regel keine Ausnahme; deshalb muß bei jeder Störung der Lebenkraft notwendig geschlossen werden, daß die Gesetze, die sie beherrschen, durch die Einwirkung einer anderen Kraft gestört wurden.

Die Trübung einer Krankheit ist nichts anderes als die Trübung einer pervertierten Bewegung, und ein Höhepunkt der Krankheit ist nichts anderes als der Höhepunkt der Wirkungen der pervertierten Lebenskraft. Wir leben oder existieren auf einer höheren Wirkungsebene, genauso wie die Lebenskräfte auf einer höheren oder niederen Ebene wirken. Es ist dieses Moment, das tötet oder am Leben erhält; die Kraft muß vermehrt oder vermindert werden, bevor die Wirkungslinien verändert oder zerstört werden.

Woher wissen wir, daß hinter den Kräften und ebenso hinter der Lebenskraft ein uniformes Gesetz wirkt? Durch die Uniformität der Wirkung. Und woher wissen wir, daß wir eine Uniformität der Wirkung haben? Durch die Konstanz derselben Phänomene, von denen wir wissen, daß sie im normalen Lebensablauf vorhanden sind, welche dadurch zu einem Standard werden, nach dem wir jegliche pervertierte Lebensäußerung beurteilen.

Beim Studium des Miasmas beobachten wir, daß es in der Krankheit etwas gibt, tatsächlich in jedem einzelnen Fall, das unbewußt und beständig vorhanden ist; und *es ist gerade diese Beständigkeit, die an andere als jene Gründe denken läßt, die wir im Pathologischen wahrnehmen.* Wir sind gezwungen uns auf das Studium der Phänomene zu beschränken, deren Natur uns bestätigt, wie sich die subversive Kraft mit der Lebenskraft verbunden hat. Wenn es sich erweist, daß sie untrennbar miteinander verbunden sind, nennen wir diese Krankheit bösartig und wenn sie getrennt werden kann, nennen wir sie gutartig. Die Bestimmtheit oder die Beständigkeit dieser Verbindung begründet die Beziehung zwischen den Lebenskräften und den subversiven Kräften.

Befindet sich das Gleichgewicht auf Seiten der Lebenskraft, ist die subversive Lebenskraft latent. Wenn sich aber das Gleichgewicht der Kräfte zur Seite der subversiven Kraft neigt, dann können wir jeden Grad an Intensität und Beständigkeit in der Krankheit beobachten und das *Reale* oder *Wirkliche* nimmt im selben Maße wie das *Potentielle* zu. Dann ist die Geschichte der Krankheit die Geschichte von einem Etwas, das aus dem Unmerklichen, aus dem Unsichtbaren oder aus dem Potentiellen entsteht und im Laufe der Zeit durch das Simile in derselben Weise wieder verschwindet. Dies gilt sowohl für einen funktionellen als auch für einen einfachen pathologischen Zustand und die von Patienten durchgemachten Phänomene müssen in einem gewissen Grade entsprechend der Wirkung des wahren Simile in der Zukunft wieder auftreten, bis der Patient alle Phänomene der Vergangenheit und die Geschichte seiner Krankheiten mit Hilfe des Similegesetzes vollständig durchgestanden hat.

So fanden wir heraus, daß das Reale, das Wirkliche nichts anderes ist als die Schöpfung des Potentiellen; daß das Reale ohne das Potentielle nicht existieren kann; daß die Beziehung der Kräfte sich hinter allen Dingen verbirgt; und wenn wir wissen oder erkennen wollen, was die Krankheit ist, müssen wir sie durch das Potentielle erkennen und beobachten; genauso wenn wir die Krankheit aus einem leidenden Organismus entfernen wollen, müssen wir diese in derselben Weise entfernen, das heißt durch und mit Hilfe der Potenzen, der Arzneipotenzen. Es kann uns an Wissen fehlen, aber es fehlt uns nicht an einem Gesetz oder Prinzip. Es mag uns an Wissen oder an einem umfassenden Begreifen dieser Prinzipien, die die Krankheit und Heilung beherrschen, fehlen, aber es fehlt uns nicht an einem großen Arzneimittelschatz.

Diese Erkenntnis von der dynamischen Wirkung der Lebenskraft ist einer der Gründe, warum sich die Homöopathie von der alten Schule abwandte. Sobald man die vorher ausgeführte Beweisführung verstanden hat, sucht man sofort nach dem Grund und diesen findet man in den miasmatischen Phänomenen.

Kehren wir aber noch einmal zurück zum Studium des abnormen Wachstums: nach der philosophischen Diskussion dieses Themas wollen wir uns nun die Art und Weise betrachten, in welcher solch ein Wachstum aufgebaut ist. Zuerst sollten alle darin übereinstimmen, daß kein abnormes Wachstum sich bilden kann, ohne daß dabei die Lebenskraft am Werk ist. Weiterhin sollten wir darin übereinstimmen, daß eine normale oder gesunde Lebenskraft es nicht bilden *könnte* und auch nicht bilden *wird*, weil sie außerhalb ihrer normalen physiologischen Wirkung keine Kraft dazu besitzt.

Wie wurde es dann gebildet? Die Lebenskraft kann auf vielen Wegen gestört werden, so daß ein abnormes Wachstum entstehen kann: z. B.

durch die Unterdrückung einer Absonderung, die Verletzung eines Körperteils, die Unterdrückung von Krankheitszuständen wie Hautausschlägen, Schmerzen, Geschwüren oder irgendeines auffallenden Krankheitsprozesses. *Jegliches Aufstauen einer Krankheit, jede miasmatische Unterdrückung kann ein abnormes Wachstum erzeugen.* Selbst wenn es angeboren sein sollte, stimmt es dennoch gut mit dem Gesetz überein, denn alle abnormen Gewächse sind Hemmschwellen oder Abwehrzentren; und ein solches stellt gewöhnlich eine tertiäre Ausdrucksform eines Miasmas dar, obwohl sie bei akuten Krankheiten auch Ausdruck eines sekundären Prozesses sein kann.

Wirkt ein Miasma, sagen wir in einem chronischen oder subakuten Stadium, in welchem es einfache, äußerliche Ausdrucksformen wie Papeln, Warzen oder Ähnliches hervorbringt, entsprechend bestimmter Grundsätze, so entledigt sich der Organismus über diese einfachen Medien notgedrungen von allen Auswirkungen des miasmatischen Giftes. Sollte der unerfahrene Arzt mit diesem die Miasmen beherrschenden Gesetz nicht vertraut sein und diese Zustände unterdrücken, dann müssen andere Ausscheidungsstraßen oder -orte geschaffen werden, da das Miasma immer noch mit der gleichen Stärke und derselben kraftvollen Wirkung in diesem Organismus vorhanden ist.

Derselbe Streß bleibt vorhanden, dieselbe Dynamis; wenn wir deswegen ihre Erscheinungsformen unterdrücken, verändern wir damit ihre Natur? Nein, es ändern sich lediglich die Wirkung und die Art und Weise der Wirkung des Miasmas im Organismus und dieselbe miasmatische Kraft wird entlang anderer Leitschienen und gegen andere von Geburt an vorgezeichnete Orte oder Teile in jenem Organismus dirigiert. Deswegen entwickeln sich neue Phänomene oder eine neue Symptomatologie. Je tiefgreifender die Unterdrückung ist, desto größer und tiefer ist die neue Erscheinungsform oder der neue Krankheitsprozeß. Jede nachfolgende Unterdrückung schließt noch vitalere Zentren oder Organe mit ein, so daß wir, wenn wir ein einziges beständiges Symptom einer Krankheit auslöschen, uns wie der Ire im Märchen von Donny Brook verhalten, dessen Aufgabe es war, jeden Kopf, den er zu Gesicht bekam, abzuschlagen. Ebenso beseitigt der Arzt, der dieses Wissen nicht besitzt, mit einem besonderen Mittel oder durch eine unterdrückende Maßnahme jede auftretende Hemmschwelle und zwingt auf diese Weise *jede nach außen gerichtete Erscheinung der Miasmawirkung in das Innere des Organismus*, schneidet ihm alle Eliminationstraßen der Krankheit ab, deren wahre Natur er nicht versteht. Gerade auf diese Weise entsteht abnormes Wachstum oder entwickelt sich ein neuer Krankheitsprozeß, der von den Pathologen als eine neue Krankheit klassifiziert wird, die ihrer Meinung nach von jeglicher früheren Erkrankung oder dem Zustand des Organismus unabhängig ist.

Wir werden nun zugeben, daß das abnorme Wachstum von diesem die Lebenskraft entlang bestimmter Leitschienen zwingendem Prozeß herrührt oder durch diesen entsteht, was daher rührt, daß, statt die Totalität der Symptome in Betracht zu ziehen, nur ein Teil der Krankheitsphänomene bekämpft wird. Wir nehmen nun, nachdem wir diese Sache erledigt haben, an, daß wir zum wahren Wissen der Krankheit gelangen und wünschen, daß die Saat der Arbeit, die wir verrichtet haben, aufgeht.

Wie sollen wir das beginnen? Es gibt nur den einen Weg: daß wir die Totalität der gegenwärtig existierenden Symptome, die die Ursache offenlegen, sorgfältig aufnehmen; und in der sorgfältigen Aufnahme der Totalität dieser neuen Symptomengruppierung in der Reihenfolge ihres Auftretens werden wir zu dem primären, einfachen miasmatischen Zustand zurückgeführt; mittlerweile haben wir die Pathologie beseitigt und die Ursache offengelegt und so alle Leiden und Krankheiten geheilt. Beim Studium dieser Totalität erfahren wir von dieser Symptomengruppierung, zu welchem Miasma oder zu welchen Miasmen sie gehörten.

Auf diese Weise gelangen wir zu den grundlegenden Prinzipien des abnormen Wachstums. Wären wir noch Ärzte der alten Schule, bestünde unsere größte Angst darin zu erfahren, ob das Wachstum tuberkulösen Ursprungs ist oder nicht; *dieses* Wissen verändert unsere Prognose und unsere Heilungsmöglichkeit grundlegend. Aber selbst dieses Wissen führt uns nicht vollständig zurück zur Ursache, da ein tuberkulöser Prozeß keine *prima causa* darstellt; denn nur bestimmte Miasmen können diesen Zustand ursprünglich erzeugt haben.

Wenn wir also an die grundlegenden Prinzipien eines tuberkulösen Prozesses gelangen wollen, müssen wir seinen miasmatischen Ursprung untersuchen. Man wird sich allerdings fragen, woher das Wissen stammt, daß ein Miasma die Wurzel allen abnormen Wachstums ist oder sich dahinter verbirgt. Wir wissen erstens, daß Hahnemann selbst zwölf Jahre lang über diese Frage nachgedacht hatte. Nachdem er sich ernsthafte Gedanken gemacht, sorgfältig analysiert und experimentiert hatte, kam er zu der Erkenntnis, daß das Miasma nicht nur jedem abnormen Wachstum zugrunde liegt, sondern daß es der Urheber jeder Krankheit ist, die nicht durch chemische oder mechanische Reizung entstanden ist.

Wenn zweitens das Heilgesetz angewandt wurde und die Verschreibung auf der Totalität der hervorstechenden und auf den am meisten vom Miasma abhängigen Symptomen basierte, entwickelte sich nicht länger ein abnormes Gewächs, sondern es begann sofort sich zu verkleinern, um am Ende ganz zu verschwinden. Dies geschah, wenn die höchsten Potenzen verabreicht wurden und jegliche chemische Wirkung durch die Potenzierung des Arzneimittels verloren ging. Gewöhnlich wurden die Lokalsymptome oder die pathologischen Phänomene entweder nicht in die Überlegung der Mittelwahl miteinbezogen oder es wurde ihnen lediglich ein Platz in der Anamnese dieses Falles zugestanden; daß der Tumor oder das abnorme Wachstum ihre Kraft, sich zu vergrößern, verloren hatten und sich statt dessen zu verkleinern begannen und daß weiterhin die Gesundheit des Patienten sich mit dem Ende des Wachstums sofort zu bessern begann, war ein ausreichender Beweis dafür, daß das grundlegende Prinzip jeder Krankheit getroffen worden war. Es entwickelte sich daher kein neuer Krankheitsprozeß.

Wenn auf der anderen Seite das Gewächs durch chirurgische Maßnahmen entfernt wurde, kehrte es oft wieder oder es entwickelte sich daraufhin eine neue Krankheit, die häufig nervöser oder geistiger Natur und schwierig oder gar unheilbar war. An diesem neuerlich auftretenden Streß im Physiologischen oder Perversion im Funktionellen erkennen wir klar die Anwesenheit eines Etwas im Organismus, das weiterhin einen regelnden oder beherrschenden Einfluß über dieses Leben ausübt, und daß die chirurgische Entfernung eines Tumors lediglich die Entfernung dieses Abwehrzentrums bedeutet, welches die Lebenskräfte zu errichten gezwungen waren, weil zuvor durch unwissenschaftliche Maßnahmen des Patienten selbst oder des behandelnden Arztes ihre Wirkung gestört oder in eine falsche Richtung gelenkt wurde.

Welche weitere Bestätigung brauchen wir noch zum Beweis, daß das grundlegende Prinzip der Krankheit potentieller Natur ist und als Grund dafür, daß wir das abnorme Wachstum oder irgendeinen grundlegenden pathologischen Zustand durch die höchsten Potenzen, die wir anwenden und die wir in unserem Arzneimittelschatz finden, entfernen? Der Prozeß der Absorbtion, der durch das Similegesetz unter dem Einfluß einer Potenz bei jedem abnormen Wachstum stattfindet, ist nichts anderes, als ein Aufhören der miasmatischen Wirkung und die retrograde Metamorphose der Lebenskraft, die wieder zu ihrem Normalzustand findet; und indem wir die pervertierte Lebenswirkung als ein Ganzes analysieren, werden wir nicht nur zur Ursache, sondern zu einer wahren Schlußfolgerung des Unbekannten geführt, der verborgenen Macht, dem Miasma, das sich hinter der Veränderung verbirgt und das die Wirkung der Lebenskraft unwirksam macht und ihre Macht über den Organismus auslöscht.

Die Krankheit aus dieser Sicht betrachtend erkennen wir sofort, daß, wie den Erscheinungen eine Realität zugrunde liegt, das Similegesetz das Geheimnis der *primären Ursache* enthüllt; „und die Veranlagung für die Ursache ist dann die Anlage der miasmatischen Phänomene, und die tatsächliche Realität wird als potentielle angesehen. Es ist ebenso wahr, daß das Gesetz sich wie ein Geheimnis im physikalischen Universum offenbart, wie man es an Newtons Entdeckung der Gravidation, welche das Geheimnis der starken Trägheitskräfte und die komplexen Bewegungen der Planeten verständlich machte, beobachten konnte.

Die Philosophie von Heute reißt nicht nieder, zerstört nicht, sondern errichtet herrliche Tempel der Wahrheit, wo sie ihre Archive sicher lagern und bewahren kann." Unsere Auffassung von der Ursache wird mehr zu einer kosmischen, zu einer bestimmteren und polareren und weniger anthropomorphen. Als Erben der Dokumente früherer Jahrhunderte sind wir in der Lage, die vielen großen, obwohl oft widersprechenden, Theorien unserer Vorväter zu vergleichen, einzustufen und im Gleichgewicht der Wahrheit abzuwägen bis zum heutigen Tag, an dem wir eine neue, von Hahnemann entdeckte Philosophie, angetan mit *Dynamik*, besitzen; es ist nicht einfach ein Organon der wissenschaftlichen Methoden, die Menschenwerk sind, sondern eine wahre Synthese der Wahrheit, die sich auf das Unbekannte bezieht. Wir haben die erforderliche Grundlage für eine bestimmte Wissenschaft, eine, die zu einer fortschreitenden Entwicklung in der Lage ist, die man nicht ignorieren und beiseite stellen kann; eine Wissenschaft, die nicht der Meinung oder den Vermutungen der Menschen unterworfen ist, da sie sich auf Gesetze und Prinzipien gründet, die unveränderlich und beständig sind. Die das Leben und die Krankheit beherrschenden Gesetze entsprechen unserem therapeutischen Heilgesetz, und daher wirken sie harmonisch zusammen, beide stimmen miteinander überein.

Die Unterdrückung der Miasmen

Hahnemann sagte im Band 1 seiner „Chronischen Krankheiten" (2. Aufl. 1835, S. 20f.) über die Behandlung der Psora: „Die ältern Aerzte waren gewissenhafter hierin und beobachteten vorurtheilloser. Sie sahen deutlich und überzeugten sich, daß unzählige Uebel und die schwersten chronischen Krankheiten auf die Vertilgung des Krätz-Ausschlags von der Haut erfolgten, (...)."

Wie wahr dies auch heutzutage sein mag, so haben wir Grund zu glauben, daß sie im psorischen Ausschlag eine innere konstitutionelle Erkrankung sahen und in ihrer schwachen und äußerst unreifen Weise versuchten, sie konstitutionell und nicht lokal zu behandeln. Es ist wahr, daß Tausende von Ärzten heutzutage die Psora erkennen und all die chronischen Miasmen als innere konstitutionelle Erkrankungen ansehen. Da sie aber die von Hahnemann angewandten Methoden nicht kennen oder mit dem Heilgesetz nicht vertraut sind, sind sie nicht in der Lage, eine innere Arznei in einer Weise anzuwenden, die Auswirkungen aus dem Organismus tilgen wird; weil sie daher nicht wissen, was sonst getan werden kann, nehmen sie nicht aus freier Wahl, sondern aus der Not heraus zu Notbehelfen aller Art Zuflucht.

Die Mehrzahl der Ärzte ist in diesen Dingen aufrichtig und würde erfreut unsere Methoden annehmen, wenn sie sie verstehen würden; sie sind aber von den Lehren der heutigen Wissenschaft so verschieden, daß sie, wenn sie ihre Behandlungsmethoden ändern wollten, ihre gegenwärtigen Lehren und das Wissen von der Physiologie und der Pathologie im allgemeinen preisgeben oder ausmustern müßten; sowohl ihre Auffassung vom Leben als auch die von der Therapie müßte geändert werden.

Sie müßten die dynamische Lebenskraft an den Anfang ihrer Physiologie setzen und ihre Theorie von der chemischen Wirkung, die das Wachstum und die Wiederherstellung des Organismus regieren, aufgeben zugunsten von Hahnemanns dynamischer Theorie der Krankheit und des Lebens. Hierin sind einige der Gründe zu sehen, warum die Ärzte Notbehelfe und alle Arten von Methoden zur Behandlung der Krankheit gebrauchen. Und gegen was kämpfen sie? *Krankheit* nennen sie es.

Die Wahrheit aber ist, daß das, wogegen sie kämpfen, bis jetzt in ihrer Nomenklatur keinen Namen besitzt. In Wahrheit haben sie den sekundären und tertiären Ausdrucksformen, gegen die sie wirklich ankämpfen, unzählige Namen gegeben, an die sich wiederum unzählige Zustände knüpfen. Sie bemühten sich, sie zu ordnen und jeder im Organismus vorhandenen miasmatischen Ausdrucksform einen besonderen Namen zu geben, wobei oft der Name verwirrend und irreleitend ist; alte Namen wie *Rheumatismus* wurden beibehalten und viele andere wären noch zu erwähnen, die in Ignoranz empfangen und aus einer falschen Auffassung des Lebens als auch der Krankheit erklügelt wurden.

Heutzutage werden neue Namen geprägt, die in ihrer Auffassung vom Ursprung oder von der Natur der Krankheit meist genauso armselig sind. Oft wird ein Organ oder ein erkrankter Teil mit Veränderungen gekoppelt, die offensichtlich sind oder die im Kreislauf wirklich stattfinden. Weiterhin wird der Charakter der Krankheit mit dem Organ oder dem erkrankten Teil gekoppelt, und so erhält die Krankheitserscheinung ihren bleibenden Namen.

Mit diesem Namen nötigen sie der Krankheit eine pathologische oder äthiologische Erklärung auf, in der Absicht, sie so besser zu verstehen. Außerdem haben ihre sogenannten Krankheiten ihre primären, sekundären und tertiären Ausdrucksformen und Qualitäten; weder gelangen wir damit an die Ursache, noch reichen sie zurück zur wahren Äthiologie oder Natur der in ihrem Organismus ringenden Kräfte. Wenn diese akuten Ausdrucksformen verschwinden, denken sie, daß die Krankheit aus dem Organismus verschwunden sei, es sei denn, es besteht eine Prädisposition für eine nochmalige Erkrankung oder ein Wiederkehren der Krankheit.

Man sieht, daß ein solcher Zustand der Dinge deswegen existiert, weil die Menschheit die *causa morbii*, die Miasmen, nicht versteht, welche die wahren äthiologischen Gründe jeder Krankheit darstellen, die man sorgfältig studieren muß, um ihre Beziehung zur Krankheit, egal, ob funktionell oder pathologisch, zu verstehen. Diese unter bestimmten speziellen Namen bekannten, vielfältigen Ausdrucksformen der Krankheit sind nichts anderes als die Früchte der miasmatischen Wirkung und ihres Einflusses auf die Körperfunktion und das Leben.

Studieren wir eine Krankheit, so können wir zeitweise das Miasma selbst aus den Augen verlieren, wenn es mehr oder weniger latent im Organismus ruht oder wenn es sich in einer neuen Form und als neues Phänomen zeigt; aber jene Kraft können wir nicht mehr aus den Augen verlieren, jene unbekannte Qualität, die ständig das Leben pervertiert und Veränderungen im Organismus hervorruft.

Auch wenn wir sie nicht als eine der chronischen Miasmen erkennen mögen, so existieren sie dennoch und wenn wir die Lebenskräfte dem Gesetz unterwerfen, unterwerfen wir *sie* gleichzeitig dem Gesetz, „das ist das Miasma." Wenn wir nun die Lebenskraft in die Schranken des Gesetzes führen, unterwerfen wir *alles* dieser Gesetzmäßigkeit und dann können wir nicht unterdrücken. Sollten wir jedoch entweder diese Gesetzmäßigkeit, die Lebenskraft oder das Miasma nicht erkennen, sind wir gezwungen, zu einer chemischen Arznei oder zu unseren empirischen Maßnahmen Zuflucht zu nehmen. Die Lebenskraft hat die Folgen zu erleiden und wird mehr und mehr verändert, bis ungenannte und unzählige pathologische Zustände auftreten werden.

Wir können die Kräfte der Natur nur mit dem Gesetz und durch das Gesetz verstehen; da das Gesetz die innere Logik aller Dinge verkörpert, kann sich dieses unbekannte Prinzip (das Miasma) mit all seinen begleitenden Phänomenen uns nur durch dieses Gesetz so klar offenbaren.

Es stimmt ebenso, daß wir nur durch dieses Gesetz das Geheimnis einer Unterdrückung erkennen können, denn die Unterdrückung selbst ist ein rückwärtsgerichteter Prozeß oder ein Gesetzesbruch oder ein Sichwidersetzen gegen die physiologische Gesetzmäßigkeit. Derjenige Arzt, der einen miasmatischen Zustand oder einen Krankheitsprozeß unterdrückt, ist, wenn man es so sagen will, ein Feind des Naturgesetzes oder es besteht nicht das mindeste gegenseitige Verständnis zwischen ihm und dem Naturgesetz. Zuerst müssen wir wissen, daß das Gesetz nicht nur die sichtbaren, sondern genauso die unsichtbaren Dinge regelt. Sein Einfluß endet nicht beim Potentiellen, im Gegenteil, es herrscht ja, alle Kräfte sind diesem Gesetz ergeben und die Krankheit macht keine Ausnahme.

Man kann die Frage stellen, ob wir unter bestimmten Gesichtspunkten unsere Arzneimittel lokal anwenden sollen. Nein! Ich sage mit allem Nachdruck *nein*, da dies in keiner Weise in Einklang mit einem Gesetz des Lebens oder der Krankheit steht. Warum? Weil beide, das Leben und die Krankheit (und man weiß, daß die Krankheit pervertiertes Leben darstellt) von innen nach außen wirken und von oben nach unten und nicht von außen nach innen; selbst die kleinste Einheit des Lebens (die Zelle) arbeitet von innen oder von ihrem Zellkern aus nach außen.

Das Leben ist innen und nicht außen; die Krankheit ist innen und nicht an der Oberfläche. Sie ist lediglich eine sichtbare Ausdrucksform ihrer selbst. Wie das Leben ist die Krankheit selbst niemals zu sehen. Wäre es ihr möglich, sichtbar zu sein, so könnte sie keine Verbindung mit der Lebenskraft eingehen. Diese Tatsache entspricht in jeder Ausdrucksform und jeder Phase der Homöopathie der Wahrheit; sich von dieser Wahrheit abzuwenden bedeutet, sich von der Homöopathie abzuwenden, wie es Tausende getan haben, die lediglich den Namen als ein Denkmal beibehalten haben, obwohl jener Name in keiner Weise im wahren Licht dargestellt ist. „*Das Leben*“, sagt Hahnemann, „*ist ein vitales Prinzip, eine sich selbst bewegende Kraft, eine vitale Energie, die in Harmonie wirkend unseren Körper als ein harmonisches Ganzes bewahrt; eine Störung dieser vitalen Energie bedeutet Krankheit, ihr Verlust bedeutet den Tod.*“

Herbert Spencer sagt, „das Leben ist eine ständige Anpassung der inneren Beziehungen an die äußeren.“ Aufgrund dieser Tatsache werden wir Lebewesen genannt. Tatsächlich passen wir uns ständig den Veränderungen an, so daß jeder veränderte Zustand unserer Lebenskraft uns der Übereinstimmung beraubt. Wenn wir mit einem Teil nicht mehr übereinstimmen, so ist dieser Teil krank; wenn wir mit dem Ganzen nicht mehr übereinstimmen, so ist das Ganze erkrankt. Bei der Anwesenheit eines Miasmas ist die Anpassung immer unzureichend und es ist gerade diese unvollständige Anpassung, mit der wir uns ständig beschäftigen.

Die äußere Anpassung ist nur dann unzureichend, wenn die innere nicht funktioniert. Es ist das Innere, das Leben, das den Organismus leitet. Wenn es vollkommen ist, dann ist der Organismus vollkommen und wenn es unvollkommen ist, dann ist der Organismus mehr oder weniger unvollkommen. So beobachten wir, daß das Leben in Übereinstimmung mit dem Gesetz ist. Wenn es das Innere, das Leben ist, das regelt, können wir es von außen nicht anders unterstützen, als daß wir es vor seiner Umgebung schützen. Therapeutisch gesprochen müssen wir dann in Beziehung mit ihm treten, wir müssen uns mit dem beschäftigen, was den Organismus beseelt und ihm das Leben gibt. Die Natur ist die Erfüllerin des Lebens; aber wir müssen die Natur auf den ihr eigenen Kanälen und mit Hilfe des Gesetzes unterstützen. *Die Krankheit erscheint durch das Medium desselben Gesetzes, das das Leben beherrscht und wir müssen mit ihm entlang dieser Leitlinien arbeiten.*

Das Miasma ist die der Lebenskraft entgegenwirkende Kraft; *deswegen müssen die Kräfte, die wir ihr entgegensetzen, in wirklicher Opposition zum Miasma* und nicht allein gegen das Leben selbst gerichtet sein, das wir sonst noch mehr stören. Es muß mit und durch das Leben wirken und mit dem Leben kooperieren. Alle anderen Prozeduren bergen die Gefahr einer Unterdrückung oder eines noch größeren Abweichens der pervertierten Lebenskraft.

Die Lebenskraft verschafft sich oft eine Erleichterung von einer möglichen Unterdrückung, die von unserer Behandlung herrührt, indem sie die Wirkung des bestehenden Miasmas in einer neuen Form oder durch eine äußere Ausdrucksform der Krankheit präsentiert, z. B. in einer Hautkrankheit, einer Diarrhoe, einer Neuralgie. Ich erinnere an einen Fall, wo eine uterine Blutung mit Viburnum opulus unterdrückt wurde, worauf eine Gesichtsneuralgie folgte.

Der sekundäre Prozeß war, wie wir sofort erkennen können, ein indirekt erzwungener Vorgang, und es ist ein genauso markanter Prozeß wie der vorhergehende notwendig, da der physiologische Stau sonst keine Erleichterung finden kann oder erhalten bleibt. So muß die äußere Krankheit die innere beschwichtigen. Der Tod folgt, wenn diese Zustände nicht ausgeglichen werden. Und das ist es, was mit Gleichgewicht gemeint wird, wenn die Wirkung der Kraft oder des Miasmas auf die pervertierte Lebenskraft ausgeglichen ist.

Einige der Wege, die zu einer Unterdrückung führen können

Hahnemann widmet, im 1. Band seiner „Chronischen Krankheiten", 17 oder 18 Seiten des kleinen Werkes dem Thema Unterdrückung, wobei er besondere Fälle darstellt, die beinahe jede Form der Unterdrückung und jede Maßnahme, durch die sie erzeugt wurden, illustrieren. Besonderen Wert legt er auf die Unterdrückung der Hautkrankheiten wie dem Juckreiz (Scabies), der Tinea, den Ekzemen und anderen solchen Ausschlagserkrankungen, durch deren Unterdrückung einige der verhängnisvollsten Ergebnisse zustande kommen oder die Anlaß dafür sind, daß sich neue Krankheitsprozesse etablieren können, die für das Leben noch gefährlicher oder noch schwieriger auszurotten sind.

Die gebräuchlichsten Methoden sind die lokalen Anwendungen, wie den Juckreiz stillende Salben, Cremes, medizinische Lotionen, Mineralbäder, Anwendungen von Kälte oder Wärme, ebenso die ständige Einnahme von rohen Arzneimitteln. Derselbe Autor sagt, daß die Entfernung von lokalen Krankheitsformen dem Miasma lediglich die Möglichkeit gibt, sich auf innere Körperorgane auszubreiten und während die lokalen Erscheinungen getilgt wurden, blieben die inneren Zustände unverändert und mit der Zeit nahm die innere Krankheit zu. Er erkannte die Lokalsymptome als sekundäre oder vikariierende Ausdrucksform der inneren Krankheit. Er erkannte ebenso, daß sich die Leiden des Organismus sehr besserten, wenn beim Patienten ein Hautausschlag ausbrach oder sich äußere Erscheinungsformen der Krankheit zeigten, egal ob es Hauterkrankungen waren, katarrhalische Ausscheidungen, Durchfälle, Dysurien, Hämorrhoiden, abnormes Wachstum oder andere Lokalmanifestationen.

Er beobachtete weiterhin, daß mit diesen äußeren Leiden und mit dem Kommen und Gehen dieser Krankheit oder diesen inneren und äußeren Erscheinungen der Miasmen die inneren Leiden entweder vollständig zu verschwinden oder sich sehr zu bessern pflegten, sobald sich lokale Krankheitserscheinungen wie Hautausschläge, Schweiße, Abszesse, Ausscheidungen usw. zeigten. Gerade solche Krankheitserscheinungen ermöglichten ihm, die wahre Natur und den wahren Charakter der Krankheit zu erkennen, der er bis zu ihrer Verbindung mit der Lebenskraft folgte und aus der all ihre Ausdrucksformen hervorgehen.

Obzwar die lokalen Behandlungsmethoden, die Behandlung von Hautkrankheiten, Ulcera und lokalen Prozessen immer noch beliebt sind, werden sie in der heutigen Zeit nicht mehr so allgemein angewandt, wie das früher geschah. Heutzutage sind jedoch noch wirksamere Mittel im Gebrauch, die nicht nur den gleichen Zweck verfolgen, sondern dies noch effektiver und mit noch größerer Sicherheit tun. Einige von ihnen möchte ich erwähnen, wie z. B. das Kauterisieren, das so häufig dazu verwendet wird, die Geschwüre des weichen Schankers oder andere Geschwüre, bei welchen vermutet wird, daß Bakterien im Überfluß vorhanden sind, zu zerstören.

Die Röntgenstrahlen sind eine der moderneren und möglicherweise eine der wirksamsten unterdrückenden Mittel, die bis jetzt entdeckt wurden. Bei langdauernder Anwendung und Gebrauch verschwinden so hartnäckige Prozesse wie Lupus, Psoriasis, Ekzeme und ähnliche. Es ist bezeichnend, daß dieses Verschwinden der Öffentlichkeit und ebenso den Berufskollegen als *echte* Heilungen angedreht wurden, noch bevor eine angemessene Zeit verstrichen war, um sich der Tatsache überhaupt sicher zu sein.

Es ist wahr, daß Röntgenstrahlen einige der oben erwähnten Erkrankungen heilen werden, aber es muß entsprechend den Prinzipien der Homöopathie, entsprechend dem Heilgesetz erfolgen. Dieses wundervolle und bis jetzt beinahe unbekannte Mittel wurde in der 6. bis 100 000 Potenz geprüft und seit seiner Prüfung erfolgte bereits eine Anzahl von Heilungen, die in unseren Journalen veröffentlicht wurden. Das Gesetz der Homöopathie ist so breit angelegt und so umfassend, daß wir uns nicht außerhalb ihrer Grenzen begeben müssen und kein Jota von ihr entfernen brauchen, denn es ist auf alle Krankheiten, Zustände und Umstände anwendbar. Wenn also ein neues Mittel zur Anwendung kommt, wollen wir es prüfen, wie wir es immer getan haben, um es in unserer umfangreichen Materia Medica zu katalogisieren und es so unter das Banner unseres Heilgesetzes zu bringen.

Nein!, man kann nicht durch die Anwendung von Röntgenstrahlen lokale Äußerungen einer Krankheit entfernen und dies dann eine Heilung nennen, da es nur ein Heilgesetz, das von Hahnemann verkündete, gibt: daß die Krankheit nur von innen nach außen und von oben nach unten geheilt wird.

Bei den Hautkrankheiten und allen äußerlichen Erscheinungsformen einer Krankheit handelt es sich lediglich um periphere Ausdrucksformen, die nerval vermittelt wurden. Sie werden von innen nach außen geschafft, wodurch der Organismus entlastet wird: ein vorsorgliches Sicherheitsventil der Natur. Dies ist genauso ein biologisches Gesetz und ein physiologischer Vorgang wie die Ausscheidung von Urin oder Schweiß ein physiologischer Vorgang ist. Wenn wir eine lokale Erkrankung unterdrücken, überwältigen wir jenen Vorgang oder annullieren ihn und werden dann Feinde des biologischen oder physiologischen Gesetzes. Dies ist das Geheimnis jeder Unterdrückung – wir haben den Ausscheidungsvorgang der Natur, welcher einen Lebensvorgang darstellt, umgelenkt, wenn nicht sogar zerstört und die Natur und ihre Prozesse gezwungen, sich gegen sich selbst zu richten. Wir dürfen die Tatsache nicht aus den Augen lassen, daß, während wir eine Krankheit behandeln, wir es mit dem Leben zu tun haben, „denn alle Krankheitsvorgänge sind pervertierte Lebensvorgänge", die man alle unter das Lebensgesetz zurückführen muß, um so die gestörte Harmonie wieder herzustellen.

Nach eingehendem Studium werden wir erkennen, daß es dasselbe Gesetz ist, das alles Leben beherrscht. Es ist ein *biologisches Gesetz*; kein Chemismus, sondern biologische Dynamik. Was beobachten wir? Aktive Bewegung – der Schlüssel zu allem organischen Leben; wahrnehmbare und nicht erkennbare Bewegung; sichtbare und unsichtbare Bewegung; willkürliche und unwillkürliche Bewegung, die dafür sorgt, daß die Materie neu verteilt wird und daß die Krankheitsprozesse nach außen verlagert werden, und obwohl sie nicht immer sichtbar sind, kann man mit der Zeit an der Veränderung ihrer Anordnung, die klar zutage tritt, ihre Existenz leicht nachweisen.

Dies ist nicht chemisch oder mechanisch wie einige glauben möchten, sondern Lebensbewegung (plus eine miasmatische Kraft), Lebensenergie, die von jeder Bewegung und durch jegliche äußeren und inneren Einflüsse veränderbar ist. Ich sage: „durch äußere und innere Einflüsse" denn das Gesetz, das die Aufnahme und die äußere Übertragung der Krankheit bestimmt, ist das Gesetz, das alles Leben beherrscht.

Wenn wir uns mit höher entwickeltem Leben und mit mehrzelligen Formen und Lebewesen insgesamt beschäftigen, und wenn die Organ- und Lebensprozesse vielfältig sind, dann erhalten wir eine Vielfältigkeit an Phänomenen, welche eine Analyse und deren Verständnis immer mehr erschweren. Wir wollen das anhand eines Kindes während der Pubertät, dessen Geschlechtsorgane sich entwickeln, illustrieren.

Zuvor braucht man sich mit dieser Sphäre nicht zu beschäftigen und wenn überhaupt, dann nur in einem sehr geringen Maß. Nun aber haben wir einen sehr komplexen Vorgang vor uns, der sich auf unzählige Weise verändern und erkranken kann. Daran erkennt man, daß mit Zunahme der Organe der Lebensprozeß umfassender wird und die Krankheitsvorgänge zahlreicher und komplexer werden.

Ebenso, wie sich die Miasmen vermehren, werden die Krankheitsvorgänge immer komplexer und vielfältiger, so daß dann die Auswirkungen einer Unterdrückung in ihren Phänomenen immer komplexer und daher auch gefährlicher für das Leben werden. Wenn wir die Psora unterdrücken, werden wir einer tiefgreifenden Veränderung gewahr, die in diesem Organismus abläuft, vom einfachen Juckreiz über den Schmerz, über Krämpfe, über Konvulsionen, über Koma bis hin zum Tod. Wenn wir allerdings ein gemischtes Miasma wie Psora und Sykosis unterdrücken – was können wir dann erwarten? Ganz sicher müssen wir erwarten, daß mannigfache Vorgänge und furchtbare Zustände folgen werden; denn der Charakter jeder dieser subversiven Kräfte, jedes Miasmas wird sich herauskristallisieren und sich bis zu einem gewissen Grad in diesem Organismus niederschlagen. In diesem Fall laufen zwei sündhafte Prozesse ab, die Sünde des Ungehorsams und die Sünde der Lust, die beide die ihnen eigentümlichen Spuren ihrer Wirkung im Organismus hinterlassen, eine entlang der einen Spur oder gegen bestimmte Organe oder Gewebe, während die andere gegen andere gerichtet ist.

So kann man sofort verstehen, wie notwendig es ist, die Anwesenheit jener latenten Miasmen im Organismus unterscheiden zu können und wir sollten sie entsprechend den Prinzipien und der Wissenschaft der Homöopathie behandeln.

Wenn wir die Krankheit von einem anderen Standpunkt her behandeln, können wir ihr nicht diese positive Unterstützung zukommen lassen, die wir ihr gerne in jedem Krankheitszustand geben möchten und wir können nicht alle Gefahren der Unterdrückung oder Fehllenkung der Miasmawirkung verhindern. Die unterdrückte Wirkung eines chronischen Miasmas hat für den Patienten, für die Familie und für das Menschengeschlecht im allgemeinen eine große Bedeutung, denn es schwächt nicht nur dieses Menschengeschlecht, sondern es bedeutet, daß (in der Regel) durch diese neu entwickelten Krankheitsvorgänge, die aus solchen Unterdrückungen herrühren, jene pervertierten Zustände oder jene noch tieferen oder noch gründlicheren Vermischungen der Lebenskräfte mit dem Miasma weitervererbt werden.

Es gibt noch einen anderen Punkt, den man beim Studium der Unterdrückung eines Miasmas beachten sollte: die Widerstandskraft der Lebenskraft. Eine Person ist mit einer stärkeren Abwehrkraft ausgestattet als die andere; unterschiedliche Personen leisten einen größeren oder geringeren Widerstand gegen die Arzneimittelwirkung. Der eine Patient reagiert auf ein bestimmtes Arzneimittel empfindlich; ein anderer ist vergleichsweise unempfindlich. Wendet man eine bestimmte rohe Arznei auf gewisse Hautausschläge an, bringt das beim einen Patienten den Ausschlag schnell zum Verschwinden, während es bei einem anderen vergleichsweise keine Wirkung zeigt und umgekehrt.

Dies kann die Folge irgendeiner Idiosynkrasie beim Patienten oder die Folge einer gewissen natürlichen schützenden oder Widerstand leistenden Kraft im Organismus sein. Ich habe oft beobachtet, daß, wenn viele rohe Arzneimittel, die im Augenblick zur Unterdrückung lokaler Krankheitserscheinungen im Gebrauch sind, das gewünschte Ergebnis nicht zustande bringen, irgendwelche anderen Maßnahmen ergriffen werden müssen, um ans Ziel zu kommen. Oft wird es, wenn die Krankheit unterdrückt wurde, nicht so bleiben, sondern die Krankheit wird immer wieder hervorbrechen.

Entweder in derselben Art und Weise

und am selben Ort oder in einer ähnlichen Form und an unterschiedlichen Orten. Auf diese Weise schützt sich die Lebenskraft weitgehend gegen die Übergriffe dieser unwissenschaftlichen und zur Bekämpfung und Heilung der Krankheit ungeeigneten Methoden. Außerdem kann der Organismus mit jener ihm innewohnenden Kraft ausgestattet sein, andere lokale Erscheinungen der miasmatischen Wirkung wie Schmerzen, Neuralgien, Rheumatismus und so geartete Krankheiten hervorzubringen, welche nach Unterdrückung primärer Hauterkrankungen häufig auftreten werden und auf diese Weise eine innere miasmatische Stauung verhindern können.

Wenn wir bei einem Patienten, der eine sehr geringe Widerstandskraft besitzt, bei dem die Widerstandskraft der Lebenskraft unterdurchschnittlich ist oder bei dem sie lange Zeit dem Einfluß eines gemischten Miasmas wie der Tuberkulose ausgesetzt war, versuchen, eine lokale Krankheit mit lokalen Maßnahmen zu unterdrücken, ist die Unterdrückung oft ein leichtes Geschäft; versuchen wir aber eine Krankheit bei einem starken und vitalen Patienten zu unterdrücken, rebelliert die Lebenskraft, und der Wettstreit zwischen dem therapeutischen Mittel und der Lebenskraft wird recht auffallend sein. Alle Prinzipien des Lebens, die den Organismus beherrschen, sind Prinzipien der Wahrheit, und wenn eines von ihnen gestört wird, so rebelliert die Natur. Dieses schützende Prinzip ist ein dem Organismus innewohnendes Prinzip und wird durch ein Gesetz beherrscht, das keine andere Reaktionsweise kennt und deswegen gegen alle falschen Methoden oder falschen Vorgehensweisen, die eingeleitet werden, opponiert.

Vor dem Versuch, die Krankheit zu unterdrücken, schied die Lebenskraft alle miasmatischen oder von der Krankheit erzeugten Produkte aus oder versuchte es zumindest, alles in Übereinstimmung mit dem Gesetz der Physiologie; es könnte gar nichts anderes zulassen, da das Wohlbefinden des Organismus davon abhängig ist; aber der falsche Arzt, der Gesetzesbrecher, kommt und widersetzt sich dem Gesetz, setzt sich darüber hinweg und vermehrt den Krankheitsprozeß, indem er eine Wirkungsveränderung herbeiführt oder dem Organismus einen neuen Krankheitsprozeß aufzwingt.

Auf diese Weise wird nicht nur die Krankheit, sondern auch ihre Symptomatologie verändert, und wenn wir nun versuchen, den Fall aufzunehmen, erhalten wir in Folge der Unterdrückung der Krankheit nur ein unfertiges Bild von den wirklichen inneren Veränderungen. Außerdem ist nur ein unvollständig beleuchteter Teil der Symptomatologie vorhanden, während der Rest verschleiert oder unserem Blick entzogen ist. Hierin liegen oft der Beginn einer bösartigen Erkrankung sowie der Wendepunkt, ab welchem die Krankheit unheilbar wird. Diese große Wahrheit kann nicht besser als mit Hilfe einiger Fälle illustriert werden.

Fall 1. – Frau B., 32 Jahre alt, wurde kurz nach der Geburt ihres Kindes mit Sykosis angesteckt. Es war eine bösartige Form, der vaginale Ausfluß war dunkel-gelbgrün und recht widerlich, außerdem wundmachend und reizend. Dieser wurde in einem frühen Stadium durch medizinische Spülungen unterdrückt und danach war sie für kurze Zeit bei guter Gesundheit; dies führt uns zum falschen Glauben, keinen Schaden angerichtet zu haben; aber wenn wir die Geschichte dieses Falles weiter verfolgen, werden wir erkennen, daß das nicht wahr ist; 3 Jahre später: Verlagerung des Uterus (Retroflexion) mit Verklebung mit dem Rektum (eine auffallende Subinvulotion und, nebenbei bemerkt, die Hauptursache für die meisten Fälle von Subinvolution), die Dinge veränderten sich vom Schlechten zum Bösen mit einer Geschichte von häufigem Arztwechsel und vielen Leiden, bis sich Krebs entwickelte und der Tod sie von ihrem Leiden erlöste.

Fall 2. – Herr L., 53 Jahre alt. Krankengeschichte eines Unterschenkelgeschwürs, das er sein ganzes Leben lang mit allen Arten von Salben und lokalen Spülungen bekämpft hatte. Plötzlich heilte es unter der Anwendung einer Mercurialsalbe ab und innerhalb eines Jahres entwickelte er eine interstitielle Nephritis, die sich allmählich verschlimmerte, so daß er nun vollständig invalide ist.

Fall 3. – Alice B., 24 Jahre alt, litt jeden Frühling an Heufieber, das durch lokale Behandlungen unterdrückt wurde. Ein chronischer Bronchialhusten folgte, der sich seither als unheilbar erwies.

Aber jeder Arzt kann uns viele ähnliche Fälle angeben, die zur Behandlung in seine Beobachtung kamen. Scheinbare Ausnahmen sind nur der Zeit und der Ausdauer des Organismus zuzuschreiben. Deswegen mißlingt es uns, eine Verbindung zwischen dem Miasma und dem letzten Prozeß der Krankheit herzustellen.

Eine junge Frau kam vor einem Jahr zu mir, die an einem cystischen Ovar litt; die Beschwerden bestanden schon lange und waren durch Arzneimittel nicht heilbar. Deswegen wurde es entfernt. Sie wurde schnell wieder gesund und fühlte sich die sechs Sommermonate auffallend gut; sobald das Wetter kalt wurde, entwickelte sie eine schwere Pneumonie der rechten Lunge. Sie war dünn von Statur und ließ in keiner Weise eine Pneumonie oder eine kongestive Erkrankung erwarten; die gegenwärtigen Miasmen waren Psora und Sykosis, eine Kombination, die uns auffallende Kongestionen und lokale Entzündungen beschert, gefolgt von cystischen Degenerationen oder Abszessen. Die Abszesse jedoch sind schmerzhafter als die tuberkulösen oder die syphilitischen und haben im Vergleich zu den tuberkulösen nur sehr wenig Eiter. Der Eiter oder der Auswurf ist spärlich und hat eine schmutzig-braungelbe Farbe, während der tuberkulöse dick, reichlich gelblich oder im späteren Stadium gelblichgrün ist.

Bei sykotischen Erkrankungen ist

gewöhnlich Rheumatismus vorhanden, während die psorische Erkrankung oft von neuralgischen Schmerzen begleitet ist. Das Thema der Unterdrückung ist so weitreichend, daß, um beachtet zu werden, Bücher über sie und ihre zahlreichen Formen geschrieben werden könnten. Natürlich entsprechen die Erscheinungsformen, die einer Unterdrückung folgen, in ihrer Art dem Stadium der bestehenden Miasmen.

Wenn das Miasma im akuten Stadium unterdrückt wurde, werden wir natürlich akute Unterdrückungsformen erhalten; wenn im subakuten Zustand, entwickeln sich subakute Ausdrucksformen usw., je nach Situation. Dies stellt sich oft als Grund für unsere Fehler bei der Diagnose heraus; wir verlieren das Miasma in dem Maße aus dem Auge, in dem die Phänomene in den verschiedenen Stadien zu differieren beginnen oder sich verändert haben, sobald sich das Miasma in subakute oder chronische Formen verwandelt. Außerdem wird es zu einem gemischten Miasma. Sobald es aus dem akuten Zustand weicht und sich mit der Psora vermischt, werden die Psora und die Pseudopsora aktiv. Chronische miasmatische Ausdrucksformen einer Krankheit sind als latente Miasmen bekannt. Oft haben sie nur undeutliche Spuren ihrer Wirkung auf den Organismus hinterlassen, sehr oft funktionelle, obwohl es nicht ungewöhnlich ist, daß man ein hartnäckiges Symptom vorfindet, das gelegentlich lästig oder qualvoll sein kann.

Die Ausdrucksform des Miasmas kann auf ein Symptom oder auf einen Zustand beschränkt sein, wie man es beim reichlichen Schweiß am Kopf der Calcarea-Kinder beobachtet. Oder sie kann ein Schmerz, ein Juckreiz oder irgendeine einfache Ausdrucksform und in irgendeinem Teil des Organismus lokalisiert sein oder in irgendeiner Körperregion, in einem Körperteil oder -system angetroffen werden, in den Knochen, Muskeln, dem Lymphsystem, dem Kreislaufsystem; ebenso kann man sie im moralischen oder psychisch-geistigen vorfinden

In der Regel lassen sich die Symptome des Miasmas nicht lange unterdrücken oder in einen vollständig latenten Zustand zwingen, denn früher oder später wird die Lebenskraft uns sicher eine Ausdrucksform des Miasmas preisgeben und diese wird natürlich von der Art der Unterdrückung, dem Stadium der Miasmawirkung und der Verschmelzung der Miasmen abhängig sein. Gelegentlich begegnen wir einer Form von Kachexie, die sich mit der Zeit zu einer wohldefinierten Krankheit oder zu einem pathologischen Zustand entwickelt.

Wir haben Fälle beobachtet, bei denen ein Krampf, Konvulsionen, Epilepsie oder eine Form der Chorea, Hysterie oder Spasmen in der einen oder anderen Art das erste Zeichen einer Unterdrückung oder eines unterdrückten Miasmas waren. Asthma, eine der spastischen Erkrankungen des Respirationstraktes, ist entschieden eine Erkrankung, die von einer Unterdrückung herrührt. In der

Tat hat es nie eine andere Ursache. Ich habe bei jedem Fall, der mir zu Gesicht kam, eine sorgfältige Krankheitsanamnese aufgenommen und ich konnte sie ohne Ausnahme bis zu dem Punkt zurückverfolgen, wo eine unterdrückende Maßnahme angewendet worden war. Viele dieser Fälle wurden durch Überdosierung von chemischen Stoffen hervorgerufen oder durch eine lang andauernde Behandlung.

Ich erzähle nun einen Fall, bei dem ein akutes Muskelrheuma mit innerlich verabreichtem Chinin und zusätzlicher lokaler Behandlung der erkrankten Teile unterdrückt wurde. Unter der homöopathischen Behandlung verschwand das Asthma und der Rheumatismus kehrte wieder.

Ein anderer Fall, eine sehr schwere Form von Bronchialasthma bei einem Patienten, einem 40jährigen Mann, mit einer tuberkulösen Familienanamnese, der kurz nach Unterdrückung von Hämorrhoiden zu mir kam (mit Jucken und Bluten, was gewöhnlich sykotisch ist). Das Asthma verschwand im ersten Fall unter Psorinum CM. Und im zweiten Fall unter dem Gebrauch von Arsenicum CM. Im zweiten Fall erschienen die Hämorrhoiden wieder, bevor das Asthma verschwunden war.

In einem anderen, dritten Fall wurde ein Wechselfieber mit einer wirkungsvollen Dosis Chinin unterdrückt und, nach zehn- oder zwölfjährigem Leiden, ebenso durch Arsenicum M geheilt. In diesem Fall kehrte der alte Schüttelfrost wieder, gefolgt von hohem Fieber und Schweiß, was einige Tage wieder andauerte. Auf die Gabe der Potenz folgten auffallende Symptome einer Arsenvergiftung, was eine Folge der Einnahme von „Smith`s specific“ war, einer patentierten, Arsen enthaltenden Medizin, die er schon jahrelang eingenommen hatte, um seine Atembeschwerden zu lindern.

Ich erwähne noch einen vierten Fall, der nervös und hysterisch war, was von einer Unterdrückung eines Heufiebers durch lokale Behandlung herrührte. Eine Frau, 40 Jahre alt, eine Ballettänzerin und Sängerin, war 2 Jahre lang mit nervöser Erschöpfung und Asthma an ihr Bett gefesselt; es war eine schwere Form von Asthma, das mit einigen Dosen Sabadilla geheilt wurde. Sie reagierte auf dieses Medikament so empfindlich, daß ich ihr nicht mehr als eine Dosis der CM Potenz geben konnte, da bei jeder Dosis eine schwere Taubheit am ganzen Körper und reichlicher Schweiß mit einem Gefühl in der Herzgegend, als wenn sie sicher sterben würde, folgten. Die zweite und die dritte Dosis wurden ihr ohne ihr Wissen gegeben, und dennoch litt sie jedesmal noch heftiger und war sich vollkommen bewußt, daß ihr das Mittel verabreicht wurde. Sie bekam keine Dosis mehr, trotzdem verschwand das Asthma schnell und sie blieb seither gesund.

Viele Fälle von Asthma bei tuberkulösen Patienten, die zu mir in Behandlung kamen, wurden durch die Unterdrückung einer Grippe oder eines Bronchialhustens, durch den

Gebrauch einer Hustenmischung hervorgerufen. In vielen dieser Fälle entwickelt sich eine Tuberkulose oder sie entwickeln sich zur hoffnungslosen Invalidität.

Es gibt drei miasmatische Zustände, die in der Regel, wenn sie unterdrückt werden, katastrophale Zustände hervorbringen. Diese sind der akute Juckreiz (Scabies), die Gonorrhoe im primären oder sekundären Stadium und das Malariamiasma, das oft intermittierendes Fieber genannt wird; die des ersten kann uns jede unter den psorischen aufgeführte Erkrankung bescheren, und wenn kein sekundärer Ausschlag, wie ein Ekzem, erscheint, ist es sicher, daß in irgendeinem Körperteil eine dann oft unheilbar bleibende Stase auftritt, bis die Hauterkrankung wiederhergestellt wurde. Die Unterdrückung einer Gonorrhoe endet meiner Erfahrung nach gewöhnlich in einem der drei Prozesse, einem postgonorrhoischen Ausfluß oder einem Katarrh einer Schleimhautoberfläche; einer begrenzten sekundären Entzündung der einen oder anderen Art, wie einer Metritis, Salpingitis, Appendicitis oder Entzündung der Prostata, des Rektums oder eines anderen Organs. Nicht selten zeigt sich diese Form in Kongestionen der Meningen, der Medulla oder irgendeines anderen Teils des Gehirns und ruft oft Geistesstörungen hervor wie akute oder subakute Manien und wirkliche Geisteskrankheit.

Die moralische Erkrankung ist nach der Unterdrückung einer Gonorrhoe eine so gewöhnliche Erscheinung, daß sie selbst dem nachlässigsten Beobachter nicht entgeht. Sie muß nicht immer sofort erscheinen, wie man vermuten könnte, oft vergehen Monate und Jahre, bevor wir die schlechten Auswirkungen einer Unterdrückung bemerken. Dies hängt von den bereits erwähnten Bedingungen ab.

Ich gebe nun den Fall eines 51jährigen Mannes wieder, der in seinem Leben niemals krank war, bis er diese Krankheit erworben hatte. Er wurde in der ganzen Zeit lokal behandelt, bis ein postgonorrhoischer Ausfluß zurückblieb, der oft von einer auffallenden Blasenreizung oder anderen störenden Symptomen begleitet war. Im Alter von 58 Jahren wurde der postgonorrhoische Ausfluß durch lokale Medikamente unterdrückt; innerhalb kurzer Zeit begann sein Gedächtnis zu versagen, wobei er Anfangs nur Kleinigkeiten vergaß und später wichtige Dinge, bis er am Ende aus seiner Tätigkeit entlassen wurde. Es dauerte nicht lange, bis er ans Haus gebunden war, wo er wegen seiner sich schnell entwickelnden Krankheit jahrelang von seiner Familie bewacht werden mußte. Dies ist einer der vielen Fälle, die unsere Irrenhäuser und für solche Leute gebaute Verwahranstalten bevölkern. Sie werden einfach als geisteskrank bezeichnet, die grausame Hand des Gesetzes nimmt sie in Gewahrsam und viele von ihnen gehen an jenen Stasen des Gehirns zugrunde, die eine Folge der Unterdrückung sind oder müssen jahrelang jenes erbärmliche Leben eines Menschen führen, der seinen Verstand verloren hat.

Bei einer solchen Behandlung wird an eine mögliche Unterdrückung kein Gedanke verschwendet und oft wird nach der Geschichte ihrer sekundären Erkrankung nie geforscht. Tatsächlich spielt die Ursache für jene, die die Geschichte der Unterdrückung einer Krankheit nicht studiert oder die Gewohnheit haben, zur Dämpfung oder Beruhigung des Gemüts Sedativa zu geben, keine wichtige Rolle.

Der wahre Arzt, der wahre Wissenschaftler wird tiefer in die Ursache der Geistesphänomene Einblick nehmen, da er weiß, daß die königlichen Zentren des Lebens nicht durch irgendwelche Kleinigkeiten gestört werden. Nein, dies geschieht nur, wenn die Lebenskraft grundlegend gestört wurde. Allgemein ist eine Stase des Gehirns das Letzte, was erscheint, und es ist das große Zentrum selbst, das Gehirn, das alle Hautausschläge (besonders die exanthematischen) wie die Masern, das Scharlachfieber und die Syphilis hervorbringt. Und warum nicht? Weil ein Prinzip der Biologie, ein Prinzip der Physiologie ihm innewohnt, denn die großen und tiefwirkenden Ausdrucksformen des Lebens werden von den großen Lebenszentren hervorgebracht, und da die Krankheit die zerstörte Lebenskraft darstellt, wird sie auch von den großen Zentren des lebenden Organismus hervorgebracht. Sollten wir dann diese Kräfte durch falsche Methoden dahin zurückleiten, wo sie herkommen, so daß sie dann mit den Zentralorganen in Wechselbeziehung treten, daß sie dann noch tiefgreifender stören und zerstören?

Wir sollten nicht mehr länger die Organe oder spezielle Orte als den Grund der Krankheit anschauen, sondern nach dem Grund der Pathologie forschen, denn der Grund ist eine tiefere Sache, eine konstitutionelle Sache, etwas, was mit dem Leben kooperiert; da es mit dem Leben kooperiert, vermittelt es uns Phänomene dieses Zusammenwirkens, welches Phänomene der Krankheit sind, die sich in all ihren Schattierungen und all ihren vielfältigen Krankheitszeichen und Symptomen darstellen.

Die Dynamik, die Art und Weise, wie sie sich an jedem Ort oder Organ manifestiert, muß im Auge behalten werden. Es genügt nicht nur, ein Auge auf sie zu werfen, sondern wir müssen ihre Natur und ihren Charakter studieren und ihre innere Wirkweise, ihren Angriffsplan, ihre Entwicklung und die Art ihrer Wirkung kennen.

Die letzte oder dritte Form der oben erwähnten Unterdrückung, die Malaria, ist nicht weniger wichtig, obwohl man ihr nicht so häufig begegnet wie vielen anderen; dennoch fanden wir, daß sie in der Vergangenheit häufig mit all ihren schweren Formen und Manifestationen anzutreffen war. Von keinem praktizierenden Arzt, der sie jemals behandelt hat, kann sie übersehen werden. Der Organismus, der gewöhnlich von diesem akuten Miasma (dem Malariamiasma) befallen wird, ist psorisch oder pseudopsorisch erkrankt, letzteres häufiger; das bedeutet, daß wir oft das tuberkulöse Element vorfinden, das sich bald nach der Infektion des Organismus mit diesen subtilen Giften manifestiert.

Es spielt keine Rolle, wie dieses als Malaria bekannte Gift sich verbreitet, ob durch den früher vermuteten Prozeß von Hitze, Feuchtigkeit und plötzlicher Verwesung oder durch die modernen Vorstellungen, durch Insektenstiche oder -bisse: darüber machen wir uns keine Sorgen, denn die Ergebnisse sind dieselben, ob sie sich nun in den gewöhnlichen Phänomenen wie Frost, Fieber und Schweiß oder in jener eigenartigen und tiefwirkenden Kachexie äußert, die diesem Gift eigen ist. Eine Unterdrückung dieses Zustandes durch die Behandlung mit Chinin, Arsen oder dem Gebrauch anderer, ähnlich unterdrückender Maßnahmen bringt die katastrophalsten Ergebnisse hervor, tiefgreifende organische Veränderungen, um am Ende Sterbeprozesse einzuleiten bis hin zum Tod.

Man könnte keine unwissenschaftlichere Sache ausführen und vom therapeutischen Standpunkt her sich keine unrichtigere und unärztlichere Behandlung ausdenken, als die Erzeugung einer Stase dieses tiefwirkenden akuten miasmatischen Giftes, das sich mit der Psora oder Pseudopsora vermischt und verwoben hat, das uns ein krankheitserzeugendes Element beschert, das bei unserem Studium irgendeines krankmachenden Prozesses sicherlich ohne Vergleich dasteht.

Einige Entwicklungen der unterdrückten Malaria sind Asthma, chronischer Kopfschmerz, chronische Leber- und Milzbeschwerden, tuberkulöse Entwicklungen, Bronchialhusten. Der Wahnsinn, der sehr häufig in den bäuerlichen Gemeinschaften angetroffen wird, nahm seinen Ausgang oft von einer Form unterdrückter Malaria. Folgen Sie einmal den Niederungen solcher Flüsse wie dem Wabash, dem Ohio, dem Mississippi, dann treffen wir auf viele chronische Krankheiten, die nicht sykotisch oder syphilitischen Ursprungs sind, sondern entweder von einem unterdrückten Juckreiz oder einer unterdrückten Malaria herrühren. Wie häufig haben wir schon, besonders bei jungen Mädchen, die tuberkulöse Dyskrasie beobachtet, die sich kurz nach der Unterdrückung einer Malaria entwickelte; zuerst wird die Leber oder die Milz betroffen oder beide zusammen, dann beobachten wir jenes eigenartige aschfahle Aussehen, das sich mit der Entwicklung der Dyskrasie zeigt. Am Ende entwickelt sich das tuberkulöse Element schnell innerhalb kurzer Zeit zu einer wirklichen Tuberkulose.

Über diese Gedankengänge könnte man vieles schreiben und viele Tatsachen offenbaren, wenn es der Umfang dieses Buches zuließe, aber wir müssen andere Themen aufgreifen, die für dieses Werk nicht weniger wichtig sind. Wenn man sich eine klare Offenlegung dieser Dinge wünscht, so ist dies lediglich durch das sorgfältige Studium ähnlicher Unterdrückungen möglich. Hahnemann sagte, „daß ohne ein Wissen jenes *dreifachen Ursprungs* und der *homöopathischen Arzneimittel* die erfolgreiche Behandlung chronischer Krankheiten absolut unmöglich ist." Mit dem dreifachen Ursprung meint er die drei chronischen Miasmen *Psora, Syphilis und Sykosis*, da sie den Ursprung eines jeden Krankheitsfalles darstellen; alle anderen Prozesse oder Zerstörungsvorgänge der Lebenskraft sind sekundär.

Einige wenige kurz dargestellte Fälle unterdrückter Malaria werden an dieser Stelle nicht fehl am Platz sein und der Illustration der hier dargestellten Fakten dienen.

Fall 1. – Herr John B., 42 Jahre alt, hellbraune Haare, freundliches Aussehen, lymphatisches Temperament, infizierte sich 1889 mit Malaria und wurde mehr oder weniger ein Jahr lang mit Chinin in großen Dosen behandelt. Auf viele Art und Weise litt er unter der Wirkung des Arzneimittels, als er bei mir Hilfe suchte; tatsächlich zeigte er in seinem gesamten Organismus auffallende Prüfungssymptome dieser Giftwirkung auf den gesamten Organismus.

Er kam im Jahre 1890 zu mir und litt an einer Nephritis (Bright`s disease); er hatte ständige Rückenschmerzen, Durst, Erschöpfung und mußte häufig urinieren. Aufgrund dieser und anderer Symptome der Nierenbeschwerden fertigte ich einen sorgfältigen Urintest an, und der Test ergab Bright`s disease (Nephritis) der rechten Niere. Ich setzte ihn auf eine geeignete Diät und gab ihm Arsenicum 200, welches viele seiner Symptome linderte. Diesem folgte Silicea CM, welches den Fall in weniger als einem Jahr heilte. Dies war vor 12 Jahren. Die Krankheit kehrte nicht mehr wieder. Der Schmerz im Rücken und der Nierenregion war kurz nach der Unterdrückung eines Fieberfrostes durch Chinin aufgetreten.

Fall 2. – Frau Ella Herman, 32 Jahre alt, Mutter von 3 Kindern, das Älteste 13, das Jüngste 7 Jahre alt. Ihre Krankengeschichte lautete folgendermaßen: War immer wohlauf, brauchte nie einen Arzt, außer bei der Geburt ihrer Kinder. Sie wurde von ihrem Ehemann vor 5 Jahren mit einer sykotischen Gonorrhoe infiziert, litt an Entzündungen und Abszessen im Becken, bis sie genötigt war, den Uterus und die Adnexen entfernen zu lassen. Sie erholte sich gut von der Operation, entwickelte aber kurz danach eine schwere Form eines Nasenkatarrhs mit großen Mengen von Eiter, gelblichgrüner Farbe und klumpiger Konsistenz, der sich über Nacht in den hinteren Nasenabschnitten bildete. Ich gab ihr eine Anzahl von Mitteln ohne irgendeine Wirkung. Ich behandelte sie damals brieflich.

Einige Zeit später riet ich ihr jedoch, zu mir in die Stadt zu kommen, da sie ca. 100 Meilen entfernt wohnte. Bei der sorgfältigen Analyse ihres Falles wurden folgende Symptome bemerkt: die Symptome und Empfindungen wechseln ständig, an keinen 2 Tagen sind sie gleich, fürchtet kaltes Wetter, gebessert durch Wärme im allgemeinen. Vor der Entfernung des Uterus rochen ihre Menses sehr widerlich, sie fühlte sich immer besser, wenn der Fluß in Gang war. Sie war niedergeschlagen und verzagt. Ich gab ihr Psorinum CM und innerhalb einer Woche trat eine alles bestimmende Leukorrhoe auf, die begleitet war von starkem Brennen und Jucken des Genitales. Sofort verschwanden die katarrhalischen Symptome und sie erlangte schnell ihre Gesundheit wieder.

Es gibt andere Zustände, die man in gemischten Miasmen genauso wie bei der Malaria antreffen kann, die genauso gefährliche Ergebnisse hervorbringen, wenn sie unterdrückt wurden, und von denen einige hier erwähnt werden sollten; es sind Krankheiten wie z. B. die Tinea sycosis, Tinea tonsurans, Tinea vesicularis, Warzen in all ihren vielgestaltigen Formen, Ausschläge nach Impfungen und einige der epiphytischen Parasiten wie die Allopecia circumscripta und andere, die alle sykotisch sind.

Diese Hautkrankheiten sind sykopsorisch, da sie aus einer Kombination beider Miasmen bestehen, obwohl sie meistens mehr an der psorischen oder sykotischen Natur Anteil haben. Jede dieser oben erwähnten Krankheiten kann, wenn sie unterdrückt wird, beinahe jede nennbare Krankheit oder jeden Ausdruck einer Krankheitswirkung im körperlichen, psychischen oder moralischen Bereich hervorbringen; so kann die Unterdrückung einer Tinea sycosis oder Tinea barbae einen subakuten oder chronischen Rheumatismus jeglicher Art, Halserkrankungen, Mykosen (ringworm) an den unterschiedlichsten Körperstellen, usw. hervorrufen.

„Unterdrückt man", sagt Dr. Burnett aus England, „eine Form von Mykose (ringworm), so folgt oft eine tuberkulöse Erkrankung", was ihn zu der Meinung verleitete, daß die Mykose (ringworm) tuberkulösen Ursprungs sei; dies ist aber nicht der Fall, da das sorgfältige Studium der Hauterkrankungen durch jemanden, der seine Zeit hauptsächlich dem Studium der Hauterkrankungen gewidmet hat, bald klar erkennen läßt, zu welcher Krankheitsfamilie sie gehören und auf welchem Miasma sie beruhen.

Natürlich müssen wir diese Dinge oft durch Deduktion erschließen, indem wir sie von der Syphilis ausschließen und dann sehen, daß sie nichts von ihren Charakteristika besitzen, und in derselben Weise verfahren wir mit der Psora. Wir vergleichen sie mit der Psora und beobachten sorgfältig, daß sie an der primären Wirkung wie dem Pruritus und anderen Eigentümlichkeiten der Psora Anteil haben. Ich habe dies oft bei der Behandlung von Gonorrhoe beobachtet.

Nach ein- oder mehrwöchigen Behandlung mit einem antisykotischen Mittel pflegte sich das psorische Element in Form eines intensiven Juckreizes an den Genitalorganen oder an einer Stelle des Penis zu rühren, oder psorische Ausschläge wie Furunkel oder psorische Papeln oder Pusteln erschienen ohne einen ersichtlichen Grund an verschiedenen Körperstellen und bei Patienten, die bisher keine Zeichen einer aktiven Psora gezeigt haben. Außerdem pflegten sich psorische Verschlimmerungen zu bestimmten Zeiten oder bei Hitze und Kälte zu zeigen. Manchmal findet man andere psorische Erscheinungsformen in anderen Organen wie in der Leber und im Magen, die uns dazu leiten, ein antipsorisches Mittel zu verschreiben, welches die Heilung des sykotischen Zustandes vervollständigt. Wiederum pflegen psorische Krankheiten oder Ausdrucksformen zu verschwinden, sobald die sykotischen an die Oberfläche kommen. Ich gebe nun einen Fall wieder, bei dem sykotische Leberflecken, die den Körper eines Arztes wie das Punktmuster eines Stück Baumwollstoffes übersäten, unter dem homöopathischen Mittel verschwanden, nachdem ein Ekzem auf der linken Tibia erschien. Diese sykotische Hauterkrankung ist sehr schwierig zu heilen, da es sich um eine tertiäre Form der Sykosis handelt.

Hahnemann sagt, daß beim Studium der chronischen Miasmen und ihrer Unterdrückung drei Dinge bedacht werden sollten: erstens, in welcher Periode die Infektion stattfand; zweitens, wann der gesamte Organismus befallen wurde; drittens, wann die äußeren Erscheinungsformen auftraten.

Zum Beispiel bei akuten Miasmen wie bei allen exanthematischen Fiebern (z. B. Scharlach oder Masern) oder bei chronischen Fällen (den Ausschlägen der Psora oder Syphilis und dem katarrhalischen Ausfluß der Sykosis). „Die psorische Infektion ist augenblicklich" sagt Hahnemann. Sie vollzieht sich in einem Augenblick. Es kann nichts unternommen werden, um diesen Infektionsprozeß zu stoppen, wenn er erst einmal in Kontakt mit dem Blutsystem oder den Nervenendigungen gekommen ist. Obzwar es gewöhnlich ein materieller Kontakt ist, ist es nicht das Materielle, das infiziert wird; es ist die Dynamis; deshalb ist es nutzlos, auszuschneiden oder zu kauterisieren, zu spülen oder ihm auf eine materielle Art und Weise beikommen zu wollen. Nein, wir müssen ihm eine ähnliche Dynamis in Form eines potenzierten Mittels mit Hilfe des und entsprechend dem Heilgesetz hinterherschicken.

Im infizierten Organismus muß ein Krankheitsprozeß vonstatten gehen, bevor sich den Augen oder Sinnen des Beobachters eine lokale oder konstitutionelle Erkrankung zeigt. Warum? Weil es die Lebenskraft ist, die gestört ist und weil der Organismus auf Grund dieser Störung uns sekundäre oder tertiäre Prozesse, sekundäre oder tertiäre Veränderungen vermittelt, seine Lebensäußerungen, die vom Normalen abweichen. Oft werden dem Organismus durch die Unterdrückung des Miasmas die sekundären und tertiären Prozesse aufgezwungen. Die unterdrückenden Maßnahmen erledigen in einem Tag, einer Woche oder einem Monat, wozu der natürliche Krankheitsprozeß Jahre brauchen würde, und was oft, wenn er in Ruhe gelassen wird, niemals eintreten würde.

Wenn zum Beispiel ein postgonorrhoischer Ausfluß, der wissentlich ohne eine schlechte Auswirkung auf den Patienten schon Jahre bestand, durch operative Maßnahmen oder durch die Anwendung starker medizinischer Spülungen unterdrückt, eine Stase der inneren Organe bewirkt, dann führt er innerhalb kurzer Zeit zum Tode. Dies habe ich oft beobachtet, wenn ein Juckreiz unterdrückt wurde; erst vor einem Jahr war ein 6jähriger Junge von einem Juckreiz befallen, der mit Sulphursalbe unterdrückt wurde, und bei dem einige Tage später Konvulsionen auftraten, die erst wieder aufhörten, als Sulphur antidotiert wurde und der Juckreiz am Körper wieder in einer veränderten Form hervortrat.

Wenn eine Syphilis, die im primären Stadium unterdrückt wurde, eine Kachexie und sowohl tertiäre als auch sekundäre Symptome entwickelt, obwohl nur sekundäre Erscheinungsformen vorhanden sein sollten, dann wissen wir, daß es ein aufgezwungener Vorgang war, und daß dieser Prozeß durch unterdrückende Maßnahmen beschleunigt und vergrößert wurde. Die reguläre Schulmedizin wurde gezwungen, die Kauterisierung des harten Schankers aufgrund der gefährlichen sekundären Prozesse, die sich entwickelten, aufzugeben.

Sie fanden heraus, daß die sekundären Symptome weniger schwerwiegend waren, wenn die ursprüngliche Läsion nicht gestört wurde, und daß sich dann das tertiäre Stadium samt seinen schlimmen Folgen nicht so leicht entwickelte, wenn die primäre Syphilis konstitutionell behandelt wurde. Was für den syphilitischen Prozeß gilt, gilt auch für alle anderen Prozesse; sie alle entwickelten sich unter demselben Krankheitsgesetz, alle unter demselben pervertierten physiologischen Prozeß; es besteht kein Unterschied. Möglicherweise sind 50 % aller sogenannten Heilungen nichts anderes als Unterdrückungen in irgendeiner Form oder ein Abbiegen des Krankheitsprozesses und das Stoppen einer Ausscheidung in irgendeinem Körperteil und Verschließen von Schleusenöffnungen, die der Linderungen eines erkrankten Körpers dienen.

So oft beobachten wir, daß sich die innere Krankheit durch eine Unterdrückung formiert und daß die äußere Ausdrucksform der Krankheit (das Pathologische) die natürliche Evolution der Miasmawirkung darstellt, welche von oben nach unten verläuft, und von innen nach außen, während die unnatürlichen Prozeduren diesen Prozeß verhindern oder unterbinden; tatsächlich ist es eine Unterbindung dieses Prozesses, welche eine Unterdrückung oder eine Stase der Organe oder Körperstellen ausmacht, die gesund und wohlauf waren, bevor diese Rückwärtsbewegungen der Krankheit stattfanden; durch diese falschen Heilmethoden werden sie schnell krank und weisen oft innerhalb kurzer Zeit ausgeprägte zerstörerische Prozesse auf.

Wenn wir meinen, wir haben den Vorgang einer äußeren Krankheit mit Hilfe lokaler Maßnahmen unter Kontrolle, die ein Ausdruck einer inneren Erkrankung sind, begehen wir einen großen Fehler, denn so etwas wie eine äußere Krankheit gibt es in Wirklichkeit nicht; sie stellt immer die der inneren Dynamis eigene Wirkungsweise dar. Die innere Krankheit bleibt eine Weile latent oder ist in ihrer Wirkung eine Zeitlang verlangsamt, nimmt aber bald ihre frühere Wirkungsweise wieder auf, oft in Zielrichtung und Schwingung verändert. Lange Zeit verhält sie sich ruhig, sammelt Kraft, um in eine andere Richtung zu wirken, oder bereitet sich vor, neue Orte zu unterminieren und sich unbeobachtet in die inneren Zentren des Lebens einzuschleichen.

Hahnemann vergleicht die Unterdrückung eines Schmerzes oder einer akuten Erkrankung mit einem armen Menschen, der, um seine Armut loszuwerden, eine große Menge Geld stiehlt, und, statt wirklichen Wohlstand zu *erlangen*, „in den Kerker oder das Gefängnis geht." Solchen Veränderungen und solchen Prozeduren muß man mit derselben Münze zurückzahlen. *„Sünde ist das Überschreiten des Gesetzes"* und „Der Lohn der Sünde ist der Tod." *So bringt jede Überschreitung eines physiologischen oder therapeutischen Gesetzes den Todesprozeß voran,* und ihr Lohn bedeutet mehr Krankheit und tiefgreifendere Zerstörung. Es gibt kein Entrinnen vor der Wirkung oder Wirkungsweise der Miasmen, außer durch die Anerkennung des Gesetzes. Wenn wir das Gesetz nicht in jedem Fall anerkennen, sind wir gezwungen, an den Auswirkungen der Gesetzesübertretungen zu leiden und das bedeutet nichts anderes als therapeutische Anarchie, denn dorthin führt die Ungesetzlichkeit.

Diejenigen, die die Miasmen – besonders aber die Psora – nicht studiert haben, wissen oft nicht von deren Anwesenheit im Organismus. Deswegen wissen sie, wenn sich ein neuer Prozeß wie Hautausschlag, Schmerzen oder was auch immer entwickelt, nicht, wem das zuzuschreiben ist, so daß sie sich bemühen, die Neugier des Patienten zu befriedigen, indem sie ihm sagen, die neuen Krankheiten seien entstanden, weil schlechte Körpersäfte im Blut vorhanden sind. Im eigentlichen Sinn des Wortes stimmt das auch, es erhebt sich die Frage, was sind das für Körpersäfte? Woher kamen sie? Wir wollen ihren Ursprung und ihre Krankengeschichte kennenlernen. Sind alle Körpersäfte das Ergebnis einer miasmatischen Wirkung? Hat denn irgend etwas anderes – außer einem Miasma – jemals einen solchen Körpersaft hervorgebracht? Kann irgend etwas anderes einen solchen Körpersaft bilden und formen? Warum denn nicht; solche Körpersäfte sind entweder syphilitisch, psorisch oder sykotisch oder Produkt einer Verbindung von zweien oder mehreren Miasmen.

Wir erkennen die klar definierten syphilitischen Körpersäfte oder die jedes anderen Miasmas. Wir erkennen den tuberkulösen Körpersaft bei jenen Patienten, die in ihrer zurückliegenden Krankengeschichte eine Psora und eine Syphilis aufweisen; in einigen von ihnen Körpersäfte genug, um deren Ursache nochmals vollständig zu überdenken – im Interesse der Menschheit Gedanken über ihre Ursache machen. Oft tritt nach akuten Fiebern oder schweren Formen der Grippe ein Hautausschlag wie z. B. ein Ekzem auf, und wir wissen nicht, woher es kam, aber wenn wir in die Krankengeschichte zurückschauen, werden wir die Psora oder ein anderes Miasma entdecken, das latent war, aber durch den akuten Prozeß aufgerüttelt wurde: dies erklärt alles und macht die Sache verständlich.

Dieses Wissen versetzt uns in die Lage, bei Patienten mit einer planmäßigen Behandlung zu beginnen, die am Ende das entfernen wird, was sich hinter solchen Körpersäften verbirgt. Die Körpersäfte, wie sie von unseren medizinischen Vorfahren aufgefaßt wurden, waren Blut, schwarze Galle und Phlegma. So naiv uns diese Vorstellung auch scheint, so ist sie etwa genauso klar, wie das, was heutzutage viele von uns als Krankheitsursache ansehen. Viele von uns besitzen kein besseres Prinzip, mit dem sie arbeiten.

Gerade unser mangelndes Wissen von diesem latenten oder ruhenden Zustand, den ein Miasma in jedem Organismus annimmt und welches jene vielfältigen und rätselhaften Prozesse, die als Pathologie bekannt sind, hervorbringt, betrübt uns besonders. Oft ist es sehr schwierig, die Verbindung zwischen zwei Krankheiten zu erkennen oder die Verbindungslinie von einem Krankheitszustand zum anderen aufzuspüren. Wie kurzsichtig sind wir; diese latenten Krankheitsprozesse entwickeln sich langsam und Tag für Tag, aber wir erkennen die Markierungen oder Spuren einer eventuell vorhandenen Psora oder eines anderen Miasmas die ganze Zeit nicht. Betrachten wir einen Fall von Epilepsie, die ohne jeden ersichtlichen Grund bei einem Jungen während der Pubertät auftrat. Warum muß das so sein? Beobachtet man sorgfältig, so wird man eine psorische oder tuberkulöse Diathese entdecken.

Oder hier, ein Fall einer Hysterie bei einem zwanzigjährigen Mädchen. Sie ist gut entwickelt und ihre gesamte Erscheinung ist gesund, aber bei jeder Mensis leidet sie auf eine Weise, die sich jeder Beschreibung entzieht: heftige Dysmenorrhoe, extremer Schmerz, Krämpfe, Manie mit heftiger Gemütserschütterung, Dysenterie und sehr eigenartige Symptome. Was ist die Geschichte eines solchen Falles? Tuberkulös natürlich; eine Tante und ein Onkel von Vaterseite starben an dieser Krankheit. Nur ein gemischtes Miasma kann uns eine solche Kombination von Phänomenen bescheren. Versuchen wir, ihre latenten miasmatischen Symptome zu betrachten. „Sie hat hellbraunes Haar, das trocken und glanzlos ist, der Zahnbogen ist unvollständig, die Zahnreihe ist in einem schlechten Zustand und unregelmäßig, die Schneidezähne zeigen immer noch eine leichte Zähnung, das Gesicht ist bleich, errötet aber leicht von der leisesten Erregung, die Wimpern sind unregelmäßig – einige von ihnen sind unvollständig gebogen, andere verstümmelt und gebrochen, die Lidränder sind schuppig und rot, Hände und Füße klamm kalt, die Nägel dünn und unvollständig ausgebildet, splittern oder brechen leicht." All die oben erwähnten Symptome sind tuberkulös oder pseudopsorisch. Ihre körperliche Ausdauer ist recht beschränkt und sie beschwert sich ständig, daß sie müde ist. Ihre Krankengeschichte weist unterdrückte Menses auf, als sie bei einem Sturm naß wurde und all ihre Leiden treten seit jener Zeit auf. Sie wurde sowohl in diesem Land als auch in Europa behandelt, aber lediglich mit vorübergehender Erleichterung. Was sollen wir in einem solchen Fall tun, bei dem so viele versagt haben? Sie geht dorthin, wo immer ein für sie günstiges Klima ist, an das Meer, nach Europa, in die Berge – alles brachte nichts. Eine sorgfältige Analyse ihres gesamten Falles enthüllte Tuberculinum als ihr Mittel, welches ihren Fall heilte und sie bis heute gesund bleiben ließ. Das war im Jahre 1896.

Oh, wie groß sind die Möglichkeiten, Krankheiten vom miasmatischen Standpunkt her zu behandeln, was uns sofort hinab führt zu den Grundfesten gemäß dem Heilgesetz. Ich merke, daß meine Behandlung dieses Themas keinesfalls erschöpfend war, aber der Platz hindert mich, es weiter auszuführen, und dennoch bedeutet es jedem aufrichtigen Arzt soviel, der die Lehren Hahnemanns in die Tat umsetzen möchte, um Kranke vollständig zu heilen und keine falschen Kuren zu bescheren; denn alle wissen, daß Unterdrückung keine Heilung ist, und daß das Ergebnis der Unterdrückung ist, *all das auf die inneren Lebensprozesse zurückzuwerfen, was das Leben bisher nach vorne und an die Körperoberfläche drängte, hin zur Peripherie, wo die Krankheit in der Schwebe und unter Kontrolle gehalten werden kann.* Dann sind die inneren Zentren nicht in Gefahr. Wird die Krankheit an die Körperoberfläche geworfen, entlastet das den Organismus nicht nur vom pathologischen Streß, sie wird auch einer Behandlung erst richtig zugänglich und unterwerfbar.

Es gibt eine andere Form der Unterdrückung, die bisher noch nicht erwähnt wurde und die möglicherweise für unsere Betrachtung genauso wichtig ist, wie alles bisher Erwähnte. Es handelt sich um die Haltung, mit der wir mit homöopathischen Mitteln gewisse Symptome unterdrücken, die von Zeit zu Zeit erscheinen. Manchmal werden wir so überängstlich, unsere Patenten zufrieden zu stellen und ihre Wünsche zu erfüllen, daß wir zu häufig Mittel verschreiben, die die lästigen Symptome lindern oder zum Verschwinden bringen; wie wir wissen, stimmt das nicht mit dem Heilgesetz oder mit den Lehren Hahnemanns überein.

Die Symptome können einzeln oder in Gruppen auftreten, aber recht häufig einzeln. Sie können jede Form oder jeden Ausdruck der Krankheit oder des Leidens haben und jeden Körperteil befallen. Wenn diese Symptome nach der Gabe eines tiefwirkenden antimiasmatischen Mittels auftreten, so sollten sie durch keine Maßnahme unterbrochen werden, da sie die Reaktion der Lebenskraft unter dem Einfluß des Mittels darstellen, das entsprechend dem Heilgesetz ausgewählt wurde, es sei denn, die Leiden des Patienten machen es notwendig. Manchmal wird die Reaktion heftig und es wird eine sehr akute Ausdrucksform des Miasmas hervorgerufen (wie z. B. Schmerzen, Neuralgien, Entzündungsprozesse wie Entzündung und Erysipel), das als ein regenerativer Prozeß auftritt.

Dies gilt für alle solchen Zustände. In solchen Fällen müssen wir oft das antimiasmatische Mittel beeinflussen, indem wir ein interkurrent wirkendes Mittel verabreichen, bis die heftigen sekundären Ausdrucksformen des Miasmas verschwinden; dann, wenn die Symptome immer noch ähnlich sind, nachdem der Organismus wieder zur Ruhe gekommen ist, geben wir dasselbe antimiasmatische Mittel. Der Heilungsprozeß ist ein nach rückwärts gerichteter Prozeß, ein Zurückschreiten, ein Begehen der alten, ausgetretenen Pfade des Lebens. Sobald wir ein Mittel verabreichen, reagiert die Lebenskraft.

Diese Reaktion stellt den Heilungsprozeß dar, der im Sinne des Heilgesetzes stattfindet, was uns als Homöopathie bekannt ist. Deswegen ist das Geheimnis unseres Erfolges nicht einfach die Wahl eines ähnlichen Arzneimittels, sondern besteht in der sorgfältigen und weisen Beobachtung des rückwärts gerichteten Prozesses oder der Reaktionswirkung der Lebenskraft in ihren Bemühungen, auf die ihr eigentümliche Art und Weise die Krankheit hinauszuwerfen. Wenn wir nun die Angewohnheit haben, jedes neue Symptom, das die Lebenskraft an die Oberfläche befördert, zu bekämpfen, werden wir früher oder später den Strom des Lebens in die andere Richtung oder auf irgendein inneres Organ oder Körperteil lenken, und die Ausscheidungsprozesse des Organismus werden versiegen, und ein zerstörerischer Prozeß wird sich sofort innerhalb des Organismus entwickeln.

Dies ist ein wichtiger Teil der höheren Homöopathie: daß wir genau den rückwärts gerichteten Bewegungen der Lebenskraft folgen, solange sie unter der Wirkung oder dem Einfluß des Simile sich befinden. Wenn es vollständig aufgehört hat zu wirken, kann eine neue Mittelwahl getroffen werden, welche das Miasma an diesem Punkt wieder angreift und fortfährt, seine Wirkung auf das Leben zu neutralisieren und am Ende jede Spur und jedes Zeichen seiner Anwesenheit aus dem Organismus vertreibt; eine perfekte und komplette Heilung wird das Ergebnis unserer Mühen sein.

Die Psora

Wir wenden uns nun dem Studium der Psora aus der Sicht ihrer Symptomatologie zu; nur durch das Studium ihrer besonderen Phänomene werden wir mit ihrer allgemeinen Wirkung auf den Organismus vertraut. Bei unserer allgemeinen Betrachtung zeigt sie uns – soweit wir sie dabei überblickt haben –, daß die Schlachtordnung ihrer Symptome sehr komplex und sie äußerst beständig und tiefgreifend in ihrer Wirkung auf den Organismus ist, so daß kein Teil des Organismus frei von ihren Übergriffen und von ihren Verwüstungen ist. Wie eine mächtige Krake nimmt sie alles ein, sowohl das Körperliche als auch das Psychische, und in vielen Fällen beeinflußt sie weitgehend das Geistige. Kein Lebensprozeß ist frei von ihr. Jede Zone oder jedes Zentrum kann betroffen sein.

Außerdem verbindet sie sich bereitwillig mit jedem anderen Miasma in einer Art, die es zeitweise als beinahe unmöglich erscheinen läßt, sie wieder voneinander zu trennen. Tatsächlich kann die Trennung nur durch die Macht des Simile erreicht werden. Keine andere Kraft, die der Mensch bisher erforscht hat, ist bis jetzt in der Lage gewesen, diese Trennung zustande zu bringen. Eine andere sonderbare Phase der Psora ist ihre Fähigkeit, einen latenten, ihr eigenen Zustand anzunehmen. Weder die Syphilis noch die Sykosis scheinen diese Fähigkeit zu besitzen, sich in Nischen des Organismus so zu verbergen, daß sie eine Zeitlang unserem Auge verborgen bleiben und dann in irgendeinem unerwarteten Körperteil oder in einem unbeachteten Augenblick wieder aufzutauchen.

Wenn die Syphilis oder Sykosis jemals latent werden, so erscheinen sie wieder in Form von psorischen Symptomen oder in Kombination mit der Psora. All die oben genannten Tatsachen machen die Psora zu unserem größten Feind. Hahnemann sagte, daß, „wenn die Psora im Organismus nicht vorhanden ist, der Organismus durch keine andere Krankheit infiziert werden kann, nicht einmal durch die Syphilis oder Sykosis." Sie ist das grundlegende Prinzip aller Ausdrucksformen von Krankheit. Sie ist der Bündnispartner, der die Lebenskraft dazu verleitet, krank zu werden. Sie ist das Eingangstor, die Pforte, durch die die Krankheit eintritt. Die Krankheit kann auf keine andere Weise eindringen. Sie ist die Insignie des Ungehorsams und der sündhaften Prozesse, weswegen alle Krankheitsvorgänge an ihr Teil haben müssen – oder sie können nicht in den Organismus eindringen.

Heutzutage finden wir die Psora selten als eine akute Erkrankung; auf der gesamten Erde erscheint sie nur als eine latente Erkrankung, wobei sie nahezu jeden Organismus in irgendeiner Art und Weise befallen hat. Ärzte früherer Zeiten erkannten, daß Ausschlägen, wenn sie unterdrückt wurden, unmittelbar Krankheiten folgten; weder die Art ihrer Behandlung noch irgendeine andere damals bekannte Kraft konnte diesen Prozeß, der heute als innere Erkrankung bekannt ist, zum Stillstand bringen. Gewissenhaft und wahrheitsgetreu berichteten sie über ihre Anstrengungen und ihr Unvermögen, diese vielfältigen Erscheinungsformen zu heilen, von denen wir wissen, daß sie nichts anderes als die *Psora* sind.

Hahnemann verwandte viele Jahre dafür, diese Frage zu klären, damit wir etwas über die Geheimnisse der psorischen Wirkung auf den menschlichen Organismus wissen. Dieses uns von ihm hinterlassene wundervolle Gemälde hat an Brillanz gewonnen, so oft seine Schüler wie Hering, Lippe, Wells, Fincke, H.C. Allen, Kent und viele andere seiner bekannten Apostel und vergangenen und gegenwärtigen Schüler mit ihrem Geist und ihrer Erfahrung daran weitermalten. Viele seiner selbsternannten Schüler sind von ihm abgewichen, nicht nur von seiner Psoratheorie, sondern auch von dem Wissen der grundlegenden Prinzipien seines Heilgesetzes.

Hahnemann war der erste, der die *Psora* als ein chronisches Miasma einstufte und ihre Bedeutung hervorhob, die sie als krankheitserzeugendes Agens und als Erzeuger oder grundlegendes Element der Krankheit besitzt. Foster definiert ein Miasma als eine krankmachende Emanation, welche Individuen direkt und nicht mittels einer Ansteckung durch eine andere Person befällt. Wir verstehen das nicht so, daß es bei der Psora immer der Fall ist, denn Hahnemann sagt, daß sie mit oder ohne einen Ausschlag oder irgendwelche anderen Symptomen bestehen kann, ein Juckreiz oder Pruritus aber immer vorhanden ist.

Offensichtlich hat er den Ursprung der Psora, dieser selbsterzeugenden miasmatischen Erkrankung, weit zurück in der frühen Menschheit entdeckt. Man erkennt sie an ihrem progressiven Charakter oder den aufeinanderfolgenden Symptomengruppierungen und an den offensichtlichen Veränderungen ihrer Natur, die bei jedem neuauftretenden Zyklus erscheinen.

Dieses Krankheitswesen oder dieses Ego hat sich in allen Lebensaltern in seinen vielfältigen, veränderlichen Formen gezeigt, und dennoch hatte es seine zahllosen Opfer immer in derselben todbringenden Umarmung gehalten. Beim einen Mal zeigte es sich als ein bösartiger Juckreiz, ein anderes Mal in Form einer Lepra, dann wieder als „die Pest" usw. durch alle Zeitalter hindurch. Diesem krankmachenden *Wesen* gab Hahnemann den Namen *Psora*.

Er entdeckte im Jahre 1796 das *Similegesetz* und veröffentlichte 1810 sein *Organon*, aber ich glaube es war erst 1827, als er seinen Schülern eröffnete, daß er eine wundervolle Entdeckung gemacht habe und seine Theorie der chronischen Krankheiten veröffentlichte, in die seine Psoralehre ganz untrennbar eingebettet ist. In dieser Zeit entdeckte er die wahre Beziehung zwischen dem *Miasma, der Psora* und all den darauf folgenden Leiden der Patienten.

Zu diesem Schluß kam er nach jahrelangem beständigen Studium und Nachdenken und durch das wiederholte Versagen seiner gewöhnlichen homöopathischen Mittel, die große Menge der nicht venerischen Krankheiten zu heilen. Daß die nicht venerischen Erkrankungen wiederholt und erfolgreich ausgetilgt wurden, aber wieder in einer veränderten Form erschienen, war für Hahnemann Beweis genug, daß jede Krankheitserscheinung nicht die Krankheit in toto darstellte, sondern lediglich ein Überfließen oder eine Reaktion der Lebenskraft, die durch die psorische Infektion ausgelöst wurde.

„Diese vordergründige Krankheit ist lediglich ein Fragment eines viel tiefer sitzenden und primitiveren Übels, das vom gesamten Organismus Besitz ergriffen hat." Für Hahnemann bedeutete es ebenso einen positiven Beweis, daß wir diese Erscheinungen nicht als getrenntes und vollständig entwickeltes Übel behandeln sollten, das wir an unterschiedlichen Teilen und Körperregionen antreffen und mit besonderen, von unserer Nomenklatur her bekannten Namen bezeichnen, das wie ein Gewitter mit aller Heftigkeit hervorbrechen kann und dem dann wieder eine vorübergehende Ruheperiode folgt, um lediglich wieder in einer anderen Körperregion hervorzubrechen. Wir sollten keine Heilung der Krankheit erwarten, wenn wir jene Körperregion angreifen, an denen die Feinde angreifen, ob wohl wir wissen, daß im gesamten Organismus etwas vorhanden ist, das mit dem Leben im allgemeinen unvereinbar ist. Wenn wir diese sich bemerkbar machenden Körperregionen therapeutisch angreifen, dann treiben wir den Feind nur vorübergehend zurück. Er erholt sich und wiederholt seine Angriffe auf denselben Körperteil und bringt in einer ähnlichen Art und Weise ähnliche Phänomene hervor oder zieht mit der Zeit unter der Maske neuer Phänomene neue Körperteile und Körpervorgänge mit in die Krankheit hinein. Dies war das wahre Geheimnis des grundlegenden Miasmas, das die *Psora* enthüllte, und so kam Hahnemann zu der Überzeugung, daß die Totalität der Symptome den therapeutischen Triumph, die Überwindung der Krankheit und die Vervollkommnung des Heilgesetzes bedeutete.

Hahnemann fand Aufzeichnungen über die *Psora* bei den frühen Griechen, den Römern, den Arabern und unter den Kindern Israels, die in der einen oder anderen Art und Weise infiziert waren. Die Menschen des Mittelalters waren nicht weniger krank und die schrecklichen Seuchen des Kontinents wie die bösartige Syphilis, die Cholera und die Lepra, die in verschiedenen Perioden und aus verschiedenen Gründen alles hinwegfegten, führte er auf das grundlegende Prinzip und das weit verbreitete Miasma, *die Psora*, zurück.

Zu welcher Schlußfolgerung muß man bei der Behandlung der echten „*Psora*" gelangen, wenn man sie im Licht unseres heutigen Wissens studiert? Sie war ein Name, der Hahnemann selbst und seinen frühen Schülern viel bedeutete, und er bedeutet einigen seiner heutigen Schüler viel, aber dem Durchschnitt und der Masse der Homöopathen bedeutet er überhaupt nichts, da er ihnen aus mangelndem Wissen über ihre Natur und ihren Charakter nichts bedeutet. Wir glauben jedoch, daß dieses Wort für Hahnemann und seine frühen Schüler eine viel umfassendere Bedeutung hatte als lediglich die einer symbolischen Krätzeinfektion, wie viele unserer Freunde uns glauben machen wollen.

Hahnemann sagt, „Einst wurden die psorischen Ausschläge, die nach der Infektion aufgetreten waren, durch alle Arten von Emulsionen und Findigkeiten leicht von der Haut vertrieben." Wir glauben daher, daß der Juckreiz nicht alles ist, was die Psora charakterisiert, sondern lediglich eine Form oder Erscheinungsform der Psora, oder, mit anderen Worten, daß der Juckreiz eine der sekundären Erscheinungsformen der Psora war. Wir sind davon überzeugt, daß sie keine festen Formen oder Symptomatologie besitzt, sondern daß sie sich in vielfältigen Formen und zahllosen, ja endlosen Phänomenen kundtut, die oft mit dem Alter, mit dem Geschlecht, der Nationalität, der Breitenzone, dem Klima oder zahllosen anderen Umständen variieren. Oft waren die milderen Formen für die Menschen gefährlicher, da sie vor diesen nicht geschützt oder isoliert wurden, wie bei den bösartigen Formen, wie z.B. bei den Leprapatienten. Die Anordnung der sekundären Beschwerden, die sich nach der Unterdrückung eines Juckreizes zeigten, waren für ihn ein positiver Beweis sowohl für die falsche Behandlung als auch für die Unwissenheit unter den Ärzten über den wahren Charakter des Juckreizes.

Wir verstehen jedoch nicht, daß der gewöhnliche Juckreiz heutzutage fast genauso bösartig ist wie der von Hahnemann erwähnte, obwohl er vielleicht immer noch dieselbe Natur und denselben Charakter hat, aber in veränderter Form. Wir wollen nicht verstehen, daß Hahnemann uns lehrte, daß alle sekundären oder tertiären Krankheitserscheinungen durch unterdrückten Juckreiz hervorgerufen wurden. Nein, sie werden durch die Unterdrückung der *Psora* oder eines anderen grundlegenden Miasmas hervorgerufen. *Nichts außer den chronischen Miasmen oder dem, was sich mit ihnen verbunden hat, läßt sich unterdrücken.* Sie allein haben jene beständige und vollständige Bindung an die Lebenskraft.

Unser großer Fehler ist es, die Krankheit nicht im Gesamten zu studieren, wie es Hahnemann so häufig betonte. Die Trennung jeder Manifestation in pathologische Gruppierungen und Untergliederungen und ihren dynamischen Ursprung sowie ihre schlimmere Folgenatur und Folgeentwicklung aus dem Auge zu verlieren, ist ein Fehler. – Wenn wir versuchen, diese vielen Erscheinungsformen, die uns als pathologische Namen bekannt sind, zu heilen, ohne daß wir ein wissenschaftliches Interesse haben, in das geistige *Ego* Einblick zu nehmen oder ihm Beachtung zu schenken, werden wir sicher versagen. *Wie töricht ist es von uns, zu versuchen, die Launen der Lebenskraft zu knebeln.*

Wir müssen zuerst wissen und verstehen, daß die Krankheit in der Lebenskraft selbst ihren Ursprung hat, bevor wir sie vom Standpunkt der Hahnemannschen Theorie der *Psora* aus behandeln können. Die Krankheit nimmt ihren Ursprung in der Lebenskraft oder manifestiert sich durch das Leben. Nicht weil Hahnemann es so sagt, sondern weil wir wissen, daß alles im Universum Gottes ursprünglich dynamisch ist und ein dynamisches Gesetz jede Schwingung der Materie vom kleinsten Atom aufwärts kontrolliert.

Was wir brauchen, ist die Einsicht in die Wirkung dieser Gesetze, damit wir die Miasmen in ihrem wahren Licht beobachten können. Solange wir diese innere Krankheit (das Miasma) leugnen, so lange werden wir es versäumen, das, was die Lebenskraft und Gesundheit der Patienten stört, anzugreifen. Wenn das nicht geschieht, werden wir ständig diese psorischen Ausbrüche behandeln müssen und am Ende keine permanente Heilung zustande bringen.

Heutzutage ist das psorische Miasma weitgehend mit dem sykotischen vermischt; mehr als 80 % leiden, sagt man uns, in irgendeiner Form eine Sykosis, weswegen der Katarrh die heute hauptsächlich anzutreffende Ausdrucksform ist.

Dr. Lippe machte diese Bemerkungen und ich glaube er sprach davon, daß in früheren Zeiten Zahnschmerzen und Neuralgien vorherrschend waren, und daß nun katarrhalische Beschwerden die am häufigsten anzutreffenden Erscheinungsformen der Psora sind, und daß man heutzutage bei über 80 % der Patienten in einem gewissen Maße das sykotische Element antrifft.

Diese miasmatischen Krankheitsformen aber sind in einem ständigen Wandel begriffen, was eine Folge der vielfältigen miasmatischen Mischungsformen, der Unterdrückungen und der unwissenschaftlichen Behandlungsmethoden ist, ganz zu schweigen von den chirurgischen und operativen Maßnahmen, den Mischehen mit Blutsverwandten und der erblichen Übertragung; all das führt, wenn Miasmen vorhanden sind, zu Veränderungen der normalen Wirkung des Lebens und vermittelt uns falsche oder krankhafte physiologische Ausdrucksformen, die beinahe jede lokale oder generalisierte Krankheit früher oder später hervorbringt. Wenn wir nichts von der Wirkung dieser chronischen Miasmen *Psora, Syphilis* und *Sykosis* während ihren unterschiedlichen Wirkungsstadien und latenten Zuständen wissen, können wir der Krankheit bei all ihren Veränderungen und rätselhaften Erscheinungen nicht folgen, während aber ein umfassendes Wissen über die Miasmen uns alles erklärt, so daß wir vorbereitet sind, jedem dieser Stadien therapeutisch zu begegnen, da sie sich nicht länger in ein Geheimnis hüllen.

Wir sollten ebenso etwas über die Krankheiten und ihre Komplikationen wissen, die sich in jedem Stadium der miasmatischen Wirkung zeigen, so daß wir auf diese Weise vorgewarnt und immer vorbereitet sind, einem Ausbruch zu begegnen. Die Unterdrückung zu kennen ist eine weitere Sache, mit der wir vertraut werden müssen. Zum Beispiel kommen viele Fälle von Gonorrhoe zu uns, die entweder vollständig oder teilweise unterdrückt wurde. Nun sollten wir diese Symptome, die entstehen und Folge einer Unterdrückung sind, erkennen. Wir erreichen dies durch das Studium aller Symptome unseres Patienten vor Behandlungsbeginn und seines gegenwärtigen Zustands.

Oft ist es ein einziges Symptom in der Krankheitsgeschichte, das unsere Aufmerksamkeit auf diese Tatsache lenken wird. Es kann sein, daß der Patient erzählt, daß er seit Beginn der Gonorrhoebehandlung Kopf- oder Rückenschmerzen hat, daß er sich schlecht fühlt, oder daß er sich seither nie mehr richtig wohlgefühlt hat. Man wird das bei beiden Geschlechtern finden. Die erste Aufgabe ist nun, jenen unterdrückten Ausfluß wieder herzustellen, und das Arzneimittel, welches auf der Totalität der gegenwärtigen Symptome basiert, wird das erreichen. Man muß geduldig sein und auf die Ergebnisse warten, denn eine Heilung kann auf keinem anderen Wege zustande kommen. Wenn natürlich die Sykosis vollkommen in das tertiäre Stadium übergegangen ist, können wir den Ausfluß in der Regel nicht wieder herstellen, obwohl es uns gelingen kann, einen warzigen Ausschlag, lokal oder generalisiert, auf der Haut hervorzubringen.

Krankheitsstadien

Man findet viele Bedingungen, die den Organismus beeinflussen, so daß wir sie als Krankheitsstadien des Organismus erkennen, die eine Folge der Psorawirkung oder ihrer Verbindung mit anderen Miasmen sind. Am Anfang dieses Buches haben wir Ihre Aufmerksamkeit auf diese Stadien gelenkt, die mit Begriffen wie Diathese, Dyskrasie, Kachexie und Idiosynkrasie, Scrofula, Struma und anderen Zuständen des Blutes bezeichnet werden. Streng genommen unterscheiden sich diese Zustände im gewissem Maß voneinander, obwohl sie auf ähnlichen Ursachen beruhen. Der Unterschied ist oft nur der unterschiedliche Anteil, mit welchem sich andere Miasmen mit der Psora verbunden haben. Gewöhnlich besteht eine tuberkulöse Infektion und nicht selten ist auch ein sykotisches Element vorhanden. Beim Studium des Wortes Kachexie werden wir herausfinden, daß es einen verdorbenen Zustand des Organismus bedeutet; was für die Kachexie gilt, ist auch für andere Zustände richtig: daß sie alle die Verdorbenheit im Organismus ausdrücken, und daß das, was die Verdorbenheit hervorbringt, in jener dem existierenden Miasma innewohnenden Macht, solche Veränderungen im Organismus hervorzubringen, liegt. Es ist tatsächlich das Miasma, welches all diese chronischen, verdorbenen Zustände des Organismus hervorruft. Eine Diathese kann schon immer vorhanden gewesen sein, obwohl sie natürlich auch erworben werden kann, aber in ihr steckt das, was zu jeder Zeit und in jeder Lebensperiode eine Kachexie hervorrufen kann. Weiterhin wird behauptet, die Dyskrasie sei ein krankhafter Zustand des Organismus, was aber nichts erklärt, und uns weder eine Ursache noch einen Grund für ihr Vorhandensein gibt; tatsächlich sind diese Namen eng miteinander verwandt, da sie nämlich dasselbe meinen oder lediglich Modifikationen desselben sind; sie sind lediglich Nuancen der miasmatischen Wirkung, die im Laufe der Jahre im Organismus abgelaufen sind, oft von Geburt des Menschen an. Selbst über Generationen hinweg haben diese Miasmen ihre schreckliche zerstörerische Arbeit im Organismus verrichtet. Wie Feuer ein Bergwerk verwüsten kann, so zehren sie langsam aus und nagen an der Lebenskraft unseres Organismus, und diese Ausdrucksformen, wie Kachexie, Dyskrasie, Diathese und Idiosynkrasie, sind lediglich Bilder der ruinösen Wühlarbeit, die in ihrem Organismus vonstatten geht.

Idiosynkrasie

Dies ist ein recht bekannter Zustand des Körpers oder der Psyche. Tatsächlich kann man eine körperliche, eine psychische oder eine moralische Idiosynkrasie haben. Sie kann Zutritt zu den Wünschen, Hoffnungen, Befürchtungen, Sehnsüchten, Verlangen, Launen und Lebensweisen oder zu jeder anderen Ausdrucksform des Lebens haben. Sie kann sich in jedem oder nur in einem bestimmten Teil des Gehirns zeigen. Wir können sie z. B. in Form der Vorsicht beobachten; er ist äußerst vorsichtig, schon peinlich vorsichtig; oder ein Patient kann gegen Düfte, Blumen, Parfums, Gase, Licht, Geräusche, Farben, Tiere, Vögel überempfindlich sein; das heißt, er fällt leicht in Ohnmacht, wenn Rosen oder Veilchen in den Raum gebracht werden.

Wenn sie krank sind, ertragen sie kein helles Licht, kein Sonnenlicht oder auch kein künstliches Licht wie zum Beispiel elektrisches oder das von Lampen. Bestimmte Farben oder Farbschattierungen sind ihnen unerträglich. Sie können die Anwesenheit bestimmter Tiere wie Katzen, Hunde oder andere nicht ertragen. Häufig sind diese Eigenartigkeiten ständig vorhanden; sie können auch lediglich vorübergehend sein, wie man es oft während der Schwangerschaft beobachtet, am Beginn oder während der Pubertät oder in der frühen Kindheit.

Häufig werden diese Patienten mit diesen abnormalen Zuständen geboren oder sie treten während gewisser Krankheiten, wie lang andauernden Fiebern oder gastrointestinalen Erkrankungen, auf, tatsächlich während jeder lange dauernden Krankheit, unabhängig von der Schwangerschaft. Wir beobachten sie z. B. im Verlangen nach Salz. Häufig habe ich beobachtet, daß dies von einem bestimmten zurückliegenden Zeitpunkt an bei der ganzen Familie vorhanden war. Diese Kinder haben nicht nur ein außerordentliches Verlangen nach Salz in ihren Speisen, sie werden es auch aus der Speisekammer oder vom Tisch stehlen und große Mengen des rohen Salzes einnehmen. Man wird es bei Patienten finden, die eine tuberkulöse Diathese oder eine latente syphilitische Infektion haben. Aus irgendeinem Grund assimilieren sie nicht genügend Kochsalz und scheiden, wenn sie an einer Tuberkulose im aktiven Stadium leiden, wenig, wenn überhaupt etwas über den Urin aus. Ich glaube, Prof. Vaughan von der Universität Michigan berichtet von dieser Tatsache in seinem Buch über Urinanalysen.

Außer den bereits genannten gibt es viele Weisen, wie sich eine Idiosynkrasie im Organismus manifestiert. Die eine Person kann durch eine bestimmte Substanz angegriffen werden, eine andere durch etwas anderes. Bestimmte Speisen oder Getränke machen der einen Person

Beschwerden und der anderen nicht.

Wir beobachten dies beim Hervorbringen von Hautausschlägen, wie einer Urticaria nach dem Verzehr von Meeresfrüchten, Muscheln, gewissen Gemüsen oder Früchten wie Erdbeeren, Spargel und Haferprodukten, ebenso nach dem Genuß von Tierprodukten wie gewissen Fleischsorten. Honig stört häufig die Nieren oder den gesamten Harntrakt. Genauso kann man die Idiosynkrasie klar bei Menschen beobachten, die reisen. Während sie in einer Kutsche fahren oder in einem Schiff auf dem Meer unterwegs sind, leiden sie an Übelkeit oder Schwindel. Andere werden durch das Herannahen eines Sturms, durch den plötzlichen Fall des Barometers (wie man es bei sykotischen oder syphilitischen Patienten beobachtet), durch Winde aus bestimmten Richtungen beeinflußt.

Sie leiden an Neuralgien, Rheuma, gichtischen Zuständen, Depressionen, dem Auftreten bestimmter Launen oder Gemütszustände bis hin zur vorübergehenden Geistesverwirrung. Der eine Patient verlangt nach frischer Luft, er muß die Türen und Fenster offen haben. Der andere verlangt so sehr nach Wärme, daß der leiseste Durchzug Leiden hervorruft. Patienten haben beim Herannahen eines Gewitters unbewußt von diesem Zeugnis abgelegt, wenn sie an einer Trigeminusneuralgie oder einer anderen schweren Neuralgie oder an rheumatischem Schmerz leiden. Bestimmte Speisen und Getränke rufen Spasmen, Konvulsionen, gastrische Fieber, Übelkeit, Erbrechen hervor, und das wiederholte sich, selbst wenn diese Speisen oder Getränke einem Patienten unwissentlich gegeben wurden.

Die Idiosynkrasie schien ein zum Leben selbst gehörender Begleiter zu sein. Oft ist das, was wir als Verschlimmerung und Verbesserung kennen, eine Folge der Idiosynkrasie. Patienten, die an einer Idiosynkrasie leiden, kann man nicht als gesunde Menschen bezeichnen. Sie benötigen eine antimiasmatische Behandlung; sie benötigen das Simile, das in ihrem speziellen Fall die Psora, das tuberkulöse Element oder was immer sich hinter der Idiosynkrasie verbergen mag, entfernt oder abtrennt. Idiosynkrasie ist dem Sinn nach eine schlechte Eigenschaft des Organismus oder der Psyche. Wir beobachten diese eigenartigen psychischen oder körperlichen Symptome, die besonders in den frühen Lebensjahren auftauchen, in der Kindheit und während der Adoleszens, wenn sich der Organismus entwickelt, wie bei heranwachsenden Jungen oder Mädchen.

Oft beobachten wir, wie ein Entwicklungsprozeß langsamer wird oder vollständig stillsteht, wie die Nichtassimilation von Knochengrundsubstanz, sehr gut bekannt von den hydrogenoiden Konstitutionen her und den Prüfungen von Calc., Calc-p. und Sil.; die Kalksalze, die Phosphate und Silikate werden für die Knochenbildung nicht zur Verfügung gestellt und als Folge davon besteht ein Verlangen nach solchen Substanzen, die der Organismus braucht.

Der Patient ist nicht zufrieden, bis – durch das Simile – jener physiologische Entwicklungsvorgang wieder hergestellt ist. Wir beobachten sie wieder recht bemerkenswert in der Schwangerschaft, da sich in der Reproduktionsfunktion ein neuer physiologischer Prozeß etabliert hat, welcher diese Patienten oft stört, sogar bis in die innersten Zentren des Lebens. Sie bekommen seltsame Wünsche, Begierden und Verlangen. Sie begehren seltsame Speisen, Salz, Pickles, Süßigkeiten, Stärke, Säuren, rohe oder ungekochte Speisen und Körner wie Weizen, Gerste, Reis und unverdauliche Dinge wie Holzkohle, Erde und Kalk. Weiterhin kann dieser pervertierte Appetit Verlangen nach Gewürzen haben, wie nach Gewürznelke, Muskatnuß, Senf, Pfeffer usw.; oder sie haben ein Verlangen nach Wein, Bier oder nach stärkeren Getränken.

Tatsächlich können wir jede Perversion des Geschmacks oder des Verlangens haben. Sie haben ein Verlangen, Reisen, Besichtigungen und Besuche zu machen, man kann sie nicht zu Hause halten. Manchmal befriedigt sie der Anblick des Meeres oder eines anderen großen Gewässers. Weiterhin ziehen sie die Einsamkeit vor, sie wollen alleine sein und Ruhe haben. Musik kann sie eine Zeitlang trösten oder macht sie traurig.

Oft aber scheint sie nichts zufriedenzustellen oder zu erfreuen und ihr Leben wird erbärmlich. Ihre Wünsche und ihre Abneigungen nehmen zu und werden oft übertrieben, was alles eine Folge eines sich latent abzeichnenden Miasmas ist, das so lange latent bleibt, bis sich die neue oder reproduktive Funktion innerhalb des Organismus voll manifestiert, wenn ein besonderer Bedarf an die Lebenskraft, an den Kreislauf, an die Nervenversorgung gestellt wird. Dieser neue Prozeß oder diese neue Funktion zehrt auf vielfältige Weise an den Ressourcen, die in einem geschwächten Organismus vielleicht schon bis an die Grenze des erträglichen belastet sind, einem Organismus, der ein ganzes Leben lang von einem tiefwirkenden Miasma, wie es das tuberkulöse Element hervorbringt, unterminiert worden ist. Dann tauchen Dyskrasien auf, Prädispositionen werden manifest und Idiosynkrasien zeigen sich in ihrer vollsten Blüte.

Prädisposition

Ein neben der Ideosynkrasie bestehender, weiterer Zustand, der, wie ich denke, von den meisten Homöopathen, genauso wie von vielen aus anderen Schulen sehr wohl erkannt wird, und der sehr eng mit ihr verwandt ist, ist *die Prädisposition*. Sie stehen in so enger Beziehung zueinander, daß wir sie kaum voneinander trennen können – sehr oft wird das eine zum Präfix des anderen.

Um für eine Sache empfänglich zu sein, muß man zuvor in dieser Richtung eine Schwäche haben; oder mit anderen Worten, wir haben in uns eine gewisse (natürlich pervertierte) Eigenschaft oder eine Schwäche, die uns für gewisse Erkrankungen oder Lebenszustände empfänglich macht. Wir sollten diesen gerade erwähnten zwei Zuständen, Idiosynkrasie und Prädisposition, noch einen weiteren hinzufügen, der in den letzten paar Jahren durch einige unserer modernen Lehrer der Heilkunde eine hervorragende Bedeutung erlangt hat: das Temperament, die Gemütsart. Beim Erstellen unserer Anamnese können wir in keinem Fall das Temperament auslassen, denn wenn wir es genau studieren, erkennen wir, daß seine Eigenart mit bestimmten Krankheitsformen einhergeht. Wir erkennen darin ein festes Gesetz oder Prinzip.

Um dies zu veranschaulichen, nehmen wir z. B. das cholerische Temperament, das für einen Nux-vomica-Patienten so charakteristisch ist. Mit einer bestimmten Gewißheit kennen wir die Krankheiten, für die er empfänglich ist. Sind es nicht hepatische, gastrointestinale Störungen, direkt oder indirekt das Ergebnis eines Mißbrauches oder Exzesses, die für seine Psyche und moralische Schwäche charakteristisch sind?

Es ist schwierig, genau anzugeben, wo die Idiosynkrasie endet und die Prädisposition beginnt. Recht häufig sind sie so innig miteinander verwoben, daß wir sie nicht trennen können, oder sie sind vermischt und ergänzen sich gegenseitig. Entfernt man das eine, so verschwindet meist auch das andere. Z. B. kann ein Patient mit einer Neigung zu Neuralgien der Augenhöhle ein intensives Verlangen nach Salz haben. Unter der Behandlung kann sowohl die Neigung zum Augenhöhlenschmerz als auch das Verlangen nach Salz zum Verschwinden gebracht werden. Dasselbe gilt für eine Gastritis. Diese verschwindet oft nach der Gabe einer hohen Potenz von Nat-m.

Jene Patienten, die für jede daherkommende ansteckende Krankheit höchst empfänglich sind, gehören gewöhnlich dem tuberkulösen Typ an, oder die Psora und Syphilis (latent) sind sicher jenem Organismus eingepflanzt. Die Psora allein macht uns selten für schwere Exzesse oder Übertreibungen empfänglich. Aber die Verbindung von Psora und

Syphilis, welche die Urheber der tuberkulösen Diathese sind, bescheren uns alle Arten von Exzessen. „Diese Patienten sind entweder zu groß oder zu klein, zu dünn oder zu fett, zu lang oder zu kurz; sie entwickeln sich zu langsam oder zu schnell, sie sind geistig zu abgestumpft oder zu hell; die Zähne kommen langsam, das Zahnen ist schmerzhaft und dauert lange, oder sie kommen in einer Gruppe von einem halben Dutzend und mehr auf einmal, oft mit Krämpfen oder Konvulsionen oder mit fieberhaften Zuständen, gastrointestinalen Störungen, usw.“ Diese Kinder sind natürlich für alle Folgeerkrankungen empfänglich (wenn es ein ausgeprägter Fall ist), die eine Folge der Kombination dieser beiden Elemente Syphilis und Psora sind, welche eine der zerstörerischsten aller miasmatischen Verbindungen mit der Lebenskraft darstellt.

Gelegentlich beobachten wir einen Patienten, der für natürliche Krankheitszustände nicht empfänglich ist, aber in hohem Maß für künstliche Krankheiten wie Pflanzengifte, für welche die Rhus-Familie ein recht gutes Beispiel ist.

Viele Fälle kamen zu mir, beinahe blind von den Auswirkungen einer Rhus-tox.-Vergiftung; im Gesicht und an den Händen zeigten sie jene erysipelartige Entzündung, die für dieses Gift so eigenartig ist. Das erste, was diese leidenden Menschen Ihnen erzählen werden, ist, daß sie auf seinen Einfluß so sehr überempfindlich reagieren, daß man es eine Idiosynkrasie nennen könnte. Deswegen steckt oft hinter einer Prädisposition eine Idiosynkrasie, welche die Wirkung des Giftes verstärkt. Aufgrund von Erfahrung und der sorgfältigen Beobachtung einer großen Anzahl von Krankengeschichten wissen wir, daß weder die idiosynkratischen noch die an Prädispositionen leidenden Patienten in jeder Beziehung gesunde Menschen sind; alle haben entweder eine tiefreichende psorische oder irgendeine miasmatische Ansteckung, aus welcher diese Zustände herrühren, und daß sich irgendein besonderer Grund hinter diesen Auswirkungen verbirgt, kann man leicht beobachten. Wie latent diese Miasmen im Organismus auch erscheinen mögen, können wir doch aufgrund einer Idiosynkrasie oder Prädisposition immer recht bestimmt auf ihre Anwesenheit schließen.

Nehmen wir ein scheinbar gesundes Kind, sagen wir mal im Alter von 9 Jahren. Es hat viele Anzeichen einer kräftigen Gesundheit, aber es ist empfänglich für jede akute ansteckende Erkrankung, die übers Land zieht, und innerhalb einiger Jahre hat es den ganzen Katalog von Kinderkrankheiten durchgemacht, die, ordentlich mit einem einzigen homöopathischen Mittel behandelt, keine Folgeerkrankungen hinterlassen und mit dessen Hilfe der gesamte Organismus vollständig von dem bestehenden Miasma befreit wird. Wenn es aber schlecht behandelt wurde, kann eine chronische miasmatische Stauung entstehen, die entweder ständig erhalten bleibt oder nach einer gewissen Zeit das Leben zerstört.

Es ist richtig, daß wir diese wichtige Tatsache in das Gedächtnis jedes praktischen Arztes einprägen sollten, daß wir ein umfassenderes Wissen von diesen latenten Miasmen haben sollten, damit wir wissen können, wann und wie wir ein tiefwirkendes Arzneimittel auswählen, das nicht nur die Idiosynkrasie und die Prädisposition beiseite schafft, sondern die ganze Krankengeschichte mit all ihren oben beschriebenen Leiden und allen Gefahren für das junge Leben ausrottet. In der Regel kratzen viele von uns nur an der Oberfläche dieses miasmatischen Grundes, indem wir ein wenig das Unkraut der Krankheit entfernen, wo wir in Wirklichkeit die Erde so vorbereiten sollten, daß sie nur die Früchte der Gesundheit und der Körperkraft hervorbringt, das Leben stärkt und die Jugendlichkeit verlängert.

Idiosynkrasie und Prädisposition sind das Ergebnis unserer Unfähigkeit, diese Sache zu handhaben. Oft geben wir das richtige antimiasmatische Mittel entsprechend dem Similegesetz, haben aber eine zu tiefe Potenz gewählt, so daß wir nicht die volle Breite und Tiefe seiner Wirkungen erhalten, und obwohl es die bestehende akute Erkrankung zum Verschwinden bringen kann, läßt es in der Regel die tieferliegenden, zuvor schon existierenden miasmatischen Symptome unberührt; deswegen drohen dem Patienten durch die immer noch vorhandene Prädisposition oder Idiosynkrasie mit jedem neuen Lebensabschnitt oder jeder Wende im Leben neue Störungen; während die höchsten Potenzen alle Phänomene, die das Leben stören, hätten entfernen oder wegnehmen können. Dies ist große Wahrheit; sie kann von jedem Arzt bewiesen werden, der einen ehrlichen Versuch unternommen hat oder sie täglich in die Praxis umsetzt.

Eine Idiosynkrasie oder Prädisposition ist also, wie wir gesehen haben, eine schlechte Gewohnheit, stellt eine in ihrer Wirkung gehemmte Lebenskraft dar, die jahrelang, ja oft über Generationen dem Einfluß subversiver Kräfte eines Miasmas und den dabei üblichen Veränderungen ausgesetzt war.

Oft sehen wir die Auswirkungen der Prädisposition bei klimatischen Einflüssen wie in Malariagebieten auf die Gabe eines potenzierten Mittels, das die Fieberfröste heilt, ohne Wiederkehr verschwinden, obwohl die Patienten am selben Ort bleiben und denselben miasmatischen Einflüssen oder klimatischen Bedingungen ausgesetzt sind, einfach weil ein antimiasmatisches Mittel verabreicht wurde, das die Auswirkungen des chronischen Miasmas entweder veränderte oder zum Verschwinden brachte, von dem nicht nur die Prädisposition herrührte, sondern das, was das Akute (die Malaria) störte.

Die physiologische Perversion kann auch auf die moralische Sphäre übertragen werden, wie es sich im

Verlangen zum Stehlen, zum Genuß von Alkohol oder anderen Stimulantien wie Tabak usw. und bei vielen anderen Phasen der Degeneration zeigt, die recht oft bis zu einer miasmatischen Infektion wie einer Sykosis oder einer Syphilis oder beiden zusammen zurückverfolgt werden können. Sie können schon mit dieser Art von Gift in ihrem Organismus geboren werden, das dem Geist souffliert und alles in jene Richtung vorantreiben wird. Manchmal beobachten wir, daß dieser Zustand irgendein Kind oder Familienmitglied befällt, und daß dem eine lange Geschichte ererbter krankhafter Veränderungen folgt.

Die Skrofulose und ihre miasmatische Grundlage

Die Welt hat dich wirklich gut kennengelernt,
Dein Alter kann kein Sterblicher nennen,
Du Vater des Todes und Mutter armseliger Gesundheit,
Die Schatzkammer deines Reichtums ist das Grab.

Bisher haben wir gelehrt, daß die miasmatische Basis der Skrofeln ursprünglich psorisch war, aber wir können doch leicht aufgrund dessen, was wir bereits über die Wirkung der Psora und der Pseudopsora gesagt haben, erkennen, daß die Skrofulose ihren Ursprung der bösartigen Verbindung von Psora und Syphilis verdankt. Aus dem, was wir durch das Studium dieser Miasmen – so weit die individuelle und kollektive Betrachtung dieser Krankheit gediehen ist – tatsächlich wissen, wird bereits offensichtlich, daß, aufgrund der komplexen Phänomene dieser Krankheit (Skrofulose), sie weder eine Folge der Psora, noch der Syphilis allein sein kann, und während sie viele Eigenarten und Charakteristiken der Psora besitzt, hat sie gleichzeitig viele, die mehr der Syphilis eigen sind.

Häufig benutzen wir die Worte Struma, Scrofulose und Psora synonym; wir unterscheiden überhaupt nicht. Es ist eine Krankheit behaupten wir, die aus einer psorischen Konstitution hervorgeht, obwohl allgemein bekannt ist, daß bei der Psora das Lymphsystem überhaupt nicht mitbetroffen ist, was ja gerade für die Scrofulose so charakteristisch ist.

Es ist richtig, daß sie viele Eigenschaften mit der Psora gemeinsam hat, dennoch hat sie meiner Meinung nach eine klare und unmißverständliche syphilitische Geschichte, deren miasmatische Wirkung spezifischer ist als die der Psora.

Die Entwicklung der skrofulösen Diathese ist nicht nur eine Folge der Verbindung der Syphilis und Psora, sondern eine Folge von unterdrückenden Maßnahmen und der Einnahme roher Arzneien, die die allopathische Schule bei der Behandlung der Syphilis benutzt. In Wahrheit wissen diese Herren von der allopathischen Schule, die sich durch ihr Wissen von den zahlreichen, ja beinahe namenlosen pathologischen Zuständen, die aus Miasmen entstehen oder dort ihren einzigen Ursprung haben, auszeichnen, von der Natur dieses Giftes (Syphilis) überhaupt nichts außer ihrer lediglich toxischen Wirkung auf verschiedene Gewebe, die es vorzugsweise befällt. Einige wenige kräftige Dosen Mercurius und Kalium jodatum oder irgendeines anderen gleich starken Mittels, und dieses Miasma wird begraben und für immer aus unseren Augen verschwunden sein.

So sieht bei der herrschenden Schule die Geschichte ihrer Behandlung aus. Es braucht uns, nachdem jahrelang so behandelt wurde und wenn man die erbliche Übertragung auf die nächsten Generationen mit berücksichtigt, nicht wundern, daß sie sich in ihrer Natur so verändert und entstellt hat, daß wir sie fälschlicherweise für Psora halten.

Es gelingt uns nicht, das Gepräge der Psora mit dem der Syphilis zu sehen. Wir erkennen nicht die feinen Verschmelzungen dieser beiden gewaltigen Miasmen; und während die antipsorische Behandlung die Krankheit oft heilt oder modifiziert, läßt sie, was mancher schon beobachten konnte, die Zügel der Syphilis manchmal locker werden. Da eine Anzahl von Blepharitisfällen bei skrofulösen Patienten mit Syphilinum geheilt wurde, kam mir der Gedanke, daß die Skrofulose nicht allein die Psora zur Grundlage hat, wie es schon von vielen führenden Autoren auch unserer eigenen Schule vorgeschlagen wurde, sondern daß sie prinzipiell auf der Syphilis oder auf einer der Psora aufgepfropften Syphilis beruht.

Wir sollten die Wahrheit dieser Behauptung durch vergleichendes Studium der beiden Erkrankungen Skrofulose und Syphilis überprüfen. Keinem sorgfältigen Beobachter können diese eindrucksvollen Ähnlichkeiten entgangen sein. Beide Erkrankungen konzentrieren in allen Krankheitsstadien ihre Kraft auf die Lymphknoten und auf die Lymphgefäße; beide haben dieselbe Tendenz zur Ulceration und zur eiterförmigen Zersetzung ihrer Ausscheidungen; beide haben auch dieselbe Vorliebe, sich an bestimmten Sinnesorganen (sie zeigen eine sehr auffallende anatomische Verwandtschaft) in Form von Entzündungen des Mittelohrs, der Augen, der Bindehäute, des Ciliarapparates, der Schleimhäute des Mundes, der Nase und der Lippen festzusetzen; gleiches kann am Knochengewebe geschehen.

Welches andere Miasma außer der Syphilis würde Karies oder Zerstörung der Knochen hervorrufen? Keines. Welches Miasma außer der Syphilis würde Rachitis oder Erweichungen irgendeiner Knochenstruktur hervorrufen? Macht das die Psora? Nein. Macht das die Sykosis? Nein. Sykosis kann Gichtablagerungen oder amorphe Ablagerungen in den Gelenken hervorrufen, aber sie produziert nie Veränderungen, wie wir sie bei skrofulösen Patienten beobachten. Die Periostitiden und Veränderungen, die bei skrofulösen Patienten vorhanden sind, sind den von Syphilis hervorgerufenen sehr ähnlich. Nicht zuletzt wird bei beiden Krankheiten das empfindsamste und ausgedehnteste Sinnesorgan, die Haut, der Ort für ähnliche Ablagerungen, den Syphiliden oder Skrofuliden. Beide sind generell vom Charakter her multiform und polymorph und gewöhnlich frei von Juckreiz, außer wenn der psorische Charakter vorzuherrschen neigt.

Die Hautausschläge oder -erscheinungen können bei beiden Erkrankungen in Form von Knötchen, Papeln, Lichen, Juckreiz, Urticaria oder Nesselausschlägen auftreten.

Der Befall des Lymphsystems wiederum, der für die Skrofulose so charakteristisch ist, berechtigt uns sehr zu behaupten, daß die Syphilis genauso viel Anteil an der Krankheit hat wie die Psora; und wir wissen, daß sie der syphilitischen Diathese sehr gleicht und viele Krankheitszustände mit ihr gemeinsam hat. Die primäre Wirkung der Syphilis ist auf die Lymphknoten gerichtet, jenem wundervollen venis appendix, jenem großartigen Filtersystem und Erneuerer des Organismus.

So wie die Skrofulose den voll ausgewachsenen Baum darstellt, mit all seinem üppigen Blattwerk, so ist die Tuberkulose die Blüte und oft das degenerative Stadium der Skrofulose. William Osler sagt in seinem pathologischen Werk, „daß die Skrofulose ein Tuberkel ist und der Bazillus Koch dabei ein wesentliches Element darstellt." Der Krankheitskeim, der bei der Skrofulose die Adenitis hervorruft, ruft in anderen Teilen Tuberkulose hervor. Wir wissen, daß, wann immer die Skrofulose einen bösartigen Charakter annimmt, sie in einer Tuberkulose entweder in den Lungen oder in einem anderen Körperteil endet. In der Kindheit nimmt sie oft die Form einer Tabes mesenterica an. In keiner anderen Form als bei dieser Erkrankung kann die syphilitische Geschichte klarer verfolgt werden. Außerdem beobachten wir sie bei jenen speziellen Formen von Anämie, wie man sie bei skrofulösen Patienten findet und welche so häufig fatal enden und die Syphilis in ihrer schlimmsten Form beinahe nachahmen.

Die Pathologen werden berichten, daß die Skrofulose eine Erkrankung ist, die oft die Knochen befällt und Rachitis hervorruft und die bei schlecht ernährten Kindern mit mangelnder Nutrition angetroffen wird. Wir aber wissen, daß dies nur die Vernunftgründe eines Materialisten sind.

Was, außer der Syphilis oder der Tuberkulose, führt bei den Patienten zu einer Verarmung im Knochenbau, der Muskeln und des Blutes, einer Verarmung an organischen Elementen, die für einen gesunden Knochenbau notwendig sind? Welcher Unterschied besteht zwischen einer skrofulösen Ulceration und einer hereditären Form einer tertiären Syphilis? Keiner, um es zu sagen. Beide haben die Tendenz zum Dekompensieren und zur Ausbildung von Tuberkeln. Die skrofulöse Ophthalmie ist lediglich eine modifizierte Form der Syphilis; in jeder vorstellbaren Form modifiziert durch Verabreichung von Quecksilber, durch Unterdrückung, durch heriditäre Übertragung; durch die starke Widerstandskraft der Lebenskraft, mit dem ein Elternteil ausgestattet sein kann, wodurch sie in einen latenten Zustand gezwungen wird, möglicherweise eine Generation lang ruht und dann plötzlich aufflackert und durch die Verheiratung mit jemandem mit weniger Widerstandskraft oder durch ein anderes, sich in einem aktiveren Stadium befindendes Miasma aufgeweckt wird und neu entflammt.

Je mehr ich die Skrofulose studiere, um so mehr erkenne ich in jedem ihrer Züge das Gepräge der Syphilis, und dem erprobten Auge jedes wirklichen Homöopathen entgeht niemals ihre Identität. Selbst wenn man die vierte Generation betrachtet, so findet man dort einen Bannerträger der Sünde und die Verdorbenheit, der Schmutz und der Dreck sind oft ihre Begleiter, obgleich sie überall anzutreffen ist, in jeder Hütte, jedem Dorf und jedem Königspalast.

Die grundlegenden Symptome der Psora

Zeichenerklärung: ★ Psora / ■Pseudopsora / ◆Sykosis / ●Syphilis

Die Rubriken

Psyche: «★Geistige Aktivität, Psora» «●(abgestumpft, Syphilis)», «★schnell, lebhaft, Psora», «◆(verdrießlich, querlegend, mürrisch, reizbar, Sykosis)», «★durch geistige Anstrengung und Sinneseindrücke schnell erschöpft – Hitze im ganzen Körper nach Sinneseindrücken und geistigen Anstrengungen – Ängstlichkeit, voller Vorahnungen – Furcht vor dem Tod oder Krankheit, oder daß ihr Fall hoffnungslos und unheilbar sei – Niedergeschlagenheit – Verzagtheit – Schüchternheit, mit einem Gefühl von Müdigkeit – Schwinden der Gedanken während des Lesens oder Schreibens – kann seine Gedanken nicht kontrollieren – scheint zeitweise aller Gedanken beraubt – Traurigkeit, Ängstlichkeit und Arbeitsscheu – große innere Unruhe (Unbehagen) und Ängstlichkeit – wiederholte Anfälle von Furcht während des Tages (mit oder ohne Schmerz) – Beklemmung und Angst beim Erwachen am Morgen» «●(bei Nacht, Syphilis)», «◆(bei Wetterwechsel, Sykosis)».

«★Wenn bei Psorikern diese ruhelosen psychischen Anfälle auftreten, sind sie gezwungen sich zu bewegen». «●Bei der Syphilis treibt es sie aus dem Bett und ruft Selbstmordsymptome hervor». «★Schwitzen bringt bei der Psora Erleichterung», «●bei der Syphilis Verschlimmerung».

«★Die Angst der Psora erscheint oft um den Neumond herum oder beim Nahen der Menses. Weinen bringt diesen Patienten oft für eine gewisse Zeit Linderung. Arbeitsscheu, Furcht vor dem Alleinsein, Furcht vor der Dunkelheit»; «●(Furcht vor der Nacht, Syphilis)», «★plötzlicher Wechsel von Heiterkeit und Traurigkeit oder Verdrießlichkeit ohne jeglichen erkennbaren Grund. Wenn wir diese Symptome häufig wiederkehrend beobachten, so können wir sie als Zeichen der Psora werten, die entweder gestört wurde oder in irgendeinem Teil des Organismus plötzlich ausgebrochen ist. Wir haben dies oft in schweren Fällen von Hysterie beobachtet», «■wobei diese Anfälle häufiger und schwerer auftreten werden, bevor sich eine tuberkulöse Erkrankung entwickelt. Wenn sie häufig und schwer besonders bei jungen Mädchen und Frauen unter 25 Jahren auftreten, so kann man sicher sein, daß eine tiefgreifende pseudopsorische Störung vorliegt, und daß eine Verschreibung, die auf der Totalität der psychischen Symptome beruht, selten mehr als eine palliative Besserung des Falles zustandebringt. Die leiseste psychische Störung bringt sie aus dem Gleichgewicht, wegen ihrer wiederholten Attacken wird das Nervensystem erschöpft, wenn ihnen tuberkulöse Erscheinungen folgen, denen eine Minderung der psychischen Kräfte im Organismus folgt».

«★Melancholie, heftiges Herzklopfen, Angst und äußerste Nervosität treten bei psorischen Patienten oft nach dem Erwachen aus dem Schlaf auf. Pulsationen in unterschiedlichen Körperteilen sind bei diesen Fällen nicht ungewöhnlich, ebenso ein Engegefühl an unterschiedlichen Stellen des Körpers, besonders an bestimmten Nervenzentren oder Reflexzonen, arterielle Erregungen und Hitzewallungen, Blutwallung, erregt durch Vorstellungen, Furcht usw.»

Hahnemann sagt in einer Fußnote der „Chronischen Krankheiten", (2. Aufl. 1835, S. 96): „Man scheint diese Art Geistes- oder Gemüthskrankheit, welche ebenfalls rein *psorisch* ist, nicht beachtet zu haben. Ohne Aengstlichkeit zu fühlen, ohne ängstliche Gedanken, also auch, ohne daß man oft solchen Personen eine Angst ansieht und anscheinend bei vollem Verstande, treibt sie, nöthigt sie, zwingt sie ein gewisses Gefühl von Nothwendigkeit zur Selbsttödtung. *Bloß durch Heilung der Psora derselben werden sie gerettet, wenn man ihre Aeußerungen davon zeitig beachtet.*"

«★Psorische Patienten sind leicht erschreckt, oft aus unbedeutenden Gründen, ihre Furcht beginnt oft mit Zittern und Schlottern des Körpers, gefolgt von großer Schwäche und muskulöser Erschöpfung und oft mit reichlichem Schweiß. Sie können ein Frösteln haben oder ein fröstelndes Gefühl, Ohnmachtsattacken, Kopfschmerzen, Übelkeit, Erbrechen und eine Unmenge von Symptomen, die den Anfällen der Furcht folgen, sogar Konvulsionen, Epilepsie und Krämpfe. Sie werden benommen oder fallen in einer Menschenmenge in Ohnmacht oder wenn sie Fremden begegnen, wenn eine ungewöhnliche Prüfung bevorsteht, haben sie Kopfschmerzen, Ohnmachtsanfälle, Übelkeit, Erbrechen oder sie haben plötzlich eine Diarrhoe. Sie sind leicht verwirrt und neigen dazu, leicht gereizt zu sein, verdrießlich» «●(mürrisch, widerspenstig, Syphilis)» «★oder empfindlich gegenüber vielen Eindrücken wie dem Duft von Blumen, dem Geruch von gekochten Speisen, atmosphärischen Veränderungen, schlechten Neuigkeiten, Freude, oder ihre Psyche läßt sich leicht stören. Wie leicht stürzen sie sich in eine Leidenschaft und dennoch weinen sie einen Augenblick später wieder und sind reumütig. In ihren Zornesausbrüchen wird man gewöhnlich beobachten, daß sie vor Wut zittern und wenn sie vorüber sind, sind sie sehr erschöpft und oft für eine gewisse Zeit krank. Der wirklich psorische Patient ist lebhaft aktiv und in seinen Bewegungen flink».

«●Der latent Syphilitische sitzt stumpfsinnig, dumm, schwerfällig und eigensinnig herum». «★Der psorische Patient ist gewöhnlich verzückt, begeistert», «●der syphilitische ist bedrückt», «★wenn aber der psorische Patient niedergeschlagen ist, so weiß es jeder und jeder kann es sehen», «●während der syphilitische Patient es bei sich behält und das erste, was man über ihn erfährt, sein Selbstmord ist, wenn er sich in einem See oder Fluß ertränkt hat. Der syphilitische Patient beunruhigt seine Freunde nicht sehr mit seinen Beschwerden; er ist ein Mensch, der hinter dem Berg hält», «★während der psorische Patient für seine Freunde ständig eine Plage ist; die Patienten sind oft in Sorge, oft trifft man sie klagend, Fehler suchend, unzufrieden, niemals sich wohlfühlend, und dennoch können sie ihre Beschwerden recht gut orten. Der psorische Patient ist ein chronischer Beschwerdeführer, ein chronischer Nörgler, der immer Fehler sucht und mit seinen Lebensumständen nie zufrieden ist; sie sind diejenigen, die mißbraucht, beschimpft, vernachlässigt wurden, obwohl ihnen zur gleichen Zeit alle nur denkbare Hilfe zuteil wurde. Sie sind ängstlich, wenn sie krank sind, ängstlich besorgt, verzweifelt, melancholisch, traurig und haben Stimmungsschwankungen». «●(Syphilis ist in seiner Stimmung fixiert)». «★Stimmungen, die sehr schwankend sind, sind pathognomonisch für die Psora».

Die Zeit vergeht zu schnell oder zu langsam. Der «psorische Patient ist im allgemeinen geistesabwesend (zerstreut)», «◆während der sykotische Patient nur in Bezug auf bestimmte Dinge geistesabwesend ist; er vergißt Worte, Sätze und die vorhergehenden Zeilen, die er gerade gelesen hat – er überlegt, wie die einfachsten Worte buchstabiert werden – er hat momentan einen Verlust seiner Gedanken oder er verliert häufig in seinen Ausführungen den roten Faden – ständig hält er inne, um ihn wiederzufinden, was dazu führt, daß er sich wiederholt. Oft ist dies eine Folge seiner Unfähigkeit, das richtige Wort zu finden».

«★Im Wahnsinn oder der Manie der Psora finden seine Worte kein Ende; die Worte sind vielfältig und er hat keine Schwierigkeiten bei der Wortfindung; seine Gedanken rasen zu schnell und seine Worte sind so vielfältig, daß er gar nicht weiß, was er mit ihnen anfangen soll». «◆Dies ist das gerade Gegenteil zum sykotischen Patienten, der die Worte nicht finden kann, und wenn er sie gefunden hat, sich nicht sicher ist, ob es die richtigen sind. Er schreibt und ist sich nicht sicher, ob er die richtigen Worte gebraucht, oder er zweifelt, ob er sie richtig buchstabiert; er läßt Worte oder Buchstaben aus oder benutzt die falschen. Wenn er dem Arzt seinen Fall vorstellt, fällt es ihm schwer, seine Symptome zu erzählen, er fürchtet, sie nicht richtig zu berichten oder manches auszulassen. Beim Sprechen fürchtet er ständig, etwas zu vergessen oder die falschen Worte zu gebrauchen. Dies ist für ihn schmerzlich und er muß sich plagen und leidet darunter». «★Bei der Psora ist das nicht so; er mag aus Depression schweigen, wenn er aber sprechen kann, fehlt es ihm nicht an Worten; tatsächlich fallen ihm bei Gemütsstörungen die Worte schneller ein als er sie aussprechen kann».

«◆Lesen oder irgendeine geistige Anstrengung erzeugt in einem sykotischen Patienten gewöhnlich einen Kopfschmerz». «★Psorische Patienten sind, wie schon gesagt, in besonders ausgeprägten Fällen traurig, freudlos, verzweifelt, schwermütig, niedergeschlagen, bedrückt, melancholisch und ahnen das Übel voraus. Es scheint unmöglich, daß sich ihrer Gesundheit jemals erholt; sie sehen ihr nicht entgegen und haben keine Hoffnung mehr. Dies gilt besonders für Patienten, die an einer Unterdrückung gleich welcher Art leiden, an deren Zustand sich nichts ändert, bis die unterdrückte Krankheit wieder hervorbricht und sich plötzlich alles aufklärt».

So sehr beeinflußt die Unterdrückung eines der Miasmen die Psyche des Patienten. Liest man in *Hahnemanns „Chronischen Krankheiten“* Band 1, (2. Aufl. 1835) die Seiten 22 bis 40, so wird man von den furchtbaren Verwüstungen und der tiefgreifenden Wirkung einer Unterdrückung auf den menschlichen Organismus eine gewisse Vorstellung bekommen. «★Die Psora bringt alle möglichen geistigen Selbsttäuschungen und Wahnideen hervor, dennoch zweifle ich, daß sie unter der Psora genauso ausgeprägt sind wie bei der Sykosis und Syphilis».

«★Sie neigen bei der Psora mehr dazu, vorübergehend oder flüchtig zu sein», «◆während sie bei der Sykosis mehr fixiert und ständig vorhanden sind». «★Sehr oft kann man einen psorischen Patienten aus seinen Halluzinationen oder Wahnvorstellungen heraus zur Vernunft bringen», «●◆was aber bei einem Syphilitischen oder Sykotischen nicht in dem Maße gelingt».

«●Beim Syphilitischen besteht eine gewisse psychisch-geistige Starrheit (Eigensinnigkeit)», «★während die Psyche und der Geist bei der Psora überaktiv und sehr scharfsinnig sind. Bei psorischen Krankheiten sind das Delirium und die Handlungsweise dieser Patienten oft widerwärtig, und sie haben eher alberne Einfälle, wie sie bei echten Delirien nicht vorkommen».

«●◆Bei der Syphilis und der Sykosis sind die Geisteskräfte langsam, und ständig tadeln sie sich selbst»; «★während diese Symptome bei der Psora auch einmal vorhanden sein können, sind sie bei einem gemischten Miasma ständig vorhanden». «★◆●Das Verlangen zu töten oder das Leben zu zerstören ist selten ein rein psorisches Gemütssymptom». «●◆Der Organismus von Suizidpatienten hat in der Regel einen mehr oder weniger syphilitischen oder sykotischen Einschlag». «●Oft sind syphilitische Patienten mürrisch und mißtrauisch; außerdem zeigen sie ein Verlangen auszubrechen oder vor sich selbst zu fliehen. Dies treibt sie oft zum

Selbstmord. Studiert man die gutgeprüften antisyphilitischen Mittel, dann sieht man, wie sich dieses zerstörerische und selbstmörderische Element durch ihre gesamte Wirkung hindurchzieht».

«◆Sykotiker sind in der Regel immer quertreiberisch und reizbar und neigen zu Zornausbrüchen, die Erinnerung an kurz zurückliegende Ereignisse fällt schwer, während weit in der Vergangenheit liegende Dinge gut erinnert werden; dies ist ein recht verläßliches psychisches Symptom der Sykosis». «●Dem syphilitischen Patienten schwinden die Gedanken und Ideen und er besitzt nicht die Geisteskraft sie zurückzubringen; er liest immer wieder einen Vers oder wenige Zeilen, kann sie aber nicht behalten; schon einen Augenblick später sind sie wieder vergessen; es scheint eine Art geistige Lähmung vorzuliegen; er vergißt sogar, was er gerade äußern wollte». «■Manchmal beobachten wir diese Eigenart bei ausgesprochen tuberkulösen Kindern während ihrer gesamten Schulzeit und oft versuchen wir, sie durch Züchtigen auf das Niveau anderer Kinder zu bringen, deren Geist klar und stark ist und die keine solche seelische Depression oder ein solch kräftezehrendes Element in ihrem Organismus haben.

An dieser Stelle sollte man sich selbst fragen: „Kannst du einem am Geist Erkrankten nicht behilflich sein?" Wir sollten mit diesen Kindern, die in ihrem Innersten etwas haben, was ihren geistigen und körperlichen Kräften die Vitalität raubt und sie verderben läßt, sehr wohltätig umgehen». «★◆●Die syphilitischen und sykotischen Patienten werden von ihrem seelischen Druck und von ihren Gemütsstörungen – wie bei der Psora – durch irgendeine nach außen gerichtete Form der Krankheit entlastet», «◆z.B. durch eine Leukorrhoe oder einen gonorrhoischen oder katarrhalischen Ausfluß, der in irgendeiner Weise wiederkehrt, der und einem sykotischen Patienten sofort Linderung bringt. Natürlich gilt dies nur für das sekundäre Stadium, denn im tertiären kann er nur durch den Ausbruch von Warzen oder durch fibröse Gebilde oder Gewächse jeglicher Art Linderung finden. Wie häufig sah ich Gemütssymptome, sogar eine akute Manie, in sehr kurzer Zeit verschwinden, wenn bei einem sykotischen Patienten der Ausfluß wieder hergestellt wurde» «●oder bei einem syphilitischen Patienten ein Ulcus oder eine alte Entzündung, die durch irgendein lokales Patentmittel geheilt wurde, wieder hervorbrach». «◆●Ich habe unbezähmbare Angst und heftigsten Schmerz in Folge von entzündlichen Zuständen gesehen, die innerhalb weniger Stunden durch einen gonorrhoischen Ausfluß oder durch das Erscheinen eines syphilitischen Ausschlags gelindert wurden». «●Dies ist oft auch der Fall bei syphilitischer Gehirnstauung».

«■Wie häufig leiden Frauen furchtbar während der Menstruation, bevor die Blutung zu fließen beginnt.

Wie oft haben wir beobachtet, daß eine schwere Neuralgie sich bei einem tuberkulösen Patienten in dem Moment auflöste, als ein Nasenbluten eintrat». «◆Sie ist glücklicher, wenn sie eine Leukorrhoe hat und umgekehrt, wenn wir uns an die Prüfung von Murex, wie Sepia ein rein antisykotisches Mittel, erinnern. Ihre Schmerzen, sowohl ihre geistigen als auch körperlichen Leiden ändern sich oft mit dem Auftreten eines vaginalen Ausflusses, der das sykotische Element aus dem Organismus ausscheidet.

Die Kopfschmerzen, die Müdigkeit, die Geistesverwirrung und die Neigung dazu lösen sich auf, wenn ein katarrhalischer Ausfluß sich erneuert, der unterdrückt wurde oder vorübergehend aufgehoben war». Neues Empfinden, neues Leben und neue Kraft kommen in dem Moment zurück, in dem sich die miasmatische Ausscheidung aus dem Organismus wieder einstellt. Wir sehen einen Patienten vor Schmerz oder im Fieber oder im Delirium stöhnen und geben ihm einige wenige Tropfen Aconit oder Arsen und augenblicklich verschwinden die Symptome. Warum? Weil es auf der Stelle eine Ausscheidung dessen induziert hat, was sich im Organismus angehäuft und ihm jenen Zustand aufgezwungen hat.

Unsere Arzneimittel behandeln nur Miasmen und keine Krankheitsnamen (Diagnosen). *Das Similegesetz kooperiert lediglich mit dem, was das Leben zerstört und nicht mit Teilen des Organismus* und wir haben gelernt, daß die Miasmen ständig das Leben zerstören. „Die Miasmen sind die Grillen, die im Gehirn geboren werden", wie Shakespeare sagte, und diese Grillen sterben niemals, bis sie durch das Simile besiegt werden.

«★Psorische Attacken jeglicher Art werden durch irgendwelche physiologischen Ausscheidungsprozesse gemildert, wie durch eine Diarrhoe, reichliches Urinieren oder Schweiß». Diese sind nicht geeignet, einen «●syphilitischen» oder «◆sykotischen Patienten» zu lindern, «■obwohl wir bei pseudopsorischen Fällen vorübergehend eine Linderung finden können, wie man es bei übelriechendem Fuß- und Axillarschweiß des tuberkulösen Patienten beobachtet, welcher, unterdrückt, oft Lungenbeschwerden oder eine andere schwere Krankheit hervorruft».

«★Plötzliche Angst mit starkem Herzklopfen ist bei Menschen, die an Magen- oder Leberbeschwerden leiden, ein recht sicheres psorisches Symptom. Die Leber wird inaktiv – oft eine Folge von Überessen – wenn der Patient sehr depressiv wird, reizbar, abgeneigt ist zu arbeiten, mit plötzlichem Verlust an Energie und keinem Verlangen, eine körperliche oder geistige Arbeit zu verrichten. Dieser Zustand läßt sich oft durch irgendeine Art von Abführmittel lindern, welches ihm augenblicklich für eine kurze Zeit Erleichterung verschafft, aber dieselben Symptome kehren bald wieder zurück; dieselbe Behandlung wird wiederholt, bis sie nicht mehr wirkt, so daß sie irgendwo anders nach Hilfe suchen müssen. Natürlich leiden diese Menschen außer an den Gemüts- an vielen anderen Symptomen wie Verstopfung, Blähungen im Verdauungstrakt, Kopfschmerzen, Schwindel, üblem Geschmack, Verlangen sich hinzulegen, Griesgrämigkeit, Verzagtheit, Faulheit, Mattigkeit, Abneigung vor jeglicher Arbeit, selbst Abneigung zu denken, mit einer allgemeinen Apathie. Diese Symptome sind bei unterschiedlichen Individuen modifiziert und verändert je nach Stärke ihrer Konstitution, ihrer Lebensweise, ihrer Diät, des Klimas, der Rasse, des Geschlechtes, der erblichen Prädisposition, der Erziehung, den Neigungen ihres Geistes und ihrer Moralvorstellungen, ihres Berufes oder ihrer inneren Berufung». Die Gemütssymptome, die von einer moralischen Krankheit herrühren, entstehen gewöhnlich aus einem gemischten Miasma. «◆★*Sykosis* verbunden mit *Psora* stellen weitgehend die Ursache für die Kriminalität unseres Landes dar». «◆●Männer und Frauen, die heutzutage Selbstmord begehen (man weiß, wie er in den letzten 10 Jahren zugenommen hat), sind im allgemeinen sykotisch und gelegentlich syphilitisch. Nicht selten hört man Frauen sagen, (besonders Frauen, die mit Verbrechen keine Erfahrung haben) „ich werde mich umbringen, wenn ich nicht bald diese ekelhafte Krankheit loswerde", wobei sie den Ausfluß meinen und häufig führen sie ihre Drohungen aus».

«●◆Sehr oft entsteht durch die Unterdrückung einer Syphilis oder Sykosis (subakut oder chronisch) eine Basilarmeningitis, welche alle Arten von Geistesverirrungen hervorruft. Der Degenerierte und seine gesamte Blutsverwandtschaft ist entweder sykotisch oder syphilitisch», «◆aber gewöhnlich sykotisch oder tief durchdrungen von einer sykotischen oder einer syko-psorischen Infektion». «★■Die Epilepsie der Psora oder die wirkliche Geisteskrankheit der Psora ist gewöhnlich von tuberkulöser Natur, das ist eine Verbindung aus latenter Syphilis und Psora». «★◆●In Fällen bösartiger Erkrankungen sind natürlich alle Miasmen vorhanden».

«◆■Sykosis, die auf eine tuberkulöse Unterlage gepfropft wurde, beschert uns natürlich alle Miasmen, und war die tuberkulöse Infektion seit der Geburt latent vorhanden, so neigt sie dazu in der Regel dann auszubrechen, wenn sich der Patient mit dem bösartigen Miasma, der Sykosis, infiziert».

Die Lebenskraft kann in der Regel nicht alle drei Miasmen in einem inaktiven Zustand halten. Jenes rätselhaft schützende Prinzip oder jene Fähigkeit in der Lebenskraft scheint durch das Hinzufügen der Sykosis zum tuberkulösen Element das Gleichgewicht verloren zu haben. Davor schien das schützende Prinzip in der Lebenskraft mit dem tuberkulösen Element in Wechselbeziehung zu stehen und es in seinem Bann zu halten, aber dieser Bann bricht, sobald dieses wahrhaftige Element der Sünde anwesend ist. Es kann weder erworben noch ererbt beschwichtigt werden, sondern wird auf jeden Fall hervorbrechen.

«★◆●Das Pathologische stammt selten, wenn überhaupt vom psorischen Miasma allein; es ist mehr ein funktioneller Störer. Erst wenn es mit der Syphilis oder Sykosis verbunden ist, beobachten wir, daß sich das Pathologische zu entwickeln beginnt; das gilt besonders für innere Schäden im Organismus, da wir heute nur noch wenigen rein psorisch erkrankten Menschen begegnen, die frei von Kombinationen mit anderen Miasmen sind».

Natürlich hat sich die Psora in ihrem Charakter und in ihrer Wirkung seit Hahnemanns Zeit verändert, aber bis jetzt gibt es keine Berichte, welche Kombinationen zu seiner Zeit sich gebildet haben, die jene internationalen Epidemien hervorgerufen haben, die wie Pestepidemien sich flutartig über die Länder der Alten Welt ausbreiteten. Studieren wir die von Hahnemann im 1. Band seiner „Chronischen Krankheiten" uns mitgeteilten Symptome, so entdecken wir das gemischte Miasma in Symptomen, die er der Psora zuordnete oder als rein psorische Symptome ansah.

Es ist in der Tat schwierig, sie als Symptome voneinander zu trennen. Wir können jedoch, wenn wir von diesen Miasmen ein klares Wissen besitzen, selbst die leisesten latenten Spuren einer latenten Syphilis oder Sykosis, die mit psorischen Elementen vermischt sind, unterscheiden. „Oft müssen wir unsere psorischen Fälle eine Zeitlang behandeln", wie Hahnemann sagte, „bevor wir entscheiden können, ob noch ein anderes Miasma im Organismus vorhanden ist", und es kommt an die Oberfläche oder viel mehr beginnt sich zu manifestieren, sobald das primäre Element, *die Psora*, zu verschwinden beginnt; das bedeutet, daß zwei latente Miasmen selten zur selben Zeit aktiv werden. Geschieht es trotzdem, dann haben wir meist eine bösartige Erkrankung in Händen.

Diese Arbeit ist, wie die eines Künstlers, ein Studium von Licht und Schatten – ein Studium der Symptomatologie in all ihren Schattierungen und eigenartigen Charakterzügen, die auf die Handlungsweise einwirken, welche die unterschiedlichen Miasmen entweder einzeln oder in Kombination der Lebenskraft aufzwingen. Kennt man die primäre, sekundäre und tertiäre Wirkung jedes einzelnen Miasmas, so bemerkt man sofort ihre Anwesenheit und ob sie mit anderen Miasmen in irgendeinem der oben genannten Stadien kombiniert sind, denn die Anzeichen sind viele und stehen alle im Widerspruch zum physiologischen Leben und dessen Gesetzmäßigkeit. Daher muß die Wahrheit in der physiologischen Gesetzmäßigkeit des Lebens sie (die Miasmen) unseren Sinnen offenbaren, so daß wir sie fühlen, sehen, in ihren vielfältigen Ausdrucksformen berühren, oft, da sie die Wirkung der Lebenskraft im Organismus vervielfältigen und übertreiben, hören, ja sogar schmecken können, denn jedes Miasma erzeugt einen ihm eigenen Geschmack in unserem

Mund, wie wir später noch sehen werden. So haben wir ein Panorama von Dispositionen, Schmerzen, alle möglichen Leiden und all die vielfältigen und unterschiedlichen Ausdrucksformen, die durch ihre verschiedenen Wirkweisen hervorgerufen werden können.

Das Sensorium

Hahnemann erwähnt bei der Psora sehr häufig die Formen des Schwindels, von denen es in der Tat viele gibt und die oft sehr eigenartig sind. «★Er spricht vom Schwindel beim Gehen, bei Bewegung, beim plötzlichen Nach-oben-Schauen oder beim Aufstehen aus dem Sitzen oder Liegen.

Der Drehschwindel mit Übelkeit ist für die sogenannten cholerischen Menschen sehr typisch. Schwindel mit momentanem Bewußtseinsverlust, wenn Dinge zu groß oder zu klein erscheinen; Schwindel mit Aufstoßen, mit Blutdrang zum Kopf oder Gesicht, mit Kopfschmerzen, Prosopalgie, gefolgt von vorübergehender Blindheit; Schwindel wie betrunken; es gilt besonders für die morgendliche, geistige Mattigkeit und Verwirrtheit, mit Schwindel und Erbrechen nur von Schleim; Schwindel beim Bücken und mit Leichtigkeit des Kopfes, als ob er schwimmen würde, Empfindungen, als ob man durch die Luft schweben würde; Empfindungen, als ob der Kopf größer als der Körper sei, wie wenn man sich in einem Kreis drehe; Schwindel mit allen Arten von Verdauungsstörungen, mit Übelkeit, Erbrechen, Störungen des Portalsystems und Verstopfung; Schwindel beim Lesen oder Schreiben mit Geistesverwirrung oder mit Fleckchen oder Sternchen vor den Augen oder mit dem Gefühl eines Schleiers vor den Augen; Schwindel beim Schließen der Augen, beim Einschlafen; Schwindel mit dem Gefühl zu fallen oder wie in einem Boot; Schwindel beim Bootfahren oder Seekrankheit, mit Übelkeit und Erbrechen, oder beim Fahren in einem Auto oder einer Kutsche.

Psorische Patienten vertragen keine großen Störungen, sie ziehen, wenn sie krank sind, die Ruhe vor, es sei denn der Geist ist betroffen. Das Gehirn wird leicht anämisch, weswegen sie für alle Arten von Schwindel anfällig sind». «◆●■Die Schwindel, die an der Gehirnbasis beginnen, sind eher sykotischer oder syphilitischer Natur oder können einen tuberkulösen Ursprung haben». «★Schwindel mit Hitzewallung und Schweißausbruch, der oft lindert, Schwindel in einem warmen Raum oder wenn die Luft nicht gut ist, Schwindel beim Bücken, beim Gehen, mit Rauschen in den Ohren und Verwirrung der Sinne, Schwere des Kopfes und Schwäche der unteren Extremitäten und Herzklopfen. Schwindel beim Umdrehen im Bett oder beim Augenschließen».

Kopf

«★Morgendliche Kopfschmerzen, ständig wiederkehrend, anhaltend, gewöhnlich in der Stirn». «●(Kopfschmerzen bei Nacht, Syphilis, schlimmer bei Nacht oder beim Nahen der Nacht, basilar)». «★Psora gewöhnlich schlecht, wenn der Morgen naht». «●Syphilitische Kopfschmerzen werden besser am Morgen und bleiben den ganzen Tag über besser bis zum Abend, bis sie mit zunehmender Nacht stärker werden, um dann gegen Morgen wieder besser zu werden». «★Psorische Kopfschmerzen werden schlimmer, sobald die Sonne aufgeht, lassen nach, sobald sie untergeht. Psorische Kopfschmerzen sind scharf, heftig, anfallsweise»; «●syphilitische sind dumpf, schwer oder lanzierend, ständig, anhaltend, gewöhnlich basilar oder linear oder einseitig». «★Psorische Kopfschmerzen sind gewöhnlich an der Stirn, an den Schläfen oder tempoparietal, manchmal auf dem Scheitel», «◆obwohl ein Scheitelkopfschmerz sehr oft sykotischen Ursprungs».

«■Hinter Kopfschmerzen, die jeden Sonntag oder an Ruhetagen auftreten, verbirgt sich oft eine tuberkulöse Infektion. Sie werden schlimmer beim Fahren in einer Kutsche oder sind Folge der geringsten ungewöhnlichen Bewährung wie einer Prüfungsvorbereitung; ebenso schlimmer beim Zusammentreffen mit Fremden und bei der Unterhaltung mit ihnen. Kopfschmerzen mit sterbenskalten Händen und Füßen, mit Erschöpfung, Traurigkeit und allgemeiner Verzagtheit haben oft eine tuberkulöse Krankengeschichte».

«★Kopfschmerzen mit cholerischen Anfällen, Übelkeit, Erbrechen, die ein- oder zweimal im Monat auftreten, sind gewöhnlich psorischen Ursprungs. Kopfschmerzen besser durch Stille, Ruhe oder Schlaf sind gewöhnlich psorisch»; «●Kopfschmerzen, die durch Wärme, Ruhen oder beim Versuch zu schlafen schlimmer werden, sind gewöhnlich syphilitisch». «■Kopfschmerzen mit rotem Gesicht und Blutdrang zum Kopf oder zu gewissen Tagesstunden, gewöhnlich am Vormittag; Kopfschmerzen, die durch Ruhe, Stille, Schlaf, Essen gelindert werden, sind pseudopsorisch. Ein Kopfschmerz, der durch Nasenbluten gelindert wird, hat eine tuberkulöse Infektion zur Grundlage, in der Tat ist jede Erkrankung, die durch Nasenbluten Erleichterung findet tuberkulös». «★Kopfschmerzen, die durch heiße Anwendungen, Stille, Ruhe und Schlaf besser werden, sind *psorisch*». «■Gesichtsschmerz oder anhaltende Kopfschmerzen, die durch Behandlung schwer zu lindern sind, sind gewöhnlich tuberkulösen Ursprungs, das heißt, in diesem Organismus ist eine tuberkulöse Infektion vorhanden». «◆●Ein sykotischer und ein syphilitischer Kopfschmerz ist schlechter beim Hinliegen und schlechter bei Nacht». «●Im Allgemeinen ist ein syphilitischer Kopfschmerz basilar»; «★ein psorischer temporal oder frontal», «◆ein sykotischer frontal oder im Scheitel»; «●◆beide, der sykotische und der syphilitische sind schlechter um oder nach Mitternacht».

«◆Sykotische Kopfschmerzen bei Kindern sind häufiger, als wir heute ahnen, sie sind schlechter bei Nacht, verursachen Fiebrigkeit, Ruhelosigkeit, Schreien, Verdrießlichkeit und Beunruhigung. Der sykotische Kopfschmerz wird immer durch Bewegung gelindert wie bei allen sykotischen Erkrankungen. Haltet die Kinder bei jeder sykotischen Erkrankung in Bewegung, und sie werden verhältnismäßig ruhig sein». «★Haltet sie bei der Psora ruhig». «■●Ein tuberkulöser oder ein syphilitischer Kopfschmerz dauert oft Tage und ist sehr heftig, oft unerträglich, manchmal begleitet von einem Bandgefühl um den Kopf. Häufig sind sie Folge eines Flüssigkeitsverlustes. Die Patienten haben oft ein Schwächegefühl im Bereich des Kopfes, sie können ihn nicht aufrecht halten, und manchmal sind sie in einem solch schlechten Zustand, daß sie bewußtlos werden, den Kopf rollen oder ihn in das Kissen bohren, daß die Augen gelähmt sind, daß sie stöhnen, mit Fiebrigkeit und Ruhelosigkeit, oder die Patienten sind betäubt, stumpfsinnig oder gleichgültig, ja nur halb bei Bewußtsein.

Andere Symptome sind Blutwallung zum Kopf oder Gesicht, mit Brausen in den Ohren, mit Blutdrang zur Brust, heißen Händen und Füßen, die sie im kalten Wasser baden müssen, wie man es bei Phosphor oder Opium findet». «■Gelegentlich werden die tuberkulösen Kopfschmerzen durch Hitze verschlimmert», «★was nicht für die Psora gilt». «●Dies zeigt die Besserung durch Kälte, wie man es beim syphilitischen Miasma findet». «■●Bei den syphilitischen oder tuberkulösen Kopfschmerzen beobachten wir Kinder, wie sie den Kopf entweder mit den Händen oder gegen einen Gegenstand stoßen, schlagen oder hämmern».

«★Dies gilt niemals für die Psora, da die Psora in Ruhe, in Stille und im Schlaf besser ist». «■Solch ein eigenartiges Symptom, wie großer Hunger vor dem Kopfschmerz, hat seinen Ursprung oft in einer tuberkulösen Infektion und ist nicht rein psorisch. Kopfschmerz infolge von vertriebenen Hautausschlägen oder Unterdrückung jeglicher Hautausschläge, Hunger vor oder während des Kopfschmerzes sind meistens pseudopsorisch».

Äußerer Kopf

Haar: «★Haare sind trocken, glanzlos, verwickeln sich leicht, brechen und spalten sich leicht», «■(Haare feucht, kleben zusammen, übler Geruch des Kopfes tuberkulös)». «★Die Haare werden fleckenweise weiß, Abneigung den Kopf unbedeckt zu lassen, trockene Hautausschläge der Kopfhaut; Haare trocken, wie tot, vollkommen trocken, schuppig, kleieartige Schuppen, die man wie einen Kleieregen ausschütteln kann; allgemeiner Haarausfall, schlimmer nach akuten Fiebern oder Krankheiten»; «●das Haar fällt in Büscheln aus oder fleckenweise, gewöhnlich auf dem Scheitel beginnend (latente Syphilis)».

«■●Haar trocken wie das Werg (tuberkulöse oder latente Syphilis»); «■●Haare trocken, tot wie der Hanf von einem alten Seil, (tuberkulös oder latente Syphilis». «●Haarausfall der Augenlider und Augenbrauen, (Syphilis)», «◆Haar fällt in kleinen runden Flecken aus (bei sykotischen Erkrankungen der Kopfhaut)»; «●■das Haar ist sehr ölig und fettig, latent syphilitisch oder tuberkulös»; «★■das Haar fällt nach Bauch- und Brustkrankheiten oder nach der Entbindung aus, (tuberkulös und psorisch)»; «★das Haar ergraut vorzeitig, (Psora), besonders wenn es am ganzen Kopf ist»; «●das Haar stinkt, ist ölig, riecht sauer (Syphilis); Haarausfall an den Seiten des Kopfes und auf dem Scheitel, (latente Syphilis)»; «★allgemeiner Haarausfall bei Psora», «●aber nicht bei Syphilis». «★Die Barthaare sind bei der Psora selten befallen und ebenso die Augenbrauen und die Lidhaare»; «◆verstümmelte, tote, gebrochene Barthaare bei Sykosis»; «◆●Ausfall der Barthaare infolge von Hautkrankheiten (Sykosis, Syphilis)».

«●■Bei latenter Syphilis und Pseudopsora findet man die gekrümmten oder gebogenen oder geknickten oder gebrochenen Haare der Wimpern, selbst wenn keine anderen auffallenden Symptome vorhanden sind; rote Augenlider, verstümmelte, gebrochene oder unvollständige Wimpern findet man bei der Syphilis oder bei der tuberkulösen Infektion; rote Augenlider, Lidknorpel begleiten oft diesen Zustand der Haare». «★Die Hautausschläge im Haarbereich einer echten Psora sind gewöhnlich trocken». «■●(feucht, tuberkulös oder latent syphilitisch)». «★Heftiges Jucken der Kopfhaut mit Trockenheit (Psora)»; «■heftiges Jucken mit Feuchtigkeit, üblem Geruch, verfilztes Haar (pseudopsorisch)»; «◆Fischgeruch des Haares (Sykosis)»; «■modrig wie altes Heu (tuberkulös)»; «◆das Kind riecht sauer (Sykosis)»; «■●stinkend, sauer, ölig (tuberkulös oder latent syphilitisch; Haare verfilzen (Plica polonica) tuberkulös oder syphilitisch; der Kopf ist überdeckt mit einer Masse dicker Krusten aus getrocknetem Eiter und Exkrementen (tuberkulös oder syphilitisch)».

Kopfhaut

«★Psora; trocken, schuppige Kopfhaut mit viel Juckreiz, trocken, krustige Ausschläge», «●(feucht, dicke Krusten, Syphilis)»; «■pustulöse Hautausschläge; dicker, gelber, blander Eiter, tuberkulös»; «★kleine papulöse Hautausschläge auf der Kopfhaut, Psora»; «■widerliche Absonderungen hinter den Ohren und um die Ohren herum; Risse um die Ohren herum, tuberkulös, wie man es bei Hep., Sulph., Petr., Tub. usw. beobachten kann». «★Trockene ekzematöse Hautausschläge im Bereich der Kopfhaut, Psora»; «■●feucht, tuberkulös oder syphilitisch». «■Tuberkulöse Hautausschläge werden durch Baden, Arbeit im Wasser oder Waschen verschlimmert; kalte Luft im Freien verschlimmert», «●(besser, Syphilis»; «★die Kopfhaut ist trocken bei der Psora»; «●■feucht, reichlich schweißig bei syphilitischen oder tuberkulösen Kindern».

«★Der Kopf ist in Größe und Kontur normal bei Psora»; «●■große, hervortretende, oft offene Suturen, weiche Knochen, knorpelig bei syphilitischen und tuberkulösen Kindern». «★Schmerzhafte Pickel auf der Kopfhaut mit starkem Jucken, welches durch Kratzen gelindert wird, dem aber ein Brennen und heftige Schmerzen folgen. Juckreiz schlimmer am Abend und durch Bettwärme, Psora. Die Hautausschläge der Kopfhaut bei der reinen Psora sind gewöhnlich trocken»; «■wenn sie feucht sind, mit reichlich Eiterbildungen, sind sie gewöhnlich tuberkulös»; «★die Krusten und Schuppen der Psora sind gewöhnlich trocken, wenn (der Hautausschlag) feucht ist, dann sind die Absonderungen spärlich und entweder rein serös oder blutig serös». «●■Eine dicke, schwere, gelbe Kruste ist meist syphilitischen oder tuberkulösen Ursprungs».

«★Die Pickel der Psora sind entzündet und sehr empfindlich und oft schmerzhaft, aber nicht eitrig, oder wenn sie eitern, so ist die Absonderung spärlich». «★■Hitze des Kopfes kann entweder psorischen oder tuberkulösen Ursprungs sein», «■wobei die tuberkulöse Hitze bei Nacht schlimmer ist»; «★kann sein Haar nicht kämmen, bevor es nicht feucht oder angefeuchtet ist, *Psora;* da es sehr trocken ist; es bleibt in keiner Lage und muß, da es sehr trocken ist, oft gekämmt werden». «■Die Abneigung, den Kopf unbedeckt zu lassen, ist ein tuberkulöses Symptom», «★da wirklich psorische Patienten nicht viel Hitze am Kopf vertragen, während sie allgemein Hitze mögen. Es besteht selten Kopfschweiß bei psorischen Patienten, tatsächlich schwitzen sie selten. Der Kopf eines psorischen Patienten sieht wie die Haut immer unsauber aus».

Augen und Sehen

«★Der Augapfel ist selten sehr tiefgreifend von der Psora befallen». «●Gewöhnlich ist die Syphilis das Miasma, das ernsthafte Übergriffe auf die Augenstrukturen macht». «★Wenn das Sehen überhaupt befallen ist, so handelt es sich um einfache Formen von Brechungsfehlern», «●■während die latenten syphilitischen und tuberkulösen Formen uns solche Veränderungen bescheren wie Astigmatismus und andere auffallende Brechungsänderungen, die die Folge einer Fehlbildung oder einer heriditären Veränderung des Augapfels sind. Veränderungen an der Linse sind immer syphilitisch oder tuberkulös, genauso wie solche Veränderungen, die wir an der Sklera, der Chorioidea, dem Ziliarkörper und der Iris vorfinden.

Es handelt sich um syphilitische oder tuberkulöse Vorgänge, die die Organe verändern und die Form, den Umriß und die Größe entstellen». «★Die Psora verursacht viele Augenerkrankungen, aber niemals Veränderungen der Augenstruktur selbst. Die Psora hat auch eine Abneigung gegen Licht, selbst eine auffallende Photophobie», «■●die aber nicht vergleichbar mit der tuberkulöser oder syphilitischer Patienten ist. Zerstörungen der Drüsenstrukturen und des Tränenapparates sind immer syphilitisch oder tuberkulös».

«■Pustulöse Erkrankungen sind gewöhnlich tuberkulös, wie man sie häufig bei granulierten Lidern vorfindet». «★Eine chronische Hyperämie kann psorischen Ursprungs sein», «■aber granulierte Lider sind recht oft tuberkulös». «◆■●Ulcerationen und spezielle Entzündungen sind sykotisch, tuberkulös oder syphilitisch», «obwohl Corneaulcerationen bei jungen Menschen oft von einer sykotischen Infektion herrühren». «◆■Chronische Corneaulcerationen bei Kindern, die keine Spur einer Syphilis zeigen, sind gewöhnlich sykotischen Ursprungs und natürlich heriditärer Natur und basieren auf einer tuberkulösen Diathese». «◆(Sykosis verursacht nie wirkliche Ulcerationen)». «●■Die ziliare Blepharitis ist, egal ob akut oder chronisch, entweder syphilitisch oder tuberkulös. Schuppige, krustige, rote Lider, zornig aussehend, sind niemals wirklich psorischen Ursprungs; sie sind entweder syphilitisch oder tuberkulös». «■Alle Gerstenkörner sind tuberkulös, oder es verbirgt sich dahinter, wie wir es verstehen, eine tuberkulöse Infektion, da sie eine granuläre Veränderung darstellen, egal ob sie nun ein talgiges (Grützbeutel) oder käsiges Material enthalten».

«●■Syphilitische oder tuberkulöse Patienten fürchten das künstliche Licht mehr als das Sonnenlicht, obwohl sie durch beide eine Verschlimmerung erfahren können». «■◆Dicke, reichliche Eiterbildungen oder Absonderungen, besonders wenn sie eine grünliche oder gelblich-grüne Farbe haben, deuten klar auf eine tuberkulöse oder sykotische Infektion hin». «★Eine Ptosis ist niemals psorisch». «■●Ziliarneuralgien sind meistens tuberkulös oder syphilitisch». «★Starke Trockenheit, Jucken und Brennen in den Augen sind häufig beim psorischen Miasma anzutreffen. Das psorische Auge verträgt, wenn es erkrankt ist, überhaupt kein Tages- oder Sonnenlicht». «★Die psorischen Beschwerden am Auge bestehen in funktionellen Beschwerden oder Störungen der Nerven; natürlich können all diese Augenerkrankungen hauptsächlich eine psorischen Grundlage haben oder auf einem psorischen Zustand beruhen wie bei anderen Krankheiten», «●■aber unserer Meinung nach sind diese Krankheiten ursprünglich aus und durch syphilitische und tuberkulöse Prozesse entstanden».

«◆★Wir begegnen vielen arthritischen und rheumatischen Beschwerden am Auge, die auf einer Sykosis beruhen, welche sich mit dem psorischen Miasma verbunden hat». Die Neuralgien und Schmerzen um das Auge lassen sich oft durch ihren Charakter und ihre Periodizität unterscheiden. «●■Die syphilitischen Schmerzen sind schlimmer bei Nacht oder nach dem Sonnenuntergang und verschlimmern sich durch Hitze»; «■dies gilt auch oft für Tuberkulöse, obwohl sie in der Regel niemals durch Kälte oder kalte Anwendungen gelindert werden; im Allgemeinen erfahren sie Linderung durch heiße Anwendungen». «★Dies ist nicht so bei psorischen Schmerzen; sie werden durch Hitze gelindert und werden schlimmer, sobald der Morgen naht und sobald sich die Sonne ihrem Zenit nähert». «◆Sykotische Schmerzen können zu jeder Zeit auftreten, aber sie verschlimmern sich bei jeder Änderung des Barometers oder bei Feuchtigkeit, bei regnerischem oder stürmischem Wetter».

«★Beschwerden der Bindehaut sind oft rein psorischer Natur, besonders wenn ein starkes Verlangen besteht, die Augen zu reiben, starkes Jucken in den Canthi, andauerndes, das durch Reiben nicht gelindert wird». «■Eine chronische Erweiterung der Pupillen bei Kindern oder Frauen ist recht charakteristisch für eine Pseudopsora oder wenn eine tuberkulöse Grundlage vorhanden ist.

Wenn pseudopsorische Patienten von exanthematischen Fiebern jeglicher Art befallen sind, besteht eine starke Tendenz zu entzündlicher Stauung des Auges, der gerne ernsthafte Augenbeschwerden folgen». «★Im Sehfeld der Psora erscheinen feurige Zickzackerscheinungen um die Gegenstände oder dunkle Flecken, gefolgt von Lichtstreifen, Unsicherheit beim Sehen oder das Sehen ist verschwommen; Buchstaben laufen beim Lesen zusammen. Gewöhnlich sind die entzündlichen Beschwerden, bei denen die Augen mitbetroffen sind, begleitet von heftigem Jucken und Brennen der Lider mit starkem Verlangen sie zu reiben. Die Schmerzen und Neuralgien sind gewöhnlich schlimmer am Morgen oder während des Tages und werden durch Hitze gebessert».

Ohren – Hören

«★Die psorischen Schwierigkeiten beim Hören beziehen sich gewöhnlich auf die Wahrnehmung oder haben nervalen Charakter». «■●Alle organischen Ohrenbeschwerden sind entweder tuberkulöser oder syphilitischer Natur. «■Eiterungen und Zerstörung der Gehörknöchelchen sind meistens tuberkulösen Ursprungs».

«■Das Ohr ist bei tuberkulösen Kindern oft ein sicheres Ventil. Es entlastet sie von vielen ernsthaften Beschwerden, die gerne während des Zahnens auftreten. Abszesse der Ohren lindern oft recht schwere meningeale Beschwerden bei Kindern. Diese kommen recht häufig bei Masern, Scharlachfieber und ähnlichen Erkrankungen vor. Hier erscheint das tuberkulöse Element in Form einer Eiterung des Mittelohrs bereitwillig an der Oberfläche.

Das tuberkulöse Element wird eher durch Fieber aus dem latenten Zustand geweckt als durch irgendwelche anderen Umstände. Sämtliche Blutgefäße im Organismus dieser Patienten mit einem tuberkulösen Element sind nicht normal, angefangen bei den Kapillaren bis zu den Arterien selbst, deren Wände alle schadhaft und gewöhnlich übermäßig erweitert sind.

Dies können wir sofort erkennen, wenn wir die oberen Hautschichten untersuchen, wo sie unter der Oberfläche der dünnen Haut liegen, die gewöhnlich von bläulicher oder lila Farbe sind. Das Kreislaufsystem kann mit einem armseligen Röhrensystem verglichen werden, das keine ungewöhnlichen Belastungen aushalten kann; wenn es gestört ist, kommt es zu intensiven Fieberzuständen, die in allen Körperteilen zu Kongestionen und zur Bildung von Eiterhöhlen und Abszessen führen. Der eigenartig aashafte Geruch dieser Ohrabszesse ist so charakteristisch für pseudopsorische Patienten, daß wir uns gar nicht irren können; oft sind die Absonderungen käsig oder geronnen. Mittel wie Hep., Teucr. und Psor. repräsentieren den Charakter dieses Eiters, den man bei tuberkulösen Abszessen des Mittelohrs antrifft».

«★Bei einer reinen psorischen Konstitution ist das Ohr selten betroffen». «■●In solchen Fällen sollte immer nach einer tuberkulösen oder syphilitischen Infektion geforscht werden». «★Natürlich ist die Psora das Medium, das alle anderen latenten oder chronischen Miasmen zum Erwachen bringt und zum grundlegenden Prinzip des akuten genauso wie des chronischen Zustandes wird. Bei psorischen Patienten ist der Gehörgang immer trocken und schuppig, trockene, kleieartige Schuppen bilden sich ständig und sondern sich im Kanal ab. Recht häufig ist das Cerumen vermehrt oder vermindert. Jucken ist in vielen Fällen ein beständiges Symptom. Auffallend psorische Patienten sind überempfindlich gegenüber Tönen oder Geräuschen, wie man es bei Coff, Op. und ähnlichen Arzneimitteln beobachtet».

«■Ekzematöse Hautausschläge um die Ohren herum und besonders die feuchten Hautausschläge, Pusteln, Fisuren und Krustenbildungen hinter den Ohren sind in der Regel tuberkulösen Ursprungs». «★Die Ohröffnungen bei der Psora sehen trocken, schmutzig und schuppig aus». «■●Bei tuberkulösen oder latent syphilitischen Patienten sind die Ohren bleich, weiß, oft alt und in einigen Fällen durchscheinend; meistens sind die Blutgefäße erweitert, bläulich oder hellrot gefärbt und ihr Verlauf läßt sich im Gewebe verfolgen. Sie sind oft übermäßig erweitert und gebläht, wenn die tuberkulöse Diathese sehr ausgeprägt ist».

«★All diese Symptome fehlen bei

einem rein psorischen Patienten, die Ohren sind normal groß und geformt, haben ein schmutziges Aussehen und scheinen auch durch Waschen nicht sauber zu werden, aber diese Tatsache gilt allgemein für die Epidermis des gesamten Körpers». «■Das tuberkulöse Kind hat ständig Abszesse in den Ohren, die natürlich eine Folge derselben Tendenz zu Kongestionen sind, die bei diesen Patienten immer vorhanden ist. Wenn sie von Ohrbeschwerden verschont sind, leiden sie sehr an Halsbeschwerden, besonders der Tonsillen, und leiden ständig unter Tonsillitiden».

«■Wir können diese tuberkulösen Ohrbeschwerden bei Kindern und jungen Menschen schlecht übersehen. Tagsüber geht es ihnen gut, sind sie frei von Schmerz, aber bei Nacht beginnen ihre Leiden, oft erwachen sie aus dem Schlaf, schreiend vor Ohrenschmerzen. Diese können bereits mit einem Jahr beginnen, sogar noch früher, und mehr oder weniger bis nach der Pubertät anhalten. Die leiseste Kälteexposition oder der leiseste Durchzug ruft einen Krankheitsanfall hervor. Gelegentlich haben wir langdauernde Fieberattacken mit starken Schmerzen, die plötzlich durch das Aufbrechen eines Abszesses gelindert werden. Sehr oft bessert sich allgemein ihre Gesundheit, auch wenn das Ohr diesen tuberkulösen, faul riechenden Eiter reichlich ausscheidet».

Nase und Geruchssinn

«★■Es gibt viele Symptome, die bei der Nase auf Psora und Pseudopsora hinweisen». «★Die Psora verstärkt besonders die Geruchsempfindlichkeit. Die Patienten werden in ungewöhnlicher Weise durch Gerüche jeglicher Art beeinflußt, welche sie sogar aus dem Schlaf wecken können. Sie haben Beschwerden von Gerüchen beim Kochen, von Blumendüften, Parfums, von Farben, Pflanzen usw., da sie Übelkeit, Erbrechen, Kopfschmerzen, Abneigung gegen Speisen, Ohnmacht, Magenverderbnis, Schwindel, Appetitverlust und viele andere schikanierende Symptome hervorrufen. Manchmal ist die Geruchsempfindlichkeit herabgesetzt oder verschwunden», «●◆aber dies tritt mehr bei Syphilis oder Sykosis auf, bei welchen ein kompletter Verlust der Geruchs- und Geschmacksempfindung und ebenso des Hörens beobachtet werden kann».

«★Nasenbluten ist kein rein psorisches Symptom». «■Wenn dies bei jungen Mädchen und Buben auftritt, wird man herausfinden, daß es auf einer tuberkulösen Infektion beruht, daß die Ursache der beim febrilen Zustand der tuberkulösen Patienten beschriebenen ähnlich ist. So finden wir bei diesen Patienten häufig einen Blutdrang zur Körperoberfläche, zum Gesicht, zum Kopf, zum Nacken oder zu den Händen und Füßen, der in diesem Körperteil eine starke Hitze hervorruft». «★Papelförmige Hautausschläge und Pickel um die Nase wie bei einfachen Formen von Akne», «■nicht bei Akne indurata oder der tuberkulösen Form», «★sondern bei Akne vulgaris». «◆Eine rote Nase mit erweiterten Kapillaren beruht auf einem sykotischen Element oder einer Überstimulierung des Organismus». «■Die Akne rosacea trifft man häufig bei Tuberkulösen an». «●Das Nasenbein wird niemals durch ein anderes Miasma außer der Syphilis zerstört». «◆●Der Schniefschnupfen bei Kindern beruht auf einer Sykosis oder einer Syphilis.» «●Die Syphilis erzeugt Geschwüre, große dicke Krusten, bekannt als Klinkersteine, die oft die gesamte Nasenhöhle ausfüllen. Häufig müssen sie entfernt werden, bilden sich aber bald wieder». «◆Der Schniefschnupfen bei Sykosis ist ungewöhnlich feucht, und es bestehen keine Geschwüre und Krusten, die Absonderung bei der Sykosis ist gewöhnlich schleimig oder, wenn sie purulent ist, sehr spärlich und hat oft den Geruch von Fischlake oder verdorbenem Fisch».

«●Die Krusten der Syphilis sind dunkel, grünlich, schwarz oder braun, dick und nicht immer übelriechend». «■Die katarrhalische Absonderung bei tuberkulösen Patienten ist dick, gewöhnlich gelb und riecht nach altem Käse oder Schwefelwasserstoff und tropft ständig in den Rachen hinunter». «◆Die Verstopfung der Nase bei der Sykosis ist Folge einer lokalen Kongestion und Verdickung der Schleimhaut oder Vergrößerung der Nasenmuschel in Folge der Kongestion; die Absonderung ist gelblich-grün, spärlich, außer bei frischen Erkältungen, wo reichlich dünner Schleim abgesondert wird».

«■Ein tuberkulöses Kind wird von der leisesten Provokation Nasenbluten bekommen – die Nase schneuzen, ein leichtes Nasenputzen oder selbst Waschen des Gesichtes wird es bei einigen Menschen auslösen. Die Blutungen sind reichlich, hellrot, schwierig zum Stillstand zu bringen und werden durch kalte Anwendungen gelindert. Überanstrengung und Überhitzung lösen es oft aus. Kopfschmerzen, Schwindel und Kongestionen zum Kopf und Gehirn werden oft durch Nasenbluten gelindert».

«■◆Die schlimmste Form von Heuschnupfen, bei der viel Niesen und starke lokale Beschwerden bestehen, beruht nach unseren Untersuchungen auf einer tuberkulösen Infektion, auf die sich eine erworbene latente Sykosis aufgepfropft hat». «★Natürlich nimmt in all diesen Fällen die Psora enorm zu, und nur rein psorische Fälle lassen sich leicht durch ein homöopathisches Mittel heilen, während bei einem gemischten Miasma die Heilung äußerst schwierig ist. Die psorischen Erkältungen, wenn sie die Nase befallen, beginnen mit Niesen, Röte, Hitze, Empfindlichkeit auf Berührung, wenn sie sich einige Male geschneuzt haben; die Absonderung ist dünn, wäßrig und scharf». «■Beim tuberkulösen Patienten wird sie sofort dick, purulent und manchmal blutig». «◆Bei sykotischen Fällen ist die Absonderung spärlich, gewöhnlich schleimig; allgemein können sie nicht durch die Nase atmen oder irgendeinen Schleim abschneuzen, aber die geringste Absonderung lindert die Kongestion und das Gefühl von Verstopfung». «★Schmerzhafte Furunkel, Pickel und Bläschen sind der Psora eigen und treten im Septum auf; oft sind sie äußerst schmerzhaft und empfindlich und selten brechen sie auf und entleeren viel Eiter. Das Septum des psorischen Patienten sieht schmutzig und rußig aus. Bei der Rhinitis ist es oft trocken, heiß, brennend». «★◆●Beim Lupus der Nase sind gewöhnlich alle drei Miasmen vorhanden».

Gesicht

«★Es kann sein, daß sich die Psora im Gesicht gar nicht bemerkbar macht, andererseits kann das Gesicht ein deutlicher Hinweis ihrer Anwesenheit im Organismus sein, obwohl sie erst in fortgeschritteneren Fällen auf irgendeine Weise auffällt. Das Gesicht kann bleich, fahl und erdig sein», «★■manchmal erscheinen die Augen eingesunken, mit tiefblauen Augenringen, aber dies findet man ebenso bei der tuberkulösen Diathese».

«■Umschriebene rote Flecken auf den Wangen ist ein recht deutliches tuberkulöses Symptom, egal ob es bei einem Kleinkind, Kind oder Erwachsenen auftritt; gewöhnlich erscheinen diese Flecken am Nachmittag oder Abend. Bei Kindern beobachtet man sie während des Zahnens, bei Wurmbefall, bei Fieber, bei Erkältungen usw. und bei Erwachsenen, wenn tuberkulöse Beschwerden sich gerade zu entwickeln beginnen oder voll entwickelt haben. Hitzewallungen zum Gesicht oder zum Kopf und zur Brust liegt ohne Zweifel ein tuberkulöses Element zugrunde, das die Blutzirkulation stört», «★obwohl die Hitzewallungen im Klimakterium ein rein psorisches Symptom darstellen und durch eine antipsorische Behandlung gelindert werden. Rote Lippen findet man bei ausgesprochen psorischen Patienten» «■oder, in äußerst markanten Fällen, wo das Blut jeden Moment aus den Gefäßen auszutreten scheint, sind sie tuberkulös. Oft sind das Gesicht und die Lippen bei Patienten mit schwacher Zirkulation und niedrigem Blutdruck blau und gestaut. Die Lippen sehen aus wie Pergament und sind trocken mit einem rußigen Überzug». «●Bei syphilitischen Patienten hat das Gesicht ein gräulich fettiges Aussehen».

«★Gewöhnlich ist die Haut des Gesichtes eines ausgesprochen psorischen Patienten trocken, rauh und pickelig, oft macht es einen ungewaschenen oder unreinen Eindruck». «■Rote, hirsekorngroße Papeln, die auf der Nase, den Wangen und am Kinn erscheinen, Geschwüre in den Mundwinkeln sind meistens tuberkulös». «★Bläschen um den Mund, klein, weiß, transparent und begleitet von starkem Juckreiz, sind psorisch (wäßrige oder Hitzebläschen)».

«●■Tiefe Risse in den Lippen sind gewöhnlich syphilitisch, können natürlich auch tuberkulös sein». «★Anschwellen und Brennen der Lippen oder Brennen, Jucken findet man bei der Psora». «■Ödematöse Schwellung oder Aufgedunsenheit des Gesichtes, der Lippen, der Augen und der Augenlider findet man bei tuberkulösen Patienten und besonders am Morgen und nach dem Schlaf».

«★◆Bei Erysipelen des Gesichtes wird man das psorische Element in Kombination mit dem sykotischen vorfinden und es kann sein, daß wir die Behandlung mit einem antisykotischen Mittel wie Rhus-t. beginnen müssen, obwohl wir ein rein antipsorisches Mittel wie Sulphur benötigen, um den Fall endgültig zu heilen und umgekehrt»; wie für die Behandlung dieser Krankheit gilt dieses Vorgehen auch für alle anderen Krankheiten; «◆natürlich sind alle warzigen Ausschläge sykotisch», «●◆Muttermale und Papillome können sowohl sykotisch als auch syphilitisch sein». «★Bei psorischen Fiebern wird das Gesicht sehr rot, heiß und glänzend», «■bei tuberkulösen Patienten ist es mehr bleich oder neigt zu einer umschriebenen Röte der Wangen. Ein bleiches Gesicht beim Aufstehen am Morgen oder nach dem Schlaf und selbst nach dem Essen findet man bei tuberkulösen Patienten; daß eine Wange rot und die andere bleich ist, die eine heiß und die andere kalt, ist bei diesen Patienten sowohl für das latente als auch für das aktive Stadium der Erkrankung nicht ungewöhnlich». «●Bei der Syphilis beobachten wir häufig jenes graue, aschfahle Gesicht beim Kind. Es sieht alt aus, runzlig, verschrumpelt, ausgetrocknet, faltig wie bei einem alten Menschen».

«■Das tuberkulöse Gesicht ist entweder rund, hat eine schöne Haut, weich und klar mit jenem wächsern weichen Gesichtsausdruck, hellen leuchtenden Augen, die Augenbrauen und Wimpern sind weich, glänzend, lang und seidig; sie haben dünne Lippen oder ausladende Wangenknochen, dicke Lippen, fast wie bei einem negroiden Afrikaner»; «●■bei einigen Fällen ist die Haut des Gesichts rauh, die Stimme roh, tief und oft hohl, die Augenlider rot, entzündet, schuppig, krustig, die Wimpern sind gebrochen, stummelig, unregelmäßig gebogen und unvollständig; bei diesen Fällen überwiegt natürlich das syphilitische oder tuberkulöse Element in einer latenten Form. Sie schwitzen schnell im Gesicht, oft sieht man große Tropfen wie Perlen im Gesicht auf der Nase und den Lippen, die Gesichtshaut ist gewöhnlich bleich, kalt, schweißig», «★während die Psora keine solchen Veränderungen der Physiologie erzeugt und die Gesichtshaut trocken, pickelig, rauh ist und schmutzig und ungewaschen aussieht».

«■Vergleicht man den tuberkulösen Patienten mit der normalen physiologischen Statur, so haben Gesicht und Kopf oft die Form einer Pyramide mit der Spitze am Kinn. Bei dieser besonderen Form kann die Nase gut ausgebildet sein, mit scharfen Gesichtszügen, mit ungewöhnlich hellen und oft leuchtenden Augen, die Nasenflügel sind klein, die Öffnungen eng, die geringste Behinderung der Nasenatmung zwingt zur Mundatmung, was zu einer unzureichenden Ausdehnung und Füllung der Lunge führt. Es kann sein, daß man die Hitzewallungen oder die Symptome des Kreislaufes nicht beobachtet, dann sieht man andere Ausdrucksformen des tuberkulösen Gesichtes, tatsächlich sieht das Gesicht bis in das letzte Stadium der Krankheit noch recht gut aus, wenn andere Körperteile schon abgemagert sind und auffallende Zeichen der Krankheit zeigen».

Mundhöhle, Zähne und Zahnfleisch

«●■Vielleicht findet man in keinem anderen Körperteil so viele syphilitische und tuberkulöse Symptome wie im Mund und den Mundorganen». «★Krankheiten bei Kindern wie die Mundschwämmchen (Soor) und Stomatitis sind psorischen Ursprungs», «●■aber wenn wir ein wirkliches Geschwür im Mund oder auf einer benachbarten Schleimhautoberfläche entdecken, dürfen wir dies nicht der Psora zuschreiben, denn das wirkliche Geschwür ist syphilitischen oder tuberkulösen Ursprungs, genauso wie die Schwellung und Verhärtung der Drüsen und pathologische Veränderungen, wie sie sich an den Zähnen oder den Zahnbögen entwickeln, der syphilitischen oder tuberkulösen Diathese angehören».

«■Treten Blutungen des Mundes, starkes Zahnfleischbluten auf, so müssen wir diese der tuberkulösen Diathese zuordnen», «●es sei denn, eine akute Syphilis ist vorhanden». «■Oft blutet es schon bei der leisesten Berührung, außerdem beobachten wir, daß das Zahnfleisch zurückweicht oder weich und schwammig ist und bei der leichtesten Berührung blutet, sogar beim Zähneputzen. Der Zahnbogen ist unvollständig, unregelmäßig oder die Zähne haben keine normale Form, sind keulenförmig oder erscheinen unvollständig oder in der falschen Reihenfolge, verfaulen oft oder werden kariös, bevor sie vollständig durch das Zahnfleisch getreten oder vollständig entwickelt sind. Sie brechen oft unter starken Schmerzen und Leiden durch, begleitet von konstitutionellen Störungen, die oft ein auffallendes Ausmaß annehmen, wie eine Diarrhoe, Dysenterie, Krämpfe, Konvulsionen, Mittelohrabszesse, Verdauungsstörungen, meningeale Kongestionen und Entzündung der Meningen».

Ich schildere nun einen Fall eines 16 Monate alten Knaben, der beim Hervorbrechen jedes Zahnes eine meningeale Kongestion mit heftigem Schmerz an der Schädelbasis hatte. Er schlug und klopfte seinen

Kopf gegen jeden Gegenstand, der in seiner Nähe stand, oder mit seinen eigenen kleinen Fäusten; wenn diese Attacken kamen, schrie er gewöhnlich stundenlang vor Schmerzen; meistens kamen sie nachts.

Durchfall, Übelkeit und Erbrechen des Gegessenen waren ständige Symptome; gleichzeitig war das Zahnfleisch stark angeschwollen, hart wie Knorpel, was natürlich den Durchbruch der Zähne verlängerte. Diese Symptome waren begleitet von reichlichem Schweiß am Kopf und im Gesicht, so daß das Kopfkissen, auf dem er lag, feucht wurde. Der Schweiß hatte einen stark modrigen Geruch. Wegen dieser Symptome wurde Stann. verabreicht, welches viele der Symptome linderte. Diesem Mittel folgte später Calcarea carbonica. «■Erst in den letzten Jahren erkannten wir, daß diese Symptome tuberkulösen Ursprungs sind. Diese weißhäutigen, bleichen Kinder mit schlaffen Muskeln haben in der Regel alle eine tuberkulöse Familienanamnese. So sterben viele während dieser physiologischen Anspannung oder Entwicklung des Lebens. Ihre zerbrechlichen Organismen werden durch diese ungewöhnlichen Anstrengungen oft überwältigt, so daß die Natur notwendigerweise für die Entwicklung dieser tuberkulösen Kinder alle Kräfte aufbieten muß. Ständig ist etwas mit diesen Kindern nicht in Ordnung, wenn es nicht das Eine ist, dann ist es das Andere. Sie können entweder keine starke Hitze oder Kälte oder extremen Temperaturen ertragen; einige wenige heiße, schwüle Tage im Juli oder August, denen kalte Nächte folgen, verursachen bei ihnen Diarrhoen oder Dysenterien, oder die Verdauung kommt plötzlich zum Erliegen mit auffallenden Magenstörungen, welche oft ihr Leben gefährden. Zu keiner Zeit können wir uns bei ihnen sicher fühlen, und sollten sie die frühe Kindheit überleben, neigen sie dazu, jede umherziehende Kinderkrankheit aufzuschnappen. Man beobachte ihren großen pyramidenförmigen Kopf, der das Gesicht klein erscheinen läßt, die prominente Stirn, das schlaffe oder zu dicke Baby oder mit anderen Worten ein phlegmatisches Baby mit einer reichlichen Schweißabsonderung im Gesicht, auf dem Kopf und der oberen Körperhälfte, seinen vergrößerten Halslymphdrüsen; die eigensinnig bestimmende Natur, die widerspenstige Haltung usw.».

Geschmack

«★Der Geschmack eines *psorischen* Patienten ist entweder sauer, süß oder bitter und manchmal wird er als schlecht bezeichnet, aber die drei oben erwähnten Formen wird man bei *Psora* immer wieder antreffen».

«■Einen eitrigen Geschmack oder einen Geschmack nach Eiter oder Blut wird man beim tuberkulösen Patienten antreffen und bei jenen, die an einer tuberkulösen Infektion leiden.

Auswurf von Eiter, der sehr süßlich schmeckt, ist tuberkulös; manchmal haben die Patienten einen salzigen Geschmack oder einen Geschmack nach verdorbenen Eiern oder Schwefelwasserstoff». «★◆■●Jedes Miasma kann einen teilweisen oder kompletten Verlust der Geschmacksempfindung hervorrufen». «★Ein bitterer Geschmack mit gelb belegter Zunge ist ein starker Hinweis auf die Psora». «◆Einen eitrigen, modrigen oder fischigen Geschmack findet man häufig beim sykotischen Miasma». «●■Jeder metallische Geschmack läßt uns an Syphilis denken oder daran, daß ein tuberkulöses Element im Organismus vorhanden ist».

«●Der Speichel eines syphilitischen Patienten ist fadenziehend, wie Baumwolle, zäh, metallisch oder nach Kupfer schmeckend». «★Nach dem Essen von Süßigkeiten hat der Patient bei der Psora einen sauren Geschmack oder er ist süßsauer oder bitter. Psora hat viele Geschmacksveränderungen, wie Brot, das bitter schmeckt, Wasser hat einen abnormalen Geschmack, gelegentlich werden Speisen in jeglicher Art wegen ihres abnormalen Geschmacks verweigert. Geschmack nach Speisen, die man kürzlich gegessen hat oder Aufgestoßenes, das nach Speisen, Fetten oder Öl usw. schmeckt, ist gewöhnlich ein psorisches Symptom. Einige psorische Patienten sind äußerst geschmacksempfindlich».

Ich erwähne nun den Fall einer Patientin, ungefähr 60 Jahre alt, die alles tagelang schmecken konnte, was auf die Haut aufgetragen wurde, wie Olivenöl, Terpentin, Schmalz, Einreibemittel und die unterschiedlichen Zusatzstoffe, die man bei Krankheiten wie Rheumatismus lokal anwendet.

«■Der Geschmack nach Blut ist ein eigenartiges, latent tuberkulöses Symptom, das man oft bei Frauen mit einer tuberkulösen Diathese antrifft. Es kann während den Menses auftreten oder nicht, aber es ist häufig am Morgen vorhanden». «★Der Geschmack eines psorischen Patienten ist im Freien oft bitter, wie wir es bei Psorinum beobachten. Einen Geschmack nach Verbranntem findet man nur bei der Psora». «★◆■●Einen fauligen Geschmack kann man bei jedem Miasma antreffen». «★■Natürlich kann man jeden dieser Geschmackseindrücke in einem gewissen Maße bei der Pseudopsora vorfinden oder dort, wo das psorische Element dominiert», «★und dennoch sind die Geschmacksempfindungen psorischen Ursprungs». Die Miasmen pervertieren alle Ausdrucksformen des Lebens, weshalb unser Geschmacksempfinden, unsere Verlangen und unsere Abneigungen keine Ausnahme bilden.

Normal sollte der Geschmack im Mund neutral sein. Wir sollten nichts als unser Essen und Trinken schmecken und das sollte normal sein, aber es ist das latente oder aktive Miasma, das alle Dinge verfälscht, sogar den Geschmack. Nicht selten treffen wir eine gewisse Periodizität an; es kann schlimmer am Morgen sein, wie man es beim faulen und üblen Geschmack bei Nux vomica beobachtet oder der bittere Geschmack von Bryonia. Natrium muriaticum und Phosphor haben einen blutigen Geschmack. Nicht einmal das Spülen des Mundes bringt in einigen Fällen Besserung; «★■selbst reines Wasser wird bei einigen Menschen bitter schmecken, wo das psorische oder pseudopsorische Miasma vorhanden ist».

Bei keinem Arzneimittel ist der Geschmack bitterer als bei Aloe, welches aber auch einen tintigen Geschmack beim Patienten heilt. Elaps hat einen blutigen Geschmack vor dem Husten, Mercurius einen metallischen Geschmack; Hepar, Tuberculinum und Pyrogenium einen eitrigen Geschmack beim Husten.

Ich erwähne diese Sonderlichkeiten des Geschmacks, um die endlose Vielfalt der Perversionen zu zeigen, die wir aufgrund der Miasmawirkung allein in diesem Bereich antreffen können. Dies alles rührt natürlich von den pervertierten Nervenimpulsen her; aber es sind grundlegende miasmatische Symptome, denn sie rühren größtenteils vom zentralen Nervensystem her, weswegen sie sehr wichtig sind, wenn wir uns an unseren Fall heranmachen. Ich vernachlässige sie niemals, wenn ich meinen Patienten etwas verschreibe und führe immer ein recht brauchbares Repertorium bei mir, das ich für diesen Zweck angefertigt habe, so daß ich nachschauen kann, wenn irgendein besonderer Sinneseindruck durch die miasmatische Wirkung pervertiert wurde.

Es ist jedesmal eine tiefwirkende Störung, und es erfordert mehr als ein beiläufiges Erkennen, wenn man einen solchen Fall aufnimmt und wir unsere Verschreibung machen. Häufig hatte ich Patienten (die an Erschöpfung in Folge von Blutungen oder Samenverlusten litten), «★die einen sauren oder bitteren Geschmack hatten; dies ist dann klar psorischen Ursprungs», «■●genauso wie ein metallischer oder blutiger Geschmack tuberkulösen oder syphilitischen Ursprungs ist». Wir können es uns deshalb nicht leisten, die miasmatischen Veränderungen des Geschmacks zu übersehen und sie werden an Wichtigkeit gewinnen, je mehr man in dieses miasmatische Rätsel Einblick nimmt.

Hunger

«★Krankhafter oder unnatürlicher Hunger ist ein sehr wichtiges und konstantes Symptom der *Psora*. Hunger zu unnatürlichen Tages- und Nachtzeiten; Hunger ein oder zwei Stunden vor dem Essen oder Hunger bei Nacht, nach dem Schlaf; Hunger unmittelbar nach dem Essen; der Hunger ist nicht gestillt, wenn der Magen voll ist; Hunger mit Schwäche, mit flauem Gefühl vor dem Essen; Hunger mit großer Erschöpfung nach dem Essen; Essen macht ihn schläfrig; reichlicher Schweiß nach dem Essen, starke

Blähungen und Völlegefühl mit Flatulenz und Blähung infolge von Gas; Hunger, der durch Essen nicht befriedigt wird, Psora»; «■★Obwohl ein Ohnmachtsgefühl, wenn Hunger nicht bald gestillt wird, oder extremer Hunger mit total flauem, schwachem, leerem Gefühl im Magen eher auf eine tuberkulöse Diathese hindeutet, kann es auch psorischen Ursprungs sein». «■Manchmal haben sie ständigen Hunger und essen mehr als sie verdauen können oder sie haben morgens keinen Appetit, aber Hunger vor den anderen Mahlzeiten. Oft haben tuberkulöse Patienten ein großes Verlangen nach bestimmten Dingen, die sie aber nicht mehr mögen, wenn sie sie erhalten, weil sie ihnen dann zuwider sind. Dieses Symptom beobachten wir bei Kindern häufiger als bei Erwachsenen. Sie verlangen nach Dingen, die sie zornig wegwerfen, sobald sie diese erhalten».

Verlangen und Abneigungen

«★Der psorische Patient hat Verlangen nach Süßigkeiten, nach Sauren und sauren Dingen»; «■der tuberkulöse Patient liebt diese Dinge auch», «★aber die psorische Infektion ruft dies hervor»; «■der tuberkulöse Patient liebt heiße oder richtig kalte Dinge; sie sind häufig die Extremisten in Sachen heiß und kalt; im einen Tagesabschnitt frösteln sie und im nächsten fühlen sie sich wieder zu warm. Sie haben oft ein Verlangen nach unverdaulichen Dingen wie Kreide, Kalk und Griffel usw. Es ist bemerkenswert, daß der Organismus nach gewissen Dingen, die er nicht verdauen (assimilieren) kann, ein Verlangen hat. Dies beobachtet man häufiger bei jungen Mädchen, Kindern und schwangeren Frauen. Sie haben ein großes Verlangen nach sonderbaren Dingen; sie verlangen nach Salz und essen es pur von der Schüssel; sie benutzen viel Salz an ihren Speisen, mehr als die übrige Familie zusammen. Das Problem bei diesen Patienten ist, daß sie diese Dinge nicht assimilieren können; sie haben die Fähigkeit zu assimilieren verloren und je mehr sie von dem im Innern arbeitenden Miasma befallen werden, desto weniger haben sie die Fähigkeit, diese zu assimilieren, bis sie weit unter den Nennwert fallen. Außerdem haben diese tuberkulösen Patienten, die niemals Stimulantien eingenommen haben, oft ein Verlangen danach, besonders nach Bier, Wein, Ginger Ale oder heißen aromatischen Dingen».

«★Bei Fieber haben die psorischen Patienten ein Verlangen nach Buttermilch, sauren Dingen, nach sauer Eingelegtem, nach Kraut und unverdaulichen Dingen, die sie nicht essen sollten. Genauso ist es in der Schwangerschaft; sie verlangen oft nach Dingen, die sie vorher nie gegessen haben, werden beinahe alles unternehmen, um sie zu beschaffen. Gewöhnlich verschwinden diese Verlangen nach der Entbindung und es folgt dann eine Abneigung und ein Widerwillen dagegen;

sie verlieren ihr Verlangen und den Geschmack an diesen Dingen und sorgen sich nicht länger darum. (Oft werden diese Verlangen auf das Kind übertragen und bleiben viele Jahre ihres Lebens bestehen). Sie haben unnatürliche Neigungen, nach denen sie im nicht schwangeren Zustand überhaupt kein Verlangen hätten».

«★Manchmal haben die psorischen Patienten ein Verlangen nach Fetten, fettigen Dingen, nach reichhaltigem Tortengebäck und kandierten Früchten, die nach dem Verzehr Gallenkoliken und alle Arten von Magenstörungen hervorrufen. Tatsächlich werden diese Reizzustände oft durch diese Wünsche und Verlangen eingeleitet; es sind dies die Vorwarnungen eines internen gastrischen Krieges. Oft werden die Dinge, die ihnen sehr angenehm und schmackhaft waren, widerwärtig und sie entwickeln eine große Abneigung dagegen; z. B. der Tabakraucher; er entwickelt plötzlich eine Abneigung gegen seine Pfeife oder seinen gewohnten Kautabak, zeitweise ist es ihm unmöglich, ihn zu benutzen oder nur zu berühren. Nachdem dieser Zustand gewöhnlich nach einer kurzen Zeit vorüber ist, nimmt er seine alten Gewohnheiten mit neuer Lebenskraft und neu erwachtem Geschmack wieder auf. In diesen Dingen erkennen wir die Störungen der Psora: Alle toxischen Drogen werden früher oder später zu primären Störern der Psora oder allgemein der chronischen Miasmen, aber besonders der Psora».

«●◆Bei der Syphilis und Sykosis wissen wir, wie streng die Verhaltensregeln bei der Diätverordnung durch die Schulmediziner sind; alle stimulierenden oder reizenden Lebensmittel sind verboten, genauso wie Narkotika jeglicher Art; Bier, Wein, Spirituosen sind strikt verboten. Warum? Wegen ihrer positiven Wirkung, die sie auf das Wiederaufbrechen eines Hautausschlages oder das Wiedereinsetzen eines gonorrhoischen Ausflusses haben; sie wissen sehr wohl, daß sie ihn nicht unterdrücken können, wenn der Patient diese Dinge einnimmt. Da dies im kranken Zustand gilt, gilt es ebenso im Gesunden. Der Unterschied besteht lediglich in der unterschiedlichen Empfindlichkeit des Organismus – der Organismus ist bei Erkrankung empfindlicher und leichter erregbar als in Gesundheit. Bei Gesundheit ist der Patient oft in der Lage Tee, Kaffee oder alkoholische Getränke jahrelang zu sich zu nehmen, ohne davon Beschwerden zu bekommen, aber wenn er erkrankt oder nach bestimmten schweren Krankheiten, ist es ihm nicht mehr möglich, diese Dinge einzunehmen, die zuvor offensichtlich unschädlich waren und ihm keine Leiden oder Beschwerden bereiteten. Noch einen Gedanken möchte ich vorbringen»; «★■diese Verlangen und Begierden nach unverdaulichen Dingen und Narkotika, wie Tee, Kaffee, Tabak und anderen solchen Stimulantien haben oft ihren Ursprung in der Psora oder Pseudopsora».

Das heißt, das Miasma schwächt

den Organismus und vermindert die Lebenskraft so sehr, daß die großen Lebenszentren unfähig sind, die erforderliche Nervenkraft zur Verfügung zu stellen. Daher das Verlangen nach diesen Dingen, die vorübergehend durch zentrale Impulse zu einer erhöhten Aktivität führen. Für eine Weile wird dieses Verlangen befriedigt, bis die Gegenreaktion kommt, wie dies nach einer gewissen Zeit immer der Fall ist. Dann folgt ein Zurückbleiben dieser Zentren, da sie auf die Stimuli nicht länger reagieren können, die verstärkt werden müssen; aber es kommt die Zeit, wenn auch dies nichts mehr nützt und ein neues Stimulans gewählt werden muß usw., bis alle weiteren Stimulantien vollständig versagen.

So kann ein Patient mit Fleisch beginnen, gefolgt von Tee, Kaffee, dann Tabak und endet schließlich bei berauschenden Spirituosen; er nimmt das stärkere Stimulans ein, da das schwächere ihn unbefriedigt läßt und die Nervenkraft nicht mehr auf das gewünschte Niveau bringen kann. Dies ist oft der Beginn einer unbeherrschten Lebensgeschichte, die nur noch darin besteht, den Wünschen des Organismus nachzugeben, eines Lebens, das mittels des Heilgesetzes zur vollständigen Gesundheit gebracht werden sollte oder könnte. «★Psorische Menschen lieben Süßigkeiten und Sirup, Zucker, Kandis», «■während tuberkulöse Verlangen nach Kartoffeln und Fleisch jeglicher Art haben».

Diese Verlangen, Wünsche und Abneigungen unserer Patienten sind Symptome, die bei der Wahl unseres Mittel einen sehr hohen therapeutischen Wert besitzen, da sie grundlegende miasmatische Symptome darstellen und bei einer Krankheit ebenso wichtig sind wie die veränderten psychischen Symptome. Denn alle sind Phänome einer pervertierten Lebenswirkung und es freut mich zu wissen, daß man sie nicht einer Pathologie zuordnen kann, und daß sie nicht bei allen pathologischen Zuständen vorkommen. «★Daneben gibt es noch das Verlangen zu reisen, den Ort, den Wohnort und die Lebensweise zu ändern; sie wünschen etwas und wissen nicht, was dieses Etwas ist. Dies ist so charakteristisch für diese verzweifelten, schwachen, entkräfteten psorischen Patienten, die niemals zu Kräften zu kommen scheinen und deren Krankheit nicht lokalisiert werden kann».

Magensymptome der Psora und Pseudopsora

Ein Organ mit so komplexer Funktion wie der Magen hat natürlich viele Symptome, die auf die Anwesenheit der Psora im Organismus aufmerksam machen. Wir wollen lediglich versuchen, einige der hervorragenderen vorzustellen oder jene, die man als charakteristisch oder in einem großen Maße pathognomonisch für den psorischen oder tuberkulösen Patienten betrachten kann. Gewöhnlich ist die Wirkung des Miasmas in irgendwelchen anderen Teilen des Organismus recht auffallend, bevor man eine Wirkung auf den Magen beobachtet.

Wir müssen tiefer und umfassender Einblick in die Funktion des Magens nehmen, als lediglich das Phänomen einer Verdauungsstörung zu sehen. Hinter der Verdauungsstörung steckt, wie hinter allen gestörten Funktionen, eine mißgestimmte Lebenskraft; eine gastrische Ausdrucksform ist, genauso wie ein Erysipel, ein Ekzem oder irgendein Hautausschlag, eine sekundäre Ausdrucksform; oder, mit anderen Worten, eine gastrische Störung jeglicher Art ist, wie immer sie sein mag, nichts mehr und nichts weniger als der Versuch der Natur, die Auswirkungen des miasmatischen Einflusses auf den Organismus in einem gewissen Maß auszuschalten. Die Verdauungsstörung beginnt in der Zelle selbst, in ihrer molekularen Bewegung, die von der Peripherie zum Zentrum geht, vom lebensspendenden Nukleus zu seiner Umgebung. Sobald dieser vitalisierte Kern unbelebte oder neue Nahrungsmittel erhält, vitalisiert er diese und vermittelt sie nach außen. So wird dieser ständige Vorgang aufrecht erhalten, solange das Leben währt. Bei krankhaften Zuständen oder bei Menschen die überernährt sind, sind diese vitalisierenden Zentren überarbeitet und die Nährstoffe oder Speisen werden zu schnell durch diese gejagt, und das Ergebnis ist ein unvollständig vitalisiertes Gewebe, welches weich und schlaff ist, und dem es an Kraft und Energie einer gesunden Struktur mangelt; und so entstehen all die vielfältigen Verdauungsstörungen des Magens.

Manchmal beobachten wir, wie diese Zustände auftreten, wenn Heilungsprozesse an Wunden und Geschwüren einsetzen, wo die Granulation durch lokale Maßnahmen (oder durch lokale Arzneimittel wie z. B. Calendulasalbe, Perubalsam oder ähnliche lokale Stimuli) angeregt wurde. Diese überschießende Reaktion erscheint in Form von falschen Granulationen, die plötzlich zusammenbrechen und nicht in der Lage sind, ein gesundes und beständiges Gewebe zu bilden.

«★■Manchmal beobachten wir bei psorischen und pseudopsorischen Patienten nervöse Symptome, "wie ein Gefühl von Schwäche, Leere im Magen", weswegen zu unnatürlichen Zeiten nach Essen verlangt wird». «★„Hunger bei Nacht“ ist ein so hervorragendes Symptom bei ausgesprochen psorischen Patienten, daß man immer darauf bauen kann; Hunger kurz nach dem Essen ist ebenso ein der Psora eigenes Symptom»; «■Hunger mit einem Leeregefühl in der Magengegend um 10 Uhr vormittags oder zwischen 10 und 11 Uhr vormittags wird man bei pseudopsorischen Patienten antreffen oder wenn die tuberkulöse Infektion ausgeprägt ist. Dies ist sehr eigenartig, aber man trifft es in der Allgemeinpraxis sehr häufig an. Aber gerade solche seltsamen Veränderungen beobachtet man unter der Wirkung dieses am tiefsten wirkenden Miasmas, der Pseudopsora».

«★Andererseits treffen wir bei psorischen Patienten auch gerade entgegengesetzte Symptome an, wie Völlegefühl, Aufgeblasenheit, starke Blähungen, Folge von Gasansammlungen, oder Flatulenz und Gährung der Speisen; Rumpeln, Gurgeln und diesen ganzen Aufruhr in Folge von Gasbildung findet man nicht nur im Magen, sondern im gesamten Gastrointestinaltrakt. Jedes andere Miasma kann natürlich im Organismus vorhanden sein, aber dennoch sind diese Symptome rein psorischen Ursprungs. Saures oder Bitteres wird häufig in den Rachen aufgestoßen; manchmal schmeckt dieses Aufgestoßene aus dem Magen nach Speisen, die kürzlich gegessen wurden oder auch ölig oder fettig; nicht selten ist es begleitet von Sodbrennen, Übelkeit, Ohmachtsgefühlen in der Magengrube, einem Zusammenfließen von Speichel zum Mund (Würmerbeseigen), saures Aufstoßen mit Brennen im Ösophagus, mit oder ohne Hunger, ein Hunger, der durch die kleinste Kleinigkeit gestillt wird. Manchmal folgt darauf ein Völlegefühl im Magen, in der Brust oder im Rachen. Psorische Patienten haben einen Widerwillen gegen gekochte Speisen; sie wollen alles wenn möglich gebraten und stark gewürzt. Sie lieben stark gewürzte Speisen».

«■Tuberkulöse Patienten haben Verlangen nach Fleisch; sie werden es von Kindheit an essen und nichts wird ihren Hunger und ihr Verlangen stillen außer Fleisch». Ich bin vollkommen davon überzeugt, daß Fleisch kein natürliches Nahrungsmittel ist. Es ist sehr unnatürlich; tatsächlich hat es mehr den Charakter eines Stimulans als den eines Lebensmittels. Sein ständiger Verzehr als Lebensmittel ruft ähnliche Zustände im Organismus hervor, wie man sie bei besonders exzessivem Alkoholgenuß antrifft.

«■Die Kapillaren werden überfüllt und gebläht, der Herzschlag wird schwach und weich, der Puls leicht komprimiert, der Herzmuskel weich oder die Herzaktion wird unvollständig, das Gesicht errötet leicht und das Blut staut sich in den Lungen und im Gehirn, wenn sie sich anstrengen, eine Anhöhe zu besteigen oder schnell zu rennen versuchen, wenn sie nach einem Bus oder Zug rennen». Die Menschen werden länger leben und Not, Hitze, Kälte besser ertragen, wenn sie überhaupt kein Fleisch mehr essen. Die Lastenträger in China und Japan haben möglicherweise eine Ausdauer wie keine anderen Menschen auf der Welt, dennoch ernähren sie sich vollständig vegetarisch und hauptsächlich von Reis.

Wenn diese Fleischesser zu mir kommen und an einer mangelnden Herzaktion oder an gastrischen Beschwerden leiden, streiche ich sofort das Fleisch aus ihrem Speiseplan und es ist überraschend, wie schnell sich der Herzschlag erholt, die Speisen im Magen aufhören zu gären, der faule Atemgeruch und die Gasbildungen verschwinden.

«★■Fleisch, Fett und Gemüse werden von psorischen oder tuberkulösen Patienten nicht gut vertragen. Noch ehe sie die Pubertät hinter sich haben, suchen sie wegen ihrer gastrischen Beschwerden einen Arzt auf». Ich sage das nun nicht nur aus der Praxiserfahrung, sondern auch aus persönlicher Erfahrung. Ich habe schon sechs Jahre lang überhaupt kein Fleisch mehr gegessen, außer in großen Abständen kleine Mengen Fisch. Bevor ich meine vegetarische Diät begann, hatte ich einen schwachen Herzschlag; wäre ich zwei Häuserblocks weit gerannt, so hätte das wegen des mühsamen Herzschlags beinahe mein Leben gekostet.

Nun kann ich eine Meile rennen, wenn es notwendig ist. Der Herzschlag begann sich sofort zu erholen, es besteht kein Kopfschmerz mehr, kein Rülpsen, kein saures Aufstoßen, keine Gasansammlung, kein unangenehmer Geschmack im Mund und darüber hinaus bestehen keine unnatürlichen Verlangen und Wünsche nach stark gewürzten Speisen oder ausgefallenen Gerichten. Meine Diät besteht ausschließlich aus Gemüsen, Früchten, Getreide und Nüssen. Der Geist ist immer klar, der Appetit regelmäßig und normal in jeglicher Beziehung. Fleisch ist also, wie wir sehen, durch seine stimulierenden Qualitäten und durch seine Fähigkeit, die latente Psora zu stören oder aus ihrem Schlaf aufzuwecken, ein Krankheitserreger, wobei noch nichts über die große Wahrscheinlichkeit gesagt wurde, daß das Fleisch selbst erkrankt ist; deshalb sollten psorische Patienten es sparsam essen, wenn nicht sogar vollständig meiden, wenn die Psora oder Sykosis sehr ausgeprägt ist.

«★■Kehren wir zurück zu den Symptomen der Psora im Magen, so beobachten wir ein ständiges Nagen in der Magengrube, Kälte- oder Hitzegefühle, Gefühl von Schwere, Völlegefühl, ein eingeklemmtes Gefühl, ein Gefühl der Leere. Empfindung eines schweren Gewichts, wie von einem Stein oder Klumpen im Magen, Schlagen und Pulsieren, Pochen, Gefühle des Zusammenschnürens, Druck nach dem Essen, Kurzatmigkeit, Schwindel, Flatterhaftigkeit, Angst, Empfindsamkeit des Epigastriums; nach dem Essen Schweißausbrüche, müde, schwer, schläfrig, schlummrig nach dem Essen, schläft ein, kann sich nach einer Mahlzeit nicht wach halten. Essen verursacht Schmerz, Kolik, Übelkeit und Erbrechen oder ihm folgen Diarrhoen und alle möglichen, vielfältigen gastrointestinalen Störungen».

«★Die meisten Verschlimmerungen der Psora treten nach dem Essen auf, z. B. leidet der Patient nach den Mahlzeiten an Kopfschmerzen, Flatulenz oder flatulenter Dyspepsie, Müdigkeit, Schläfrigkeit, Schwindel, Erbrechen, Herzklopfen, Husten, Schmerzen in den verschiedensten Körperteilen, besonders im Bereich der Leber. In den Hypochondrien oder im Epigastrium haben sie oft schneidende oder kolikartige Schmerzen; sehr viele Magensymptome werden durch Essen, durch heiße Getränke, durch heiße Anwendungen, durch Rülpsen von Luft und durch sanfte Bewegung vorübergehend gelindert».

«◆Ein sykotischer Patient, besonders ein Kind, fühlt sich nach dem Verzehr aller möglichen Speisen schlechter, er fühlt sich leichter, wenn er auf dem Magen liegt oder wenn er in die Magenregion drückt und durch heftige Bewegung, Gehen, Schaukeln, Schütteln usw. Die Magenschmerzen der Sykosis sind immer krampf- oder kolikartig, anfallsweise und werden durch Bewegung und durch starken Druck gelindert».

«★Ein psorischer Patient fürchtet berührt zu werden, wenn er Schmerzen hat, selbst der leichteste Druck kann nicht ertragen werden. Es gibt sehr viele andere Symptome psorischen Ursprungs, die sich auf den Magen beziehen. Besonders jene mit Beziehung zu den malignen Erkrankungen, welche umfassend im 2. Band diese Werkes abgehandelt werden. Um dieses Thema abzuschließen, sollten einige Worte über die Diät eines psorischen Patienten gesagt werden. Sie können Fleisch viel besser verdauen als ein sykotischer Patient». «◆Beim Sykotiker unterstützt oder regt das Fleisch die Harnsäurebildung an und somit die gichtische Diathese; ihnen geht es ebenfalls unter vegetarischer Diät besser. Wenn einem sykotischen Patienten eiweißhaltige Speisen verabreicht werden müssen, so wäre das besser in Form von Nüssen, Bohnen und mildem Käse usw.»

«■Tuberkulöse Patienten blühen besser auf mit Fetten und fetthaltigen Speisen als jene, die an irgendeiner anderen Infektion leiden. Ebenso verlangen sie nach viel Salz an ihren Speisen; die tuberkulösen Patienten sind nämlich die großen Salzesser; Stärke wird von ihnen nicht gut verdaut, und häufig müssen sie deren Verzehr beinahe vollständig meiden; dies gilt besonders für kleine Kinder. Tuberkulöse Patienten verlangen, wie schon erwähnt wurde, nach Fleisch, von dem sie niemals genug bekommen. Viele von ihnen jedoch mögen kein fettes Fleisch und ziehen es vor, die mageren Teile zu essen».

«★Die psorischen Patienten verlangen nach Zucker oder Süßigkeiten jeglicher Art; sie können davon niemals genug bekommen und sie füllen ihren Magen ständig mit Süßigkeiten; dieses rein psorische Symptom trifft man häufig bei Sulphur an».

Der Leser wird sich erinnern, daß er bereits auf die Tatsache aufmerksam gemacht wurde, „daß die Verlangen und Wünsche des Patienten grundlegende miasmatische Phänomene von großem therapeutischem Wert sind.“

«●Ein syphilitischer Patient hat eine Abneigung gegen Fleisch». «★Bei Fieberzuständen oder bei Leberbeschwerden haben psorische Patienten oft eine große Abneigung gegen Süßigkeiten und Verlangen nach Säure jeglicher Art, Fruchtsäuren, Limonade und Buttermilch; ansonsten lieben sie Süßigkeiten; sie sind richtig in ihrem Element, wenn sie Süßigkeiten zu sich nehmen und in einer Sodaquelle baden können».

«◆★Sykotische und psorische Patienten erfahren Linderung durch heiße Getränke und wollen ihr Essen heiß oder warm haben», «●■während syphilitische und tuberkulöse Patienten häufig das Verlangen haben, kalte Dinge zu essen oder zu trinken». «■Manchmal verlangt ein tuberkulöser Patient nach salzigem Fleisch, salzigem Fisch wie Kabeljau, Makrelen oder Salzheringen, geräuchertem Schinken oder geräuchertem Fleisch. Er liebt diese Arten von Fleisch hauptsächlich wegen ihrem Salzgehalt. Kartoffeln sind ein anderes Lebensmittel, nach dem der tuberkulöse Patient ein Verlangen hat. Er wird bereit sein, jedes andere Lebensmittel aus seinem Speiseplan wegzulassen, außer Kartoffeln. Schon ein zwanzig Monate altes Kind wird sich mit diesen Nahrungsmitteln vollstopfen». «◆Ein sykotischer Patient würde Bier, dicke Bratensaucen und fettes Fleisch vorziehen, aber wünscht es gut gewürzt mit Salz, Pfeffer usw.» Diese hier beschriebenen Patienten sind natürlich typische Fälle und bei gemischten Miasmen kann man jede Veränderung dieses Bildes antreffen.

Brustkorb, Herz und Lungen

Da kein Körperteil frei von Miasmen ist, sie überall vorhanden sind, so ist auch die Brusthöhle mit den darin liegenden Organen ein fruchtbarer Boden für die sowohl gutartigen als auch bösartigen Schattierungen der Miasmawirkung.

«■Üblicherweise sitzt das pseudopsorische Miasma in den Respirationsorganen, wo es sich zu jenen bekannten malignen Zuständen entwickelt wie Phthisis pulmonalis, Tuberkulose, Schwindsucht und anderen Namen», mit welchen man die langen und schrecklichen Leidensgeschichten bis hin zum Tod bezeichnet hatte. Sehr häufig befindet sich dieses Miasma anfänglich in einem Schlummerzustand und viele von uns wissen überhaupt nichts von seiner Anwesenheit im Organismus, bis es (so scheint es uns) wie ein Vulkan ohne große Vorwarnung aus seinem Schlummer hervorbricht.

Dies müßte nicht so sein. Wir sollten uns mit seinen latenten Ausdrucksformen und den Symptomen seiner Anwesenheit vertraut machen, lange bevor sie sich in diesem lebenswichtigen Organ, den Lungen, festgesetzt haben. Es gelingt uns, indem wir uns mit solchen wie den bereits vorgestellten Phänomenen vertraut machen; wir müssen die physiologischen Unterschiede kennen, die die *psorischen von den pseudopsorischen* unterscheiden. Sie sind weitgehend voneinander verschieden, wenn wir sie getrennt studieren, und dennoch können wir sie nicht vollständig voneinander trennen, da sie ihre Existenz einer Kombination verdanken, wie es auch in dem Wort *Pseudopsora* zum Ausdruck kommt.

Diese pseudopsorischen oder tuberkulösen Symptome ähneln, wie ich meine, der Psora und der Syphilis, so wie ein Kind beiden Eltern gleichen kann, und dennoch läßt sich jener Unterschied oft nur schwer darstellen, wenn wir dazu aufgefordert werden. Aber genauso wie wir den Kopf, das Gesicht, die Ohren, die Augen und die verschiedenen Körperteile studierten und ihre unterscheidenden Charakterzüge bemerkten, so können wir auch den Brustkorb studieren, ebenso wie die Brustorgane. Zuerst sollten wir uns selbst nochmal die Regel wiederholen, „*daß die Psora selbst keine physiologischen Strukturen verändern kann, daß also ein anderes Miasma die physiologischen Strukturen der Körperteile oder Organe verändert haben muß.*" Wenn wir dies im Auge behalten und mit dem zusätzlichen Wissen bewaffnet sind, daß die Syphilis das einzige Miasma ist, das falsche, physiologische Ausdrucksformen oder Veränderungen im Organismus hervorrufen kann (jedes Miasma kann pathologische Veränderungen hervorrufen, aber keine physiologischen), selbst Veränderungen im Knochenbau. Man untersuche einen tuberkulösen Knochen oder beobachte seine Ähnlichkeit zur Syphilis, die Veränderungen in der Struktur und der Form, die Fehlbildungen im Knochenbau; dies haben wir aber schon ausführlich in dem Kapitel über die Skrofulose im Gegensatz zur Syphilis gezeigt, deshalb wollen wir jetzt schnell die psorischen und pseudopsorischen Symptome und Veränderungen dieser Körperregion darstellen.

«★Wenn wir ausgesprochen psorische Patienten untersuchen, werden wir keine Veränderungen in den Linienführungen, den Kurven und der Kontur des Brustkorbs beobachten, sie sind natürlich»; «■wir wollen aber beobachten, was wir bei der Untersuchung eines tuberkulösen Brustkorbs vorfinden können; Kurven und Linienführung sind unvollständig, die Brust ist oft eng, wobei es nicht nur an der lateralen, sondern auch an der anterior-posterioren Ausdehnung fehlt. Die Subclavicularräume sind hohl oder bestimmte Areale sind eingesunken oder eingedrückt, recht oft ist eine Lunge größer als die andere, oder die Funktion der einen ist schneller als die der anderen; eine Seite ist voller als die andere und zeigt damit eine bessere Entwicklung und eine größere respiratorische Oberfläche, oft ist die Expansionsfähigkeit der Lunge stark eingeschränkt und das Residualvolumen vermindert. Die Atmung dieser Patienten ist nicht so voll und resonant, obwohl kein Hindernis oder Obstruktion der alveolaren oder bronchialen Luftwege besteht. Die Schultern dieser Patienten sind abgerundet, nach vorne geneigt, behindern den Brustraum und die freie Lungenfunktion. In der Regel sind sie alle kurzatmig, und tatsächlich haben sie kein Verlangen tief einzuatmen; selten haben sie eine Zwerchfellatmung, so daß die Lunge niemals voll expandiert und die Alveolen nicht alle benutzt werden und sie einfach am Mangel jenes lebenspendenden Prinzips erkranken, das sie vom Sauerstoff erhalten sollten.

Wegen der mangelhaften Lungenfunktion atrophiert sie oder wird unbrauchbar; die leichteste Obstruktion führt zu einer Verklebung der Lunge und zerstört ihr Hohlsystem. Bald kommt es zu Infiltrationen mit der dann folgenden Geschichte von Hepatisation, die mit der vollständigen Zerstörung des betroffenen Lungenteils endet». Diese großartige Luftpumpe mit ihrer wunderbaren Belüftungsmaschinerie sollte niemals vernachlässigt werden, da sie die roten Blutzellen mit jenem unsichtbaren Prinzip ausstattet, das für das Leben so notwendig ist. Solange der freie Luftaustausch zwischen der Atmosphäre und den roten Blutkörperchen ungehindert abläuft, sind wir sicher, aber sobald er merklich nachläßt, nimmt auch das lebenspendende Prinzip ab, da unsere unsichtbare Nahrungsversorgung geringer wird.

Krankheit ist weitgehend ein Problem unvollständiger Oxydation, egal welches Miasma dem Übel zugrunde liegt; alle beeinflussen diesen Prozeß in irgendeiner Weise; «★das Psorische durch nervale Vorgänge, wie bei der Anämie»; «■das Tuberkulöse, wie bereits dargestellt, durch mangelhafte Ernährung und das Absterben der roten Blutkörperchen minderer Qualität»; «◆das Sykotische in der unvollständigen Oxydation der Nahrungsmittel und ihren Ablagerungen in Geweben in Form von Gichtkristallen und Steinbildungen».

«■Diese tuberkulösen Patienten haben nicht genügend Energie um tief zu atmen und daneben fürchten sie die kalte Luft, besonders wenn der Körper der kalten Luft oder Luftveränderungen ausgesetzt ist. Es ist erstaunlich, wie lange sie die Luft im Schlafzimmer aushalten, die die Lungen immer wieder eingeatmet haben. Sie sollten dazu gezwungen werden, wenn möglich im Einklang mit ihrer miasmatischen Infektion zu leben und ihre Gesundheit und Körperkraft zu fördern. Es ist kein Wunder, daß sie sich erholen, wenn sie an einer Frischluftbehandlung teilnehmen, wie sie in den Adirondacks und ähnlichen Liegekuren in frischer Luft angeboten werden. Tatsächlich brauchen diese Patienten, die an einer tuberkulösen Infektion leiden, frische Luft im Überfluß; sie sollten sich immer in einer Ozonschicht aufhalten, wo der Sauerstoff reichlich vorhanden ist. Die entkräftende Wirkung des Blutes bei der Pseudopsora verlangt eine ständige Reinigung des Lebensstroms, indem es mit großen Mengen von reinem Sauerstoff in Berührung kommt, weil dieser sonst schnell mit detritischem Material überschwemmt wird, so daß der geminderten Vitalität die Entsorgung nicht mehr möglich ist. Natürlich gibt es heute Tausende von Patienten, die an vielen anderen Krankheiten als Lungenbeschwerden sterben, die zwar nicht unter die tuberkulösen Erkrankungen eingereiht werden, aber trotzdem auf diesem pseudopsorischen Miasma beruhen.

Oft beobachten wir bei diesen tuberkulösen Patienten ein einziges Symptom, das jahrelang bestehen kann: sobald sie ein bißchen der Kälte ausgesetzt sind, werden sie heiser; es ist nicht die einfache Heiserkeit der Psora, es ist eine tiefergehende Sache, die Stimme ist rauh, sie ist tief, mit den tiefen Brusttönen, der Rachen ist zeitweise leicht wund, eine Rauhigkeit und eine krächzende Stimme entwickelt sich und es besteht ein ständiges Verlangen sich zu räuspern oder den Rachen von einem spärlichen, zähen Schleim zu säubern. Der wunde Rachen von Hepar oder Phosphorus erinnert uns an ihn». «★Die Husten der Psora sind trocken, quälend, krampfartig und lästig, sie stammen aus den Bronchien»; «■der Husten eines tuberkulösen Patienten aber ist tief und lang anhaltend, mit tiefen Brusttönen. Er ist schlimmer am Morgen und sobald sich der Patient abends hinlegt». «★Der Auswurf der Psora ist gewöhnlich mucös, spärlich und geschmacklos», «■während der tuberkulöse Auswurf purulent oder mucopurulent ist. Im fortgeschrittenen Stadium ist er grünlich-gelb und hat oft einen widerlichen und gewöhnlich süßlichen oder salzigen Geschmack. Auf den salzigen oder süßlichen Geschmack kann man sich gewöhnlich verlassen. Zeitweise riecht der Auswurf modrig oder widrig oder er ist schwer und sinkt im Wasser; außerdem kann er blutig sein oder es folgen ihm Blutungen. Sehr oft hört sich der Husten des tuberkulösen Patienten tief an, klingend und hohl, ohne oder mit so wenig Auswurf, daß es nicht der Rede wert ist». «●Den syphilitischen Husten erkennt man an den ein oder zwei bellenden Hustenstößen wie bei einem Hund».

«■Der tuberkulöse Patient wird am Anfang jenes trockenen Hustens das Sekret auf irgendeine Weise assimilieren, bevor ein Zusammenbruch des Lungengewebes stattgefunden hat. Diese Rasselgeräusche, die dieser Krankheit eigen sind, sind uns vertraut; sie kommen häufig vor und sind für diese tuberkulösen Veränderungen oft charakteristisch. Dieser Husten ist oft so trocken und eng, daß er Kopfschmerzen hervorruft oder den ganzen Körper wegen seiner explosionsartigen Anfälle durchschüttelt. Häufig werden diese Patienten, die zeitweise an einem dieser chronischen Husten gelitten haben, unfreundlich, ärgerlich und übel gelaunt, dennoch wissen wir, daß sie von der Prognose her die hoffnungsvollsten aller unserer Patienten sind.

Sie geben selten auf oder denken an den Tod, tatsächlich ist es das Letzte, woran sie denken, manchmal sind sie sehr schwer davon zu überzeugen, daß sie unheilbar krank sind. Tatsächlich verzichten sie schnell auf eine Behandlung, wenn man darauf besteht. Sie sind die letzten, die das sinkende Schiff aufgeben, immer hoffnungsvoll, ständig beim Arzt um Hilfe suchend, ständig fragend, wann sie geheilt sein werden und wie lange es dauern wird, selbst wenn die Zerstörung schon weit fortgeschritten ist und das Leben bereits zur Neige geht.

Sie schmieden immer noch Zukunftspläne, bauen Luftschlösser, immer bereit, irgendeine angebotene Hilfe oder Heilungsversprechen anzunehmen; über die Ergebnisse sind sie selten skeptisch und werden daher oft eine willige Beute eines Scharlatans, eines Quacksalbers oder eines Wunderheilers; deshalb werden sie Opfer jeglicher Behandlungsform, die man ihnen anbietet. Wir alle sind schon dieser Geistesverfassung begegnet, obwohl wir nicht alle ihre Bedeutung oder die Beständigkeit oder das ständige Vorhandensein vollkommen erkannt haben».

«■Bisher haben wir nicht von den Veränderungen an den Lymphdrüsen gesprochen, die bei dieser Krankheit besonders im Halsbereich auftreten, welche ein sehr bestimmendes Symptom für eine tuberkulöse Diathese darstellen und welche oft allen anderen Symptomen vorausgehen, die auf Lungenveränderungen hinweisen; genausowenig haben wir über die Beklemmungen der Brust, die Schwäche, die Angst, die Atembeschwerden, die erschwerte Einatmung, den Schmerz, die Neuralgien und die Leiden gesprochen, über die nur die Betroffenen selbst berichten können.

Es ist etwas besonderes, diese Patienten zu beobachten, wie sie um die Wiederherstellung ihrer Gesundheit kämpfen; sie versuchen beinahe alles mögliche, beseitigen Berge, wenn sie ausruhen sollten, strengen sich an, wenn sie Ruhe halten sollten, unternehmen Reisen zu Wasser oder zu Land, wenn sie sich an ihren letzten Tagen in Ruhe und Frieden erfreuen sollen. Sie machen vor nichts halt. Weder vor der Arzneitherapie, noch vor der Diät, der Klimatherapie und vor allen möglichen Therapien, bis alles versagt hat und ihre gesamten finanziellen Mittel erschöpft sind, selbst dann haben sie noch Hoffnung auf Heilung oder auf Lebensverlängerung. Es gibt viele andere latente Symptome, die nicht erwähnt worden sind, Symptome, die oft in Rätsel gehüllt worden sind, Symptome, deren Bedeutung und deren Wert wir nicht immer richtig begreifen; eines davon ist die Bedeutung der großen Erschöpfung, der leichten Ermüdbarkeit, die Frage, warum die leichteste Überanstrengung über das normale Maß hinaus erschöpft. Sie sind immer müde, scheinen nie ausgeruht zu sein; „ich kam müde auf die Welt," hören wir sie sagen. Müde bei Nacht, selbst müde nach dem Schlaf; im Laufe des Tages geht es ihnen besser oder wenn die Sonne am Himmel hochsteigt beleben sich ihre Kräfte ein wenig; sobald sie am untergehen ist, verlieren sie sie wieder.

Wie oft habe ich den Urin und sorgfältig den ganzen Organismus untersucht und vergeblich gehofft, die Ursache dieses Kräfteverlustes zu finden und kam am Ende zu der Überzeugung, daß bei meinen Patienten der Mangel an Kraft die Folge einer tuberkulösen Infektion war, welche langsam aber sicher das Leben untergrub. Diese Patienten leiden außerdem an Neuralgien, Gesichtsschmerzen, Ischiasschmerzen, Einschlafstörungen, Hysterie und allen Arten von nervösen Erkrankungen, die beständig vorhanden sind und die in ihrer Wirkung eine besondere Art haben, die der zugrundeliegenden Diathese eigen ist, die ihnen ihr beherrschendes und beständiges Aussehen verleiht.

Ein jahrelang bestehender Kopfschmerz kann das einzige aktive Symptom sein, das wir außer den vielen physiologischen Ausdrucksformen der Krankheit antreffen; ebenso habe ich eine tief verwurzelte Hysterie beobachtet, wie sie sich entwickelte und wie sie jahrelang bestanden hat, bevor eine Lungenschädigung entdeckt wurde; sobald die Lungenschädigung auftrat, verschwand die nervöse Störung und umgekehrt, sobald sich die Lunge besserte; oft hat eine schwere Form einer Dysmenorrhoe die Entwicklung in den Lungen selbst zurückgehalten oder für eine gewisse Zeit zum Stillstand gebracht. Natürlich sind viele dieser dazwischen auftretenden Ausdrucksformen oft psorischer Natur, oder das psorische Element wird so lange dominieren, bis es das tuberkulöse Element vollkommen erweckt hat. Viele Fälle von Geisteskrankheit entwickeln sich aus einer tuberkulösen Meningitis, entweder aus einer diffusen tuberkulösen Infiltration oder aus tuberkulösen Gewächsen auf der Pia mater. Dies ist ein anderer Weg, wie die Lungen erhalten bleiben. Die Wahnsinnsanfälle nehmen oft mit diesen tuberkulösen Früchten zu oder wieder ab, die auf den Hirnhäuten kommen und gehen. Kinder haben solche meningealen Schmerzen; häufig ist dies die Ursache, warum sie in der Nacht zu schreien beginnen, sobald sie eingeschlafen sind».

Aber kehren wir zurück zu den latenten Warnsymptomen oder zu den Lungenbeschwerden und studieren wir die latenten miasmatischen Symptome weiter. «■Die Verschlimmerung der Symptome bei tuberkulösen Patienten zeigt, daß ihre Natur auf einer alten syphilitischen Infektion basiert. Tuberkulösen Patienten geht es oft schlimmer bei Nacht, die sie fürchten, und sie warten wie der syphilitische Patient sehnlichst auf den Morgen». Suchen Sie nach einer Krankheit, die ständig eine nächtliche Verschlimmerung hat, da sie manchmal mehr bedeutet als die Pathologie offenbart; sie hat eine tiefere Bedeutung, als die gewöhnliche Verschlimmerung vermuten läßt.

«■Ein anderer naheliegender Gedanke ist die mangelnde Widerstandskraft des Gewebes bei tuberkulösen Patienten, wo die leichteste Quetschung schon eitert; es besteht eine starke Tendenz zu Pusteln oder zur Pustelbildung. Dasselbe kann über den Auswurf aus den Lungen gesagt werden; seine eiterartige Natur und seine enorme Menge sind Merkmale, die man bedenken sollte. Die starke Tendenz zu Lymphknotenvergrößerungen, das überreizte lymphatische System und, in der Tat, die latente hereditäre Syphilis haben dieselbe Beziehung zu diesem pseudopsorischen Patienten» «◆wie sie die Sykosis zu der Gicht oder zu der gichtischen Diathese und den Steinablagerungen hat».

«■Ich mache keinen Unterschied zwischen der tuberkulösen Diathese und der Skrofulose, da sie beide dasselbe sind – der einzige Unterschied besteht darin, wie sehr Psora und Tuberkulose miteinander verwoben sind und hängt vielleicht von den Bedingungen des Klimas, der Rasse und von anderen ähnlichen Verbindungen ab». In einem Artikel mit der Überschrift „Das Skrofulöse versus das Syphilitische" habe ich mich bemüht, auf diese Tatsache hinzuweisen. Die vielfältigen Ausdrucksformen und Veränderungen dieser Krankheit verstellen uns die Einsicht in die Verwandtschaft dieser beiden. Einige Mitglieder einer Familie werden «■der chronischen Blepharitis oder Ophthalmie eines latenten tuberkulösen Zustands entkommen, oft sind nur die Halssymptome oder ein Bronchialkatarrh die einzige aktive Ausdrucksform der Krankheit». Oft liegt der Grund darin, daß die Veränderungen und die Widerstandskraft durch eine starke elterliche Gesundheit beeinflußt wird, eine Tatsache, die wir uns beim Studium dieser latenten tuberkulösen Individuen ständig vor Augen halten müssen, da wir uns sonst leicht von der Wahrnehmung dieses durch und durch miasmatischen Zustandes ablenken lassen.

Herz

Wenn wir dieses Organ studieren, finden wir wenige «■tuberkulöse Erkrankungen oder Krankheitserscheinungen». «★◆Das psorische und sykotische Element durchdringt die organischen, oder selbst die funktionellen Störungen des Herzens in besonderem Maß. Hier herrscht das syko-psorische Element vor, besonders bei den Veränderungen der Herzklappen und des Herzens, die auch heute noch häufig zu einem fatalen Ende führen». «★Es gibt viele psorische Symptome, die sich in Empfindungen offenbaren, wie Gefühle von Schwäche, Erledigtsein, Völle, Schwere oder Wundheit im Bereich des Herzens». «■Ein Blutdrang zur Brust bei einem jungen Menschen oder schnell wachsenden Jugendlichen ist häufig ein tuberkulöses Symptom, ebenso wie ein Blutdrang zum Gesicht oder in andere Körperteile». «★■Heftiges Herzklopfen und Klopfen im gesamten Körper trifft man sowohl bei tuberkulösen als auch psorischen Patienten an». «★Bei der Psora haben sie heftiges Hämmern und Schlagen im Bereich des Herzens, reflektorisch wie bei Magenstörungen, Flatulenz und uterinen Reizungen».

«◆Die Sykosis erzeugt dieselben nervösen Störungen infolge von rheumatischen Beschwerden, besonders wenn mit lokalen Anwendungen der Schmerz gelindert wird». «★Ein Gefühl wie von einer Bandage um den Körper im Bereich des Herzens wird der Psora zugesprochen. Gemüts- und Herzsymptome alternieren oder wetteifern miteinander. Man kann sagen, daß die Mehrzahl der nervösen Herzsymptome der Psora zugeschrieben werden können», «◆●während sie bei der Sykosis oder Syphilis sekundär sind oder eine sekundäre Ursache haben». «★Ein psorischer Patient, der an Herzbeschwerden leidet, hat mehr oder weniger Angst, mehr oder weniger Furcht bei Herzerkrankungen», «●◆während die syphilitischen oder sykotischen sehr wenig Gemütssymptome zeigen und selbst in kritischen Perioden der Erkrankung nicht darüber reden. Sie können jahrelang Herzbeschwerden haben, welche bei ihnen keine besonderen Unannehmlichkeiten hervorrufen, außer vielleicht gelegentliche Dyspnoen oder Schmerzen. Diese Patienten sterben plötzlich ohne Vorwarnung; sie sind jene Patienten, deren Leben wie eine Kerze erlischt».

«★Sehr viele der *psorischen* Herzbeschwerden sind funktionell und begleitet von großer Angst, Gemütsqualen, mit Schmerz und Neuralgien, oft von scharfer, durchbohrender und schneidender Art». «■Die Herzbeschwerden des Tuberkulösen sind begleitet von Ohnmacht, vorübergehendem Sehverlust, von Klingeln in den Ohren, von Blässe und großer Schwäche, schlimmer im Sitzen und besser im Liegen»; «★der psorische Patient fühlt sich besser, wenn er sich ruhig verhält und sich hinlegt»; «◆der sykotische Patient fühlt sich besser durch Bewegung wie Gehen, Reiten und leichte Anstrengung».

«■Tuberkulöse Patienten, die an Herzbeschwerden leiden, können auf keinen Fall Berge besteigen, da der gestörte Kreislauf das Gehirn beeinflußt und da sie einen Schwindel bekommen und oft in Ohnmacht fallen, wenn sie eine dünnere Atmosphäre erreichen. Das Gehirn wird in großen Höhen anämisch». «★Der Druck und die Angst der psorischen Patienten sind gewöhnlich am Morgen schlimmer und ihre Schmerzen bei Bewegung, beim Lachen, Husten usw. größer. Die stechenden Schmerzen scheinen den Patienten, wenn er sich bewegt, beinahe zu töten. Herzbeschwerden infolge von Furcht, Enttäuschung, Verlust von Freunden oder bei übermäßiger Freude sind psorisch; diese Patienten denken, sie haben Herzbeschwerden und werden sterben», «◆während die sykotischen und syphilitischen Patienten die Herzbeschwerden in der Regel leugnen oder sie nicht wahrnehmen».

«★Psorische Herzbeschwerden treten auf infolge von Essen und Trinken, allgemeine Verschlechterung am Abend oder kurz nach dem Essen. Herzbeschwerden bei Nacht, Herzklopfen beim Hinlegen, nach dem Essen oder während der Verdauung, die durch Aufstoßen von Luft gelindert werden, aber schlechter werden beim Schlafengehen oder Liegen auf dem Rücken. Die Pulsationen des Herzens schütteln den Körper und sind begleitet von großer Angst und Traurigkeit».

«◆Die sykotischen Herzbeschwerden neigen nicht dazu, eine so deutliche Wirkung zu zeigen wie die Psora. Man beobachtet Flattern, Pochen mit Druckgefühl und intervallweise auftretenden Atembeschwerden. Selten besteht ein großer Schmerz oder viel Leiden, es sei denn bei rheumatischen Beschwerden, wo wir heftige Schmerzen antreffen können, die aber nicht so beständig und hartnäckig sind, wie jene der Psora. Unter dem Einfluß der Sykosis können wir starken Wundschmerz und eine Empfindlichkeit antreffen, die sich oft durch Bewegung der Arme verschlimmert. Schmerzen von der Schulter zum Herzen oder vom Herzen zur Scapula bei rheumatischen Herzbeschwerden werden bei der Sykosis recht oft angetroffen. Bei der Sykosis ist der Puls oft weich, langsam und leicht komprimierbar».

«★Bei psorischen Fiebern beobachten wir einen vollen und prallen Puls»; «■bei tuberkulösen einen schwachen, fadenförmigen und schnellen Puls». «◆Bei Fiebern von sykotischen Patienten treffen wir nicht den Tonus oder die Spannung an, wie wir ihn bei der Psora beobachten. Bei der langandauernden Wirkung erblicher, erworbener oder tertiärer Sykosis werden die Herzklappen rauh, was die Folge einer Übersäuerung des Körpers ist, die Herzwände erweitern sich, die Herzmuskulatur wird schlaff, weich und es fehlt ihr die Kraft, weswegen dem Puls auch jene Spannung fehlt und beim Tasten des Radialispulses jenes Beben nicht vorhanden ist. Die sykotischen Patienten sind in der Regel dick und aufgedunsen. Ihrer Dyspnoe liegt oft ihre Fettsucht zugrunde und sie haben ein ständiges Verlangen nach Fleisch».

«■Bei Herzbeschwerden des pseudopsorischen Patienten beobachten wir genau das umgekehrte, nämlich eine ständige und allmähliche Gewichtsabnahme, einen Blutdrang zur Brust und zum Gesicht»; «◆das Gesicht des Sykotikers wird häufig blau, sogar zyanotisch und er neigt zu einer venösen Kongestion oder gar Stauung». «★■Die psorische oder pseudopsorische Dyspnoe ist oft schmerzhaft», «◆was bei einer sykotischen selten der Fall ist». «★■Die Ödeme oder Anasarca der Psora oder der Pseudopsora sind immer ausgeprägter» «◆als bei der Sykosis» «★■diese ersticken oder ertränken den Patienten, bevor der Tod eintritt»; «◆dies ist aber bei Sykotischen nicht so, die ihr Leben aushauchen, wenn man nicht nach ihnen schaut und wenn man es am wenigsten erwartet; sie sterben so schnell wie ein elektrisches Licht, das man ausschaltet, vielleicht auch mit ein oder zwei schweren Schmerzschüben, aber auch ohne Schmerz. Gerade von solchen Fällen im höheren Lebensalter hören wir jeden Tag unter den Reichen. Natürlich wird dieser Zustand beschleunigt und bestärkt durch die Diät, besonders wenn viel Fleisch gegessen wird oder bei Weintrinkern. Whiskey oder Bier beeinträchtigen die gichtische Diathese nicht so sehr wie Weine, besonders importierte oder gewürzte Weine. Bier ist weniger schädlich als die anderen erwähnten Getränke, da es eher dazu geeignet ist, die Ablagerung von Salzen im Blut zu verhindern, die sich bei der typischen tertiären Sykosis oder gichtischen Diathese im Gewebe einlagern, obwohl am Ende alle für den Organismus ausgesprochen schädlich sind». Dies wird klarer im 2. Band dargestellt, da wir dort ausgiebiger jene Krankheit, dieses Miasma (das sykotischen Ursprungs ist), studieren.

«★Bei der Psora müssen wir den Puls, die Blutzirkulation, die Schmerzen, die Spannung, die Neuralgien, das Herzklopfen und die tausenderlei Empfindungen untersuchen. Wenn bei der Psora das Herz nicht regelmäßig schlägt, findet der Patient das schnell heraus», «◆während der Sykotiker es niemals bemerkt, bevor die Krankheit nicht weit fortgeschritten ist und es zu wirklichen organischen Veränderungen gekommen ist»; «★dann treten die Furcht der Psora, die Ruhelosigkeit und die Angst hervor und die cardiale Dyspnoe, der Schmerz und die vielen anderen Symptome, bei denen wir bereits verweilten». Es sind noch zahllose weitere Symptome, denen wir Aufmerksamkeit schenken könnten, aber der Platzmangel erlaubt es uns nicht, uns mit diesem Thema weiter zu beschäftigen, da wir noch eine Anzahl anderer Themen behandeln müssen.

Abdomen

«★In dieser Körperregion haben wir viele Symptome, die jenen des Magens recht ähnlich sind, wie Völlegefühl, Blähung, Flatulenz, Rumpeln von Luft, ständiger Aufruhr und Bewegung im Colon, das den Patienten die Nacht hindurch wachhält; Schmerz kann, muß aber nicht eines der Symptome sein, aber, wenn vorhanden, sind die Schmerzen oft scharf, schießend oder kolikartig». «◆Bei der wirklichen Kolik, besonders in ihrer schlimmsten Ausprägung, wie man es bei Plumbum oder Colocynthis beobachtet, ist meistens ein sykotisches Element vorhanden. Wir beobachten dies bei den kolikartigen Schmerzen von Rheum und Chamomilla und bei den Eingeweidebeschwerden bei Kindern. Oft erzeugen die einfachsten Speisen eine Kolik oder einen Schmerz im Abdomen oder im gesamten Intestinaltrakt. Das Abdomen fühlt sich nach dem Essen voll an»; «★bei der Psora sind die Schmerzen oft begleitet von Völlegefühl und Blähungen. Diese Symptome sind häufig am Morgen schlechter und werden oft bei Kindern angetroffen. Über ein leeres, totes Gefühl im Abdomen kann geklagt werden, ähnlich den Empfindungen im Magen, die häufig kurz nach dem Essen auftreten. Weiterhin besteht ein dumpfes, volles Gefühl im Abdomen, das den Patienten hindert, die normale Speisemenge zu essen; oder es sind manchmal Empfindungen vorhanden wie zusammengeschnürt, wie von einem Band oder einer Schnur um das Abdomen, wie von einem Druck in der unteren Lebergegend, Stiche beim Bücken oder Beugen des Körpers, hörbares Rumpeln in den Eingeweiden, ein Gefühl, wie wenn das Abdomen stark gebläht wäre oder es nach unten hängen würde, eine schwere, nach unten drängende Empfindung, ein Schleichen, ein Kriechen vor einem Frösteln, Empfindungen, wie wenn eine Diarrhoe einsetzen würde, besonders am Morgen, Rumpeln und Gurgeln im Abdomen sobald sie etwas essen oder trinken, Krämpfe nach Essen von getreidehaltigen Speisen oder nach Getränken wie Milch oder kaltem Wasser usw., oder der Verzehr von Kartoffeln, Bohnen und vielen anderen Lebensmitteln, die diese Patienten nicht vertragen». «★■Viele dieser Patienten haben eine tuberkulöse Diathese, aber natürlich herrscht die Psora ihr ganzes Leben hindurch vor oder ist wenigstens das grundlegende Prinzip ihrer Störungen».

«★■Hernien, bei denen ein ausgeprägtes psorisches Element vorhanden ist, trifft man selten außerhalb eines tuberkulösen Organismus an. Wir begegnen Hernien häufig bei schlaffen Menschen mit weichen Muskeln. Hernien sind Folge eines mangelhaften Tonus der Bauchmuskulatur. Sie sind keine rein psorische Entwicklung». «■Der Befall des Lymphsystems ist ebenso pseudopsorisch, wie man es bei mesenterialen Schwierigkeiten antrifft. Der Umriß des tuberkulösen Abdomens ist wie der einer Saucenschüssel oder eines tiefen Tellers, der auf den Kopf gestellt ist. Die Muskeln sind schlaff und neigen zu muskulärer Schwäche». «★Alle abdominellen Schmerzen der Psora werden durch Hitze und oft durch leichten Druck gelindert».

«■Peritonealentzündungen und andere Komplikationen sind tuberkulös, selbst wenn sie sich sekundär entwickelten», («◆es sei denn, die Infektion ist Folge einer Sykosis» oder ein anderer Grund liegt vor). «◆Die Kolik der Sykosis bessert sich durch Zusammenkrümmen, durch Bewegung oder harten Druck»; «★dies ist nicht so bei der Psora». «★■Die schlimmsten Formen der Verstopfung und Trägheit der Eingeweide treffen wir oft bei psorischen oder pseudopsorischen Patienten an. Bei Krankheitszuständen des Abdomens reagiert der Patient zeitweise sehr empfindlich auf Bewegung»; «★bei der Psora ist oft ein Schlagen oder Pochen, wie von einem Puls im Abdomen vorhanden», «■während bei tuberkulösen Patienten das Schlagen der Aorta durch die Bauchwand gefühlt werden kann. Bei tuberkulösen Kindern findet man Ulcerationen des Nabels mit einer gelblichen Absonderung, welche widerlich riecht, wie nach Aas oder ähnlich wie der Eiter von Hep.»

«◆■Dasselbe gilt bei einem sykotischen Kind, bei dem das tuberkulöse Element vorhanden ist, aber der Eiter ist gelblich, grün, wäßrig, dünn, wundmachend und übel riechend, riecht oft nach Fisch oder Fischlake». «■Tuberkulöse Patientinnen können bei menstruellen Beschwerden reflektorische Schmerzen, krampfartige Symptome und Empfindungen des Nachuntendrängens haben. Die Haut bei tuberkulösen Personen ist bleich mit der darunterliegenden bläulichen Tönung, die die venöse Stauung anzeigt. Die Venen stellen sich unter dem Integument deutlich dar».

«★■Die psorischen oder pseudopsorischen Patienten frösteln recht leicht im Bereich des Bauches, was Koliken oder Diarrhoen verursacht und denen Dysenterien und schwere Eingeweidestörungen folgen». «■Man soll sich deswegen um das tuberkulöse Kind im 1. oder 2. Lebensjahr kümmern; man soll das Abdomen und den Solarplexus warm halten, da ein Frieren des Solarplexus für viele von ihnen den Tod bedeutet. In den letzten Jahren wurden üblicherweise die sogenannten „Sommerbeschwerden" bestimmten Speisen oder dem warmen Wetter angelastet; das war aber ein Irrtum, denn es waren nicht allein die Hitze oder ein Diätfehler, sondern der oft vernachlässigte Schutz des Solarplexus.

Die kalten Nächte oder Frische am frühen Morgen sind die Ursache für die meisten dieser Fälle; die Abende und der erste Teil der Nacht sind sehr warm, so daß sie ihren kleinen Körper entblößen, um Linderung zu bekommen; sie haben einen gesunden Schlaf, bis sich die Erde und die Luft im Zimmer abgekühlt haben; deswegen kommt es zu diesen mitternächtlichen Heimsuchungen, was der wahre Grund für das Verhängnis dieser Kinder ist, eine Folge der Eingeweidebeschwerden. Mit einer kleinen Flanellbandage als Schutz hätte man oftmals alle Beschwerden umgangen. Bei all diesen Patienten mit einem tuberkulösen Element genügt eine kleine Erkältung des Körpers oder nur eines Körperteils, um eine tuberkulöse Entzündung oder Kongestion (denn darum handelt es sich bei den Dysenterien dieser Kinder) hervorzurufen und sie erzeugt eine Feuersbrunst, die nicht eher erlischt, als sie das junge und zarte Leben zerstört hat».

Eingeweide und Intestinaltrakt

In dieser ausgedehnten Körperregion mit ihren ungewöhnlichen funktionellen Aktivitäten haben wir ein fruchtbares Betätigungsfeld für die Miasmen. Denn dort, wo die Funktion eines Körperteils komplex oder vielfältig ist, offenbaren die Miasmen oft ihre lästigsten Symptome; dies gilt besonders für den Intestinaltrakt. Der Tod, der innerhalb einer sehr kurzen Zeitspanne eintritt, war oft das Ergebnis irgendeiner bösartigeren Kombination von Miasmen. «●Syphilitische Kinder starben innerhalb von 24 bis 48 Stunden an Eingeweidebeschwerden». «■Tuberkulöse innerhalb einer Woche». «●Bei hereditärer Syphilitis beobachten wir oft, daß die gesamte Kraft der Krankheit sich plötzlich auf den Intestinaltrakt konzentriert oder eine wäßrige Absonderung den Organismus in 24 Stunden seines letzten Lebenstropfens beraubt und aufgrund der Erschöpfung der Tod folgt».

«★Die Diarrhoen der Psora werden oft durch Überhitzung hervorgerufen; die Patienten sind immer hungrig und essen deswegen oft mehr, als sie verdauen können, so daß die Verdauung überfordert ist, was eine der Natur eigene Katharsis hervorruft. Ihre Stühle sind gewöhnlich wäßrig oder bestehen aus unvollständig verdauten Speisen, oft begleitet von einem widerlichen Geruch und von kolikartigen Schmerzen oder einer schneidenden Kolik. Sie treten gewöhnlich morgens auf, was auch allgemein die Zeit ihrer Verschlimmerung darstellt. Wir beobachten dies bei Diarrhoen von Podophyllum, Sulphur und Aloe». «■Tuberkulöse Patienten können diese morgendlichen Verschlimmerungen der Eingeweidebeschwerden haben, aber es handelt sich um eine psorische Verschlimmerung», «★und während bei psorischen Patienten Kälte verschlimmert», «■sind die tuberkulösen Menschen noch viel empfindlicher und die Auswirkungen einer Erkältung für ihr Leben noch viel gefährlicher».

«●Bei der Cholera infantum von syphilitischen Kindern kommt die Verdauung vollständig zum Erliegen und ist begleitet von Durchfall und Erbrechen, Schläfrigkeit und Betäubung bis hin zum Koma, oder begleitet von Spasmen und Konvulsionen, die oft tödlich enden». «■Manchmal werden wir Zeugen von ähnlichen Zuständen beim tuberkulösen Kind; obwohl die Symptome selten so plötzlich fatal enden, ist das Ergebnis doch oft sehr ähnlich».

«★■Bei psorischen und pseudopsorischen Eingeweidebeschwerden wird oft von einem toten, leeren Gefühl im Abdominalbereich berichtet; manchmal ist es eine große Schwäche nach dem Stuhlgang, die nur im Bereich des Abdomens empfunden wird». «■Beim tuberkulösen Patienten tritt eine allgemeine Erschöpfung, ein Kräfteverlust oder ein Gefühl auf, als ob ihn mit jeder Darmentleerung all seine Vitalität verlassen würde». «■●Gewöhnlich geht es dem tuberkulösen oder syphilitischen Patienten schlechter bei Nacht; sie werden durch ihre Diarrhoen aus dem Bett getrieben, manchmal begleitet von warmem oder kaltem Schweiß, der sie sehr erschöpft und schwächt». «■In sieben von zehn Fällen ist das Gesicht bleich und erdfarben, die Augen sind eingesunken mit dunklen Ringen, die Lippen sind sehr rot oder bläulich, Verlust des Appetits, schnelle Abmagerung, Entkräftung und oft begleitet von heftigem Durst. Je weiter die Krankheit fortschreitet, desto stärker sind die Augen eingesunken, desto blasser wird das Gesicht und die Entkräftung nimmt zu, bis sich plötzlich Gehirnsymptome entwickeln, worauf schnell der Tod folgt. Für diese tuberkulösen Kinder, die an Eingeweidebeschwerden leiden, ist es charakteristisch, wie sie eine plötzlich Gehirnstase oder in irgendeiner Form eine Metastasierung zum Gehirn entwickeln. Manchmal alternieren die tuberkulösen Erscheinungsformen im Gehirn mit den Beschwerden in den Eingeweiden,» «★während man bei der Psora vergeblich auf solche fatalen Ausgänge wartet. Nein, die Psora ist dem Leben gegenüber nicht so destruktiv; die Krankheiten nehmen keine solche Entwicklung, wie man sie bei dem gemischten Miasma, der *Pseudopsora* antrifft».

«■Veratrum album, Arsenicum, Camphora und Cuprum metallicum sind gute Beispiele für Diarrhoen oder Dysenterien, wie sie für Patienten mit einer gut ausgeprägten tuberkulösen Diathese so charakteristisch sind. Aus einem Zustand offensichtlicher Gesundheit heraus werden sie plötzlich von einer anfallsartigen Dysenterie ergriffen und innerhalb von 48 bis 60 Stunden sind sie tot; man halte im August und in der ersten Septemberhälfte Ausschau nach ihnen; in dieser Jahreszeit wird sich dann erweisen, ob sie tuberkulös oder psorisch sind. Diese Fälle werden sich sofort unterscheiden lassen, spätestens mit den Temperaturschwankungen, wenn die Erde nach einem schwülen, heißen Augusttag bei Nacht plötzlich abkühlt».

«■Podophyllum ist ebenfalls ein Arzneimittel, das einen bestimmten Typ von Fällen vollkommen repräsentiert, mit ihren schmerzlosen, reichlichen, gelben und sehr übel riechenden Stühlen, mit seiner Verschlimmerung bei Nacht und morgens und durch Trinken von Milch. Tuberkulöse Kinder vertragen überhaupt keine Kuhmilch; das Kasein muß verändert werden, bevor sie es überhaupt verdauen können. Sie gedeihen mit allem besser als mit Milch».

Jeder Arzt hat seine eigenen Probleme mit der Milch gehabt. Wie oft habe ich mir gewünscht, es hätte niemals so etwas wie Milch gegeben, wenn diese Anti-Milch-Kinder in meine Behandlung kamen. «■Wenn man einem empfindlichen, kleinen, tuberkulösen Patienten eine reichliche Dosis Milch gibt, kann man ihm jeden gewünschten Beweis entlocken, von der Dysenterie bis zu den Konvulsionen oder von Spasmen, Diarrhoen, Übelkeit, Erbrechen, Koliken und gastrischen Schmerzen jeder Art und Stärke, mit Fieberzuständen, mit reflektorischem Befall des Gehirns, und man kann alles provozieren, was man sich nur wünschen kann; diese Kinder sind keine Freunde der Milch; tatsächlich ist die Milch ihr Feind».

Manchmal wissen wir einfach nicht, womit wir sie noch ernähren sollen; häufig würden wir vor einem vollkommenen Rätsel stehen, wenn wir nicht die immer vorhandene Hilfe des Simile hätten, ohne welches wir oft versagen müßten.

«■Diese tuberkulösen Kinder können immer wieder, von der Geburt bis zu ihrem zweiten oder dritten Lebensjahr Diarrhoen bekommen. Der leichteste Diätfehler oder eine Verkühlung rufen sie hervor, da sie scheinbar gar keine Widerstandskräfte haben; vieles davon ist eine Folge der unzureichenden Drüsensekretionen im gesamten Verdauungstrakt und oft auch von tuberkulösen Veränderungen an den Drüsen selbst oder ihrer mangelhaften Funktion. Ein anderer auffallender Zug dieser tuberkulösen Babys (und was ich in diesem Sinne unter einem tuberkulösen Baby verstehe, bei dem jeder Zug dieses Miasmas vorhanden ist) ist, daß oft mit dem Durchbrechen des ersten Zahnes Diarrhoen einsetzen und es ihnen immer schlechter geht, solange sie anhalten; in der gesamten Zahnungsperiode kommen und gehen mit dem Durchbrechen jedes einzelnen Zahnes die Diarrhöen. Manchmal sind diese Anfälle heftig und langdauernd und gefährden oft das junge Leben. Dieser Zustand bewirkt bei diesen pseudopsorischen Patienten, daß der Körper die Kraft oder die Fähigkeit verliert, die für die Knochenbildung notwendigen Bestandteile aus der Nahrung zu assimilieren. Es besteht eine enge Beziehung zwischen den Assimilationsstörungen von Kalk und kalkhaltigen Stoffen für die Bildung der Knochen und den Diarrhoen dieser Kinder. Die Haut, die die Zähne bedeckt, ist hart, derb und unnachgiebig und ein starker Druck ist nötig, um sie weich zu machen, so daß die Zähne durchbrechen können. Diese große Spannung, wenn sie lange Zeit andauert, zusammen mit der Unfähigkeit Stoffe für die Knochenbildung zu assimilieren, ruft scheinbar oft reflektorisch diesen gastrointestinalen Krieg hervor, an dem dieses junge Leben zu leiden hat».

«◆Bei der Sykosis beobachten wir das nicht; die Sykosis verursacht gewöhnlich solche Koliken, daß wir die Leidensschreie dieser Kinder nicht länger ertragen. Gelegentlich haben sie Diarrhoen, diese sind dann aber spastischer, kolikartiger Natur und begleitet von einem schleimig-mucösen Stuhl und einer greifenden Kolik und rektalen Tenesmen. Die Stühle von Rheum, Chamomilla, Magnesium carbonicum sind typisch für dieses Miasma». «★Die Psora hat ebenfalls eine krampfartige, übelriechende Diarrhoe, welche gewöhnlich die Patienten von ihrem Leiden befreit, aber es tritt keine solche Erschöpfung, keine solche Hartnäckigkeit auf, wie wir sie bei der Pseudopsora oder der Sykosis antreffen».

«■◆Croton tiglium hat einen Stuhl, wie wir ihn bei diesen tuberkulösen Kindern antreffen, die einen starken sykotischen Anstrich haben». «★◆●Sarsaparilla repräsentiert in der Regel alle Miasmen, aber die Sykosis sticht besonders hervor». «■Sanguinaria, Phosphorus, Kalium carbonicum, Tuberkulinum und Stannum haben recht typische tuberkulöse Ausscheidungen»; «●die Mercuriusverbindungen repräsentieren natürlich die syphilitischen Arzneien so vollständig wie keine anderen».

Diese Miasmen prägen dem Organismus ständig ihre eigene schöpferische Kraft auf, die natürlich im Widerspruch zum Leben steht; manchmal beobachten wir sie in der Lyse oder in einer Krise, in der Lyse, wie wir sie bei jenen langsamen oder schwelenden Feuern chronischer Krankheiten beobachten oder durch eine Krise, wie sie die ohnehin geschwächte Lebenskraft überwältigt.

«■Bei tuberkulösen Kindern sind die

Stühle manchmal aschefarben oder gräulich und zeigen damit einen Mangel an Galle an». «◆Die sykotischen Diarrhoen haben den heftigsten Schmerz und die Stühle werden unter Druck aus dem Rektum ausgeschieden. Croton tiglium, Chamomilla, Laurocerasus und Colocynthis und diese Klasse von Medikamenten repräsentieren diese Art von Diarrhoen. Die erwähnten intestinalen Schmerzen der Sykosis haben einen äußerst kolikartigen Charakter und sie machen den Patienten in der Regel zornig. Sykotische Beschwerden der Eingeweide, egal ob es Diarrhoen oder Hämorrhoiden sind, erzeugen dieselbe Reizbarkeit. Mit ihren Schmerzen sind sie verdrießlich und reizbar».

«◆Oft beobachtete ich, daß die Stühle sehr wechselhaft sind, gewöhnlich gelblich-grüner Schleim, selten blutig», «■(blutige Stühle, tuberkulös)», «◆grünliche, wäßrige, sauer riechende Stühle mit schneidender Kolik; selbst das Kind riecht in ausgeprägten Fällen von hereditärer Sykosis sauer», «■(das Kind riecht modrig oder schimmlig, tuberkulös). In schweren Fällen von Beschwerden der Eingeweide bei Tuberkulösen ist das Kind ärgerlich, verdrießlich und weinerlich und möchte nicht, daß man es anschaut oder gar berührt. Die Erschöpfung nach den Stühlen ist auffallend». «◆Bei der Sykosis ist das nicht so und die kleinen Patienten wollen nicht wie bei tuberkulösen Kindern allein gelassen werden; sie sind aber ängstlich, so daß man sie ständig schaukeln, herumtragen oder in irgendeiner Weise herumbewegen muß. Die Koliken sind besser durch festen Druck oder Liegen auf dem Bauch; Verzehr von Früchten verschlimmert ihren Zustand», «■während die Tuberkulösen durch den Verzehr von Milch, Kartoffeln und Fleisch und durch Bewegung oder eine Störung infolge einer Bewegung verschlimmert werden. Bei auffallend tuberkulösen Kindern bemerken wir oft vor den Stühlen eine Übelkeit mit Würgen. Das Kind würgt und versucht zu erbrechen, was ihm aber oft nicht gelingt. Obwohl in ausgeprägten Fällen Übelkeit und Erbrechen des gesamten Mageninhaltes kurz nach dem Essen und Trinken vorkommt».

«◆Dulcamara hat einen typisch sykotischen Stuhl, der grünlich, grün und wäßrig, weiß oder grün mucös ist und unter starkem Druck ausgeschieden wird, der scharf und wundmachend ist, wie alle sykotischen Stühle. Auch ist er veränderlich und schlechter, wenn das Barometer fällt. Es bestehen die gleiche greifende Kolik, der Tenesmus, die Ungeduld und die Reizbarkeit».

«★Die Psora hat eine Diarrhoe, die nach einem Schreck, nach Kummer, nach schlechten Nachrichten oder bei bevorstehenden schweren Prüfungen auftritt; wenn man für ungewöhnliche Ereignisse Vorbereitungen trifft; infolge einer Erkältung oder der kleinsten Verkühlung» «◆(von Durchnässung, Sykosis). Die grasgrünen Stühle von Ipecacuanha, Magnesium carbonicum, Croton tiglium, Gratiola, Argentum nitricum und ähnlichen Arzneimitteln sind meist sykotischer Natur». «★Die echten psorischen Stühle können jede Farbe haben, aber sie sind gewöhnlich in ihrer Farbe mäßiger; im allgemeinen übelriechend und nicht sehr schmerzhaft. Schlimmer durch Verkühlung, Bewegung, Essen und kalte Getränke; besser durch warme Getränke und heiße Speisen, Ruhe und recht warme Anwendungen am Abdomen».

«★Die Verstopfung der Psora ist sehr ausgeprägt; sie ist hartnäckig, beständig und die Eingeweide bewegen sich überhaupt nicht; es besteht kein Stuhldrang; der Stuhl ist trocken, spärlich, hart, die Ausscheidung ist schwierig, manchmal besteht ein Wechsel von Verstopfung und Diarrhoen; Verstopfung mit entfernten Schmerzen wie Kopfschmerzen, Schmerzen in der Leberregion oder der Leber; Verstopfung mit Kopfschmerzen an den Schläfen und der Schädelbasis; Verstopfung mit Müdigkeit, Schläfrigkeit, Betäubung und Schweregefühl, mit Abneigung zu arbeiten. Verstopfung mit faulem Atem, faulig belegter Zunge, Übelkeit und Appetitverlust. Verstopfung und tagelang ohne Stuhlgang, obwohl häufig ein Stuhldrang vorhanden ist. Der Stuhl ist hart und wird in runden Ballen ausgeschieden, wie Schafskot; der Stuhl sieht dunkel und trocken aus wie verbrannt»; «■wo viel Schleim vorhanden ist, besonders bei ständiger Dauer, besteht meistens eine tuberkulöse Infektion; oder wenn es nach dem Stuhlgang zu Blutungen kommt, werden wir unsere Aufmerksamkeit ebenso auf diese Diathese lenken. Blutungen aus dem Rektum machen uns immer auf das tuberkulöse Element im Organismus aufmerksam», «◆obwohl wir blutende Hämorrhoiden auch bei Sykosis antreffen, aber die Sykosis hat starken Pruritus und eine spärliche, wäßrige Absonderung aus dem Rektum, die nach Fisch oder Fischlake riecht». «★■Oxyuren oder Eingeweidewürmer sind ebenfalls psorischen Ursprungs, werden aber häufig bei Kindern mit tuberkulösen Infektionen angetroffen»; «★eine krabbelnde oder kriechende Empfindung ist sehr charakteristisch für die Psora». «■Rektale Erkrankungen, die mit Herz-, Brust- oder Lungenbeschwerden alternieren, sind gewöhnlich tuberkulösen Ursprungs, und dies gilt besonders für Asthma und Atembeschwerden; z. B. können auf Hämorrhoiden, wenn sie operiert wurden oder auf irgendeine andere Weise unterdrückt wurden, Lungenbeschwerden, Asthma und nicht selten Herzbeschwerden folgen. Strikturen im Rektum, Fistelgänge, Fisteln und fistelartige Taschen sind alle tuberkulösen Ursprungs oder pseudopsorischer Natur», «◆werden aber durch eine Sykosis verschlimmert».

«■Einen Rektumprolaps bei jungen Kindern trifft man ebenso bei Tuberkulösen an». «★◆●■Canceröse Erkrankungen, bösartige Gewächse und ähnliche Krankheiten haben in der Regel alle Miasmen zur Grundlage», «■◆und besonders sind das tuberkulöse und sykotische Elemente miteinander kombiniert». «★Natürlich kann die Psora bei den bösartigen Erkrankungen niemals außer acht gelassen werden; egal welches andere Element mit ihr verbunden sein mag, sie erzeugt sie alle. Tatsächlich stellt sie den Hauptgrund für alle Krankheiten oder Krankheitszustände dar». «■Die Eingeweidebeschwerden eines tuberkulösen Kindes sind deshalb häufig kombiniert mit Fieberzuständen, Delirien, gastrischen Beschwerden, Erbrechen, Durchfällen mit erschöpfenden reichlichen Stühlen. Diese tuberkulösen Kinder sind schnell und sofort an ihren zahlreichen Krankheiten zu erkennen, mit denen sie in ihrer Kindheit zu ringen hatten. Anhand der Schwere ihrer Erkrankungen und der Häufigkeit, mit der wir all diese akuten und gefährlichen Krankheitsprozesse während des jungen Lebens behandeln müssen, erkennen wir das tuberkulöse Element».

Harnorgane

Im Verlauf des gesamten Harntrakts finden wir latente Symptome aller Miasmen. Von den wirklich chronischen Miasmen spielen nur die Psora und die Sykosis bei der Krankheitserzeugung in diesen Organen eine aktive Rolle. Wir werden jedoch herausfinden, daß das tuberkulöse Element nicht vollkommen fehlt, und zwar die Kombination des tuberkulösen mit dem sykotischen Element, das uns die vielen sogenannten bösartigen und schweren Erkrankungen dieser Organe beschert.

«■Der tuberkulöse Patient klagt über Angst und starken Kräfteverlust nach dem Urinieren». «★Die psorischen Kindern haben oft ein Harnverhalten, wenn der Körper friert; wir beobachten dies ebenso bei alten Menschen; starke Überdehnung der Blase mit Völlegefühl, als ob sie äußerst gefüllt wäre, ist ein anderes Symptom; ein Gefühl des Zusammenschnürens ist ebenso oft vorhanden. Alle psorischen Patienten urinieren häufig unfreiwillig beim Niesen, Husten, Lachen. Die Urinpassage ist bei Psora nicht sehr schmerzhaft, gewöhnlich ein leichtes Brennen, eine Folge des übersäuerten Urins. Nach Fiebern bei akuten Erkrankungen sind die Ablagerungen der Psora gewöhnlich weiß oder gelblich-weiß, Phosphate und ähnliche Ablagerungen; gelegentlich sind sie rosarot oder ähnlich wie Eisenrost».

«■Bei der tuberkulösen Diathese ist, besonders beim nervösen oder neurotischen Patienten, der Urin bleich, farblos und reichlich mit sehr wenigen festen Bestandteilen. Diabetische Patienten sind in der Regel stark tuberkulös. Man wird die tuberkulöse Physiologie und die Diathese im gesamten Körper stark ausgeprägt antreffen». «◆Wenn eine Sykosis vorhanden ist, sind diese Fälle natürlich ihrer Natur nach bösartiger und verhängnisvoller.

«★◆●■Fibrosierungen der Nieren haben alle drei Miasmen zur Grundlage»; «■◆ebenso ist das tuberkulöse und sykotische Element in der Mehrzahl der Fälle von Nephritis (Bright`s disease) vorhanden». «■Der Urin tuberkulöser Patienten ist oft übelriechend und leicht zersetzt, der Geruch modrig, wie altes Heu oder faulig, sogar wie Aas. Häufig werden solche Patienten zur Untersuchung zu mir geschickt. Ich denke, daß sie eine schreckliche und vielleicht unheilbare Nierenerkrankung haben. Tuberkulöse Kinder urinieren unwillkürlich bei Nacht (Enuresis nocturna) sobald sie eingeschlafen sind. Auch ist der Urin reichlich, weswegen sie alles durchnässen. Diese Fälle sind nur zu heilen, wenn man an ihre pseudopsorische Diathese gelangt. Dies ist der Grund, warum Calcarea carbonica so viele dieser Fälle heilt».

«■◆Wenn sie beim Urinieren schreien, wie bei Lycopodium und Sarsaparilla, ist meistens zusätzlich ein sykotisches Element vorhanden». Die sykotischen Ausdrucksformen sind so zahlreich, daß sie nur im 2. Band dieses Werkes vollständig aufgeführt werden können. «◆Die meisten dieser schmerzhaften, krampfartigen Symptome beruhen weitgehend auf dem sykotischen Element, welches gewöhnlich die Urethra und die Blase befällt». «■Hämaturie trifft man häufiger bei tuberkulöser Diathese an», kann aber bei allen Miasmen vorhanden sein; «■nächtliche und alle unfreiwilligen Samenergüsse treten gewöhnlich bei Männern mit pseudopsorischem Krankheitshintergrund auf. Alle diese Schwächen und Symptome sind pseudopsorisch. In der Tat sind sie alle tiefgründiger Ausdruck einer pseudopsorischen Infektion. Die idiopathische Hydrocele kann sich auf dieselbe Elternschaft berufen; bei Prostatabeschwerden kann man nach demselben Element Ausschau halten», «◆außer dort, wo eine erworbene Sykosis das erregende Medium darstellt». «■In Fällen, die einen ständigen Verlust an Prostata- oder Samenflüssigkeit haben, entwickelt sich manchmal eine Schwindsucht (Auszehrung). Dies sind Patienten, die in Schwermut leben, mit niedergeschlagenem Gemüt, düsteren Vorahnungen, schlechter Verdauung, Verlust an Energie, Gedächtnisschwäche und dem ganzen uns vertrauten Zug von Symptomen. Oft beobachten wir ein livides oder aschefarbenes Aussehen, oft einen gefräßigen Appetit, da der Organismus nach mehr Speisen verlangt als er wirklich verwerten kann; am Ende ist der Magen so in Unordnung, daß er nicht mehr in der Lage ist, richtig zu funktionieren».

«★Viele der Harnsymptome der Psora sind nervös bedingt oder Folge von anderen Krankheitszuständen, mit anderen Worten, Folge von sekundären Ursachen, und das gilt besonders für Frauen». «■Die Mehrzahl der Nierenbeschwerden, wie bereits erwähnt, hat eine pseudopsorische Grundlage, was durch das sorgfältige Studium aller latenten miasmatischen Symptome im Organismus bewiesen werden kann».

Sexualsphäre

Viele dieser Symptome bei Männern sind in unserem letzten Kapitel bereits erwähnt worden, aber viele andere müssen noch erwähnt werden. «★Die Wirkung der Psora auf die Psyche läßt diese ihre Aufmerksamkeit oft auf einen Körperteil oder ein Körperorgan lenken; dies gilt besonders für gewisse nervöse Temperamente. Ihr Bewußtsein, welches weitgehend ihre Furcht zu kontrollieren hat, wird immer aktiver, ihre Aufmerksamkeit konzentriert sich auf irgendein Körperteil oder Organ; oft auf das Herz – und sie sind der Meinung, eine Herzerkrankung zu haben; dasselbe kann bei den Lungen oder jedem anderen Organ auf treten, egal wo es liegt».

«★◆Dies gilt auch häufig für die Sexualsphäre, wo sich alle Arten von sykopathischen sexuellen Perversionen bei psorischen Patienten entwickeln»; «■wahrscheinlich sind sie bei pseudopsorischen Patienten genauso schlimm». «★◆Ihr Sinnen fixiert sich auf das Sexuelle und sie besitzen nicht genügend Energie, ihren Geist von diesem verderblichen Einfluß freizumachen, bis die meisten in den körperlichen und geistigen, oft auch moralischen Ruin oder in wirkliche Geisteskrankheiten oder schlimmste Formen der Manie herabgezogen werden. Gelegentlich beobachten wir, wie sie eine bestimmte monomane Form annimmt, wie z. B. das Verlangen zu stehlen, Feuer zu legen oder irgend etwas anderes Destruktives. Ist Sykosis vorhanden – besonders wenn sie erworben wurde – verschlimmert das diese Zustände sehr».

«★◆●Vergegenwärtigen wir uns den Kräfteverfall, den Verlust an Energie, die Unfähigkeit oder die Unlust, außer den zur bloßen Existenz notwendigen keine anderen geistigen und körperlichen Anstrengungen zu unternehmen, dann können wir uns eine Vorstellung von der degenerativen Macht machen, die sich hinter diesen latent ererbten Krankheiten verbirgt, welche durch die Wirkung jenes hydraköpfigen Monsters, der Psora und seiner Mitstreiter, der Syphilis und Sykosis hervorgerufen wurden».

Bei den Frauen gibt es wahrscheinlich kein größeres miasmatisches Betätigungsfeld als die Pervertierung der Reproduktiv- und Sexualfunktionen dieses Geschlechtes. «◆■Bei fast jeder Frau, der wir begegnen, entdecken wir eine Form der Dysmenorrhoe, und sehr häufig beobachten wir bei diesen Leidenden, daß ihre gesamten Beschwerden sich am Beginn oder während der Menstruation verschlimmern. Die Störungen beziehen sich nicht allein auf die Uterusfunktion und deren Anhangsgebilde, sondern meistens auf nahezu alle Körperorgane, vom Scheitel bis zur Sohle, die alle dem eventuell vorhandenen tuberkulösen Element ausgesetzt sind, und natürlich vermehren sie sich enorm, wenn das sykotische Gift den Lebensstrom färbt. In einem normalen, gesunden Organismus sollte keine Funktion pervertiert sein». Keine Funktion sollte letztendlich schmerzhaft sein, denn der Schmerz ist immer eine Signalglocke einer Krankheit, einer pervertierten Funktion. Die Funktion eines Organs sollte nicht mehr als wahrgenommen werden; sollten dennoch in einem Körperorgan, und sei es in Ausübung seiner einfachsten Funktion, ein Leiden bis hin zur Todesangst auftreten, dann befindet es sich in einem erkrankten Zustand.

«◆Das sykotische Element hat in der Tat eine so spezifische Wirkung auf das Endometrium und die Anhangsgebilde des Uterus, daß wir selten fehl gehen, einen akuten Schmerz oder aktive Entzündungsprozesse in irgendeiner Weise der Sykosis zuzuschreiben».

«●Die Syphilis befällt selten die Ovarien oder den Uterus»; «★die Psora allein wird nichts anderes als funktionelle Störungen hervorrufen». «■Gelegentlich treffen wir auf eine tuberkulöse Pathologie, aber sie ist so selten, daß sie kaum der Erwähnung wert ist». «◆Heutzutage betrachten wir die Erkrankungen der Tuben immer als sykotische Infektionen. Es gibt um den und am Uterus sowie an den Reproduktivorganen alle Schweregrade und Veränderungen dieser sykotischen Entzündungsvorgänge, so daß es oft schwierig ist mit Bestimmtheit zu entscheiden, ob sie sykotischen Ursprungs sind oder nicht. Einige wenige Symptome, die generell vorhanden sind, sollte man sich einprägen; dies sind die krampfartigen, kolikartigen und oft anfallsweise auftretenden Schmerzen, die scharfen Absonderungen, der entzündliche Juckreiz, das schmerzhafte und meist häufige Urinieren, der Geruch der katarrhalischen Absonderungen nach Fischlake oder verdorbenem Fisch, zusammen mit den Gemütssymptomen, die gewöhnlich vorhanden sind. Bei der Untersuchung fallen uns die gefleckten Schleimhäute auf, die bei dieser Krankheit so konstant angetroffen werden». Es gibt viele andere Symptome, die man noch aufzählen könnte, aber unser Thema ist die Psora und die Pseudopsora, von dem wir nicht weiter abschweifen sollten, als es zum Vergleich notwendig ist.

Die weiblichen Sexual- und Reproduktivorgane stehen nicht weniger unter dem Einfluß der Miasmen. Tatsächlich haben wir uns mit tiefgreifenden Überlegungen und ernsthaftesten Gedanken auf das Studium der Physiologie, Psychologie, Pathologie und Therapie konzentriert. Inzwischen hat die zerstörerische Wirkung des sykotischen Miasmas unsere besten Therapeuten und fähigsten Pathologen in Alarm versetzt. Wie oft muß der Chirurg zu Rate gezogen werden, um einen Teil oder sogar die gesamten Reproduktivorgane einer Frau zu entfernen, deren Erkrankung so fortgeschritten ist, daß ihr kein Therapeut mehr helfen kann; oft auch, weil er mit dem sykotischen Miasma, seiner Natur und Wirkung sowohl auf die weiblichen Reproduktivorgane als auch auf den gesamten Organismus nicht vertraut ist. Jahrhundertelang hat der Arzt Maßnahmen der Unterdrückung studiert, die die Symptome der Psora und Pseudopsora vertrieben; sobald das neue Element (Sykosis) hinzukommt, meint er wie immer die neue Krankheit unterdrücken zu können; findet später aber heraus, daß sie mit der Unterdrückung ihrer katarrhalischen Manifestationen einen neuen Impetus erhält, eine neuerwachte Kraft und Energie, aus der sich neue, bösartige, destruktive oder entzündliche Krankheitsprozesse entwickeln und die alle therapeutischen Anstrengungen zunichte macht. Warum? Weil er es nicht mit denselben, langsamen, heimtückischen Elementen und Vorgängen zu tun hat, wie er sie von der Psora und Pseudopsora her kennt; er wurde niemals mit der Geschichte, dem Charakter und der Wirkung der Miasmen vertraut gemacht und kann sie oft nur dem Namen nach unterscheiden.

«■Die menstruellen Anomalien von tuberkulösen Patientinnen stellen für sich oft ernste Beschwerdebilder und Eindrücke der Miasmawirkung dar. Das erste, an was man denken sollte, ist eine erschöpfende und oft verlängerte reichliche Regelblutung, die man in solchen Fällen vorfindet. Die Blutungen sind hellrot und manchmal begleitet von Schwindel, Ohnmacht, Blässe des Gesichtes, was sich beim Aufstehen aus dem Liegen verschlimmert. Recht häufig kommen die Regelblutungen zu früh oder erscheinen alle 2 oder 3 Wochen. Sie können schmerzhaft sein oder auch nicht, sind aber immer erschöpfend. Sie fühlt sich eine Woche, bevor sie erscheinen, schlecht, indem sie auf viele Art und Weise leidet, an Kopfschmerzen, Rückenschmerzen, Magenstörungen, Neuralgien usw. Gelegentlich werden die Menses von Diarrhoen, Nasenbluten, Fieberzuständen, optischen Sinnestäuschungen, Ohrenbrausen, Empfindlichkeit gegenüber Geräuschen, Appetitverlust, Bauchschmerzen, Übelkeit und bitterem Erbrechen begleitet». «★Das psorische Element ist in diesen Fällen natürlich genauso ausgeprägt; die Menses der Psora sind gewöhnlich mild», «◆während die sykotischen scharf sind und in der Schamregion eine Wundheit, ein Beißen und Brennen hervorrufen». «■Nach den Menses sehen tuberkulöse Patientinnen bleich aus, mit dunklen Ringen um die Augen oder hohläugig mit verbrauchtem oder erschöpftem Gesichtsausdruck. Häufig treten bei diesen Fällen in irgendeiner Form oder Schwere hysterische Symptome auf und oft sind sie die schwierigsten Fälle, die wir zu behandeln haben».

«■Recht häufig sind die Menses bleich, wäßrig und lang andauernd, wie wir es bei Calc., Ferr. und ähnlichen Arzneimitteln beobachten. Die Extremitäten sind gewöhnlich kalt, und die Menses erzeugen bei jungen Frauen im Alter zwischen 17 und 21 Jahren oft eine allgemeine Anämie. Sie werden „chlorotisch“, wie wir sagen, was eine Folge des Absterbens vieler roter Blutkörperchen ist, eine spezifische Wirkung des *pseudopsorischen* Miasmas. Nicht selten werden sie bleich und nehmen eine gelbe oder aschfahle Farbe an, begleitet von Leukorrhoen wie gekochter Stärke oder wäßrig, von Herzklopfen, von Ohnmacht und allgemeinem Vitalitätsverlust, später dann begleitet von allgemeiner Schwäche, Erröten des Gesichtes, Schwindel, Klingeln in den Ohren, Heiserkeit, trockenem, kitzelndem, krampfartigem Husten, an dessen Ende sich ein wirklich tuberkulöser Zustand entwickelt. Bei vielen dieser Fälle werden die bereits erwähnten Symptome von Gemütssymptomen begleitet, wie große Traurigkeit, Schwermut, Angst, voller phantastischer Vorstellungen, Vorahnungen mit viel Furcht, extreme Empfindlichkeit, Nervosität, Reizbarkeit oder Neigung zum Weinen. Gelegentlich vergehen die gesamten Menses bis zum Ende ohne große Störungen oder Leiden, denen dann ein lange andauernder, äußerst quälender Gesichtsschmerz folgt».

Dies sind einige wenige der vielen Symptome, die bei tuberkulösen Patienten auftreten, aber es müßten Bände verfaßt werden, um diese Fälle vollständig zu beschreiben. Ich habe noch nichts über die Schmerzen, Neuralgien, krampfartigen und reflektorischen Symptome dieser Patientinnen gesagt, die an Retroversion, Retroflexion und anderen Fehlstellungen des Uterus leiden. «■Bei ausgeprägten Fällen dieser Diathese ist der Uterus gewöhnlich retrovertiert oder retroflektiert, und viele ihrer Leiden datieren aus der Zeit kurz nach der Pubertät oder wenigstens innerhalb des darauffolgenden Jahres. Alle haben dieselbe schlaffe Muskulatur; diese Patientinnen erschöpfen sich leicht, die Menses sind reichlich, erscheinen zu früh und dauern zu lange, sind begleitet von Rücken-, Kopf- oder reflektorischen Schmerzen jeglicher Art und einer ganzen Reihe von Symptomen, die dieser Gruppe von Frauen eigen ist. Ihre Wehen bei der Geburt sind oft schwierig, heftig, überlang, erschöpfend, und viele von ihnen sind überhaupt unfähig, ihre Kinder zu stillen. Der Lageanomalie, dem Prolaps und der ganzen Reihe von Uterussymptomen folgen meistens eine Subinvolution und eine allgemein schlechte Gesundheit».

Dieses Bild ist nicht einmal überzeichnet; tatsächlich beobachten wir es sehr häufig in unserer Praxis, so daß wir uns oft wünschen, ihm nicht so häufig begegnen zu müssen. Hahnemann nannte diese Patientinnen psorisch, aber sie sind mehr als das, sie haben ein mit der Psora verbundenes Element, das einen Zug von Symptomen entwickelt, bei denen die Psora lediglich eine Teilrolle spielen kann. Die meisten dieser Patientinnen haben ein motorisches oder sanguinisch-motorisches Temperament.

«★Bei der Psora können wir beinahe jede Art von Menses beobachten, aber sie erreicht niemals diese hämorrhagischen Formen, wie man sie bei der Pseudopsora antrifft. Sie neigt mehr zu spärlichen Blutungen, so daß sich die Patientin über die zu kurze Dauer beklagen wird. Im allgemeinen sind sie übelriechend, von oft außergewöhnlichem Geruch, können aber auch keine dieser Charakteristika haben, sind aber niemals so reichlich wie bei der tuberkulösen Diathese. Nicht selten sind die Menses intermittierend; sie hören auf und beginnen wieder. In der Tat zeigt sich die Dysmenorrhoe der Psora schon sehr früh in der Pubertät und im Klimakterium. Die Schmerzen sind gewöhnlich scharf, nehmen aber niemals den kolikartigen, krampfartigen Charakter an, den wir bei der Sykosis vorfinden oder wenn eine sykotische Infektion mit der Psora oder Pseudopsora verbunden ist».

«◆Die menstruellen Schmerzen der Sykosis können gut verstanden werden durch das Studium einiger unserer Arzneimittel wie Coloc., Magc., Phos., Croc., Sep., Lac-c., Caul. und anderer. Das rheumatische Element der Sykosis läßt sich anhand von Mitteln wie z.B. Rhus-t., Bov., Cimic., Bry., Cham., Colch., Cycl., Dulc., Gels., Phyt., Puls. und anderen studieren». «★Sulphur vermittelt uns eine möglicherweise weitergefaßte Vorstellung von der psorischen Diathese als jedes andere Arzneimittel; denn es ist ein solch tiefwirkendes Mittel, daß es selbst die pseudopsorische Konstitution abdecken wird».

«◆Die sykotischen menstruellen Schmerzen sind krampfartig, äußerst scharf, kolikartig, treten anfallsweise auf; oft fließt das Blut nur unter Schmerzen. Es ist übelriechend, klumpig, fadenziehend, mit großen Klumpen» «★(psorische Klumpen sind klein)», «◆dunkel, sogar schwarz» «■(die Menses sind hellrot oder hell und wäßrig, tuberkulös)». «◆Die Menses der Sykosis sind selten mild, gewöhnlich wundmachend und scharf». «■Patienten mit einer tuberkulösen Infektion haben gewöhnlich choleraartige Symptome wie Übelkeit und Erbrechen, heftiges Ausfegen der Eingeweide mit Diarrhoe und Dysenterie, Ohnmacht und kaltem Schweiß auf der Stirn, aber die Menses sind selten, wenn überhaupt, verklumpt; sie sind gewöhnlich flüssig, reichlich, hellrot, wäßrig und selten übelriechend und haben häufig den Geruch von frischem Blut».

«■Die Leukorrhoe tuberkulöser Patientinnen ist gewöhnlich eitrig, kann aber auch wäßrig schleimig sein. Sie ist oft schwächend und vor Beginn der Menses und unmittelbar danach stärker». «★Die Leukorrhoe der Psora ist spärlich, nicht erschöpfend, hat keine besondere Farbe, sie kann sogar jede Farbe haben», «■aber nie die tiefe, dicke, gelbe oder gelblich-grüne Farbe wie bei tuberkulösen Patientinnen».

«◆Die Leukorrhoe von sykotischen Patientinnen ist dünn, grünlich-gelb, spärlich, scharf, sie sieht aus wie schmutziges Wasser und ruft Beißen oder Jucken und Brennen in den Geschlechtsteilen hervor. Der Geruch ist wie der von verdorbenem Fisch oder von Fischlake». «■Gelegentlich ist die Leukorrhoe der pseudopsorischen Patientinnen klumpig, dick, eiweißartig oder purulent, modrig riechend». «◆Bei der Sykosis kann sie stechend scharf sein und wie verdorbener Fisch riechen; die Patientinnen waschen und spülen sich ständig wegen des scharfen Geruchs und wegen der Absonderung. Die Absonderung erzeugt oft kleine Bläschen oder wunde Hautstellen am Genitale, welche für die Patientin eine Quelle großer Plage sind. In ausgeprägten Fällen sykotischer Leukorrhoe müssen für die Differentialdiagnose oft die Gemütssymptome dieser unterschiedlichen, uns gewahr werdenden Formen sorgfältig betrachtet werden». «★Wir müssen noch andere psorische Symptome unserer Patientin untersuchen, um ein klares Bild der menstruellen Phänomene zu erhalten. Viele der nervösen Leiden, wie z. B. Kopfschmerzen, Herzbeschwerden, Husten und Gemütssymptome, sind Folge einer tiefwirkenden psorischen Infektion». «■Diese sind aber bei der tuberkulösen Diathese sehr viel schlimmer». «◆Viele Ovarial- oder Tubensymptome, die sich während den Menses entwickeln, beruhen eher auf einem sykotischen als auf einem anderen Miasma».

Obere und untere Extremitäten

«●Stechende, schießende oder lanzierende Schmerzen im Periost oder den langen Knochen der unteren oder oberen Extremitäten, *Syphilis*»; «◆schießende oder zerrende Schmerzen in den Muskeln oder Gelenken, Sykosis; Schmerzen in den Fingern oder kleinen Gelenken, *Sykosis*»; «★■neuralgische Schmerzen können entweder von der Psora oder Pseudopsora herrühren; sie werden gewöhnlich durch Ruhe und Wärme gebessert». «●Die syphilitischen Schmerzen sind bei Nacht oder beim Herannahen der Nacht schlechter. Sie verschlimmern sich ebenso bei Wetterwechsel, durch kalte, nasse Luft».

«◆Die sykotischen Schmerzen sind in Ruhe schlimmer und der Patient erfährt durch Bewegung, Reibung oder Strecken Erleichterung, und die Beschwerden bessern sich bei schönem, trockenem Wetter; schlimmer beim Herannahen eines Sturms oder in einer nassen, feuchten Atmosphäre und beim Fallen des Barometers oder bei Unterkühlung. Wärme lindert einen sykotischen Patienten nicht immer; Steifheit und Zerschlagenheitgefühl, besonders Lähmigkeitsgefühl sind sehr charakteristisch für die Sykosis. Es geht ihnen schlechter beim Bücken, Beugen oder am Beginn der Bewegung». «★Die Psora ist oft bei Bewegung schlechter und besser bei Ruhe und durch Wärme». «■Tuberkulöse Gelenkbeschwerden haben im Knochengewebe ein vermehrtes knotiges Wachstum ähnlich wie die Syphilis. Die Knochen sind weich, rachitisch und verbogen, wie man es häufig bei krummbeinigen Kindern sieht. Es mangelt ihnen an der harten, erdigen Substanz, die zur Bildung eines festen Knochens notwendig ist. Sie sind manchmal so weich und biegsam, daß sie bei Kindern oft nicht einmal das eigene Körpergewicht tragen. Wenn diese Kinder mit dem Laufen beginnen, deformieren sich die Füße oder verbiegen sich die langen Knochen oder sie sind gebogen wie Faßdauben. Kein anderes als das syphilitische Element wird diese Veränderungen, wie wir sie bei diesen pseudopsorischen Kindern vorfinden, hervorrufen. Die Periostbeschwerden bei Pseudopsora sind Folge einer Periostitis oder einer tertiären oder tuberkulösen Veränderung an den Knochen selbst», «◆während die sykotischen Schmerzen in den Gelenken oder im Periost Folge von gichtischen oder kalkigen Ablagerungen in den Geweben selbst sind, die durch den Kreislauf dorthin transportiert wurden». «■●Die tuberkulösen und syphilitischen Knochenschmerzen ähneln sich sehr, sowohl in ihrem Charakter als auch in ihrer zeitlichen Verschlimmerung». «◆Bei der sykotischen Arthritis oder bei Rheumatismus liegt eine Infiltration entzündlicher Ablagerungen vor, aber sie werden leicht wieder absorbiert und sind niemals formativ, wie wir es bei syphilitischen oder tuberkulösen Veränderungen vorfinden, die ständig bleiben, wenn sie nicht durch eine Behandlung wieder aufgelöst werden».

«●■An den Nägeln treten infolge von Syphilis und Tuberkulose viele entzündliche Veränderungen auf. Beide haben Nagelbettentzündungen, obwohl sie beim tuberkulösen Krankheitsprozeß einen nicht so spezifischen Krankheitscharakter besitzen wie bei der tertiären Syphilis; dennoch sind sie von ihrer Natur her sehr ähnlich». «■Die Nagelwallentzündung ist eine weitere, gewöhnlich tuberkulöse Entzündung, die wir bei jenen bleichen, anämisch tuberkulösen Kindern antreffen können. Oft bilden sich Pusteln an den unteren Extremitäten oder an den Fingern und Händen. Die Nägel dieser Patienten sind spröde, brechen oder splittern leicht, oft haben sie Niednägel, die für die tuberkulöse Infektion so charakteristisch sind. Sie sind ein unfehlbares Zeichen».

«◆Bei der Sykosis sind die Nägel gerippt oder gefurcht», «●■während sie bei der Syphilis oder Pseudopsora dünn wie Papier sind, sich leicht biegen lassen und manchmal eine Löffelform besitzen, d.h. die natürlich konvexe Form ist umgedreht (konkav)». «■Viele der tuberkulösen Nägel sind gefleckt oder zeigen hie und da weiße Flecken. Manchmal sind die anterioren Ränder gezackt oder leicht ausgebogen. Wenn wir dies vorfinden, so beobachten wir auch den dünnen, löffelförmigen Nagel, dünn wie Papier. Nicht selten entstehen ohne Vorwarnung pustulöse Entzündungen rund um den Nagel. Sehr oft fallen diese ab und wachsen wieder nach. Die Periostentzündungen, häufig in Form von Panaritien oder periphalangialen Gewebsentzündungen, sind in Wirklichkeit eine pseudopsorische Entzündung, genauso wie andere periostale Veränderungen. Es gibt noch viele andere Veränderungen, die wir unter den Hautausschlägen behandeln werden. Die Finger der tuberkulösen Patienten sind lang und laufen nicht allmählich spitz zu, sondern sind plump oder verdicken sich an ihren Enden keulenförmig. Dieses langfingrige Individuum, dessen Finger der Länge nach so unregelmäßig gebildet sind, ist charakterisierend. Oft ist die Hand dünn, weich, schlaff und leicht zusammendrückbar, gewöhnlich sehr feucht und kalt, naßkalt, reichlich schwitzend».

«■Dasselbe gilt bei den Füßen. Diese Kälte der Hände und Füße ist sehr auffallend, aber der Patient ist dessen nicht immer gewahr». «★Bei der Psora sind sie trocken, heiß, oft mit brennenden Empfindungen in den Handflächen und Fußsohlen». «■Natürlich treffen wir dies oft bei tuberkulösen Patienten an», «★aber trotzdem ist dies ein psorisches Symptom. Gelegentlich ist diese Trockenheit und Rauheit für die Patienten eine Quelle großen Ärgers; wir bemerken diese Rauheit, sobald wir ihre Hände berühren»; «■andererseits können wir niemals fehlgehen, die Zeichen der wirklich tuberkulösen Infektion zu erkennen, wenn wir jene langfingrigen, kalten, naßkalten und frostigen Hände halten, die einen wie bei der Berührung von Marmor beinahe frösteln lassen. Man beachte auch den weichen, schlaffen, nicht widerstandsfähigen Muskel, das kalte Schwitzen, die durchscheinenden Nägel, die flache, unvollständige Wölbung, die unebenen und gerippten Nägel, das bleiche Nagelbett, die Niednägel, die Tendenz zur unvollständigen Wölbung besonders bei den Zehennägeln, die eingewachsenen Nägel, die Tendenz zur Geschwürbildung, zu Verhärtungen und Abszessen dort, wo der Organismus sehr tiefgreifend mit Psora gesättigt ist, den Schweiß, manchmal sehr übel und nach Aas riechend, die Strümpfe verfaulen lassend – und für die Patienten sehr lästig. Solche Typen von Pseudopsora erkennen wir an der Wirkung solcher Mittel wie Calc., Bar-c., Bar-i., Jod., Sil. und jener Klasse von Arzneimitteln, deren Wirkung tief und langdauernd ist und die sowohl am tuberkulösen als auch psorischen Element Anteil haben. Man beachte ihre Absonderungen aus dem Respirationstrakt, ihre Wirkung auf die Haut, die Drüsen und Sekretionsorgane, auf alle Organe, die in irgendeinem Maße von der Pseudopsora in Form von physiologischen und pathologischen Veränderungen betroffen sind, was eine Folge der kraftvollen Wirkung dieser zwei Miasmen ist. Möglicherweise offenbaren uns keine anderen Körperteile typischere Demonstrationen ihrer Wirkung als jene an den Extremitäten oder Körperteilen, die weit entfernt vom Kreislaufzentrum sind und dazu neigen, ihre latenten Symptome klarer kundzutun».

«★Krämpfe in den unteren Extremitäten, in den Waden, den Füßen und Zehen, in den Knöcheln und beim Auftreten sind gewöhnlich psorischer Natur, obwohl sie häufiger bei Pseudopsorischen angetroffen werden. Bei der Psora haben wir Brennen in den Fußsohlen, Taubheitsgefühl der Extremitäten mit kribbelnden Empfindungen, ein Gefühl, als ob die Teile einschlafen würden, schlechter im Liegen oder nach dem Schlaf oder wenn ein Druck auf diese Teile ausgeübt wird wie beim Liegen auf dem Arm mit geringem Druck oder beim Übereinanderschlagen der Beine usw., prickeln oder kribbeln in den Fingern oder Extremitäten infolge einer schwachen Durchblutung, frieren (Kälte) einzelner Körperteile wie der Knie, Hände, Füße, Ohren und Nase usw. Die psorischen Patienten frieren meist, solange sie an irgendeiner Krankheit leiden oder leichte Beschwerden haben; wir treffen sie an, wie sie sich beim Ofen oder Heizkörper aufhalten. Sie können sich von diesem nicht entfernen ohne zu frieren». «■Dem Pseudopsorischen wiederum ist die warme Luft im Zimmer äußerst unangenehm; der Pseudopsorische kann weder viel Kälte noch viel Wärme ertragen».

«★◆●■Frostbeulen basieren auf allen Miasmen. Sie haben einen pseudopsorischen Anstrich auf einer sykotischen Grundlage; deswegen erweisen sie sich als eine so schreckliche, krankheitserregende Ursache, wenn sie durch lokale Maßnahmen unterdrückt werden. Alle möglichen Krankheiten können ihrer Unterdrückung folgen, selbst bösartige Krankheiten oder Krämpfe. Ich habe Chorea und viele andere schwere Nervenleiden auf die Unterdrückung von Frostbeulen zurückführen können»; im 2. Band dieses Werkes werde ich mehr darüber berichten und zur Demonstration dieser Tatsache Fälle vorstellen. «■Hühneraugen findet man bei Pseudopsorischen; diese und ähnliche Arten von Hypertrophien findet man bei der tuberkulösen Infektion». «★■Furunkel sind gewöhnlich psorisch, aber sie können sowohl auf psorischen als auch pseudopsorischen Einflüssen beruhen»; «★die kleinen, empfindlichen, schmerzhaften und nicht eiternden Furunkel sind bestimmt psorisch», «■ist aber starke Eiterung vorhanden, werden wir das tuberkulöse Element anwesend finden. Oft sind sie ein gutes Omen, besonders wenn man ein antipsorisches Mittel verabreicht hat, obwohl Sulphur sie nach häufig wiederholter Gabe hervorbringen kann und sie fälschlicherweise für einen idiopathischen Zustand gehalten werden».

«◆●■★Lähmungen, ödematöse Schwellungen, Anasarca und ähnliche Krankheiten sind entweder sykotisch, syphilitisch oder pseudopsorisch. Es kann jeder Grad eines psorischen Elementes beteiligt sein, aber was wir verdeutlichen möchten, ist, daß die Psora allein keine solchen Krankheiten hervorbringt; es muß mehr als Psora vorhanden sein, um so tiefe, destruierende Krankheiten zu entwickeln».

«■●Klumpfüße und ähnliche Deformierungen bei Kindern sind ebenfalls pseudopsorisch oder syphilitisch». «■Wir könnten noch viele andere Zustände bei Kindern erwähnen, die Folge eines pseudopsorischen Elementes sind und hätten trotzdem dieses Thema noch nicht erschöpfend behandelt. Wir finden bei diesen Kindern allgemeine Muskelschwäche oder Kräfteverlust in den Sprunggelenken; sie stolpern und fallen leicht hin, sie sind unbeholfen und ungeschickt und es mangelt ihnen an Koordination oder vollständiger motorischer Kontrolle über sich selbst, weswegen sie ständig hinfallen. Sie stolpern selbst über einen Strohhalm; sie lassen Dinge leicht aus ihren Händen fallen; sie haben in sich überhaupt keine Sicherheit; beim Gehen ermüden sie leicht, besonders beim Besteigen einer Anhöhe».

«★Der psorische Patient kann gut gehen, aber das Stehenbleiben ist tödlich für ihn; dies ist ein so sicheres Symptom der Psora, daß man sich immer darauf verlassen kann». «■Der tuberkulöse Patient ist kurzatmig. Das Besteigen eines kleinen Berges oder einer fünfzehn-, zwanzigstufigen Treppe bringt den Patienten ganz außer Atem und ermüdet ihn total. Sie können immer besser abwärts gehen als aufwärts». «■◆Weiße Schwellung der Gelenke oder idiopathische Synovitis, selbst die rheumatischen Formen, besitzen sehr ausgeprägt dieses tuberkulöse Element. Natürlich haben die rheumatischen Formen ein gemischtes Miasma oder eine sykotische Infektion verbunden mit der Pseudopsora als Grundlage».

«■Ebenso finden wir das pseudopsorische Element bei dem Krankheitssymptom der Fallhand oder bei allen idiopathischen Schwächen oder Funktionsverlusten der Sehnen nahe der Gelenke. Kinder und junge Menschen verstauchen sich leicht die Bänder an den Gelenken, die Knöchel lassen sich sehr leicht vom geringsten Fehltritt verdrehen; die Handgelenke zeigen die gleiche Schwäche bei diesen weichen und muskelschwachen Individuen, bei denen Klavier spielen oder Schreibmaschine schreiben eine Schwellung, Wundheit oder Schmerzen in den Handgelenken hervorruft; auch die Schleimbeutel schmerzen manchmal plötzlich aus den genannten Gründen; oder sie werden leicht lahm, oder es ist plötzlich keine Kraft mehr vorhanden. Diese muskulöse Insuffizienz beobachtet man während der gesamten Kindheit und frühen Jugend; es sind die Individuen, die keine Kraft haben, sich durch körperliche Ertüchtigung oder gymnastische Übungen zu entwickeln. Tatsächlich fehlt ihnen die Energie genauso wie die Kraft; wenn man sie zum Versuch dieser Übungen bewegen kann, hören sie aus Mangel an Energie und Kraft, diese fortzusetzen, bald wieder auf. Viele dieser Patienten schauen robust und gut genährt aus, aber wenn man sie einer Eignungsprüfung unterzieht, haben sie keine Ausdauer. Von ihrer Erschöpfung erholen sie sich nur durch viel Ruhe und besonders durch langes Schlafen. Viele dieser jungen Menschen sind gezwungen weit unter ihren körperlichen Möglichkeiten zu arbeiten, aber wegen ihres scheinbar gutgenährten und robusten Aussehens erhalten sie nicht das Mitgefühl, das sie verdienen. Das Urprinzip der Stärke ist in den grundlegenden Elementen, die die roten Blutkörperchen aufgebaut haben, enthalten, in dem alle echten protoplasmatischen Elemente vorhanden sind, die eine gesunde Blutzelle ausmachen; aber bei der Pseudopsora sind viele dieser Elemente im Übermaß und andere mangelhaft vorhanden, so daß diesen Patienten Kalke und Silikate fehlen, während das Muskel- und Fettgewebe im Übermaß vorhanden ist».

Die Haut

Wie bereits festgestellt, sind alle Hautausschläge entweder sekundäre oder tertiäre miasmatische Ausdrucksformen. Die Haut ist der Spiegel oder Reflektor der inneren Anspannung, der inneren Dynamis, der inneren Wirkweise dieses menschlichen Organismus. Er hat in der Haut seinen Reflektor, sein Kaleidoskop, die Bildfolge seiner inneren Bewegungen und seiner vielfältigen Krankheitsschattierungen, seiner Licht- und Schattenseiten, die zusammen ein Bild ergeben, das auf die menschliche Leinwand geworfen wird – die Haut, die viel von dem pervertierten Leben im Organismus preisgibt.

Aus der Sicht der Pathologie gesprochen suchen wir auf der Oberfläche des Menschen nach Zeichen, Auffälligkeiten oder Hinweisen, die uns unmittelbar über die Art des Lebens im Organismus Auskunft geben. Manchmal sind diese Hinweise wie Schattenbilder, die lediglich einen vagen Umriß von der Anwesenheit eines latenten Miasmas zeigen und ein anderes Mal können sie recht bestimmend und gut entwickelt sein bis hin zu physiologischen Veränderungen der Form, der Farbe und der Proportionen.

Wenn wir diese Hautkrankheiten einfach als lokale Zustände oder Veränderungen betrachten, ignorieren wir jenes kooperative Prinzip, das den gesamten Organismus als ganzes reguliert. Wir ordnen diese Fähigkeit (den Ausschlag hervorzubringen) einem Teil zu, und nicht dem, was den gesamten Organismus regiert. Daher sind unsere therapeutischen Bemühungen an sich fehl geleitet und anstatt der pervertierten Lebenskraft die richtige Richtung zu weisen, verführen wir sie und bringen nichts anderes hervor, als Babylon oder Verwirrung.

Hahnemann hat zuerst auf der Haut die echten psorischen Bläschen beobachtet; damals wurde er das erste Mal mit der Psora vertraut, als sie unter dem Einfluß des verabreichten Simile hervorbrach oder wieder zurückwich. Damals wurde der rätselhafte Schleier zerrissen oder gelüftet, und so wurde ihm gestattet, Einblick in das psorische Rätsel zu nehmen und die wahre Ätiologie der

Krankheit zu erkennen. Bei seinem Studium der Krankheit sah er die *Hämorrhagie, die Menorrhagie, den hartnäckigen lokalen Schmerz, das abnorme Wachstum, den Schwindel, die nervöse Attacke, den Spasmus, die Konvulsion, die Manie, die moralische Krankheit* und tausend andere Dinge, die man erwähnen könnte, für immer verschwinden, sobald sich ein Hautausschlag als lokaler Ausdruck der Krankheit auf der Hautoberfläche präsentierte; und genauso wie er diese vielfältigen Erscheinungen beobachtete, die auf so rätselhafte Weise aus dem Inneren hervortraten, so versuchen wir heutzutage durch dieselben natürlichen Vorgänge und Metamorphosen des Simile Linderung oder Heilung zu schaffen.

«★Die Haut eines psorischen Patienten ist trocken, rauh, schmutzig und hat ein ungesundes Aussehen und nicht nur das, sie sieht wirklich wie ungewaschen aus, und je mehr man badet, desto rauher wird sie, da sie kein Wasser vertragen kann». «■Bei der Pseudopsora ist dies bei Krankheiten wie den rissigen Ekzemen oder dem Juckreiz der Haut noch viel schlimmer». «★Juckreiz der Haut ist immer ein psorisches Symptom».

«★Bei psorischen Hauterkrankungen treten kaum Eiterungen auf; meistens sind sie trocken, mit spärlicher Eiterung, seropurulent und gelegentlich blutig. Die Hautausschläge sind sehr oft papelförmig, begleitet von heftigem Juckreiz. Manchmal sind sie papulovesiculär, begleitet von heftigem Juckreiz».

«■Der pustulöse oder vesiculäre Hautausschlag ist durch seinen Eiterungsprozeß genauso auffallend, wie wir ihn bei der Pseudopsora antreffen». «●Die syphilitischen Hautausschläge findet man an den Gelenken, auf den Beugeseiten des Körpers oder in kreisförmigen Gruppierungen, Ringen oder Kreisausschnitten angeordnet. Die Farbe ist auffallend, kupferfarben oder wie roher Schinken, bräunlich oder an seiner Basis sehr rot». «★Psorische Hautausschläge haben in der Regel die Farbe der Haut, es sei denn, ein Entzündungsprozeß ist vorhanden». «●Bei den syphilitischen Hautausschlägen besteht kein Juckreiz und sehr geringer Wundschmerz», «★der Juckreiz ist ein vollkommen psorisches Symptom, die Vesikel sind ebenso eine psorische Hautkrankheit, wenn sie in nicht syphilitischen Fällen angetroffen werden».

«●Die Krusten und Schuppen der Syphilis sind immer dick und schwer», «★während jene der Psora dünn sind, leicht, fein und klein und allgemein über den ganzen erkrankten Körper verteilt sind; wenn z. B. die Kopfhaut mit Psora befallen ist, so sind die Schuppen auf dem ganzen Kopf vorhanden», «●◆während bei anderen Zuständen, wie der Syphilis oder Sykosis, die Schuppen nur fleckenweise oder an umschriebenen Flecken auftreten». Solche Krankheiten wie die Psoriasis müssen natürlich differenziert werden.

«★Oft verliert die Haut jegliche Feuchtigkeit und wird außerordentlich trocken und frei von öligen und talgigen Absonderungen; wir bemerken es bei der Psora durch die Berührung der Haut». «◆■Ist die Haut ölig und fettig, werden wir entweder das sykotische oder das pseudopsorische Element vorfinden». «●■Hautkrankheiten mit Befall der Lymphdrüsen haben möglicherweise das syphilitische oder tuberkulöse Element konform zum Lymphdrüsenbefall». «★■◆●An Hautkrankheiten wie der Ichthyosis (Fischhaut) sind alle chronischen Miasmen beteiligt und wo sie alle vereint sind, finden wir, besonders wenn sie angeboren sind, gewöhnlich eine unheilbare Krankheit vor».

Bei der Ichthyosis beobachten wir «★die Trockenheit der Psora» und «●die Schuppen der Syphilis» und «◆oft sind Muttermale und warzige Hautausschläge vorhanden, die das sykotische Element anzeigen». «■Bei den varikösen Venen herrscht die tuberkulöse Infektion vor» und «■●gerade bei diesen Patienten beobachten wir das variköse Ulcus, die letzte Hauterkrankung, die in einem Fall von früherer oder vererbter Syphilis auftritt, die sich bereits oder jetzt erst weitgehend in eine Pseudopsora umgewandelt hat».

«■Bei Ekchymosen, tatsächlich bei jeder Form von Purpura, läßt sich leicht eine pseudopsorische Grundlage erkennen. Selbst bei kontinuierlichen Fiebern wie den thyphoiden beobachten wir diese petechialen Blutungen in der Haut». Die verwunderliche Vielfalt von Ekzemen stellt an sich schon ein miasmatisches Studium dar, und es ist oft ein großes Problem, ihren miasmatischen Ursprung «★vom papulösen Hautausschlag der Psora» bis hin zum «■pustulösen der Pseudopsora» zu entziffern. «★■◆●In den exfoliativen Ekzemen spiegeln sich alle chronischen Miasmen wider, aber besonders das sykotische Element. Bei Erkrankungen wie Erysipelen, carcinomatösen Hauterkrankungen, Epitheliomen und Lupus sind sie alle vorhanden; der Lupus beinhaltet immer alle drei Miasmen und die Grundzüge jedes einzelnen sind für den in den Miasmen erfahrenen Studenten leicht erkennbar». «■Bei den exanthematösen Hauterkrankungen können wir den tuberkulösen Patienten sofort an der Schwere der Erkrankung, an dem Erscheinungsbild des Hautausschlages und der Tendenz zur sekundären Verschlimmerung vom psorischen abgrenzen. Das läßt sich klar bei Masern, Scharlachfieber und ähnlichen Krankheiten beobachten. Nicht selten haben die Patienten eine so schlechte Vitalität, daß es uns nicht gelingt, die Natur beim Hervorbringen des Hautausschlages zu unterstützen. Diese verminderte Vitalität beruht immer auf einer tuberkulösen Dyskrasie. Herpes findet man bei Tuberkulösen», «◆während einige andere Formen wie Herpes circinatus und Herpes zoster eine sykotische Grundlage haben, die wir bei der Behandlung dieser Fälle hauptsächlich in Betracht ziehen müssen».

«◆■In den meisten Fällen von Lichen beobachtete ich dieses sykotische Prinzip, das mit einer tuberkulösen Infektion verbunden war». «■Viele Urticariaformen können bei Patienten bis zu einer tuberkulösen Dyskrasie zurückverfolgt werden». «◆★Die Psoriasis hat eine sykopsorische Grundlage, und diese Tatsache wurde von einer Anzahl Pathologen erkannt; natürlich nennen sie sie einen steinbildenden Zustand, was dasselbe bedeutet; Pocken und diese Klasse von Krankheiten erscheinen in demselben Katalog». «■Krankheiten der Exkretion und Sekretion, wie z. B. Hyperhydrosis und stinkende Schweißabsonderungen (Bromhidrosis) beobachten wir lediglich bei der Pseudopsora». «★■Anhydrosis ist natürlich psorisch, kann aber ebenso bei der Pseudopsora angetroffen werden».

«★Bei der Urticaria tritt das psorische Element in Form des Pruritus hervor», «■außerdem kommt es bei Individuen mit einer tuberkulösen Infektion und besonders bei Frauen und Kindern vor, bei denen die Urticaria stärker hervortritt. Bei Abszessen und Ulcera der Haut ist dieses Element immer vorhanden und natürlich aktiv an ihrer Erzeugung beteiligt. Sommersprossen auf der Haut sind ebenso recht charakteristisch für diese feinen, weichen, schönen Patienten mit durchsichtiger Haut, denen eine pseudopsorische Infektion zugrunde liegt». «★Die Psora hat nie eine solche weiche, reine Haut, wie wir sie bei diesen sommersprossigen Patienten antreffen; tatsächlich hat die Psora genau das Gegenteil; eine schmutzige, schmuddelige, muffige Haut mit mehr oder weniger Papeln und anderen Hautausschlägen».

«■Die sogenannte Gänsehaut (Cutis anserina) ist ein anderer pseudopsorischer Zustand, der bei diesen schnellfröstelnden Patienten hervorgerufen wird, welche durch die leichteste Unterkühlung der Hautoberfläche gestört werden und welche die oberflächliche Zirkulation zentralisieren läßt. Ihre Hautzirkulation läßt sich in der Tat sehr leicht stören und ruft Erkältungen und katarrhalische Zustände des Kopfes und des Rachens hervor. Natürlich kann dem allen die Psora zugrunde liegen, aber ich möchte nachdrücklich darauf hinweisen, daß man diesen Hautzustand bei pseudopsorischen Patienten antrifft: Nat-m., Hep., Sil. und ähnliche Arzneimittel illustrieren diese pseudopsorischen Erscheinungen».

«★Wunden der Haut, besonders leichte Verletzungen, heilen bei einfach psorischen Patienten mit wenig oder gar keiner Eiterbildung schnell ab», «■aber bei pseudopsorischen Individuen beobachten wir Abszesse, Geschwüre, reichliche Eiterbildung und -ausscheidung, weit mehr, als es für den gewöhnlichen Heilungsprozeß notwendig ist.» Dasselbe können wir bei Operationen beobachten. Wenn wir die miasmatische Basis unserer Patienten studieren, erkennen wir sofort, warum im einen Fall nach der Bauchoperation ein stechender Abszeß entsteht und im anderen nicht; nicht in jedem Fall ist der mangelnden antiseptischen Vorsorge oder dem Nahtmaterial die Schuld zu geben. Diese Fälle treten auch da auf, wo auf diese Dinge sorgfältigst geachtet worden ist und wo für eine erfolgreiche Arbeit nichts ungetan blieb. «◆Ist wie in der Mehrzahl der Bauchoperationen das sykotische Element vorhanden, besteht eine erhöhte Gefahr, daß sich ein Nahtabszeß oder Eiter bildet. Etwas Erfahrung darin in Verbindung mit einem sorgfältigen Studium der miasmatischen Basis unserer Patienten wird uns diese Wahrheit vollkommen offenbaren». «◆●Condylomata an jeder Hautstelle sind sykotischen oder syko-syphilitischen Ursprungs».

«●■Bei Gangränen oder idiopathisch gangränösen Flecken der Haut liegt immer eine syphilitische oder tuberkulöse Infektion des Organismus vor, wenn sie nicht Folge medikamentöser Behandlung sind». «●Beim trockenen Gangrän, von denen ich eine große Zahl von Fällen gesehen habe, war immer eine syphilitische Infektion vorhanden. Natürlich muß das nicht immer der Fall sein, aber es hat sich bei allen von mir untersuchten Fällen bestätigt». «■Insektenstiche von einer Wanze oder Biene usw. rufen bei Patienten mit einer tuberkulösen Infektion sehr gravierende Reaktionen hervor, mehr als bei einem einfachen Psoriker. Die Folgezustände, die diese Fälle entwickeln, sind überraschend; dies gilt auch für Patienten, die an Stichwunden der Haut leiden. Sie wollen sich von diesen leichten Verletzungen nicht erholen und neigen dazu, Tetanus, Krämpfe oder sonstige schwere Folgezustände zu entwickeln, die ihr Leben gefährden.»

«■Impetigo ist eine andere Hauterkrankung entzündlichen Ursprungs und wird in der Regel bei pseudopsorischen Patienten angetroffen. Ich habe eine sorgfältige Studie dieser Krankheit angefertigt und habe die Pseudopsora weitgehend bei dieser Patientengruppe vorgefunden. Ihr unbekanntes ansteckendes Prinzip läßt sich jedoch leicht auf die Tatsache zurückführen, daß diese pseudopsorischen Patienten jede Krankheit bekommen, die über das Land zieht» (wie wir oft bemerken), was auch immer das grundlegende Element ursprünglich gewesen sein mag.

«★■◆An Neubildungen der Haut läßt sich das Leben an sich studieren. Wenn ich von Neubildungen spreche, so meine ich alle, die gut- oder bösartigen Ursprungs sind; alle sind miasmatischen Ursprungs und Folge eines miasmatischen Einflusses auf die Lebenskraft. Wenn wir von Neubildungen sprechen, so meinen wir natürlich falsches, abnormes Wachstum oder Verfälschungen in Körperteilen oder -organen. Ein vollkommen gesunder Organismus kann und tut nichts anderes, als seine normale Funktion im Organismus zu erfüllen und auszuführen. Nur wenn diese Funktion gestört ist, entsteht daraus die Pathologie. Die Pathologie ist nichts anderes als ein falscher Weg oder eine falsche Bewegung im Lebensablauf, daher sind Neubildungen das Ergebnis falscher Bewegungen oder falscher Wirkungen, die natürlich schon lange andauern. Während ihre primäre oder auslösende

Ursache in der Psora liegen mag, treten bei jenen Patienten, die nur die Psora als miasmatische Basis haben, keine Neubildungen oder abnormen Gewächse auf. Eine sorgfältige Untersuchung wird offenbaren, daß andere Miasmen vorhanden sind und mit der Psora kooperieren müssen, und dies sind entweder das tuberkulöse oder pseudopsorische Element, häufig in Verbindung mit der Sykosis».

Beim Lupus beobachten wir alle Miasmen sowohl bei den erythematoden als auch bei den vulgären Formen.

«■Bei Epitheliomen ist die Pseudopsora oder die Tuberkulose das vorherrschende Miasma; sie wird ebenso beim tuberkulösen Lupus beobachtet». «◆Die sykotische Vergiftung verleiht immer neue Kraft zu irgendwelchen bösartigen Erkrankungen. Dies sind die unheilbaren Fälle, in denen alle chronischen Miasmen auf diese abnormen Neubildungen einwirken».

«■Wie oft haben wir beobachtet, daß Menschen, die an Tumoren leiden, egal ob sie gut- oder bösartig sind, eine dünne, bleiche Haut haben, oder, wenn der Körper gut genährt ist, eine bestimmte Feinheit vorhanden ist, die für die tuberkulöse Infektion so charakteristisch ist; ebenso besteht bei der Haut eine gewisse Durchsichtigkeit, die Blutgefäße, besonders die Venen und Kapillaren scheinen durch die Haut, unter der sie liegen». «■●Bei Tuberkulösen oder Syphilitischen beobachten wir eine starke Narbenbildung oder eine Wucherung des Narbengewebes; häufig ist die Narbe auch atrophisch oder sie scheint unter dem Hautniveau zu liegen, so als ob sie nicht vollständig gefüllt wäre». «■Gerade bei der tuberkulösen Konstitution treten solche Narben und Deformierungen nach Ulcera, Verbrennungen und Verbrühungen auf; die Ulcera, die den Narben vorausgehen, sind gewöhnlich tief, destruierend und mit reichlicher Eiterabsonderung».

«■Die Lepra stellt einen anderen destruierenden Prozeß tuberkulösen Ursprungs dar, bis hin zur bösartigen und beispiellosen Deformierung. Beim lymphatischen Temperament, einem Temperament, in dem das tuberkulöse Element sehr üppig gedeiht und besonders, wenn es sich vollständig auszuprägen beginnt (im 40. Jahr), beobachten wir, wie die Bösartigkeit an die Körperoberfläche tritt».

«■◆●Gerade im Lymphatischen finden jene Geschlechtskrankheiten, Gonorrhoe und Syphilis einen so fruchtbaren Boden; beim lymphatischen Patienten ist das Lymphdrüsensystem häufig mit befallen, in dem schnelle und destruierende Prozesse ablaufen. Gerade bei Tuberkulösen bereitet es große Schwierigkeiten, die (erworbene) Syphilis oder die Gonorrhoe auszurotten. Besonders in diesen Organismen treten jene langdauernden tertiären Prozesse und tertiären Zerstörungen auf, die so beharrlich und widerspenstig sind».

«◆Die Gonorrhoe verflüchtigt sich in einen postgonorrhoischen oder katarrhalischen Ausfluß und es bilden sich Strikturen, Urethraltaschen und Krankheitsmetastasen oder sie metastasiert in die Ovarien, in den Bandapparat, in die Tuben, in den Uterus, ins Rektum und löst all jene Komplikationen aus, denen wir so häufig begegnen».

«■Besonders die tuberkulöse Diathese kompliziert alle unsere Hauterkrankungen und macht ihre Heilung so schwierig». «★■◆●Bei fibrösen Neubildungen sind alle Miasmen vorhanden; die Verdrängung anderer Gewebe durch die dichte, weiße, fibröse Neubildung, uns als Fibrome bekannt, beruht auf einer der tiefsten und grundlegendsten miasmatischen Veränderungen, die man sich vorstellen kann». Vor kurzem kam eine junge Frau mit einer Hautkrankheit zu mir, deren gesamter Körper mit fibrösen Gewächsen vom Ausmaß einer großen Erbse bis zu jenem einer Kirsche übersät war. Bei der sorgfältigen Untersuchung dieses Falles entdeckte ich alle Miasmen; obwohl alle in einer angeborenen Form vorlagen, «■waren die erweiterten Kapillaren vorhanden, wie sie für die Tuberkulose oder Pseudopsora typisch sind»; «★die trockene, schmutzige Haut der Psora»; «◆die Warzen der Sykosis»; «●die Muttermale mit den Haarbüscheln der Syphilis»; «◆die roten, stecknadelkopfgroßen, sykotischen Muttermale», «■außerdem hatte sie in der Familienanamnese eine Tuberkulose mütterlicherseits». Es würde eine jahrelange Behandlung erfordern, um bei einem solchen Fall irgendeine Wirkung zu erreichen, und in der Tat sind viele, beinahe alle, unheilbar. «★■◆●Beim Nävus oder den angeborenen Muttermalen sind alle miasmatischen Elemente vorhanden; diesen warzigen, pigmentierten Wucherungen, diesen weinroten Flecken liegt eine sykotische genauso wie eine pseudopsorische Schicht zugrunde. Ebenso beobachten wir sie bei der Elephanthiasis, bei der pflanzlich parasitären Pest, wie der Tinea (Mycose)». «★■Die tierischen Parasiten beobachten wir bei der Psora und Pseudopsora»; «◆möglicherweise hat keine andere Hautkrankheit eine so ausgesprochen sykotische Ausdrucksform wie die Tinea barbae, Tinea tonsurans, Tinea vesicularis und ähnliche Hautkrankheiten des Gesichtes, der Kopfhaut und anderer Körperorgane; wenn sie unterdrückt werden, entwickeln sie weitere Schwierigkeiten mit sykotischem Charakter».

«★●■◆Bei vielen Formen des Pruritus sind alle Miasmen vorhanden, und in schweren Fällen erkennen wir immer die Psora und die Sykosis, besonders wenn er sich im Bereich der Sexualorgane, des Anus oder der Nase entwickelt». Ich habe einige so schwere Fälle beobachtet, besonders jene im Anus- und Rektumbereich, daß es die Patienten beinahe zum Wahnsinn getrieben hat; wenn dem sykotischen Element mit einem geeigneten Arzneimittel entgegengewirkt wurde, erleichterte es den Patienten sofort. Medorrhinum hat das oft für mich erledigt, und es gibt viele andere Arzneimittel, an die man denken muß, wie *Abrot., Aesc., Nat-m., Rhus-t., Rhus-v., Sabad., Sep., Agar., Cann-s., Dol., Gamb.* und andere (siehe Juckreiz Seite 206 bis 213 „KRANKHEITEN UND ARZNEIMITTEL DER HAUT").

Hautausschläge, die durch lokale Maßnahmen unterdrückt wurden, haben, wie Hahnemann berichtete, folgende Krankheiten und Krankheitszustände hervorgerufen, die er in seiner eigenen Praxis beobachtete: Dyspnoe; zwei starben an Erstickung; fünf hatten Schwierigkeiten mit der Atmung und sie hatten generalisierte Anasarca, nachdem ein Juckreiz unterdrückt wurde; einer hatte einen Pericarderguß; einer hatte eine Pneumonie und starb ungefähr eine Woche später daran; viele starben an Brusterkrankungen, sagt Hahnemann, nachdem eine *Scabies acarus* unterdrückt wurde; unterdrückte Tinea rief Asthma, Konvulsionen und den Tod in einer Anzahl von Fällen hervor. Immer machte Hahnemann die Erfahrung, «▪daß die Unterdrückung eines pseudopsorischen Hautausschlages Blutungen, Krämpfe, Konvulsionen, Koma und den Tod hervorriefen. Sie hat auch alle Arten von Nervenleiden, nervösen Störungen, Asthma, Lähmungen, Magen- und Darmstörungen, katarrhalischen Zuständen, chronischen Husten und ähnliche Störungen hervorgebracht. Dort, wo die tuberkulöse Infektion vorhanden ist, beobachteten wir Dyspnoe, Lungeninfiltrationen, Pneumonien, chronische Lungenerkrankungen, Tuberkulose und besonders Erkrankungen der Brust».

«◆★▪Dort, wo sykotische Hauterkrankungen unterdrückt wurden, traten, besonders wenn eine markante psorische Infektion oder das tuberkulöse Element klar vorhanden war, bösartige Gewächse auf, wie Krebs, Lupus vulgaris und Lupus erythematodes, cardiale Schwierigkeiten, Karditis, Perikarditis, Perikarderguß, Herzklappenerkrankungen jeglicher Art, Epilepsie, Apoplexie und Schäden in allen Körperteilen». Wir sollten uns sorgfältigst davor hüten, irgendwelche lokalen Erscheinungen einer dieser chronischen Miasmen zu unterdrücken, da wir nie die Folgen vorher kennen; damit können wir im Organismus eine Abwärtsentwicklung bis hin zum Tod in Gang setzen, anstatt den Lebensfluß in die richtige Richtung zu leiten, wodurch er den Segen seines Heilers, eines echten Arztes erhalten könnte, nicht seinen Fluch. Deshalb soll allein unsere Arbeit zeigen und demonstrieren, daß sich der belebende, erfrischende, erholende, unterstützende, ermutigende und heilende Prozeß im Kranken nach einem Gesetz vollzieht; lassen wir den Patienten durch unsere Heilung für den wahren Heilungsprozeß sprechen; ja, lassen wir die zu neuer Energie und Kraft gelangten, bisher darbenden Lebenskräfte *antworten; hinter diesem Werk verbirgt sich Gott und es ist Sein Weg, denn Sein Weg ist der Weg des Gesetzes.*"

Es ist unmöglich, daß ein von der Vernunft geleiteter Arzt nach einem so hell wie die Sonne scheinenden Beispiel weiterhin den Körper in der bisher gewohnten Weise angreifen sollte," sagt Hahnemann. Dann wollen wir uns nach Lektüre dieses Buches versammeln und wollen, auch wenn wir den Meister Hahnemann nicht vollkommen imitieren können, uns wenigstens die Mühe machen, dieses Gesetz kennenzulernen, das wie Portias Segen „den beseliget, der giebt, und den welcher annimt" (W. Shakespeare: Der Kaufmann von Venedig IV,2; aus dem Englischen übersetzt von Herrn Wieland) denn dieser bekommt uns besser als eine Krone."

Die Menschheit ist eine Armee auf dem Marsch," sagt Savage, „viele von ihnen sind krank." Wenn die unwissenschaftlichen Methoden von heute weiter angewendet werden, wird bald die gesamte Armee reif für das Krankenhaus oder Krankenlager sein.

Wenn man bedenkt, daß die falschen Kuren und die unterdrückenden Maßnahmen von dem eifrigen Versuch herrühren zu befriedigen oder Ergebnisse vorzuzeigen, die scheinbar einer Heilung gleichen, zusammen mit der Gier nach Reichtum, die den Arzt von heute in so beklagenswerter Weise ergriffen hat, der vor allen Menschen von der Macht ihrer Fesseln und Bandagen frei sein sollte – kein Wunder, daß wir eine Reform wünschen.

Wenn die Menschheit fällt, so sollten wir ihr auf die Füße helfen, ungeachtet ihrer Nationalität, Kaste, Klasse, Hautfarbe oder Rasse, denn alle sind die Menschheit und alle sind aufgrund derselben Ursache krank und haben dieselbe Schwäche, dieselben Leiden und alle verdienen dasselbe Mitleid und dieselbe Hilfe, denn über allen herrscht derselbe Gott, und wenn wir seine wahren Ärzte sind, dann sind sie alle unsere Kinder und ihr Hilferuf ist an uns gerichtet.

Würden wir die Wahrheit kennen, wie sie von Hahnemann gelehrt wurde, müßten wir uns dem Einfluß jener Lehrer entziehen, die nicht an dieses Heilgesetz glauben, keine Erfahrung damit haben und dieses Gesetz nicht kennen. Wir müssen uns von den Menschen beeinflussen lassen und den persönlichen Kontakt zu jenen suchen, die ein festes Vertrauen, Treue und ein umfassendes Wissen von diesem Gesetz haben und die mit Begeisterung die Wahrheit vorantreiben, die in ihrer täglichen Arbeit aus dieser Wahrheit herausleben und die nicht der Versuchung unterliegen werden, bei jenen unsicheren Methoden, Experimenten und Machenschaften der traditionellen oder der modernen Medizin Zuflucht zu nehmen.

Auf solch einem Fundament können wir unseren Überbau errichten und der Sache der Homöopathie Gerechtigkeit und Ehre widerfahren lassen.

Wenn unsere Kinder (Studenten) nach Brot verlangen, sollen wir sie dann mit Steinen füttern? Nein, wir können ihren Hunger nicht mit falschen Lehren befriedigen, und sollten wir es dennoch versuchen, so wird der Makel immer auf die falschen Lehrer und die falschen Lehren zurückfallen.

Freunde der Homöopathie, wacht auf! Die Zeit ist gekommen, daß euer Licht leuchten soll. Es gibt einige wenige Führer, die sich mit aller Macht für die Wahrheit einsetzen, die sie repräsentieren. Wir können nicht alle Führer sein, aber wir können wenigstens die unterstützen, die uns eine helfende Hand entgegenstrecken. Falsche Propheten sind immer zur Hand, und wir müssen „wachsam und gewahrsein", denn „die ewige Wachsamkeit ist der Preis für die Freiheit."

Es fällt uns kein goldenes Zeitalter in den Schoß; wir müssen es selbst verwirklichen; die prophetische Inspiration, die einem die Erleuchtung bringt, muß in einem vorhanden sein. Deshalb wollen wir unsere Lichter in ihrer vollen Leuchtkraft brennen lassen, die Wahrheit verkünden, sie vorleben und durch unsere Kunstfertigkeit, das Heilgesetz anzuwenden, besiegeln, indem wir die Stimmen der Geheilten als Antwort durch alle Zeitalter widerhallen lassen, so daß die kommenden Generationen wissen mögen, daß wir die Lichter in der Welt der Dunkelheit und wegen unserer Leuchtkraft bekannt waren.

Wir müssen ein größeres und tieferes Vertrauen haben, denn wahres Wissen wird nur aus dem Vertrauen geboren; Sünde, Irrtum und Verwirrung kommen, wenn das Vertrauen schwindet und der Mensch sich auf seine eigene Beweisführungen zurückzieht, „die eitel und eingebildet sind."

Die Griechen waren in ihrem Zeitalter die weisesten Menschen, denn selbst heute noch ist ihr Wissen unser klassisches Wissen, dennoch müssen wir eingestehen, daß „die Welt voll Klugheit Gott nicht kannte." (I. Kor. 1.21). Als der Apostel Paulus Athen besuchte, jenes große Zentrum des Lernens, sah er die Skulptur eines unbekannten Gottes (welcher Gott ist der wahre Gott?); doch durch ihr Wissen haben sie Ihn aus den Augen verloren und kannten Ihn daher nicht. So überzog eine Wolke die Weisheit dieser Welt und überschattete das Licht, und wir verloren den Blick für die Gottesgesetze und Seine Prinzipien, so daß wir in unserer Blindheit falsche Prinzipien schufen und an die Stelle der Wahrheit falsche Methoden setzten. Genau das geschah mit den Lehren Hahnemanns. Die Menschen möchten sie, selbst die *Prinzipien seines gewaltigen Organons*, durch ihre eitlen, unwissenschaftlichen Überlegungen und Einbildungen ersetzen, bis die Lehren dieser falschen Propheten uns zu Sklaven Babylons gemacht haben, bis unser Israel der Macht und Wahrheit von der Erde verschwunden sein wird. Dann vervielfältigt sich unser Sterbeprozeß und die Pathologie wird komplexer, die Krankheit schwieriger zu heilen und wir werden Sklaven von Notbehelfen; die Schienen und Bandagen der Tradition haben uns eingeschränkt, und unserer früheren Fähigkeit, Krankheiten zu heilen, sind wir beraubt, weil wir die grundlegenden Prinzipien unseres Gesetzes aus den Augen verloren haben. Wenn das Gesetz verschwindet, besteigt der Zweifel den Thron, und mit dem Zweifel erlischt das Licht und es kommt die Dunkelheit.

Eine wahrhaft homöopathische Erziehung kennt jedoch keinen Zweifel; Vertrauen tritt an die Stelle des Zweifels, denn bei dieser Erziehung wird nichts getan, was den Zweifel nährt; nichts wird eingebracht, was nicht unser Vertrauen stärkt und aufbaut, was uns nicht stark macht. In dem Maße, wie unser Wissen sich mehrt, schwindet jeder Zweifel, und jede falsche Lehre, der wir bisher Glauben schenkten, wird ausgetilgt. Eine neue Offenbarung wird uns zuteil. Sobald wir zu Anhängern des Gesetzes werden, werden wir dem Licht folgen, so daß wir über die Wolken und die nebligen Ausdünstungen des Wissens dieser Welt erhoben werden; sobald wir den Eingang zur Wahrheit betreten, sehen wir die Falschheit all dessen ein, was nicht in Harmonie mit Hahnemanns *Organon der Heilkunst*, seinen Vorschriften und Prinzipien in Einklang ist. Was ich mit Wissen der Welt meine, ist das Wissen, welches wir Empirismus nennen, das sich lediglich auf der Erfahrung der Menschen gründet; eine Sache, die nicht allein in der Medizin hingenommen werden muß. Die Mechanik wurde auf wahren Prinzipien aufgebaut, und sie besitzt die Macht und ist in Übereinstimmung mit der wahren Wissenschaft und den mechanischen Gesetzen.

„Es ist das Erbe von wenigen", sagt Dr. P. P. Wells, „durch Experimente – Erweiterungen des gesamten menschlichen Wissens – das Allgemeingut zu vermehren." Dies bräuchte nicht so sein, aber es ist wahr. Dennoch forschen diese Menschen mit viel Eifer um ihrer selbst Willen; sie werden alle einer Meinung und einer Übereinstimmung dadurch, daß alle im Besitz der Wahrheit sind, der Wahrheit, die sie wie zu einem Geist und zu einem Menschen macht. Nichts außer der Wahrheit vereinigt sie, und wenn wir an der Wahrheit festhalten, begeben wir uns auf den Pfad des göttlichen Kreislaufes, wodurch wir das Gesetz zu durchforschen vermögen, welches die Weisheit unseres Schöpfers darstellt. Durch die Kenntnis des Gesetzes werden wir wie ein Archimedes der Macht, die wir aus Gehorsam gegenüber den Anforderungen des Gesetzes aus der zentralen Quelle der Macht beziehen. Sind wir aber ohne Gesetz, so sind wir einfach machtlos, ein schieres Nichts, ein Schiff, das auf dem Sand gestrandet ist, ohnmächtig. Tatsächlich steigt unsere Fähigkeit in jedem Bereich des Lebens in dem Maße, in dem wir uns dem Gesetz fügen oder uns auf das Gesetz beziehen.

Sich von diesen Prinzipien der Homöopathie leiten lassen heißt, sich von der Wahrheit leiten lassen; von der Wahrheit geleitet zu werden bedeutet, vom Gesetz geleitet zu werden, und von dem Gesetz geleitet werden heißt, vom Allmächtigen geleitet werden.

Jeder Student der Homöopathie ist ein Student der Natur, der die Phänomene der Naturgesetze studiert, und ist Wissenschaftler in den Laboratorien der Welt, die Gesetze der Biogenese mit den Gesetzen des Simile vergleichend, so daß „jede neue Entwicklung uns in unserem Vertrauen bestärkt." Das Gesetz wird von einem Gesetzesbrecher gehaßt; aber demjenigen, der das Gesetz liebt, flüstert es zu, ist aber laut genug, um von einem demütigen Hörer wahrgenommen zu werden und in einer Sprache, die ihm nicht fremd ist, obwohl es oft nur ein Symbol oder eine Chiffre ist.

Wenn wir das Gesetz auf die Krankheit anwenden, machen wir uns mit diesen rätselhaften Bewegungen der Krankheit vertraut; daher erkennen wir sie als pervertierte, gesetzmäßige Bewegungen und Veränderungen in Folge der pervertierten Lebenskraft; so können wir es, uns auf das Gesetz berufend, in wissenschaftlicher Art und Weise auf diese pervertierten, als Krankheit bekannten Bewegungen und Veränderungen anwenden, denn wir lassen alle durch dieses Gesetz geleiteten Kräfte wirken. In Wahrheit fühlt er, daß er „immer auf dem Boden des omnipräsenten Gesetzes steht und daß es von ihm Besitz ergriffen hat". Es leitet und führt ihn durch die fremden und rätselhaften Seitenwege des pervertierten Lebens, denen er sonst aufgrund seines beschränkten Urteilsvermögens nicht folgen kann und er würde sich in der Tat in einem Labyrinth von Perversionen und Veränderungen verlieren, die oft einzig und allein Folge der Vererbung sind. Das Gesetz, wie man sieht, lüftet dann jenen Schleier und ermöglicht uns, das zu erkennen, was uns undurchdringbar und unserem Blick für immer verborgen schien; daher werden wir von Wahrheit zu Wahrheit geleitet, von einem Rätsel zu einem noch größeren Rätsel, bis sich das Leben im Gesetz klar offenbart. Unsere Heilungen sind nicht in Aconitum, Arsenicum, Apis und Aloe allein begründet, sondern in ihrer Anwendung auf die Krankheit, konform dem Similegesetz. Das Simile ist keine Krankheit, noch ein Arzneimittel, noch ein Behandlungsweg, sondern ein Gesetz. Die miasmatischen Kräfte werden in dem Maße verständlich, wie wir sie von diesem Standpunkt her studieren; wir sind in der Lage, einen Grund für diese vielen Erscheinungsformen der Krankheit anzugeben, denn wir betrachten die Natur durch das Teleskop des Gesetzes. Indem wir uns in den wahren Geist der Dinge vertiefen, können wir bei anderen einen Forschergeist erwecken, so daß sie mit uns begreifen und diese Dinge, die uns bis heute ein Rätsel gewesen sind, verstehbar werden; ja, wir bekommen sogar ungeachtet der Vorurteile eine entwicklungsgeschichtliche Sicht der Dinge; die Wahrheit wird zu einer exakten Übereinstimmung in ihren subjektiven und objektiven Beziehungen. Auf diese

Weise können wir Türen der Wahrheit öffnen, die die ganze Zeit verriegelt waren. Hahnemann öffnete sie, als er das Geheimnis dieser Miasmen löste und das Similegesetz entdeckte. Die Welt mißbilligte oft diese Wahrheit, aber sie scheint heller denn je und sie wirft wie ein Diamant das Licht aus jedem Winkel zurück.

Durch dieses wundervolle Gesetz breitet sich der Einfluß des Simile sanft über uns aus und das Gesetz erfüllt sich so selbst. Es löscht die miasmatische Infektion aus und durch seine schöpferische Kraft erzeugt es Gesundheit und bringt alle Attribute der Gesundheit und der Stärke hervor. Tatsächlich nimmt die „Homöopathie Anteil an jenem großen Puls der Natur, der gegen die Barrieren des Materialismus schlägt."

Es ist der Puls der Liebe und mit jedem Pulsschlag entsteht eine neue Genesis, ein neues Leben.

Einem echten Wissenschaftler kann die Natur ihre Geheimnisse nicht verbergen und wirklich sind ihre Geheimnisse und Rätsel nur demjenigen verborgen, der ihre Gesetze mit Füßen tritt, sich nicht darum kümmert, sie zu erkennen, wie man sie kennen sollte. Aber demjenigen, der ehrlich ist und sich ernsthaft bemüht, die Wahrheit der Homöopathie zu verstehen, werden alle diese Wahrheiten offenbart. Keine Sprache ist für ihn zum Lesen zu alt, sie spricht zu ihm in Feuerzungen, und beim Studium des Lebens und der Krankheit gelingt es ihm, der Unsicherheit des „Hörensagens" zu entkommen; so werden wir vor die wahre *schekhina* geführt, das Allerheiligste im Menschen, und das Geheimnis des erkrankten *Ego* offenbart sich.

Wie man dieses Buch studieren sollte

Will man diese Arbeit vollständig verstehen, sollte man die Geschichte und Wirkung der Psora und Pseudopsora sorgfältig studieren, wie sie in der ersten Hälfte dieses Werkes, von Seite 11 bis Seite 111 beschrieben ist. Weiterhin sollte man jede Ausdrucksform der darin dargestellten Miasmen sorgfältig analysieren; dies ist notwendig, um entscheiden zu können, ob sie im Organismus vorhanden sind. Dann sind wir vorbereitet, unter den verschiedenen Überschriften, von Seite 112 bis Seite 187 die Miasmen zu studieren. Man wird bemerken, daß es interessant ist, die Miasmen aus klinischer Sicht zu studieren.

Tatsächlich bleiben diese Fakten nur durch klinischen Vergleich und Erfahrungen in unserem Gedächtnis haften. So wie unsere Patienten vor uns treten, so sollten wir uns ein möglichst klares und vollständiges Bild ihrer Krankengeschichte verschaffen, indem wir bis in die Familiengeschichte von Vater, Mutter, Schwestern, Brüdern zurückgehen und die Krankengeschichte von Onkeln und Tanten nicht vergessen, die manchmal wichtiger sind als die von Vater oder Mutter, wenn wir uns die Erblichkeit betrachten. Die Sykosis und Syphilis sollten natürlich niemals vergessen werden, egal ob sie selbst oder indirekt durch Vererbung erworben wurden. Wir sollten in den Gemütssymptomen, den Verlangen, Abneigungen und Lebensgewohnheiten nach der Psora forschen, ebenso in ihren Befürchtungen, Verlangen, Gelüsten usw. Wir erkennen sie auf der Haut, wenn wir auf ihr danach suchen oder sie berühren. Das tuberkulöse Element erkennen wir am Kreislaufsystem, an seinen arteriellen oder venösen Ausdrucksformen, an der Physiologie des Körpers im allgemeinen, der Form des Kopfes, des Gesichts, der Ohren, der Nase, des Mundes, der Lippen, der Zähne und an tausenderlei Symptomen, wie wir es in den unterschiedlichen Rubriken studiert haben.

All diese Symptome sollten bedacht werden, wenn wir dazu übergehen, ein gemischtes Miasma zu studieren, weswegen ein umfassenderes Wissen notwendig ist, um zu entscheiden, ob es in einer latenten Form im Organismus vorhanden ist. Jedes Miasma hat eine ihm eigene Krankengeschichte, ihm eigene physiologische Ausdrucksformen, Gemütssymptome, zeitliche Verschlimmerungen und Umstände, ihm eigene sekundäre und tertiäre Erscheinungsformen auf den Schleimhautoberflächen oder auf der Haut. Auch das Repertorium am Ende des Buches wird Sie bei dieser Arbeit sehr unterstützen. Wenn die Sykosis vorhanden ist, wird man möglicherweise nicht bei allen Fällen in der Lage sein, sich ein vollständiges Bild zu verschaffen, bevor man nicht im Besitz des zweiten Bandes dieses Werkes ist, welches diesem in kurzer Zeit folgen wird und das sich vollkommen dem sykotischen Miasma und seinen Arzneimitteln widmen wird.

Der Autor

Sykosis

Widmung

Dem der Homöopathie ergebenen Kreis indischer Ärzte, Graduierte des Hering-Colleges, die die heilbringende Wahrheit der Homöopathie unter die Millionen von nicht optimal therapierten Landsleuten verbreiten, ist diese Arbeit über die miasmatischen Krankheiten gewidmet, mit den besten Wünschen für ihren Erfolg.

Der Autor

Vorwort

Mit der Veröffentlichung des zweiten Teiles der chronischen Miasmen (Sykosis), hoffen wir mit Zuversicht genauso viel Anerkennung zu erhalten, wie für den ersten Teil, Psora und Pseudopsora.

Für die Erarbeitung des ersten Teiles standen uns die Lehrbücher Hahnemanns und die Schriften vieler seiner Schüler, die eine große Menge an gesicherten Forschungsergebnissen und gesicherten Tatsachen beisteuerten, zur Verfügung, während zur Abfassung des zweiten Teiles nur spärliche Quellen vorhanden waren, aus denen wir schöpfen konnten. Hahnemann hinterließ uns nur ein oder zwei Seiten zum Thema Sykosis. Auch in der regulären Schulmedizin ist die Literatur darüber recht mager. Das, was veröffentlicht wurde, behandelt hauptsächlich, wenn nicht sogar ausschließlich, das primäre oder gonorrhoische Stadium. Ohne Zweifel realisierten viele bis zu einem gewissen Grad, wie tief und wie schwer dieses schreckliche Miasma die Menschheit befallen hat. Im großen Buch der Erfahrung lasen sie zwischen den Zeilen über seine tiefgründige Wirkung und erkannten dabei seine fortdauernde Natur und seine zunehmenden Ein- und Übergriffe auf die Lebenskraft; dennoch trugen sie ihr Wissen noch nicht an das Licht der Öffentlichkeit. Sie hielten es eher sprichwörtlich unter dem Scheffel. Ich bin sicher, daß meine Leser nach der Lektüre dieses Buches über dieses Thema ein Wissen erlangen werden, das für die medizinischen Berufe und die ganze Menschheit von vitaler Bedeutung ist. Denn was für die Menschheit von Interesse ist, sollte auch für den Fachmann lebenswichtig sein und umgekehrt.

Die Theorie der CHRONISCHEN MIASMEN, die die Summe aller Ursachen chronischer Erkrankungen darstellt, trifft auf zwei starke opponierende Kräfte, einmal von Seiten des pathologisch, materialistisch oder chemisch denkenden Therapeuten, der das Leben von der materialistischen Seite her betrachtet und nach endlichen oder materiellen Gründen für all das sucht, was den lebenden Organismus stört; zum anderen von Therapeuten, die rein symptomatologisch orientiert sind. Ihre Vorstellungen haben sich ganz auf den § 18 des *Organon* konzentriert.

Deswegen sind sie der Meinung, daß immer die Gesamtheit aller Symptome eines gegebenen Falles den Verschreiber zur richtigen Mittelwahl führen sollte, unabhängig davon, welches chronische Miasma sich hinter der Symptomengruppe verbergen mag. Während wir die Prinzipien beibehalten, daß das Gesetz von der Gesamtheit der Symptome als einziger Wegweiser für die Mittelwahl dient, bestehen wir zusätzlich darauf, daß das Heilmittel, das die Anforderung des Heilgesetzes erfüllt, das unsere Heilkunde leitet, die Symptome des aktiven Miasmas decken sollte; das gilt ganz besonders in Fällen von gemischten oder Pseudomiasmen.

Der Autor hat sich mit diesem Thema recht erschöpfend beschäftigt und vertraut in dieser wichtigen Phase seiner Arbeit seinen Lesern das an, worüber er sich selber Klarheit verschafft hat. Die sykotischen Symptome, wie sie sich in den verschiedenen Stadien der Krankheit zeigen, wurden sorgfältig beobachtet und immer wieder verifiziert, so daß wir uns sicher sind, daß sie auch weiteren Untersuchungen standhalten werden. Und wir wissen, je länger und je mehr wir uns mit der Natur sykotischer Erkrankungen vertraut machen, desto mehr Wissen fügen wir dem bereits vorhandenen hinzu. Bei der Beschreibung der Heilmittel in diesem Buch waren wir bemüht, die Indikationen jedes Mittels in so kurzer und knapper Weise wie möglich wiederzugeben, um den Therapeuten nicht mit zu vielen Symptomen zu belasten. Der Arzneimittelindex am Ende des Buches wird beim Vergleichen der verschiedenen Mittel sehr behilflich sein und ein Repertorium bis zu einem gewissen Grad ersetzen.

J. Henry Allen

Sykosis

Wenn jedem Arzt das, was im ersten Band begonnen wurde, nämlich das Wesen der Krankheiten zu erkennen und ihre wahre Ätiologie zu ergründen, von vitalem Interesse ist, so wird für ihn dieser zweite Band von noch größerem Interesse sein, da er die wahre Ätiologie der Krankheiten aufdeckt, die heute vorherrschen und uns ermöglicht, an die grundlegenden Prinzipien der Krankheiten zu gelangen, die uns täglich in der Praxis begegnen. Jeder ernsthafte und sorgfältige Arzt sollte, schon bevor er eine lange Erfahrung in der Praxis hat, einsehen, daß an den Krankheiten, denen er begegnet, etwas ist, was es schwierig macht, sie auszurotten; etwas Grundlegendes, was die Krankheit in ihrer Art eigensinnig, beharrend, feststehend und schwierig zu heilen macht.

Mit diesen Krankheiten, mit diesen Prinzipien, wollen wir uns in dieser kleinen Arbeit beschäftigen; und wenn wir uns mit dieser furchtbaren miasmatischen Geißel beschäftigen, die wie keine andere Krankheit (mit Ausnahme der Tuberkulose) die Menschheit vernichtet und zerstört, tun wir das nicht aus historischer oder soziologischer Sicht, sondern wir betrachten sie einfach von ihrer miasmatischen Grundlage her, indem wir die vielen Umstände entsprechend ihrem Einfluß auf den menschlichen Organismus behandeln. Über das Thema Gonorrhoe ist von anderen ausführlich und klar geschrieben worden. Daher ist es nicht notwendig, Ihnen einen typischen Fall von Gonorrhoe zu beschreiben, außer er hat Bezug zur Sykosis. Wir werden uns nur in dem Maße mit ihr beschäftigen, wie sie Bezug zu anderen Miasmen hat und allgemein an der Entstehung akuter wie auch chronischer Krankheiten beteiligt ist.

Wir müssen sie dann nicht nur aus ätiologischer, pathologischer, pathogenetischer oder nosologischer Sicht betrachten, sondern sie ebenso sorgfältig aus der Sicht der Behandlung studieren, indem wir hautnah die Gefahren der unwissenschaftlichen Behandlungsmethoden dieser furchtbaren Erkrankung betrachten, ebenso die große Gefahr, die in der Unterdrückung eines jeden Stadiums dieser Krankheit liegt.

Dr. Charles J. Hempel sagte, daß „die Krankheit der Gesamteindruck ist, durch welchen wir die Wirkung einer eigenartigen Anordnung zerstörerischer Kräfte erkennen und wahrnehmen, die auf den Organismus einwirken, der besonders angepaßt und empfänglich gemacht wurde.

„Von diesen zerstörerischen Kräften stammt direkt oder indirekt alles das, was als Krankheit bekannt ist, ab. Hahnemann erkannte drei spezielle Formen, die er Psora, Syphilis und Sykosis nannte. Dieses Trio zerstörerischer Kräfte, auch chronische Miasmen genannt, ist die stellvertretende

Verkörperung der inneren Krankheit, wobei jede ihre eigene Art und ihren eigenen Charakter besitzt, deren einziger Zweck und einzige Wirkung es ist, den Organismus ihrer eigenen Natur anzupassen. Jede dieser Kräfte wird zu einer formenden Kraft, und zu keiner Zeit ist die Lebenskraft in der Lage, sich ohne äußere Hilfe von diesen zu befreien (weder von einer allein noch von einer Kombination mit anderen). Wie sich diese zerstörerischen Kräfte Psora, Syphilis und Sykosis mit dem Organismus verbinden oder direkt mit der Lebenskraft, wird wahrscheinlich nie erklärt werden können.

Es ist jedoch wahr, daß ihrem Eindringen in den Organismus (welcher sich einem Anpassungsprozeß unterzogen hat, der ihn empfänglich macht) eine endlose Geschichte zerstörerischer Veränderungen und krankhafter Phänomene folgt, wie sie jedem Miasma eigen sind. Dies zeigt sich bei der Psora und ist noch deutlicher bei der Syphilis, deren Verlauf wir mit all ihren mannigfaltigen und vielgestaltigen Schäden, angefangen von ihren ersten Symptomen im Organismus bis hin zum zerstörerischen Prozeß am Skelett im tertiären Stadium vollständig vorhersagen können. Wie für die Psora und Syphilis gilt dies auch für die Sykosis. Sie hat ihr primäres, sekundäres und tertiäres Stadium und eine Unmenge eigener Phänomene, die jedes Stadium und jeden Zustand der Krankheit begleiten. Nur eine kleine Anzahl unserer Ärzte haben derzeit eine Vorstellung, wie tief und wie schwer dieses spezielle Miasma auf den Organismus einwirkt oder wie häufig es in unserer Praxis anzutreffen ist. Sie ist die *prima causa* vieler unzähliger Leiden und Beschwerden, denen wir täglich in der Allgemein- oder Spezialpraxis begegnen.

Nur wenige homöopathische Ärzte fechten heute die Wahrheit von Hahnemanns Psoratheorie an, und all jene, die sorgfältig und ehrlich das Problem studiert haben, werden mich in dieser Feststellung unterstützen. Beinahe jeder Arzt beobachtete schon oft das plötzliche und geheimnisvolle Erscheinen einer Krankheit im menschlichen Organismus, die sich scheinbar aus dem Nichts und ohne ersichtlichen Grund entwickelte, die aus dem Unbekannten, wie aus dem Unsichtbaren kommt, die entweder ständig oder vorübergehend funktionelle Schädigungen hervorruft oder die sich zu unzählbar verschiedenen pathologischen Zuständen entwickelt, oft unsagbare Beschwerden verursacht und die häufig das Leben der Leidenden gefährdet. Dennoch haben nur wenige das Problem, das sie beschäftigt, wirklich gelöst. Hahnemann löste dieses rätselhafte Problem für uns, und wenn wir heutzutage diesen weisen Worten Gehör schenken, werden wir lernen, woher die plötzlichen Schmerzen, der Rheumatismus, die Ekzeme, die Ulcera, die papulösen Hautausschläge oder irgendeine der sonstigen vielfältigen Ausdrucksformen der Krankheit herrühren.

Mit Sicherheit entwickeln sie sich aus der Zerstörung der Lebenskraft, gänzlich bedingt durch die Wirkung oder durch den ständigen Einfluß dieser Hahnemannschen chronischen Miasmen. Dadurch entstehen die papulösen Ausschläge, die entzündlichen Prozesse, die Stauungen in inneren Organen, Husten, Spasmen, Konvulsionen, sogar all die vielfältigen geistigen und körperlichen Phänomene, die als *Krankheit* aufgeführt und bekannt sind. Man kann ziemlich sicher nachweisen, daß diese Verfälschung des Lebens und ihrer Prozesse, daß diese anatomische und physiologische Abweichung in den drei chronischen Miasmen – Psora, Syphilis oder Sykosis – begründet liegt und direkt oder indirekt aus ihnen entsteht, entweder aus einem oder aus einer Verbindung von in unterschiedlichen Graden miteinander verwobenen Miasmen.

Die älteste dieser zerstörerischen Kräfte ist die Psora, worin wir sicher alle übereinstimmen. Deswegen wird sie zum grundlegenden Miasma, die erste Ursache aller Krankheit im menschlichen Organismus. Man muß außer der Psora auch die anderen chronischen Miasmen studieren; das Miasma der Syphilis ist eines davon, dessen weitreichende Triebkraft, dessen zwar langsame, aber sicher destruktive Wirkung jedem Arzt wohlbekannt ist. Wie umfassend haben doch die Pathologen die komplexen und beinahe endlosen Phänomene studiert, die sich während des gesamten Verlaufs oder während einzelner Zustände ihrer langen Geschichte zeigen. An ihrer langsamen Progredienz, an ihrer beharrlichen Natur, seien es die Schmerzen, die Geschwüre oder die gummatösen Gewächse, oder in welcher Art sie sich auch zeigen mag, werden wir immer die Bestimmtheit bemerken, mit der sie die Lebenskraft fesselt.

Sykosis ist weder ein neuer Name für die Gonorrhoe, noch stellt sie die Gonorrhoe in irgendeiner Bedeutung des Wortes dar. Die wohlbekannte spezifische Urethritis zeigt nur in ihrem Anfangsstadium ähnliche Phänomene wie die der Sykosis und die Geschichte dieser beiden Krankheiten unterscheidet sich weitgehend in ihren körperlich bedingten Entwicklungen und in ihrem Fortschreiten. Die Gonorrhoea simplex ist kein grundlegendes Miasma, während die Sykosis eines der chronischen Miasmen von Hahnemann darstellt und nach der Psora die am beharrlichsten fortdauernde der drei großen zerstörerischen Kräfte Syphilis, Sykosis und Psora ist. Wenn die Sykosis auf einen fruchtbaren pseudopsorischen Boden gepflanzt wird, entwickelt sie sich zu einem der furchtbarsten Feinde der Menschheit, deren zerstörerische Kraft und deren tiefgreifende Wirkung auf den Organismus durch keine Wortkombination ausgedrückt werden kann. Was der heutige Pathologe die gonorrhoische Infektion nennt, ist das, was wir Sykosis nennen. Aber es handelt sich nicht um eine Infektion, die, wie vermutet, von einem gonorrhoeischen Katarrh herrührt, denn die Gonorrhoea simplex befällt nicht den gesamten Organismus, wie das die gonorrhoische Sykosis tut.

Die Geschichte der Gonorrhoea simplex ist am Anfang die Geschichte schmerzhafter krampfartiger Symptome, bestimmter Blasenirritationen, der Krümmung des eregierten Penis und der auffallend spezifischen Urethritis, während die Geschichte eines typischen Falles von Sykosis in ihrem Anfangsstadium viele der oben genannten Symptome vermissen läßt, und wenn die Symptome da sind, sind sie so verändert, daß ein Beobachter sie von der Ursache her leicht voneinander unterscheiden kann.

In der Regel findet man bei der Sykosis sehr wenig Schmerzen – manchmal, aber nicht immer, ein gewisses Wundheitsgefühl und eine gewisse Empfindlichkeit im ersten Drittel des Penis entlang der anterioren Oberfläche. Der Patient empfindet mehr oder weniger ein Brennen am Meatus, das aber nie jenen Schweregrad annimmt wie bei der Spasmodica- oder Simplex-Form der Erkrankung. Die katarrhalische Ausscheidung bei der sykotischen Form ist spärlich und in der Regel ganz am Anfang nur mucopurulent. Die Farbe variiert von Fall zu Fall, aber im allgemeinen ist sie schmutzig-eitrig, gelb-grün oder eine Mischung aus braun-gelb und grün. Sehr oft riecht sie widerlich, in vielen Fällen nach verdorbenem Fisch, modrig und muffig oder nach Fischlake. Diese eigenartige Ekelhaftigkeit behält sie mehr oder weniger während der unterschiedlichen Krankheitsstadien bei.

Die Inkubationszeit beträgt 5–10 Tage und diese Patienten zeigen schon recht bald eine mehr oder weniger ausgeprägte Angst mit dem ständigen Wunsch, das Geschlechtsorgan immer wieder untersuchen zu lassen. Dies sind die ersten Symptome, die sich zeigen und sie begleiten häufig die Krankheit während ihrer unterschiedlichen Stadien und entwickeln sich entsprechend ihrer Eigenart gewöhnlich zu einer Überängstlichkeit weiter. Dieses sehr bemerkenswerte und unangemessene Verlangen, ihrem Fall besondere Aufmerksamkeit zu schenken, ist der entscheidende und nachdrücklich betonte Eindruck, den der aufmerksame Arzt bekommt, der ihn häufig verwirrt und die Heilung behindert. Manchmal zwingt die Ängstlichkeit des Patienten den Arzt Zuflucht zu berufsunüblichen Mitteln zu nehmen und gegen sein besseres Wissen in seiner Eile den Ausfluß auszutrocknen oder zu unterdrücken, der nach Meinung des Patienten die Krankheit verkörpert.

In Wirklichkeit handelt es sich aber um einen Ausscheidungsprozeß, da sich, wenn die Ausscheidung unterdrückt wird, das sekundäre Stadium der Krankheit entwickelt, das durch Stauung in inneren Organen charakterisiert ist und sich bei Frauen in Entzündungen des Beckens äußert – am Ende ein so fruchtbares Betätigungsfeld für den modernen Chirurgen. Wenn die Krankheit nicht durch eine konstitutionelle Therapie geheilt wird, endet sie keineswegs mit dem sekundären Stadium, sondern wechselt gewöhnlich innerhalb von ein bis drei Jahren in die tertiäre Form (oder wirkliche Sykosis), welche unbehandelt während des gesamten weiteren Lebens des Patienten andauern wird. Recht häufig jedoch mündet die Krankheit in irgendeine bösartige Erkrankung wie z. B. Szirrhus verschiedener Organe, zystische Degeneration, Fibrom, Stasis in inneren Organen, chronischer Rheumatismus und gichtartige Zustände.

Diese können sich durch gichtische Ablagerungen in den Gelenken, durch Gicht des Herzens, des Magens oder anderer innerer Organe bemerkbar machen. Manie, Geisteskrankheit und viele andere seelische Störungen können auf Unterdrückung dieses Miasmas zurückgeführt werden. In der Tat sind unsere Zuchthäuser und Gefängnisse gefüllt mit diesen armen Unglücklichen, die überwiegend Opfer der Syphilis sind. Sykosis ist jedoch noch viel mehr als die Syphilis Ursache von Geisteskrankheiten, von sittlichem Verfall und jenen degenerativen Prozessen, welche die Grundlage für den Großteil der Kriminalität in unserem eigenen Land, wie auch in Europa, bildet.

Von allen Geschlechtskrankheiten verdient es die Sykosis am meisten, Geschlechtskrankheit genannt zu werden, da sie selten (mit Ausnahme der gonorrhoischen Ophthalmie) auf irgendeinem anderen Weg als durch den Geschlechtsverkehr erworben wird. Sie ist im weitesten Sinne des Wortes eine Erkrankung der sinnlichen Begierde, weswegen auch die Gemütssymptome ganz am Anfang ihrer Geschichte stehen. Jener Beherrscher des Geistes, der Wille, ist gestürzt worden. *Er denkt, er will, er handelt und aus diesem falschen Dreigespann entwickelt sich die Lustkrankheit.* Eines der Zehn Gebote wird gebrochen, und der Mensch fällt in Sünde, weil er jenes ursprüngliche Grundgesetz brach, welches eine Kurzfassung der geistigen, seelischen und moralischen Natur seines Schöpfers darstellt, aus dessen Ebenbild er geschaffen wurde.

Er wird infolge des Gesetzesbruches sofort ein Opfer der falschen und zerstörerischen Kraft; von diesem Augenblick an hören die wirklich physiologischen Vorgänge zu funktionieren auf und in diesem Organismus werden falsche an ihre Stelle gesetzt. Ja, alle Vorgänge, ob moralische, seelische, geistige oder physische, sind beeinflußt, und in gewissem Maße bewirken sie sofort eine rückwärtsgerichtete Metamorphose; das Miasma (Sykosis) wird zu einer Kraft, die neben der Lebenskraft besteht; von diesem Augenblick an werden daher die *Lebenskräfte* in dessen Sinne beeinflußt und beherrscht, was für das Wohl des Organismus immer Unheil bedeutet. Was zuerst ein geistiger Vorgang war, ein sündhafter Gedanke, streut die Saat des Todes in den Körper, und ihre Gegenwart neben der Lebenskraft offenbart sich zuerst bei den Menschen, die das göttliche Gebot verletzten. Am Anfang sind die Störungen funktioneller Natur, wie bei jeder Erkrankung, die sich später zu einer organischen Krankheit entwickelt, und die *Quelle und der Ursprung allen Übels* so vieler Erkrankungen unserer Tage.

Dieses Miasma, Sykosis, ist unter den erwachsenen Männern so allgemein verbreitet, daß man schätzt, daß über 80 % von ihm befallen sind. Diese Schätzung schließt natürlich sowohl die verborgenen als auch die aktiven Formen mit ein. Es wundert nicht, daß so viele Frauen an Erkrankungen des Beckens, Rheumatismus oder chronischer Gicht leiden. Bei diesem großen Anteil ist der ererbte nicht mitgezählt worden, da die Krankheit wie die Syphilis und die Psora kongenital übertragen wird. Dies wird umso verständlicher, je weiter wir mit dem Studium des Themas fortschreiten.

Die Mehrheit der verheirateten Frauen leidet in irgendeiner Weise an Sykosis, entweder an unterdrückten oder an unvollständig geheilten Formen. Kinder solcher Eltern zeigen ständig einige Formen der Krankheit und nicht selten eine Ophthalmia neonatorum. Wenn sie dieser schrecklichen Erkrankung entkommen, leiden sie meistens von Geburt an an Koliken; nicht die normale blähende Kolik, sondern eine von schwererer und eigenartiger Natur, die oft vom 1. bis zum 3. Monat nach der Geburt dauert. Die Leiden, die diese Kinder zu ertragen haben, sind einfach unbeschreiblich; sie krümmen, drehen und winden sich vor Schmerzen, ziehen ihre Beine an und schreien oft stundenlang in einem fort. Gewöhnlich kommen die Schmerzen anfallsweise oder sie sind krampfartiger Natur, die manchmal durch Druck oder wenn das Kind auf dem Bauch liegt, oder wenn es auf dem Arm der Kinderschwester herumgetragen wird, gelindert werden.

Ständiges Wiegen und sanftes Schaukeln scheint ihre Leiden zu verändern. Wärme bringt vorübergehende Erleichterung, aber alle Speisen verschlimmern heftig, sogar die Muttermilch, obwohl Essen zuerst einmal für eine Zeit scheinbar Linderung bringt. Immer wieder wird aus dem Magen und aus dem Darm unter großem Zwang Luft ausgestoßen, was für die sykotische Kolik oft pathognomonisch ist. Sehr oft habe ich diesen kleinen Leidenden mit einigen Pulvern von Lycopodium oder Argentum nitricum Linderung verschaffen können. In diesen Fällen scheinen beide Medikamente oft angezeigt zu sein.

Hatten sie andererseits das Glück, der Kolik zu entkommen, stellten sich andere Erscheinungsformen der Krankheit ein, wie Verdauungsstörungen, Katarrh der Eingeweide, Erbrechen von Speisen ohne Übelkeit, Diarrhoe, bei der die Stühle sauer riechen, scharf sind und das Kind am Perineum wund machen. Oft entkommen diese Kinder auch einer gonorrhoischen Ophthalmie und haben an deren Stelle einen chronischen Schniefschnupfen, welcher ein paar Tage nach der Geburt auftritt. Die Mutter oder die Säuglingsschwester erzählt dann, das Kind habe sich am Kopf verkühlt, so sehr gleicht diese Krankheit dem gewöhnlichen Schnupfen. Untersucht man jedoch die nasale Passage, entdeckt man eine spezielle Form der Rhinitis, die als chronischer Schniefschnupfen bekannt ist. Die Nase ist trocken und fühlt sich verstopft an; sehr oft schreit das Kind vor Zorn, bei seinem Versuch mit geschlossenem Mund zu atmen. Das ist noch auffallender, wenn das Kind gestillt wird. Die Krankheit kann ein paar Tage dauern oder über eine gewisse Zeit anhalten, aber gewöhnlich tritt an deren Stelle etwas anderes, viel schwerwiegenderes, besonders wenn irgendwelche lokalen Maßnahmen zur Linderung angewandt wurden.

Die Krankengeschichte der Patienten wird die Sykosis, die unterdrückt oder unzureichend geheilt wurde, zu Tage fördern. Die Durchfälle dieser Kinder sind gewöhnlich grün, sauer, schlammig und schleimig. Die Stühle von Cham., Rheum und Mag-c. sind sehr charakteristisch für die Sykosis. Oft riecht sogar das Kind selbst sauer und auch häufiges Baden scheint es nicht frisch zu machen. Manchmal bemerkte ich, daß in einem Fall von Schniefen, das kurz nach der Geburt begann, eine eitrige Augenentzündung folgte. Der Zeitraum zwischen der Unterdrückung der Sykosis und der Heirat scheint kaum einen Unterschied zu machen, da die Kinder, die von diesen Eltern geboren wurden, immer schon im frühen Alter diese Erkrankungen aufweisen. Am besten behandelt man sie als Babys oder während der Kindheit, da sie dann auf homöopathische Behandlung schnell ansprechen.

Ich habe in einer Anzahl von Fällen festgestellt, daß jene Kinder, die von sehr sykotischen Eltern stammen, die Gicht hatten, gichtische Zustände an der Urethra, in den Ohren, der Nase und sogar im Rektum und in der Vagina aufwiesen. Diese Kinder erkälten sich bei der geringsten Gelegenheit und leiden sehr oft an akutem Schnupfen; das Nasensekret wird reichlich wäßrig und oft wundmachend sein. Wenn man bei diesen Kindern die Diagnose Sykosis stellen kann, braucht man von seinen Heilmitteln keine schnelle Heilung oder rasche Erfolge erwarten; den Eltern muß man irgendwie verständlich machen, daß man es mit einer tiefen konstitutionellen Erkrankung zu tun hat.

Man erkämpft sich Zeit und davon braucht man viel. Wenn das Schniefen plötzlich vergehen sollte, und sich eine richtige frische Kolik entwickelt, wird es hilfreich sein, da man die ungeduldigen Eltern unterrichten kann, daß das Baby mehr oder weniger 90 Tage daran leiden wird. Hat man jedoch das Glück gehabt, das richtige Heilmittel zu wählen, wird man die Kolik viel schneller heilen können. Das gelingt leicht, wenn man die Materia medica ein wenig studiert und eine genügend hohe Potenz verabreicht. Man gebe niemals eine niedrigere als die 30, die M, XM, 45 M. oder 50 M, ja sogar die CM kann notwendig sein. Man braucht manchmal die höchste Potenz, die man hat, um sie zu heilen, da es sich um eine tiefsitzende Krankheit handelt. Man denke immer daran, daß *mit Potenz die Kraft gemeint ist.*

Ohne Potenzierung hat man keine heilende Kraftwirkung, mit der man die Krankheit heilen könnte. Egal ob man es glaubt oder nicht, es ist die Wahrheit und sie wird jedermanns Prüfung standhalten, der sie nach dem Ähnlichkeitgesetze anwendet, was kein Homöopath bestreitet. Wenn man das richtige Heilmittel gefunden hat (das fordert ein intensives Studium der Prüfungssymptome, bis man ein wirkliches Bild davon im Gedächtnis hat), verabreiche man es und wartet dann seine Wirkung ab, gehe nur zu einer höheren Potenz über, wenn die tiefere Potenz aufhörte zu wirken usw., bis die Wirkung der höchsten Potenz, die man besitzt, erschöpft ist. Von einer CM-Potenz wird man bei diesen tiefen chronischen Erkrankungen eine zehnmal schnellere Wirkung erhalten als von einer niederen.

Bei akuten Erkrankungen werden viele der Heilmittel wirken, egal ob in Urtinktur oder höheren Potenzen. Dennoch habe ich oft bei unterschiedlich schweren Schmerzen wie z. B. bei Neuralgien, Rheumatismen oder Brustfellentzündung mit der CM-Potenz innerhalb von drei bis sechs Minuten eine deutliche Linderung erzielt. Mit dieser Behauptung stehe ich nicht alleine; hunderte von Ärzten, die diese hohen Potenzen benutzen, können diese Tatsache bestätigen.

Man beschränkt sein eigenes Können, wenn man die Kraft der Potenz beschränkt; Sie glauben doch, daß Gott in all seinen Dingen unendlich ist, nicht wahr? Gut, dann prüfen Sie Ihn und sehen selbst, ob dies wahr ist. Man erinnere sich, daß das Leben am Anfang nichts anderes war als ein Hauch. Ist es denn nicht so? Es ist nicht der Körper, den man versucht zu heilen, sondern das verstimmte Leben oder das, was für den Körper sorgt, ihn unterstützt und ihn beseelt. Die Krankheit bringt die Lebensordnung außer Funktion. Ist der Schniefschnupfen die Krankheit? Ja, für einen allopathischen Arzt, für einen Materialisten, aber nicht für dich, lieber Leser.

Wir behaupten, die Sykosis war die eigentliche Krankheit und der Schniefschnupfen war lediglich ein Zeichen ihrer Präsenz in dem jungen Leben. Denken Sie aber keinen Augenblick, daß der Schniefschnupfen allein Kinder befällt, wir finden ihn während des gesamten Lebens beim sykotischen Menschen. Wir beobachten ihn bei jeder Erkältung, die er bekommt, bei seinen vielfältigen katarrhalischen Zuständen und bei einigen Formen des Heufiebers. Ist Sykosis anwesend, dann kann die Nase eine Stunde lang durchgängig sein und im nächsten Augenblick bekommt er durch die Nase überhaupt keine Luft mehr. Wir beobachten ihn ebenso bei schwerer Grippe, Schnupfen und den Erkältungen des Winters. Durch das sorgfältige Studium der Krankheit wird man bald mit dem sykotischen Schniefschnupfen vertraut werden.

Gichtische Ablagerungen, die bei erwachsenen Gichtikern so häufig angetroffen werden, findet man auch bei der Geburt im Mund, in der Nase, in den Ohren, im Rektum, in der Urethra und in den sonstigen Körperöffnungen jener Babys, die sykotische Eltern haben.

Ich erinnere mich an einen Fall eines neugeborenen Knaben, der unfähig war zu urinieren, bis die gichtischen Ablagerungen aus der Urethra entfernt wurden. Es mußte sogar eine Sonde benutzt werden, um die Ablagerungen zu entfernen, welche aus den für die Gicht normalen Harnsäurekristallen bestanden.

Wie schon erwähnt, wird die Krankheit nicht durch solche schmerzhafte, krampfartige Symptome eingeleitet wie bei der einfachen katarrhalischen Form der Gonorrhoe. Der Hauptunterschied besteht darin, daß sie nicht dazu neigt, spontan zu heilen. Das akute Stadium legt sich allmählich in sechs bis acht Wochen, und die Krankheit nistet sich in Form eines spärlichen, katarrhalischen Ausflusses von charakteristisch gelbgrüner Farbe ein, im allgemeinen purulent und mehr oder weniger widerlich riechend. Wenn er nicht durch lokale Behandlung gestört wird, leidet der Patient an keinen besonderen Schmerzen außer einer leichten Wundheit entlang der Urethra und der schon vorher erwähnten seelischen Störung, die von der Tatsache herrührt, daß er eine spezielle Geschlechtskrankheit hat, die auf der Stelle und um jeden Preis gestoppt werden muß.

Sehr oft schwindet der Ausfluß bis auf einen cremigen, grüngelben Tropfen. Diesen offensichtlich unscheinbaren Tropfen, von dem der Patient meint, daß er nur geringe Folgen hätte, möchte er jetzt auf der Stelle entfernt haben. Von der Natur dieses eigenartigen Krankheitserregers, der in jedem kleinen Eitertropfen enthalten ist, weiß er wenig. Jedes Tröpfchen enthält einen Krankheitserreger, der genau so spezifisch, so bösartig und in seiner Tiefenwirkung so weitreichend wirkt, wie ein kleiner, seröser Eitertropfen des syphilitischen Schankers. Dahinter steckt jene Dynamik des Todes. Wie die Blutflecken auf den Händen der Lady Macbeth können ihn alle Weltmeere nicht auswaschen, wenn er auf einen nicht infizierten Organismus übertragen wird. Es ist dieser „verdammte Tropfen". Er verdammt den Körper bei seiner Geburt, und danach ist der Organismus für immer der Krankheit verfallen, bis er vollständig von ihm befreit wird, durch jenes gottgegebene Prinzip, dem *„Similegesetz".* Kein anderes zur Zeit bekanntes System der Medizin, außer der Homöopathie mit einem gut ausgewählten Mittel, kann die Auswirkungen jenes speziellen Giftes aus dem Organismus entfernen. Der Versuch, diese Krankheit mit Hilfe anderer Methoden zu heilen, hat sich als vollkommen unmöglich erwiesen. Der Mann kann in jedem fortgeschrittenen Stadium seiner Krankengeschichte die Frau sogar noch Jahre nach dem Verschwinden des Ausflusses infizieren, und ihre Nachkommen werden bei der Geburt und während ihres ganzen Lebens die Symptome der Infektion zeigen, wenn die Mutter nicht vor und während der Schwangerschaft antisykotisch konstitutionell behandelt wird.

Die latente Infektion der Frau entwickelt sich zur aktiven Krankheit und offenbart sich in Schmerzen, entzündlichen Veränderungen und mehr oder weniger starken verschiedenartigen Leiden, in denen sich die Sykosis ausdrückt. Die Geschichte dieses Falles ist die Geschichte von Leiden und Krankheit, die jedem Arzt bekannt ist. Von der Frau heißt es dann, daß Teile des Endometriums befallen sind, die Cervix oder ein anderer Geschlechtsteil, die Diagnose ist der Lokalbefund, so als ob sich die Krankheit nicht weiter ausbreiten könnte.

Das mag für einen gewöhnlichen entzündlichen Prozeß richtig sein, aber bei der Sykosis ist jeder Tropfen Blut und jede Faser in jenem Organismus befallen. Dasselbe könnte man von der Diphtherie oder von irgendeinem tuberkulös entzündlichen Prozeß sagen. Ein Prozeß kann begrenzt bleiben, aber der ganze Organismus, das ganze Lebewesen, ist erkrankt. Kein Teil oder Organ ist ausgenommen. Das ganze Lebenssystem ist eine Einheit, obwohl die pathologischen Veränderungen einen Hauptwirkungsort haben können, entsprechend der Pathologie jeder Erkrankung. Gewöhnlich beschränkt sich die Diphtherie auf die Schleimhäute des Pharynx oder des Halses.

Was man dort sieht, ist aber nicht die Krankheit, sondern der Ausscheidungsprozeß. Sie kommt an dieser Stelle heraus; *es ist die Abwasserkanalisation, durch welche sich die Krankheit des verschmutzten Körperinneren entleert.* Das Potentielle ist die Krankheit, denn das Potentielle – die Lebenskraft – ist das, was verstimmt ist. Ein ähnlicher Vorgang ruft einen Tumor, eine gonorrhoeische Leukorrhoe oder einen katarrhalischen Ausfluß hervor. Infiziert sich der Organismus mit einem todbringenden Element , so muß er sich damit auseinandersetzen; oder wenn ein lebensspendendes Prinzip, z. B. Nahrung, in den Körper gelangt, so ist das Ergebnis mehr Leben, mehr Kraft und mehr Energie.

Noeggerath und viele andere sorgfältige Beobachter haben diese Tatsache erkannt. Einer der Autoren sagte vor kurzem in seiner Arbeit über die venerischen Krankheiten: „Je sorgfältiger wir die Beckenerkrankungen der Frauen untersuchen, desto enger läßt sich das ätiologische Feld eingrenzen, und desto häufiger finden wir die Gonorrhoe als Ursache. Beckenentzündungen sind in der Mehrzahl der Fälle, wenn nicht ausschließlich, durch Tubenerkrankungen bedingt, die zweifellos Folge einer Gonorrhoe bzw. eines Verwandten oder Abkömmlings von dieser sind."

Jene, die diese Sache aufmerksam studiert haben, erkennen, wie wahr das ist. Diese Entzündungen verhalten sich nicht wie andere Entzündungen, welche durch Psora oder Syphilis bedingt sind. Immer besitzt sie einen bestimmten Charakterzug, nämlich eine auffallende und bemerkenswerte Beharrlichkeit und Bestimmtheit. Die Schmerzen der Sykosis haben scheinbar einen geheimnisvollen Ursprung. Diese Patienten leiden oft monate- oder jahrelang und erfahren trotz aller Anstrengung ihres Arztes wenig Erleichterung. Tatsächlich scheint er den Fall nicht zu verstehen, und ebensowenig können die Patienten befriedigende Gründe für ihre Krankheit angeben. Bei ihren Eltern wurde weder Rheuma noch Gicht gefunden, und es gibt in der Familienanamnese und -geschichte keine Hinweise dafür. Alles scheint geheimnisvoll, ein Rätsel, und bevor sich der Arzt nicht intensiv mit der Krankengeschichte beschäftigt hat, kann er auch nicht die Ursache der Krankheit aufspüren. Die Patientin hat gewöhnlich eine gute Familienanamnese.

Sie war in ihrem Leben niemals ernsthaft krank, außer den gewöhnlichen Kinderkrankheiten. Tatsächlich war sie gesund bis nach ihrer Heirat. Ein bis zwei Jahre danach gebar sie ein Kind und seit jener Zeit litt sie an Schmerzen im Becken, an Neuralgie, Rheuma, an chronischen Rückenschmerzen, an chronischen Blasenbeschwerden, an Gebärmutter- oder Eierstockbeschwerden, an Kopfschmerzen, an menstruellen Unregelmäßigkeiten und anderen Symptomen. Seit der Geburt ihres Kindes hat sie tatsächlich keinen Tag mehr erlebt, an dem sie sich wohlgefühlt hat. Der ganze Fall ist eine Geschichte von Schmerz und Leid oder von allgemein schlechter Gesundheit, alles bedingt durch jene primäre Infektion (und das dazu noch von einem Ehemann, von dem man annahm, daß er frei von dieser Krankheit sei), die vielleicht schon jahrelang keine Zeichen oder Symptome mehr zeigte, die darauf hinwiesen, daß sie im Organismus noch anwesend ist. In diesem Fall suchen wir vergeblich nach Symptomen des primären oder sekundären Stadiums, da sie bereits im dritten Stadium übertragen wurde.

Diese Symptome sind der Mehrheit der Mediziner fremd, die die Sykosis nicht sorgfältig studiert haben. Die Erscheinungen sind ihnen nicht vertraut, besonders wenn sie durch lokale Maßnahmen unterdrückt wurden, und wenn die Symptome nicht mehr gonorrhoischen Symptomen entsprechen, wie sie im ersten und zweiten Stadium vorkommen. Dies ist der Irrweg vieler Mediziner, die die ursprüngliche Krankheit aus den Augen verloren haben. Die neuen Phänomene, die aus der Unterdrückung erwachsen, sind für sie ein Rätsel, da sie ja wenig mit der ursprünglichen Krankheit gemein haben. Der behandelnde Arzt wird dem Patienten, sobald der Ausfluß vollkommen unterdrückt ist, sagen, daß er, da er geheilt ist, heiraten kann. Dies ist aber nicht wahr und er sollte mit dem Heiraten warten, tatsächlich eigentlich niemals heiraten, bevor der Ausfluß nicht wieder hergestellt und dieser auf ordentliche und wissenschaftliche Weise geheilt wurde. Nur dann sollte er eine gesunde Frau heiraten, denn nur dann wird sie gesund bleiben und gesunde Kinder zur Welt bringen.

Lediglich ein erfahrener Allgemeinarzt kann feststellen, wie häufig Frauen ein bis eineinhalb Jahre nach der Heirat an Uterus- oder Beckenproblemen erkranken. Ein sorgfältiger Beobachter braucht nicht immer dem Ärgernis nachgehen, die Vorgeschichte des Ehemanns zu erfragen, da ihm die Symptome der Krankheit und des Leidens bei der Frau ausreichen.

Ich kann das an einem typischen Fall illustrieren. Frau F., 24 Jahre alt, Deutsche von Geburt, körperlich gut entwickelt, aufgeweckter Geist und sonniges Gemüt, heiratete vor drei Jahren. Keine Kinder, war 18 Monate nach der Heirat schwanger geworden, hatte aber im 3. Monat einen Abort. Sie wurde kürettiert, wonach sie drei Monate das Bett hüten mußte. Von da an war es ihr nicht mehr möglich, ihren häuslichen Pflichten nachzukommen. Bei der Untersuchung des Beckens fand man einen sehr stark hypertrophierten Uterus, der extrem berührungsempfindlich war. Sie klagte über schießende Schmerzen in den Eierstöcken und durch den Uterus, über einen Drang nach unten und über ständige Schmerzen im Beckenbereich. Während den Menses wurde sie öfter ohnmächtig und hatte eine Menge Herzbeschwerden, obwohl die Untersuchung scheinbar normal ausfiel. Sie litt an einer spärlichen, modrig riechenden Leukorrhoe und Juckreiz der Vulva. Aus ihrer früheren und gegenwärtigen Krankengeschichte schloß ich sofort, daß sie mit Sykosis infiziert war und erzählte ihr, daß der Ehemann ebenso eine Therapie bräuchte, um sie vollständig heilen zu können.

Ein paar Tage später kam er in die Praxis und gab folgende Symptome an: Schmerzen im Magen nach dem Essen, von dumpfem und schwerem Charakter, begleitet von einer Todesfurcht oder der Furcht, im Sterben zu liegen. Ich sagte ihm, „sie haben innerhalb der letzten fünf Jahre einen Tripper gehabt". Er antwortete: „Woher wissen Sie das, hat Ihnen das meine Frau erzählt?" Ich sagte ihm: „Ihre Frau weiß überhaupt nichts davon." Später gab er zu, daß er fünf Jahre vor seiner Heirat eine Gonorrhoe gehabt hatte und daß er sich seit jenem Tag nicht mehr richtig wohl fühle. Er gab an, daß er mit medizinischen Instillationen und mit einigen starken, innerlich anzuwendenden Heilmitteln behandelt worden war. Ich informierte ihn dann, warum seine Frau und er selbst krank seien. Weiterhin, daß der Ausfluß wie am Anfang wiederkommen müsse, um dann in richtiger Weise geheilt zu werden. Er hatte zuerst Einwände, stimmte dann aber der Behandlung zu. Er bekam Nux vomica CM in der ersten Woche wegen der Magensymptome, aber da es seine Gemütssymptome nicht abdeckte, trat auf das Mittel keine Besserung ein. Deswegen erhielt er Medorrhinum CM, welches den Ausfluß zurückbrachte und zu einer vollständigen Heilung führte.

Eine Anamnese bei Frauen, die vor der Heirat bei guter Gesundheit waren und dann plötzlich erkrankten (bei nicht tuberkulösen Patienten), ist ein wirklich sicheres Zeichen für eine sykotische Infektion, besonders dort, wo Beckensymptome vorhanden sind. Wenn bei einem pseudopsorischen oder tuberkulösen Patienten die Sykosis unterdrückt wurde, wird es sehr schwierig sein, die miasmatische Verstrickung zu lösen. Tatsächlich hat diese zerstörerische Kraft (Sykosis) eine so vollkommene Bindung an die Lebenskraft, daß diese unfähig ist, sich von ihr zu befreien.

Die Lebenskraft muß sich daher ihr unterordnen. Es ist ein Gesetz aller Kräfte, daß sie in Richtung des geringsten Widerstandes wirken; so wird die Sykosis in einem Organismus durch die Art der Unterdrückung und die konstitutionelle Prädisposition des Patienten modifiziert, je nachdem ob sie, in welchem Stadium auch immer, mit einer tuberkulösen, syphilitischen oder psorischen Erkrankung zusammentrifft. So sehen wir, daß aus einem unvollständig behandelten Fall sekundäre Phänomene entstehen, die alle nur möglichen und vorstellbaren Formen annehmen können.

Ein Organismus, der so gestört ist, muß irgendwo ein Hemmnis oder ein Widerstandszentrum aufbauen und das weitere Leben des Patienten hängt dann von der Natur jener Barriere ab, die durch den Charakter der Vergiftung und die Konstitution des Patienten weitgehend festgelegt wird. Viele von mir beobachteten Fälle hatten akuten Gelenkrheumatismus, andere litten an chronischen oder subakuten Formen oder sie entwickelten später im tertiären Stadium der Sykosis eine Erkrankung gichtischer Natur; die Ablagerungen in den Gelenken und Geweben vermehrten ihre Leiden.

Viele von diesen mit Sykosis infizierten Patienten haben sowohl im sekundären als auch im tertiären Stadium Blinddarmentzündungen, eine Krankheit, die meines Erachtens weitgehend auf einer sykotischen Vergiftung beruht. Wenn der Organismus des Patienten schon vorher tuberkulös infiziert war, nimmt die Krankheit eine maligne Form an.

Ich erinnere mich an den Fall eines jungen Mannes, der acht Monate vor seinem Tod ein starker und gesunder Mensch war. Man hätte sich keinen feineren Körperbau und keine bessere Gesundheit vorstellen können, aber er hatte in der Familiengeschichte eine schwach angedeutete Tuberkulose. Er erkrankte plötzlich an einer Appendizitis. Das Organ wurde entfernt, und innerhalb von 60 Tagen wurde eine ausgeprägte Infiltration der Lunge bemerkt, begleitet von Fieber und Husten; etwas später entwickelten sich die bösartigen Symptome der Phthisis und innerhalb von acht Monaten trat der Tod ein.

Die Geschichte dieses Falles war die Geschichte einer unterdrückten Sykosis. Ich erwähne dieses Beispiel nur, weil es typisch ist für viele, die ich in den letzten 10 Jahren beobachtet habe. Der Eiter, die lokale Entzündung, ist den sykotischen Entzündungen in anderen Organen und besonders denen im Becken der Frau ähnlich. Die schmutzige, bräunliche oder gelbgrüne Farbe, der charakteristische Geruch, die krampfartigen Schmerzen, die sich zur Kolik steigern können, die charakteristischen Verwachsungen neben dem eigentümlichen und septischen Charakter der Entzündungen deuten im allgemeinen immer auf die Anwesenheit der Sykosis hin. Ganze Familien tuberkulöser Patienten werden durch Grippeepidemien und andere akute Erscheinungsformen der Sykosis hinweggefegt. Wenn die Krankheit auf tuberkulöse Patienten trifft, die vielleicht schon an Sykosis leiden oder sie erworben haben, haben wir einen Fall vor uns, bei dem die Krankheit sicher metastasiert, in die Lungen, in die Bronchien, in die Meningen oder in andere Organe. Viele haben die Tatsache übersehen, daß beinahe jeder Fall von Grippe ein antisykotisches Arzneimittel wie z. B. Rhus-t. oder Gels. im ersten Stadium der Infektion benötigt. Das Fieber, der Schnupfen und die akuten rheumatischen Anfälle sind in Wirklichkeit Phänomene der Sykosis, ebenso ihre ansteckende Art, gegen welche die Lebenskraft sich heftigst zu wehren versucht. Wenn natürlich das psorische Element im Patienten hervorstechend ist, muß je nach dem ein wirkliches antipsorisches Mittel oder ein pseudopsorisches ausgesucht werden. Wenn wir innehalten und sorgfältig die eigenartige Natur und den Charakter der Grippe von ihrem Beginn bis zu ihrem Ende betrachten, dann sehen wir, daß sie jenen eigenartigen und bestimmten Verlauf nimmt, welcher sie mit der Sykosis verbindet; sie hat das Fieber, den Schmerz, den Husten, den katarrhalischen Anfall der Nase, der Bronchen, der Lungen, der Augen oder anderer Schleimhäute wie bei der Sykosis.

Komplikationen der Sykosis im ersten Stadium

Im primären Stadium gibt es wenige, selten gefährliche Komplikationen; oft besteht eine milde Form der Cystitis; schwere Formen entwickeln sich nur in Fällen, in denen lokal behandelt wurde; diese können sich sogar bis hin zu Abszessen des Blasenhalses oder der Urethra entwickeln. Häufig habe ich solche Fälle angetroffen, wenn Silbernitrat oder Quecksilber in der Instillationsflüssigkeit verwendet wurden. Auf einige dieser Abszesse folgten Blutungen. Ich habe nie eine gonorrhoische Orchitis gesehen, außer in jenen Fällen, in denen durch die Anwendung irgendwelcher lokaler Medikamente an der Krankheit herumgepfuscht wurde.

Wenn beim Patienten eine tuberkulöse Diathese besteht, läßt sich die Gonorrhoe auch im gewöhnlich unkomplizierten Fall nur langsam und schwierig aus dem Organismus entfernen. Ist aber die Krankheit auf der vorher näher bezeichneten Grundlage unterdrückt worden, hat man einen Fall vor sich, dessen Folgen man nicht vorhersehen kann, denn selbst wenn der Verlauf schnell zum Stillstand kommt, kann man nie vorhersagen, welche Komplikationen noch entstehen können oder wie sehr die Tuberkulose angeschürt wird.

Wenn sich der Ausfluß nicht wieder einstellt, kann eine Heilung nie erreicht werden und der Organismus kann an den weiteren krankhaften Entwicklungen und Veränderungen, die von der Stauung herrühren, welche auf die Unterdrückung folgt, sterben.

Manchmal wird die Krankheit nach ihrer Unterdrückung sofort sekundäre und tertiäre Symptome entwickeln; in anderen Fällen wiederum kann es Jahre dauern, bis sie sich an der Lebenskraft in irgendeiner erkennbaren Weise zeigen. Nicht immer entwickelt sich durch Unterdrückung eine Kachexie, und das sind jene Fälle, durch welche manche getäuscht werden. Wir erkennen nicht immer in allen Fällen die unmittelbaren Folgen der Unterdrückung, aber sie werden sich später in irgendeiner Form zeigen, ganz anders als man es sich vorstellt oder erwartet. Sie können sich in der Art des Schmerzes, wie einer Neuralgie, einem Rheumatismus, einer Eierstockentzündung äußern, ebenso an einer Störung des Verdauungstraktes oder des Gehirns oder es kommt zu Gemütsveränderungen und psychischen Abweichungen.

Tatsächlich kann man nie vorhersagen, wo der neue Krankheitsprozeß ausbrechen oder welche Natur und welchen Charakter er haben wird, noch welche Veränderung er hervorbringen wird. Wenn die Krankheit unterdrückt wird, verwickeln wir den Organismus in einen Todesprozeß, es wird ein tödlicher Krankheitskeim ausgestreut, der sich ausbreitet wie das tödliche Gift einer Schlange, die einen tödlichen Arzneitrank zusammenbraut und in die innersten Gefilde des Lebens ergießt. Deshalb kommen diese Sterbeprozesse weiter voran und früher oder später öffnen diese sich und offenbaren leichenhafte Veränderungen im Innern.

Die erste große Veränderung, die die Sykosis hervorruft, wenn sie unterdrückt wird, ist der Angriff auf das Blut und die Erzeugung von anämischen Zuständen und Bedingungen. Das wird nicht immer bemerkt, selbst wenn sie in einem erheblichen Grad vorliegt. Nach einer Weile treten jedoch katarrhalische Zustände, Rheumatismus und Gicht auf, sogar eine Bright`sche Nephritis kann sich entwickeln. Diabetes und ähnliche Krankheiten haben ihren Ursprung oft in einer Unterdrückung der Krankheit im primären Stadium. Entzündungen in Organen und Bindegeweben folgen; fibröse Veränderungen in jedem Organ sind anzutreffen, bis dieser todbringende Prozeß, eine Folge der Unterdrückung, den gesamten Organismus überwältigt hat. Kommen wir wieder zurück zu unserem Thema, den primären Komplikationen; dort beobachten wir, daß, wie in Fällen von Syphilis, manchmal Bubonen vorhanden sind. Sie können eitrig oder nicht eitrig sein, treten jedoch selten auf, wenn keine unterdrückenden Maßnahmen angewendet wurden. Sie sind gewöhnlich die Folge einer Stauung der Krankheit in ihrem primären oder im Beginn des sekundären Stadiums. Eine Prostatitis ist nicht ungewöhnlich, Hämorrhoiden entstehen in späteren Krankheitsentwicklungen, über die noch mehr gesagt werden wird. Die Prostatitis ist eine gewöhnlich sehr häufig anzutreffende Erkrankung und kann während all ihrer Stadien weiter bestehenbleiben. Tatsächlich ist sie, wie man weiß, eine der eigensinnigsten und schwierigsten Krankheitszustände, gegen die man kämpft. Sie ist natürlich nicht immer eine Folge der Sykosis, aber dieses Element ist häufig Ursprung ihres Auftretens.

Wie vorher schon gezeigt, entwickelt sich der akute Gelenkrheumatismus oft nach einer Unterdrückung. Zweifellos wurde bemerkt, welche wichtige Rolle der Rheumatismus in den letzten 10 Jahren zu spielen begann. Ist Ihnen schon aufgefallen, daß 94 % dieser Fälle eine Folge sykotischer Infektion oder Ansteckung sind? Es wird sich für Sie lohnen, dieser Sache nachzugehen und sorgfältig nach einer ersten Ursache zu forschen. Wir pflegten darauf mehr bei Männern als bei Frauen zu achten, jedoch scheint dies heute bei Frauen genauso häufig vorzukommen wie bei Männern. Wieso? Der Grund dafür ist, daß der Rheumatismus vor 20 Jahren nicht so oft sykotischen Ursprungs war. Nun sind 80 % der Männer infiziert und stecken natürlich ihre Frauen an, so daß man das rheumatische Element nahezu oder ganz gleichmäßig zwischen beiden Geschlechtern verteilt vorfindet. Ich kann mich an die Zeit erinnern, als das rheumatische Fieber eine verbreitete Krankheit war. Heute sieht man es selten – dieses echte psorische oder pseudopsorische rheumatische Fieber, bei dem die Temperatur jeden Tag bis auf 39,5°C, 40°C oder sogar noch höher ansteigen kann, bei dem die Gelenke stark anschwellen und sehr empfindlich sind, bei dem der Patient Symptome entwickelt, die dem typhoiden Fieber ähnlich sind. Gewöhnlich treffen wir solche Fälle bei der Jugend an, bei jungen Frauen oder bei heranwachsenden Mädchen mit einem recht ausgeprägten tuberkulösen Element.

Die Arthritis, die wir heute antreffen, hat selten solche Temperaturen, noch entwickelt sie einen typhoiden Charakter. Statt dessen haben wir es mit einer echten sykotischen oder gonorrhoischen Arthritis zu tun, welche sich gewöhnlich in einer subakuten Form mit Temperaturen von 38,4°C oder 38,9°C zeigt, mit nur einem betroffenen Gelenk, dessen Schwellung nie einen Charakter annimmt, vergleichbar mit den vorher erwähnten alten Formen der Arthritis.

Der Schmerz ist ebenso subakut, obwohl er zeitweise sehr heftig wird, aber es entstehen nicht die hohen Temperaturen, die Empfindlichkeit, die Schwellung und die Hinfälligkeit, wie man sie bei den alten Formen des rheumatischen Fiebers antraf. Es ist merkwürdig, aber die sykotische Arthritis folgt gewöhnlich irgendeiner Art von Unterdrückung und wird durch die Wiederherstellung des ursprünglichen Ausflusses, entweder aus der Urethra oder durch das Wiederkehren einer alten unterdrückten Leukorrhoe, gelindert. Es gäbe noch mehr über die Unterdrückung zu sagen, aber wir werden dieses Thema später noch ausführlich behandeln.

Wir beschäftigen uns jetzt mit der *sekundären Sykosis,* und wenn wir ihre Phänomene näher betrachten, werden wir sehen, daß die sekundären und tertiären Stadien ungefähr die selbe Beziehung zum ersten Stadium entwickeln, wie jene Stadien es bei der Syphilis tun. Wenn die Syphilis homöopathisch behandelt wurde, finden wir nur wenige sekundäre Schäden, während tertiäre Stadien auffallenderweise fehlen. Tertiäre Symptome entwickeln sich nicht und dasselbe kann von der Sykosis gesagt werden, wenn sie homöopathisch behandelt wurde; diese zeigen keine sekundären und tertiären Entwicklungen. Deshalb sind alle sekundären und tertiären Symptome Ergebnis einer unzureichenden Behandlung. Es ist sehr wichtig für uns, nicht nur mit der Erkrankung im primären Stadium sondern mit allen ihren Entwicklungsstadien vertraut zu werden. Dessen einmal gewahr, wird kein aufrechter Arzt seine Patienten zu ihrem Schaden behandeln. Tatsächlich irrt die Menschheit hauptsächlich aus Mangel an Wissen. „Mein Volk geht unter aus Mangel an Wissen", sagt die heilige Schrift; dasselbe gilt heutzutage für die Ärzte. Viele von uns sind manchmal wie die Büchse der Pandora –

solange alles in ihr blieb, bestand noch Hoffnung. Es ist gut, im Besitz der Hoffnung zu sein, aber wenn man die Wahrheit kennt, kann man von ihr sofort mit aller Macht Gebrauch machen und sie in die Tat umsetzen.

Von der Ansteckung sagt man, daß es die Übertragung des giftigen Prinzips sei. Dasselbe gilt für die Fortpflanzung des sykotischen Krankheitserregers, dessen Folgen weitgehend vom Stadium, in welchem er übertragen wurde, abhängen. Die darauf folgenden Symptome und auftretenden Krankheiten stimmen in gewissem Grad mit dem Stadium und dem Alter der primären Infektion überein. Das heißt, wenn der Krankheitserreger im primären Stadium übertragen wurde, entwickeln sich im neuen Organismus auch primäre Symptome oder jene, die man bei der Gonorrhoe im ersten Stadium findet.

Wird die Krankheit im sekundären Stadium übertragen, wird man keine primären Symptome finden. Wenn z. B. eine Frau im sekundären Stadium infiziert wird, werden wir keine Anfangssymptome außer einem spärlichen vaginalen Katarrh mit vielleicht leichtem Jucken der Vulva haben. Dieser Ausfluß ist so scharf, daß er einen Juckreiz erzeugt, welcher, wenn er durch lokale Behandlung unterdrückt wird, früher oder später zu neuen und oft qualvollen Symptomen führt, wie Entzündungen irgendeines Beckenorganes oder einer Form von Rheumatismus.

Oft ist nur ein einziges Organ wie z. B. das Ovar oder die Tube befallen, und die ganze Macht der Krankheit konzentriert sich für eine gewisse Zeit auf diesen einen Punkt oder dieses Zentrum. Es läßt sich nicht vorhersagen, welche direkten oder endlosen Folgen von chronischen Affektionen die Krankheit haben wird, welche einer sekundären Infektion folgen können. Auf der anderen Seite kann der Patient auch nur eine Anämie als Zeichen der Infektion zeigen. In allen Stadien der Krankheit, aber besonders im sekundären und tertiären, entwickelt sich sehr gerne eine Anämie. Dieser anämische Zustand des Blutes ist sehr tiefgreifend – er betrifft jede Zelle und Faser des gesamten Organismus. Genauso wie bei der Syphilis nimmt er ständig, langsam und heimtückisch zu, bis der gesamte Organismus durch und durch vergiftet ist.

Zeitweise sieht das Gesicht aschfahl, grau, verzerrt, aufgedunsen und in schweren Fällen sogar teigig aus. Dieser anämische Zustand wird zur Grundlage von tiefgreifenden zerstörerischen Krankheiten wie Brust- oder Gebärmutterkrebs, Epitheliome, Diabetes mellitus, Bright`sche Krankheit, akuter Phthisis, Pneumonie, Cholera infantum und zahlreichen anderen, über die noch mehr gesagt werden wird. In Fällen von Typhus, Scharlach oder anderen schweren Fiebern sehen wir anhand der tiefen und grundlegenden Wirkungen und anhand der langsamen und kräfteraubenden Genesung, daß ein tiefwirkendes Gift bereits im Organismus vorhanden ist, welches durch das neue Miasma, „das Fieber", aus seinem Schlummer gestört wurde und so diesem Fieber seine Bösartigkeit und seine Bestimmtheit verleiht, die man in anderen Fällen desselben Fiebers nicht beobachtet. Für uns ist es daher sehr wichtig zu wissen, welches Miasma sich hinter diesen Fiebern verbirgt, da es keine Heilung gibt, bevor nicht das richtige antimiasmatische Heilmittel gefunden ist.

Das Heilmittel, das sämtliche fieberhaften Symptome abdeckt, tut nicht gut, es hilft nicht einmal palliativ oder bringt irgendwelche Erleichterung. Wir müssen Einblick in die Geheimnisse des Miasmas nehmen, um herauszufinden, ob es sich um Psora, Sykosis oder Syphilis handelt. Es ist noch nicht lange her, da kam ein Mann zu mir, der an schweren Schmerzen in seinen Rückenmuskeln litt, ungefähr in einer Linie zwischen den Spitzen der Scapulae; sie waren sehr heftig, begleitet von einer großen Unruhe und Verschlimmerung nachts. Rhus in beiden Formen, Rhus tox. und Rhus radicans wurden verabreicht; Mercurius und Arsenicum wurden gegeben, ohne Linderung zu bringen.

Er war ein Klinikpatient und wir hatten nicht genug Zeit, seinen Fall sorgfältig zu studieren. Ich bestellte ihn eines Tages in meine Praxis, wo ich ihn sorgfältig untersuchte und herausfand, daß er Syphilis hatte, welche, wie er sagte, „nicht auskuriert" worden war. Sein Körper war mit Narben bedeckt und ich fand auf der Haut viele kleine Flecken mit syphilitischen Schuppen an verschiedenen Körperstellen.

Syphilinum CM wurde verabreicht, welches seine Schmerzen in ein paar Tagen heilte. Seine Gesundheit besserte sich allgemein und die Hautläsionen verschwanden. Ich erwähne diesen einen Fall, um zu zeigen, wie notwendig es ist, mit der Natur und der Wirkung der chronischen Miasmen vertraut zu werden.

Am Beispiel dieses Kapitels haben wir gelernt, daß bei der Sykosis die Krankheiten oder Symptome, die einer Infektion folgen, abhängig sind vom Stadium, dem Alter oder der Zeit der Infektion. Es ist deshalb dringend notwendig, alles über die Sykosis zu wissen, mit ihren verschiedenen Erscheinungsformen und Wirkungsstadien genauso vertraut zu werden wie mit den verschiedenen Stadien der Syphilis und ihren polymorphen Läsionen. Wenn man diese Dinge wissen will, muß man in der Lage sein, der Sykosis in ihrer ganzen vielgestaltigen Erscheinungsform und ihrer gesamten täuschenden Wirkung auf die Lebenskraft zu folgen.

Das sekundäre Stadium

Es läßt sich nicht genau definieren, nach welcher Zeit das sekundäre Stadium der Sykosis beginnt; es kann schon 90 Tage nach der Infektion beginnen; ebenso kann es erst nach ein bis zwei Jahren als sekundäre Krankheit in Erscheinung treten. Die Konstitution des Patienten, seine oder ihre Gewohnheiten und die Behandlung werden das Erscheinungsbild der Krankheit sehr stark beeinflussen.

Wir erinnern nur an den Fall einer jungen, 18jährigen Frau, die mit einem Mann, der an einer latenten Krankheit litt, illegitim Geschlechtsverkehr hatte. Nur gelegentlich hätte er einen leichten Ausfluß der Urethra, nie aber mehr als einen einzelnen Tropfen bemerkt und selten sei dieser eitrig gewesen. Sie litt in keiner Weise an der Infektion – sie verspürte lediglich ein leichtes Brennen und gelegentlich einen Juckreiz im Bereich der Vulva. Wegen dieser Symptome wurden ihr medizinische Spülungen verschrieben, wonach sie innerhalb kurzer Zeit an Schmerzen im rechten Fuß zu leiden begann, deren Heftigkeit von Tag zu Tag wuchsen, bis sich ein schwerer subakuter Rheumatismus entwickelt hatte, welcher die Frau für drei Monate ans Bett fesselte.

Verzweifelt hatte sie die Hoffnung schon aufgegeben, je wieder gesund zu werden, als ich gerufen wurde. Da ich wegen der spezifischen Natur und der Beharrlichkeit der Symptome den Verdacht auf eine zurückliegende Infektion hatte, befragte ich sie eingehend, worauf sie mir die vorher beschriebene Krankheitsgeschichte erzählte.

Aufgrund der Krankheitsgeschichte und wegen der gegenwärtigen Symptome wurde Medorrhinum verschrieben; bald entwickelten sich die alten Symptome des Juckens und Brennens, gleichzeitig mit einem spärlichen, schmutzigen, wäßrigen Ausfluß aus der Scheide. Danach folgte Bryonia, welche den Fall heilte. Seither ist sie vollkommen gesund. In der Zwischenzeit hat sie geheiratet und hat ein Kind geboren. Dieses zeigt bis heute kein Anzeichen der Krankheit. In diesem Fall bestand in der Familie weder eine rheumatische Anamnese, noch Erkältungen oder irgendeine Art von Frösteln; außerdem hatte sie nie einen Arzt benötigt oder, so weit sie sich erinnern konnte, eine Medizin genommen.

Der eigenartige und heftige Charakter der Krankheit, die Beharrlichkeit der Symptome zusammen mit ihrer zuvor guten Gesundheit und der leeren Familienanamnese machten mich darauf aufmerksam, daß in diesem Fall die Krankheit auch Folge einer Infektion sein könnte. Dieser Fall, bei dem sich das sekundäre Stadium einer Sykosis in einer subakut gichtischen Form des Rheumatismus zeigt, ist sehr typisch. Beinahe jede Erkrankung im sekundären Stadium der Sykosis ist in irgendeiner Form entzündlicher Natur. Diese entzündlichen Veränderungen können entweder akut, subakut oder chronisch sein; sie können alle Schweregrade annehmen, von milden, wandernden, rheumatischen Muskelschmerzen bis zur heftigsten spezifischen akuten Arthritis. Am häufigsten trifft man sykotische Entzündungen in Form von Erkrankungen des Beckens der Frauen an, die heute besser als gynäkologische Erkrankung oder Entzündungen des Beckens bekannt sind. Einige von diesen mögen erwähnt werden, wie z. B. die Entzündung des Ovars, die Ovariitis, in all ihren unterschiedlichen Formen. Je nachdem, welche unterschiedlichen Strukturen dieses Organs betroffen sind, spricht man von Hydro-, Cysto- oder Pyosalpingitis, auch Abszesse der Tuben sind keineswegs ungewöhnlich. Cystische Degeneration der Ovarien, der Cervix und des Uterus sind einige der schwereren Veränderungen in Folge dieser entzündlichen Verhältnisse.

Ebenso können Peritonitis, Phlegmone, Pericystitis, Cystitis, Metritis, Perimetritis oder Entzündungen des Endometriums entstehen. Wie schon erwähnt, hat die Appendicitis häufig eine sekundäre Sykosis als primäre Ursache. Tatsächlich besteht ein bemerkenswerter Zusammenhang zwischen der Zunahme der Appendicitis in den letzten 10 Jahren und der Ausbreitung der Sykosis; ihr Anwachsen ist, gelinde gesagt, wirklich alarmierend; mit ihr nehmen alle bösartigen Erkrankungen zu, ebenso wie die Tuberkuloseerkankungen.

Bei genauer Untersuchung des entzündeten Gewebes finden wir, daß die Schleimhäute gesprenkelt und gefleckt aussehen, ganz und gar fleckig; ein Teil des Gewebes ist tiefrot, ein anderer hat seine natürliche Farbe. Diese stark venös gestauten Flecken sind oft mit einem dünnen eitrigen Sekret überzogen und haben einen widerlichen Geruch; gelegentlich sind sie berührungsempfindlich. Sie können auch dunkelblau sein; jene eigenartige blaue Kongestion, die besonders für die sykotische Entzündung typisch ist.

Die Ausscheidungen der sykotischen Entzündungen sind überall gleich – schmutzig und übelriechend. Häufig läßt sich die Krankheit allein am Geruch diagnostizieren. Meist bemerken die Patienten es selbst, aber auch häufigstes Duschen und Waschen läßt den Geruch nicht verschwinden. Oft riecht er stechend scharf, modrig oder nach totem Fisch. Auch der Schweiß dieser Patienten hat einen üblen und unangenehmen Geruch. Besonders unter der Axilla, zwischen den Oberschenkeln und an den äußeren Genitalien; diese Patienten waschen sich andauernd und schrubben ihren Körper.

Die Stellen, über die sich diese eigenartige, widerliche sykotische Ausscheidung ergießt, sind oft gerötet oder wund. Das gilt besonders für dicke Patienten. Die befallenen Hautflächen sind bläulichrot, der Eiter ist schmutzig, bräunlichgelb oder grüngelb. Häufig macht er die nichtbefallenen Stellen bei Berührung wund. Diese Symptome trifft man immer wieder bei Säuglingen kurz nach der Geburt an. Der Urin und der Stuhl sind, wie schon erwähnt, wundmachend, eine Folge seiner Azidität. Wegen des Urins ist oft das ganze Perineum entzündet, heiß, wund und schmerzhaft, und das Kind schreit nach dem Urinieren. Diese Kinder benötigen immer sehr große Fürsorge, um zu verhindern, daß sie in den genannten Bereichen wund werden, und werden deswegen häufig gebadet und mit Babypuder behandelt.

Wenn wir eine Schleimhautoberfläche mit diesen sykotischen katarrhalischen Bedingungen untersuchen, haben wir nach den fleckigen Schleimhäuten und nach den nässenden Absonderungen dieser dunkel venösen und blutüberfüllten Flecken zu suchen. Wir werden sofort erkennen, daß die Schleimhäute ihre für diese Gewebe so charakteristische blaßrosa Farbe verloren haben. Es wären noch viele andere sekundäre Prozesse im Becken zu erwähnen, die einen eher bösartigen Charakter annehmen, wenn der Organismus mit Sykosis befallen ist wie z. B. Verwachsungen im Becken und im Peritoneum, Abszesse des Beckens und des Peritoneums und muköse Zysten irgendwo an der äußeren Uteruswand. Ihre Größe reicht von der eines Eies bis zu der einer gefüllten Blase, sie haben einen gelben oder strohfarbenen wäßrigen Inhalt und sind gestielt. Jedem Bauchchirurgen sind sie vertraut, da sie häufig vorkommen.

Ich erinnere mich an einen Fall, bei dem eine junge, 25jährige Frau, die von ihrem Ehemann gleich nach der Heirat angesteckt wurde. Sie litt an einem spärlichen vaginalen Ausfluß, der begleitet war von einem Jucken der Scheide. Diesem wurde jedoch keine besondere Aufmerksamkeit geschenkt. Das war etwa 14 Monate nach der Heirat. Bald nach Bemerken dieser Symptome wurde sie schwanger und litt an Schmerzen der Gebärmutter und an einem übermäßigen vaginalen Ausfluß, genauso wie er bei einer bestimmten Form der Sykosis auftritt. Am Ende des 4. Monats ihrer Schwangerschaft nahmen die Schmerzen zu und es wurde entdeckt, daß der gravide Uterus dreimal größer als für dieses Stadium der Schwangerschaft normal war. Sie kam nach Chicago, um einen Chirurgen zu konsultieren; er empfahl eine Laparaskopie, welche einige Tage später durchgeführt wurde.

Wie vermutet, fand man sie schwanger vor, der Uterus war sogar viermal größer als normal. Er hatte eine dunkelblau-schwarze Farbe mit knotigen Gewächsen auf der gesamten äußeren Uteruswand. Viele dieser Knoten hatten einen Durchmesser von 5 bis 7,5 cm, andere waren klein wie Hickorynüsse und alle zeigten beim Eröffnen einen fibrösen Charakter.

An den Wänden des Uterus hafteten über ein Dutzend Zysten von der Größe kleiner Eier bis zu der einer gefüllten Harnblase; sie hatten dünne, durchscheinende Wände und waren gefüllt mit einem hellen, strohfarbenen Serum. Einige von ihnen waren so groß und prall gefüllt mit Flüssigkeit, daß zuerst die Flüssigkeit entfernt werden mußte, bevor man sie von ihrer gestielten Verwachsung lösen konnte. Sehr wenige erkennen wirklich, daß diese Zysten sekundäre Prozesse sind, Folge der sykotischen Infektion oder sekundärer Sykosis. Dennoch kommt diese Wahrheit immer mehr ans Licht und in das Bewußtsein der Ärzte, und während solche Symptome für viele einen geheimnisvollen Ursprung haben und sie unfähig sind, mit ihnen therapeutisch fertig zu werden, können dennoch solch markante und klar umrissene Entwicklungen, wie man sie in der oben dargestellten Krankengeschichte beobachten kann, nicht übersehen werden.

Heute sind Ärzte aller Schulen tapfer genug, um kühn ihren Standpunkt zu vertreten, daß diese Verhältnisse Folge einer gonorrhoischen Infektion sind. Die oben erwähnte Krankengeschichte endete nicht mit der Entfernung des Uterus und der Adnexen, wie es vom Chirurgen prognostiziert wurde, der die Operation so sachkundig und sorgfältig ausgeführt hatte. Denn in jenen Tagen (das war mehr als 20 Jahre her) war die Operation für alle, die sie miterlebt hatten, ein Wunder, besonders da die Patientin sich am Ende doch davon erholte und ihre Hausarbeit wieder aufnahm. Als Freund der Familie hatte ich das Glück, den weiteren Verlauf der Krankheit all die Jahre mehr oder weniger intensiv zu verfolgen: Ein Monat nach der Operation hatte man sie aus dem Krankenhaus in das Haus eines Freundes gebracht, wo sie sich langsam erholte. Am Ende der 6. Woche brach im gesamten Bereich von Nacken, Arm und Körperstamm ein warziger Ausschlag aus, Warzen, die klein, dünn, ungestielt, spitz, in dichten Gruppen, von der Größe eines Stecknadelkopfes bis zu der eines Weizenkornes waren und filiformes Aussehen hatten (Verrucae filiformes). Ich machte sie darauf aufmerksam und riet ihr, deswegen ein homöopathisches Mittel einzunehmen, da, wie ich dachte, ein auffallender Zusammenhang zwischen dem Ausschlag und ihren Problemen im Becken bestand; aber sie hatte bereits viel Geld verbraucht und lehnte ab, noch mehr Geld dafür auszugeben. Drei oder vier Jahre traf ich sie nicht mehr oder hörte nichts mehr von ihr und verlor so den Fall aus den Augen.

Dann hörte ich, daß sie an Rheuma litt und Magenbeschwerden hatte, und daß die vielen Behandlungsarten, die sie anwandte, keine dauerhafte Erleichterung brachten. Damals wohnte sie noch an der Küste des Lake Superior und wegen der Kälte und Feuchtigkeit war sie gezwungen, weiter in den Süden, in ein weniger rauhes Klima zu ziehen, da das kalte und neblige Klima des Seengebietes im Norden alle ihre Symptome sehr verschlimmerte. Ich traf sie dann wieder in Chicago und hörte, daß sie neben chronischen Magenbeschwerden einen ausgeprägten Diabetes mellitus entwickelt hatte, welcher ihre Lebenskraft rasch untergrub. Diese Krankengeschichte ist wirklich recht typisch; ein Fall, in welchem die Infektion einen recht eigentümlichen Verlauf nahm, vielleicht deswegen, weil sie auf eine sehr psorische Konstitution aufgepfropft wurde und in der Familienanamnese der Mutterseite Tuberkulosefälle bekannt waren; da sie aber von Geburt an die Charaktereigenschaften ihres Vaters und ihrer Vaterseite hatte, war sie möglicherweise gegen tuberkulöse Ausbrüche gefeit.

Dieser Fall verdient unsere weitere Betrachtung. Zuallererst hatte sie keine homöopathische Behandlung, und der Ausfluß wurde mit lokalen medizinischen Spülungen unterdrückt, mit dem Ergebnis einer entzündlichen Stase im gesamten Beckenkreislauf. Durch die Operation, die natürlich in jenem fortgeschrittenen Stadium der Erkrankung (das ist das sekundäre oder das entzündliche Stadium) nicht mehr gut verhindert werden konnte, kam es zu einer weit ernsthafteren sekundären Unterdrückung. Eine Operation ist trotzdem oft die schlimmste Form der Unterdrückung, da die Lebenskraft im Organismus einen Abwehrwall errichtet, wenn er erkrankt ist. Dieser Wall kann entweder funktionell oder strukturell sein, und wenn die Krankheit nach dem Similegesetz behandelt wird, wird sie durch Entzug der miasmatischen Basis auf natürliche Weise verschwinden, oder die Lebenskraft wird dazu angeregt, an einer ursprünglichen Stelle einen Abwehrwall zu errichten.

Durch operative Maßnahmen wird dieser Abwehrwall mechanisch entfernt, so daß die Lebenskraft, die immer noch unter derselben Perversion, die eine Folge derselben Infektion ist, leidet, auf Grund desselben Gesetzes von Wirkung und Gegenwirkung, auf dem alles Leben und alle Bewegung beruht, dazu gezwungen, einen anderen Abwehrwall oder ein anderes Abwehrzentrum zu errichten, welches damit das Gesetz der Selbsterhaltung erfüllt. Deswegen muß dieser Schutzwall dem gesetzmäßigen Fortschreiten der Krankheitskräfte entsprechend immer zentraler liegen, schließlich in einem zentralen, lebenswichtigen Organ. Unser Fall kann keine Ausnahme von der Regel machen. So beobachten wir, daß das Nervensystem zusammen mit dem Magen stark in Mitleidenschaft gezogen war. Sie verlor die Fähigkeit, ihr Essen zu verdauen, welche vor der Operation in keiner Weise gestört war und entwickelte einen ausgeprägten Diabetes mellitus, welcher ihr Leben bald zerstören sollte.

So sehen die Krankengeschichten von Tausenden von jungen und verheißungsvollen Frauen aus, und haben ihre Krankheiten auch noch nicht diesen Verlauf genommen, so sind sie für das Leben doch genauso schwerwiegend und zerstörerisch.

Ein anderer Fall soll die zerstörerische und bösartige Wirkung der Sykosis demonstrieren, wenn sie in einen Organismus mit einer tuberkulösen Krankengeschichte gepflanzt wird. Frau B., 32 Jahre alt, dunkles Haar und dunkle Augen, brünetter Typ, zog sich kurz nach der Heirat die Sykosis ihres Mannes zu. Zwei Jahre später gebar sie ein Kind, nach welchem sie steril war. Kurz nach der Geburt des Kindes aktivierte sich die Krankheit, und sie litt unter einer Metritis, begleitet von dem üblichen vaginalen Ausfluß der Sykosis, welcher mit medizinischen Spülungen behandelt wurde. Darauf war der Uterus retroflektiert und an der Rektumwand festgeklebt; vier Jahre später wurde sie vom Staat Indiana, wo sie lebte, zur konsiliarischen Untersuchung zu mir geschickt, mit der Frage, ob eine Operation ratsam sei oder nicht.

Bei der Untersuchung fand ich ihr Becken gefüllt mit einer formlosen, cancerösen Masse, einer Geschwulst, welche von der Vagina aus 2,5 cm in das Rektum hineinragte; der Uterus, die Ovarien, die Tuben und das große Band waren mit dieser chaotischen Masse verbacken, wie wenn sie miteinander verschmolzen gewesen wären. Sie litt unbeschreiblich an den für diese Krankheit im letzten Stadium typischen Schmerzen und Blutungen und starb bald danach. Die Krankheit war zu weit fortgeschritten, so daß man ihr nicht mehr den Rat geben konnte, sich operieren zu lassen. Sykotische Abszesse sind so gewöhnlich, daß jeder Arzt die Häufigkeit bezeugen kann, mit der sie bei verheirateten Frauen angetroffen werden.

Jegliche lokale Behandlung des Ausflusses stellt bei sykotischen Patienten eine große Gefahr dar. In der Regel wird keine Stase entstehen, solange keine Einmischung stattfindet. Es gibt so viele Wege der Unterdrückung – durch medizinische Spülungen oder lokale Anwendungen roher Medikamente, wie z. B. Hydrastis, Borsäure, Silbernitrat, Zinksulfat oder andere unterdrückende Medikamente. Sogar heiße und kalte Spülungen können den akuten Entzündungsprozeß durch den Cervicalkanal in das Innere des Uterus treiben, schließlich in die Tuben, bis der septische Prozeß das Endometrium mit einschließt.

Männer haben im Becken nicht wie Frauen diese großen Schleimhautoberflächen, die befallen werden können. Deswegen verursacht eine Unterdrückung im primären Stadium beim Mann nicht notwendigerweise solch verheerende Wirkungen oder solche langwierigen, schweren Leiden. Ebensowenig treten solche Komplikationen und Zerstörungen des Gewebes auf, noch besteht ein Erfordernis, chirurgisch einzuschreiten. Wir beobachten jedoch rektale Beschwerden, Eitertaschen, Hämorrhoiden und viele andere Schwierigkeiten in diesem Organ.

Bei Männern habe wir häufig Fälle von Orchitis, Epidydimitis und Entzündungen der Blase neben einer Unzahl sykotischer Arthritiden und subakuten Formen von Gicht, Rheumatismus und gichtischen Zuständen des Organismus. Das Hauptgewicht der Krankheit scheint den männlichen Organismus gerade hier anzugreifen; kann aber auch viel tiefere Folgen hinterlassen oder viel gefährlichere Komplikationen erzeugen wie z. B. Manie, schwere Geisteskrankheit, Herzerkrankungen, Magenbeschwerden, gastrointestinale Krankheiten, Pneumonie oder andere Entzündungsprozesse. Wie häufig wir doch solche Fälle in unseren Kliniken antreffen, die an einer Unterdrückung der Krankheit leiden! Sie sind ein gewöhnliches Erscheinungsbild, und es ist traurig sagen zu müssen, daß viele von ihnen das Werk sogenannter Homöopathen ist, die sich gegenüber den wahren Methoden der Heilkunde ignorant verhalten und die deswegen Zuflucht zu alten Schulmethoden nehmen. Diese Kombination mit unkundiger Homöopathie erzeugt oft tiefgreifendere Unterdrückung und viel gefährlichere Komplikationen als die Behandlung der regulären Schulmedizin. Wenn nur der Wissensschatz Hahnemanns einen tieferen Halt bei jenen Männern hätte, die sich als seine Nachfolger ausgeben, und sie nicht immer Lehrgeld zahlen müßten. „Denn sie gelangen nie in den Besitz der Wahrheit.“

Unterdrückung hervorgerufen durch operative Methoden

Die moderne Chirurgie ist ein weiterer wesentlicher Urheber der Unterdrückung dieser Krankheit und für das darauf folgende Auftreten sekundärer und tertiärer Schäden. Tatsächlich hat sich mit der Zunahme der Sykosis in den letzten 20 Jahren die Zahl der Chirurgen vermehrt, die sich auf Bauch-, Rücken-, Hals-, Nasen- und Ohrenerkrankungen spezialisierten.

Ein großer Teil dieser Krankheiten, die chirurgisch oder mechanisch behandelt wurden und die uns heute so geläufig sind, beruhen auf der Sykosis; ihretwegen nahm die Zahl der Spezialisten zu, die an der leidenden Bevölkerung viel Geld verdienen, ohne wirklich zu wissen, was sie eigentlich behandeln. Warum muß das so sein? Die Mehrheit dieser Männer würde eine Syphilis nicht auf diese Weise behandeln – ganz sicher nicht. Da ist man äußerst vorsichtig, sorgfältig und zurückhaltend, wenn man an syphilitische Schäden herangeht, egal wie ernsthaft die Angelegenheit ist oder wie notwendig eine Operation auch sein mag. Und warum? Weil sie ihr Fach gut gelernt haben, weil ihre zurückliegenden Erfahrungen und Aufzeichnungen solcher Vorgehensweisen sie immer wieder davon überzeugt haben, daß die Ergebnisse verheerend sind, daß die Krankheit in irgendeinem anderen Teil des Organismus wiederkehrt oder Vergeltung übt; sie haben sogar herausgefunden, daß die sogenannte antisyphilitische oder konstitutionelle Behandlung letztendlich sicherer und befriedigender ist.

Warum sollte dann nicht dasselbe für die Sykosis gelten? Ist sie denn weniger virulent? Ist sie denn weniger bestimmend in ihrer zerstörerischen Wirkung auf den menschlichen Organismus? Wir sind nicht der Meinung. Auf gewisse Art und Weise ist sie zerstörerischer, zielstrebiger und schneller, wenn es darum geht, eine Krankheit in den Tod zu führen. Die Syphilis wird oft Jahre zu dem benötigen, was die Sykosis in einigen Monaten, ja sogar in wenigen Wochen zu einem fatalen Ende bringt. Der Hauptgrund liegt darin, daß es den Menschen nicht gelungen ist, den wirklichen Zusammenhang zwischen der Unterdrückung und der neu entstandenen Krankheit und den folgenden Krankheitsprozessen zu erkennen. Das ist so, weil sie mit der Wirkung und Handlungsweise des sykotischen Miasmas nicht vertraut sind; sie scheinen kaum etwas von den sekundären und tertiären Schritten zu wissen oder von der Symptomatologie, die sich aus der Unterdrückung des primären oder sekundären Stadiums entwickelt. Das gilt für alle schulmedizinischen Schulen, die die Miasmen nicht studiert haben. Es kann sich plötzlich eine Pneumonie entwickeln und dem Patienten das Leben nehmen, dennoch scheinen sie diese von der gewöhnlichen Form dieser Krankheit nicht zu unterscheiden.

Eine Peritonitis tritt bei Frauen nach der Unterdrückung einer Leukorrhoe oder nach der Operation an einem Beckenorgan auf, das mit Sykosis befallen war, und der besondere Zusammenhang zwischen diesem sekundären entzündlichen Prozeß und der Unterdrückung einer speziellen venerischen Leukorrhoe wird nicht erkannt; es wird weder erkannt, warum im einen Fall die Peritonitis rasch geheilt wird, noch warum sich im anderen Fall Eitertaschen und ausgedehnte Verwachsungen entwickeln und es zu Perforationen kommt. Wir müssen uns mit der sykotischen Schädigung, dem sykotischen Eiter und allgemein den sykotischen Entzündungen vertraut machen, bevor wir die wirklichen Krankheitsvorgänge erkennen können, wie sie sich vom einen Zustand in einen anderen in einer so zielstrebigen und zerstörerischen Art und Weise entwickeln.

Wir müssen den wirklichen Charakter des sykotischen Giftes, all seine Entwicklungsmöglichkeiten der Krankheit kennen, besonders wenn sie unterdrückt wurden; ebenso müssen wir die Wirkung des Krankheitserregers kennen, wenn er in einem Organismus aufgestaut ist, wenn alle Ausscheidungsprozesse verhindert und unterbrochen sind. Nach dem Verschließen einer Öffnung, wie z. B. einer Fistel oder einer Abszeßhöhle, über die eitriges Sekret frei abfließen kann, entwickelt sich oft eine schwere Stauung der ursprünglichen Krankheit. Ich habe eine jahrelang latent gebliebene Sykosis beobachtet, die durch Korrektur einer zerrissenen Cervix aufgeweckt wurde, welche die Absonderung aus dem Uterus minderte. Ich habe oft Ovarien und Tuben gesehen, die nach Kürettage befallen waren. Der Uterus vergrößert sich, und eine chronische Hyperthrophie folgt auf die Kürettage oder den Gebrauch von Sonden oder anderen Instrumenten, die gewaltsam in den Uterus eingeführt werden. Fehlgeburten, Geburten und deren Nachwirkungen reizen häufig ein altes, verborgenes, sykotisches Problem, das dann sehr schwer zu beseitigen ist.

Diese Fälle sollte man vor der Geburt eines Kindes sorgfältig behandeln, um jenen eigenartigen Charakter der Krankheit zu beseitigen, der während dieser kritischen Periode im Leben der Patienten so gerne aktiv wird. Operationen am Rektum, Entfernung von Hämorrhoiden, die Unterdrückung von Hämorrhoiden durch Salben und medizinische Suppositorien, rektale Injektionen sind alles Unterdrückungsmethoden und sollten nicht angewendet werden, da viele Fälle von Hämorrhoiden, Proktitis und anderen krankhaften Zuständen des Rektums Folge einer gonorrhoischen Stauung sind. Das gilt noch mehr für juckende Hämorrhoiden, die sehr häufig bei Männern angetroffen werden, die manchmal so schlimm sind, daß sie den Patienten an den Rand der Verzweiflung bringen. Ein leichtes Nässen aus dem Rektum mit Fischgeruch ist bei Hämorrhoiden, die auf

Sykosis zurückzuführen sind, nicht ungewöhnlich. Rektale Wundtaschen und blinde Höhlen sind häufig vorhanden, obwohl die Sykosis nicht so sehr die Tendenz zur Höhlen- und Fistelbildung hat, wie man es gewöhnlich bei tuberkulösen und syphilitischen Patienten antrifft.

Gewöhnlich existieren Warzen und warzenartige Auswüchse, wenn auch sogenannte Condylome niemals allein von Psora oder Sykosis abstammen. Bei sorgfältiger Untersuchung dieser Fälle wird sich zeigen, daß in Hautauswüchsen wie Condylomata, Verrucae accuminatae, spitzen papillären Auswüchsen, hahnenkammartigen Auswüchsen und Warzen beide Miasmen, Syphilis und Sykosis, repräsentiert sind; das gilt nicht für die gewöhnliche Warze (Verruca vulgaris), die häufig im Rektum und im Bereich der Sexualorgane angetroffen wird. Die Entfernung jeder dieser sykotischen Auswüchse von warzigem Charakter (hauptsächlich jene oben erwähnten), durch lokale Maßnahmen, durch Ätzkali, durch starke Säuren, durch Kauterisieren oder durch Elektrolyse ist eine ergiebige Quelle, diese Krankheit zu unterdrücken, aus der viele unserer schlimmsten bösartigsten Krankheiten entstehen. Diese warzigen Auswüchse werden bei genauem Studium jene eigenartige Natur, jenen beständigen Charakter, jene Widerspenstigkeit zeigen, die für die Sykosis so charakteristisch ist. Ebenso zeigen sie ihre Natur durch die Antwort auf die Wirkung antisykotischer Mittel.

Ohne Zweifel hat die Mehrzahl meiner Leser die schlechten Auswirkungen der Unterdrückung dieses venerischen Miasmas, der Sykosis, erkannt. Es ist aber dennoch meine Absicht, Ihnen eine Anzahl klinischer Fälle vorzustellen, in welchen ich mich bemühen werde, die schlechten Auswirkungen der Unterdrückung aufzuzeigen und darzustellen. Außerdem werden wir versuchen, Ihnen die, wenn unterdrückt, Zielstrebigkeit und Beharrlichkeit dieser Krankheit zu zeigen, ebenso die Bösartigkeit und Verschiedenartigkeit ihrer Wirkung. Wir werden zeigen, wie heimlich und zurückhaltend sie zu Beginn und beim Übergriff auf innere Organe und Körperteile ist, die vom primären Ort der Krankheit entfernt liegen und mit diesem in keiner Beziehung stehen.

Da ist ein Patient, bei dem ein gonorrhoischer Ausfluß im ersten oder zweiten Stadium unterdrückt wurde, der Ihnen erzählt, er habe sich, seit er, wie er es nennt, geheilt wurde, nie mehr wohlgefühlt. Ein anderer hatte Magenbeschwerden, irgendeine Art von Verdauungsbeschwerden, noch ein anderer litt an gichtischen Zuständen, Schwellungen der Gelenke; bei jedem Wetterwechsel ist er lahm und leidet an Steifheit seiner Muskeln; ein anderer hat Herzbeschwerden, Herzklappenerkrankungen oder rheumatische Beschwerden am Herzen oder in der Herzregion; außerdem beobachten wir Nierenaffektionen, Schmerzen im Rücken und in der Lendenregion, oder Beschwerden, von denen der Patient sagt, sie seien unbeschreiblich; irgend etwas ist nicht in Ordnung, entweder im körperlichen oder vielleicht im seelischen Bereich. *Da ist irgendwie, irgendwo und irgend etwas nicht in Ordnung. Es ist die alte Geschichte von Hahnemanns mißgestimmter und gestörter Lebenskraft.* Diese abnormale, vom Patienten wahrgenommene Empfindung, ist nur die Vorbereitung vor dem Ausbruch, ein Sammeln der Kräfte, bevor der Sturm mit seiner gesamten miasmatischen Kraft und Raserei ausbricht. Bis jetzt haben wir noch keine pathologischen Veränderungen, aber sie werden noch kommen. Der Charakter und die Art ihres Erscheinens wird den klinischen Fällen, die wir Ihnen nun vorstellen werden, ähnlich sein.

Fall 1 : George H., 37 Jahre alt, strohblonde Haare und freundliche Art, zog sich vor acht Wochen eine Sykosis zu. Die Krankheit wurde innerhalb von einer Woche oder 10 Tagen unterdrückt und ihr folgte ein Anfall heftiger Nervosität. Er sagte, er sei so nervös und reizbar, daß ein Zusammenleben mit ihm nicht mehr möglich sei. Seine anderen Symptome sind Steifheit und Lahmheit der Rückenmuskulatur, ein dumpfer Kopfschmerz, Appetitverlust, Schlaflosigkeit, beständige Ruhelosigkeit beim Hinlegen. Der Meatus der Harnröhre ist rot und geschwollen, beim Urinieren empfindet er starkes Brennen und er befürchtet Schlimmes. Er bekam Medorrhinum M.

Vier Tage später erschien ein leichter Ausfluß aus der Urethra, die Nervosität war viel besser, der Schlaf besser, er war nicht mehr so gereizt; ich behielt das Mittel bei. Die Gesundheit wird sich weiterhin bessern, bis der Patient vollständig geheilt ist. Die Gemütssymptome mußten sich zuerst mildern und der Ausfluß wiederkehren, bevor sich die körperlichen Symptome bessern konnten.

Fall 2 : William B., 40 Jahre alt, dunkle Haare und Augen, Gewicht 63,5 kg, mit einem ausgeglichenen Temperament, in seinen Bewegungen langsam; hatte eine Gonorrhoe, die vor drei Monaten mit Instillationen unterdrückt worden war; seit damals jeden Morgen Schläfenkopfschmerzen. Er fühlt sich morgens schlechter, was sich bessert, je länger der Tag dauert; Verstopfung, trockene spärliche Stühle, besser bei Hitze, die Sprunggelenke und Füße sind stark angeschwollen und schmerzhaft. Diagnose – gichtischer Rheumatismus. Nux vomica 50 000 zwei Dosen. Eine Woche später zweiter Besuch: Besserung, Verstopfung ist besser, nicht mehr so fröstelnd, fühlt sich auf jeden Fall besser außer dem Rheumatismus, ich behielt das Mittel bei.

Am nächsten Tag dritter Besuch: Der Rheumatismus ist schlimmer, Füße und Fußgelenke sehr schmerzhaft, er meint, es wäre besser, ein Mineralbad aufzusuchen. Der Patient hatte nicht weniger Schmerzen, wenn er sich ruhig hielt, reagierte aber sehr empfindlich auf Berührungen und Druck, auch wenn er aufstand, ging es ihm schlechter. Medorrhinum CM heilte ihn in zwei Monaten.

Fall 3: Frau W., 35 Jahre alt, sieht bleich und blutlos aus, leidet seit zwei oder drei Monaten an schwerem Pruritus vulvae, etwas Schmerzen und Drang nach unten beim Wasserlassen, Behandlung – Spülungen mit kaltem Wasser; kurze Zeit später Schwellung und starker Schmerz im linken Sprunggelenk. Behandlung in den nächsten 10 Tagen Hydrotherapie, lokale heiße Packungen und warme Wickel; um Schlaf zu bekommen, nahm sie Beruhigungsmittel ein.

Am Ende des 12. Tages wurde ich gerufen. Sie hatte folgende Symptome: dumpfer Schmerz im Sprunggelenk, das Gelenk war dick geschwollen, konnte den Fuß nur für wenige Minuten an einem Ort stillhalten, ständig änderte sie die Lage auf einem Kissen; *dunkle Farbe, aufgedunsen, empfindlich.* Sie hatte keinen anderen Schmerz, keinen Appetit. Außer Orangen hatte sie vier Tage lang nichts gegessen. Weint vor Schmerz, weint bei der geringsten Störung oder wann immer über ihre Krankheit gesprochen wird. Pulsatilla M. Innerhalb von 48 Stunden Erleichterung von allen Schmerzen; die Besserung hielt eine Woche an. Dann Rückfall.

Symptome: große Empfindlichkeit auf Berührung, die Hautfarbe über dem Gelenk sehr *dunkel*, beinahe *schwarz*, die Schwellung des Gelenkes hatte sich stark zurückgebildet, hatte aber nun wieder sehr zugenommen und war erneut schmerzhaft. Sie war außerordentlich nervös, schlaflos, es ging ihr schlechter nach dem Schlaf, hatte schlimme Träume; träumte von toten Menschen und davon, in ein tiefes, dunkles Wasser zu fallen; hatte sehr große Furcht, wenn sie nachts allein war; sieht *matte Umrisse* von *Menschengestalten* und *Dingen, die sich ihr nähern* und kann deswegen keinen Schlaf finden. Lachesis heilte den Fall in zwei Monaten. Der Juckreiz und der vaginale Ausfluß kehrten nicht zurück, deswegen die langsame Heilung.

Fall 4: Albert R., 35 Jahre alt, zog sich im Frühjahr 1894 eine Gonorrhoe zu, die durch irgendwelche besonderen Instillationen unterdrückt wurde, welche ihm von einem Apotheker zu diesem Zweck verkauft wurden. Kurz danach begann er an einer schweren Verdauungsstörung zu leiden, welche von Monat zu Monat schlimmer wurde und die sich schließlich zu einem Krebs bzw. Scirrhus am Pylorusende des Magens entwickelte, an welchem er starb. Nach der Unterdrückung des Ausflusses waren keine anderen Symptome der Sykosis erschienen.

Fall 5: Arthur B., 24 Jahre alt, blond, Eilbote, zog sich vor acht Wochen eine Sykosis zu, die mit einpromilligen Mercurius-Chlorid-Instillationen behandelt wurde; fünf Tage nach Anwendung des Mittels bekam er qualvolle Schmerzen am Blasenhals, gefolgt von Fieber mit ruhelosen Nächten. Seine Symptome waren immer schlimmer bei Nacht, ca. einen Tag später brach ein Abszeß auf und es entleerte sich einige Zeit blutiger Eiter, bis er durch ein homöopathisches Mittel geheilt wurde.

Fall 6: Jakob F., 29 Jahre alt, von dunklem Teint, nervösem Temperament und mit einer tuberkulösen Diathese; hatte die Krankheit einige Male gehabt. Hatte Cedron-Oel eingenommen und zahlreiche Instillationen bekommen, jedoch ohne merkbares Nachlassen des Ausflusses; es wurde ihm empfohlen, mit irgendeinem französischen Präparat Einläufe in die Harnröhre zu machen. Diesen Einläufen folgte nach einer Woche ein Abszeß am Blasenhals, der viele Wochen in Anspruch nahm, um abzuheilen.

Fall 7: Wm. B., 20 Jahre alt, dunkler Teint, nervöses, cholerisches Temperament, unterdrückte den Ausfluß in der ersten Krankheitswoche, was zunächst eine Orchitis und später einen entzündlichen Rheumatismus zur Folge hatte, der ihn drei Monate lang an das Bett fesselte.

Fall 8: J. P. H., ein fahrender Händler, unterdrückte die Krankheit in der zweiten Woche. Einige Tage später entstand eine Orchitis, kompliziert bzw. verschlimmert durch eine schmerzhafte Lymphknotenschwellung in der rechten Leiste, der eine schwere, widerspenstige Cystitis folgte. Keine dieser Krankheiten wurde gelindert, bevor der Ausfluß nicht wieder hergestellt worden war.

Fall 9: Mary M., 20 Jahre alt, zog sich die Krankheit vor drei Monaten zu. Die übliche Behandlung mit medizinischen Spülungen wurde probiert und verursachte eine Unterdrückung des vaginalen Ausflusses, was in der Folge zu einem Abszeß der Tuben führte. Hundert weitere ähnliche Fälle könnten zitiert werden, die ich während meiner klinischen Arbeit beobachtete. Diese Fälle sind in der Praxis beinahe eines jeden Arztes üblich. Wenn bei Frauen die Krankheit im ersten Stadium unterdrückt wird, taucht gewöhnlich eine der beiden folgenden Erscheinungen auf. Entweder schlägt sich die Krankheit an irgendeinem Beckenorgan nieder oder in irgendeinem Körperteil entwickeln sich gichtische oder rheumatische Zustände. Sollten diese Zustände nicht entstehen, wird man später, im dritten Stadium der Krankheit, Metastasen finden.

Sie kann in Form einer schweren Gicht erscheinen, die nicht selten bis zum Klimakterium fehlt, wo sie zum ersten Mal an den Gelenken der Hand beobachtet werden kann, wobei gewöhnlich der Zeigefinger zuerst befallen wird. Weiterhin beobachtet man, daß tiefere und zerstörerische Formen der Krankheit im späteren Leben auftreten, wie z. B. Diabetes mellitus oder die Bright`sche Krankheit, welche durch Herz- und Magenprobleme erschwert werden.

Ein weiterer Fall soll vorgestellt werden, bei welchem der gewöhnliche Beobachter keine sykotische Erkrankung erwarten würde und der in einem gewissen Grad die Verschiedenheit ihrer Erscheinungsformen aufzeigt.

Frau Chas E., 54 Jahre alt, mit strohblondem Haar, ruhiger Art, groß und hager, steckte sich bei ihrem Ehemann im sekundären oder im postgonorrhoisch katarrhalischen Stadium an. In diesem Stadium sagen viele Ärzte ihren Patienten, daß sie die Krankheit nicht mehr übertragen können. Das stimmt aber nicht, denn der postgonorrhoische Katarrh ist das sekundäre Stadium der Gonorrhoe oder das subakute Stadium der primären Krankheit, welche bei einem neu infizierten Patienten sowohl primäre als auch sekundäre Symptome entwickeln kann.

Gelegentlich zeigen sich bis zu einem gewissen Grad Symptome beider Stadien. Das traf auch auf Mrs. E.`s Fall zu. Seit der Infektion (welche schon über 15 Jahre zurücklag) litt sie an folgenden Symptomen, die sich im Laufe der Zeit mehr oder weniger veränderten und welche sie vor der Infektion nicht gehabt hatte. Sie erkältet sich leicht, Beginn mit Niesen, gefolgt von einem wäßrigen Schnupfen. Zwei oder drei Tage später setzt sich die Krankheit in den Bronchien fest, ein kratzender, quälender Husten folgt, die gesamte Brust fühlt sich rauh und wund an, oft mit Druck oder Qual im Bereich des mittleren Sternums.

Diese Symptome hielten unterschiedlich lange an, bis sie durch ein Arzneimittel gelindert werden konnten. An der Hinterwand des Rachens sind kleine, warzenartige Gebilde verstreut, die wahrscheinlich den Hustenreiz unterhalten. Während des Winters muß sie in einem südlichen Klima leben, zieht im Sommer heim nach Chicago, nur um im frühen Herbst wieder in den Süden zurückzukehren. Wenn der Husten besser ist, stellt sich ein häufiger Harndrang ein mit großem Wundheitsgefühl und Brennen, oft auch nur ein Drang mit etwas Brennen. Wenn dieser Harndrang gelindert ist, leidet sie an Hämorrhoiden und Übersäuerung des Magens. Der Magen verträgt keine Säuren, genausowenig konzentrierte Süßigkeiten.

Der Husten der Sykosis hat sehr wenig Auswurf, gewöhnlich ein klarer Schleim; gelegentlich ist er sehr klebrig und kann auch watteartig sein. Den Patienten kostet es oft große Anstrengung, Auswurf zu fördern, was der Grund für den langanhaltenden und quälenden Husten ist. Dies ist ein typischer Fall, einer, dem wir oft begegnen und dem wir nicht bis zur Zufriedenheit helfen können. Das sind die Fälle, in denen antipsorische oder pseudopsorische Arzneimittel versagen und nur palliativ helfen. Wir verstehen nicht, warum sie auf unsere Arzneimittel nicht reagieren; das ist aber gerade die Art, wie sich die Sykosis hinter einer undurchdringlichen Wand verbirgt. Bei der Behandlung dieser Sykosis (es ist das tertiäre Stadium) heilt ein einziges Arzneimittel selten den Fall. Wir müssen die Patienten auf dem Weg zurückführen, den ihre Krankheit genommen hat, egal wie verschlungen er war.

Die Behandlung, die ich in diesem Fall verordnete, illustriert besser, was ich meine. Ich gab Lycopodium, welches alle gastrointestinalen Symptome erleichterte und den Husten etwas besserte. Vier Wochen nach Einnahme wurden die Blasensymptome immer schlechter und die Hämorrhoiden sehr störend. Später wurde Thuja verabreicht und der Fall besserte sich langsam. Der Husten und die Symptome beim Urinieren waren noch vorhanden, aber die allgemeine Gesundheit besserte sich.

Diese Patienten gehen von einem Spezialisten zum anderen – ein Körperteil oder Organ wird eine Zeitlang behandelt, bis die Symptome sich gebessert haben und dann werden andere schlechter. Es ist notwendig, solchen Patienten zu erzählen, was man vor hat zu tun, ihnen den Angriffsplan auf die Krankheit zu erklären, so daß man sich ihr Vertrauen und ihre herzliche Mitarbeit sichert, sonst wird man in seiner Absicht fehlschlagen, und die Patienten werden zu einem anderen gehen, wie sie es schon in der Vergangenheit taten. Beide im zurückliegenden Fall verabreichten Arzneimittel waren antisykotisch. Das erste wirkte entscheidend auf den gesamten Gastrointestinaltrakt und die Verdauung, das zweite auf das Gemüt und den Harntrakt. Beide Arzneimittel waren in ihrer Wirkung langsam, aber ständig zunehmend entsprechend dem chronischen Charakter der Krankheit; beide sind in der Lage, tiefgreifende funktionelle und pathologische Veränderungen zu erzeugen. Wenn diese den Fall nicht heilen, ist es unwahrscheinlich, daß weitere antisykotische Arzneimittel notwendig sind, sondern möglicherweise irgendwelche antipsorischen Mittel, die die Heilung vollenden.

Mit dem Thema der „Unterdrückung“ werden wir uns noch ausführlicher beschäftigen, wenn wir das dritte, tertiäre Stadium der Krankheit studieren werden. Für jeden Therapeuten ist dieses Thema von vitalem Interesse. Dies ist eine Sache der Einschätzung und des Urteilsvermögens. Kein Arzt sollte, was die Unterdrückung einer Krankheit anbelangt, unwissend sein. Wir sollten wissen, wie wir zu einer Heilung gelangen und wie wir den Unterschied zwischen der Unterdrückung und einer Heilung verstehen. Über 50 % sogenannter Heilungen von Sykosis sind Unterdrückungen, in deren Folge neue Krankheitsentwicklungen und -prozesse entstehen. Venerische Krankheiten sind, wenn sie richtig behandelt werden, überhaupt nicht zu fürchten. Sie sind nur spezielle Ausdrucksformen einer zerstörten Lebenskraft, und sollten mit Hilfe des Similegesetzes behandelt werden. Das sekundäre und tertiäre Stadium der Sykosis und der Syphilis sind das Ergebnis keiner oder einer schlechten Behandlung. Die ganze Pathologie ist Folge der Unterdrückung oder des Verlustes über die Kontrolle der Krankheit im ursprünglichen Stadium. Dasselbe kann von Scharlach, typhoidem Fieber oder anderen schweren akuten Erkrankungen gesagt werden.

Das tertiäre Stadium

Man muß an viele Dinge denken, die die Lebenskraft beeinflussen und das tertiäre Stadium der Sykosis hervorbringen. Zuerst zu nennen und am wichtigsten ist die Unterdrückung der Krankheit entweder im primären oder sekundären Stadium. Wurde die Krankheit im primären Stadium unterdrückt, kann sie, ohne je sekundäre Symptome zu zeigen, ins tertiäre Stadium übergehen, obwohl in den meisten Fällen, speziell bei Tuberkulösen und bei Frauen, sich das sekundäre Stadium innerhalb von einigen Monaten nach der ersten Unterdrückung entwickelt.

Gewöhnlich entstehen tertiäre Schäden nicht früher als ein bis zwei Jahre nach Unterdrückung des primären Stadiums. In Fällen, in welchen die Vitalität des Patienten gut und im Organismus eine starke Abwehrkraft vorhanden ist, kann es sich viele Jahre hinauszögern. Manchmal beobachten wir, daß das tertiäre Stadium erst jenseits des 40. Lebensjahrs in Form einer malignen Krankheit oder erst im Klimakterium erscheint.

Natürlich sind funktionelle Störungen bei der Mehrzahl der Fälle in der Regel schon kurz nach der Unterdrückung vorhanden. Diese funktionellen Störungen können beinahe alle Formen annehmen, Kopfschmerzen, Neuralgien, rheumatische Schmerzen, Magenbeschwerden, Gemütsstörungen, menstruelle Unregelmäßigkeiten, Verschlimmerung durch Kälte, durch Klimaveränderungen und durch Ansteigen oder Fallen des Barometers.

Kehren wir wieder zurück zu unserem Thema. Die Dinge, die das Erscheinen des tertiären Stadiums beeinflussen, sind die frühen Unterdrückungen, das Austrocknen von Ausscheidungen entweder durch lokale Spülungen oder das Einführen starker Medikamente, wie z. B. Copaiba, Cubeba, Gelsemium, Mutterkorn, Kalium bromatum, ein flüssiger Extrakt aus Maisfasern (Fadenschopf am Kolben), Sandelholzöl, Perubalsam, Serenoa serrulata (eine Zwergpalme), und vieler anderer. Die tiefwirkendsten Unterdrückungen werden alle durch Spülungen mit Drogen erzeugt, wie z. B. mit Kaliumpermanganat, Silbernitrat, Hydrastis, Zinksulfat oder anderen Beimengungen, die zu zahlreich sind, um sie hier alle zu erwähnen.

Operationen im sekundären oder entzündlichen Stadium der Erkrankung, wie z. B. Kürettagen, die Entfernung eines erkrankten Organs – des Uterus, der Ovarien, Tuben oder irgendeines anderen Beckenorgans, sind Methoden, die das Erscheinen des dritten Stadiums der Erkrankung beschleunigen. Ebenso die Unterdrückung sekundärer Entzündungen, wie z. B. einer Cervicitis, einer Leukorrhoe, einer Orchitis, eines akuten Rheumatismus oder katarrhalische Beschwerden von sekundärem Charakter, wo immer sie auftauchen.

Die vierte Möglichkeit für den tertiären Befall, und möglicherweise die fruchtbarste Ursache, ist die Unterdrückung des gonorrhoischen Ausflusses durch medizinische Einläufe, medizinische Stifte, lokale Behandlung von Strikturen durch Erweiterung, Incision oder andere operative Maßnahmen. Ein Patient, der an postgonorrhoischem Katarrh leidet, ist in jedem Sinne des Wortes ein kranker Mann. Er beschwert sich immer, daß er sich nie wohl fühlt; seine Beschwerden sind zahlreich, und seine Symptomatologie ist so wechselhaft wie das Aprilwetter.

Sein Organismus ist insgesamt von der gonorrhoischen Infektion vergiftet, die so lange im Organismus aufgestaut war. Eigentlich ist der postgonorrhoische Ausfluß eine subakute Gonorrhoe. Man kann es postgonorrhoischen Katarrh nennen oder mit einem anderen Namen bezeichnen, es bleibt trotzdem genauso eine Gonorrhoe wie zu Beginn. Sie mag in unterschiedliche Formen unterteilt und ihr mögen wissenschaftliche Namen gegeben werden, aber sie ist und bleibt nicht mehr und nicht weniger als eine Gonorrhoe im sekundären oder tertiären Stadium und ist genauso virulent wie im ersten Stadium, obwohl die Symptome eines Neuinfizierten von denen im primären Stadium der Krankheit etwas verschieden sein können. Dennoch wird die Infektion dieser Patienten mit postgonorrhoischem Ausfluß sekundäre und tertiäre Symptome erzeugen und ist oft genauso virulent wie die Infektionen im primären Stadium.

Über den postgonorrhoischen Ausfluß muß noch mehr gesagt werden, wenn wir das Thema noch einmal gesondert behandeln. Neben den aufgezählten Gründen, die die Entwicklung des tertiären Stadiums fördern, gibt es Zustände, die wir erwähnen möchten, da sie oft bei der Entwicklung der Krankheit assistierend wirken, wie z. B. die Schwangerschaft. Der Verschluß des Uterus und die Wendung der physiologischen Kräfte in die andere Richtung wird manchmal das dritte Stadium der Sykosis zur Entwicklung bringen. In diesen Fällen erscheint sie gewöhnlich in Form irgendwelcher Ausschläge, hauptsächlich verrucösen Charakters (*Verruca filiformis*), oder in Form gichtischer Zustände des Organismus oder fibröser Veränderungen und Geschwülste. Gelegentlich entstehen muköse Zysten und andere Zustände, die wir später erwähnen wollen. Außerdem sind Operationen, langdauernde Fieber und Verletzungen sekundäre oder auslösende Ursachen für die Entwicklung des tertiären Krankheitsstadiums der Sykosis. Natürlich müssen wir verstehen, daß bei all diesen oben erwähnten Zuständen unhomöopathische Behandlungen oder Methoden angewandt wurden, denn hätte der Patient eine wirkliche homöopathische Behandlung erhalten, würden wir nie die Entwicklung eines tertiären Stadiums erwarten. Nachdem man sich zu all den oben erwähnten Gründen, die zur Entwicklung des tertiären Stadiums führen, gebührend Gedanken gemacht hat, entdeckt man, daß die sekundären Entzündungen für ihren Verlauf eine gewisse Zeit benötigen, wonach als ein natürliches Ergebnis das tertiäre Stadium folgt. Wir beobachten dies bei postgonorrhoischen Entzündungen, die später fibrosieren werden und bei denen der Ausfluß nicht mehr länger bestehen bleibt. Sekundäre Entzündungen degenerieren manchmal zu Zysten; den Veränderungen begegnet man in Form von gichtischen Ablagerungen, gichtischen Konkrementen und sogar gichtischen Entzündungen, die alle tertiäre Veränderungen darstellen.

Die tertiären Schädigungen

Die ersten tertiären Schäden manifestieren sich gewöhnlich als Hautsymptome. Das stimmt überein mit Hahnemanns Theorie der Krankheit, „daß die Krankheit sich von oben nach unten entfaltet und von innen nach außen“. Das ist die natürliche Ordnung des Organismus, die der Erhaltung des Lebens, seinem Schutz und der Entlastung des inneren Organismus dient.

Wenn tertiäre Krankheitsentwicklungen nicht als Hauterkrankungen herauskommen, folgen meist bösartige Erkrankungen, da sonst kein anderer Weg besteht (außer durch Reflexe über das Nervensystem), die Zentralisation der tertiären Kräfte auf die inneren Organe zu verhindern. Wenn ich von bösartigen Erkrankungen spreche, so meine ich Krebs, Karzinome, Lupus, Epitheliome und die Tendenz zum Diabetes mellitus, der Bright`schen Krankheit und der Tuberkulose; sie alle können eine Entwicklung aus der sykotischen Infektion verkörpern, denn fibröse Veränderungen sind in ihrem Entstehen sehr oft bösartig, besonders wenn innere Organe wie der Uterus, die Nieren, die Leber oder das Herz davon betroffen sind.

Die ersten Hautkrankheiten, denen wir begegnen, sind warzige Ausschläge oder warzige Wucherungen. Diese zeigen sich als *Verruca filiformis, Verruca vulgaris und Verruca plana*. Die Verruca accuminata gehört zur Familie der Condylomata und hat daher zweifellos Anteil an beiden venerischen Miasmen, der Syphilis und der Sykosis.

Warzen sind von diagnostischer Bedeutung, um zwischen den verschiedenen Stadien der Erkrankung zu differenzieren. Die *Verruca vulgara* findet man bei Kindern, die an angeborener Sykosis leiden; sie erscheint um die zweite Zahnung herum. Die *Verruca filiformis* erscheint als tertiäre Erkrankung bei der erworbenen Form der Sykosis. Die *juvenile Verruca plana* stellt eine andere angeborene Form dar, die man mehr oder weniger häufig auf dem Handrücken und im Gesicht von Kindern und Jugendlichen antrifft. Gewöhnlich ist sie pigmentiert, verstreut und in unregelmäßigen Gruppen auf einer Körperseite angeordnet.

Die filiformen Warzen erscheinen im Erwachsenenalter bei jenen, die die Sykosis erworben haben und bei denen die Krankheit in irgendeiner Weise unterdrückt wurde, obwohl sie auch nach dem Verschwinden sekundärer Entzündungen erscheinen können. Ich habe sie sehr häufig nach Operationen an inneren Organen angetroffen, besonders nach Entfernung von Organen wie z. B. der Ovarien oder des Uterus. Meistens erscheinen sie um die Sexualorgane herum, am Körperstamm, oft in Gruppen von ein oder zwei Dutzend, die in Feldern oder Flecken dicht zusammenstehen. Sie haben einen kleinen Durchmesser, sind oft

3 mm lang, obwohl auch häufig kürzer, leicht gefärbt, braun oder graubraun und haben an der Spitze einen spindelförmigen Anhang; wenn sie bei Kindern oder jungen Menschen auftreten, findet man sie an den Augenlidern oder im Nacken. Gelegentlich verschwinden sie spontan, und irgendeine andere tertiäre Schädigung entsteht. Ich erwähne nun drei Fälle, bei denen sie nach Operationen entstanden sind.

Fall 1: May B., verheiratet, 2 Kinder, litt viele Jahre an Sykosis in Form von sekundärer Entzündung des Uterus. Es bestand eine deutliche Subinvolution des Organs mit einem schweren Cervixkatarrh. Die Cervix war stark gerissen und man dachte, es sei das Beste, sie operativ zu revidieren, was auch durchgeführt wurde. Der Chirurg, der die Operation ausführte, kürettierte zusätzlich noch den Uterus. Die Gebärmutterbeschwerden wurden sofort gelindert, aber nach ungefähr 30 Tagen war ihr ganzer Stamm übersät mit kleinen, gestielten Warzen, die durch Thuja geheilt wurden.

Fall 2: Mrs. R., 31 Jahre alt, wurde gedrängt, sich im 4. Schwangerschaftsmonat wegen eines zystisches Gewächses und sykotischer Veränderungen in Form eines Myoms den Uterus entfernen zu lassen. Etwa vier Wochen nach der Operation, nachdem sie sich erholt hatte, erschien derselbe warzige Ausschlag. Sie wurden nicht behandelt und verschwanden nach etwa einem Jahr wieder. Etwa fünf Jahre später starb sie an Diabetes.

Fall 3: Mr. Chas. B., 50 Jahre alt, infizierte sich an Gonorrhoe, die mit Instillationen behandelt wurde. Innerhalb eines Jahres erschienen sykotische, warzige Ausschläge an den Sexualorganen und an verschiedenen anderen Körperteilen. Er wurde deswegen über ein Jahr behandelt, bis sie wieder verschwanden.

Ich glaube, daß man mit einiger Sicherheit sagen kann, daß, wenn ein tertiärer Ausschlag erscheint, ein unterdrückter Ausfluß, mit anderen Worten, eine unterdrückte Gonorrhoe nicht wieder hergestellt werden kann, daß dann die Krankheit, die Sykosis, langsam und schwierig zu heilen ist, genauso wie im Fall einer tertiären Syphilis, die sehr eng mit der Lebenskraft und der Psora verwoben und sehr schwer von ihr zu trennen ist. Solange die Krankheit im primären oder sekundären Stadium unterdrückt wird und in einem latenten Stadium verblieben ist, ist es nicht sehr schwierig, den Ausfluß wiederherzustellen. Mit Medikamenten wie Medorrhinum, Nux vomica, Psorinum, Sulphur, Calcarea und anderen jener Klasse haben wir ein Waffenarsenal zu unserer Verfügung, das die Behandlung dieser Krankheiten vergleichsweise einfach macht, wenn sie im ersten oder zweiten Stadium der Unterdrückung verabreicht werden. Bösartige Erkrankungen, die nach einer Unterdrückung entstehen, sind leicht zu handhaben, wenn wir den ursprünglichen gonorrhoeischen Ausfluß wiederherstellen können.

Gelingt uns das aber nicht, werden unsere Chancen für eine Heilung wirklich sehr zweifelhaft. Oft liegt unsere einzige Hoffnung in der Wiederherstellung der ursprünglichen Krankheit, um irgendwelche sekundären Krankheiten zu heilen, egal ob es sich um Magen- oder Verdauungsbeschwerden, Hämorrhoiden, Kopfschmerzen, Neuralgien, Rheumatismen oder eine Verstopfung handelt. Sogar akute Krankheitserscheinungen beruhen oft auf derselben Ursache; z. B. hatte ich die Erfahrung bei ungefähr 50 Fällen von akuter Arthritis gemacht, welche schnell auf die Unterdrückung des sykotischen Ausflusses im ersten Stadium der Gonorrhoe folgte, bei denen ich nicht in der Lage war, die Schmerzen vollkommen zu lindern oder das Fortschreiten der Erkrankung zum Stillstand zu bringen, bis der unterdrückte Ausfluß zurückkehrte. Das sind die unglücklichen Krankheitsfälle, die sich monatelang hinziehen und am Ende von einem weggehen und alle möglichen Behandlung ausprobieren, um Erleichterung zu bekommen – Mineralbäder, Heilquellen, Moorbäder, Heißluftbäder, elektrische Anwendungen und alle möglichen lokalen Maßnahmen. Tatsächlich wird es die Suche nach einem Allheilmittel für ihre Gesundheit. Oft folgen sie für den Rest ihres Lebens einer blinden Hoffnung.

Die Bedeutung dieser verrukösen Ausschläge wird man bei Beginn der Behandlung noch mehr begreifen. Ihre Entfernung durch chirurgische, chemische oder elektrische Maßnahmen sind als eine Unterdrückung zu betrachten, welche sicher durch irgendwelche andere Störungen oder Manifestationen der Sykosis ersetzt werden. Gelegentlich erscheinen sie nach der Entfernung an derselben Stelle oder an anderen Körperstellen wieder. Störungen wie Kopfweh, Neuralgie, Rheumatismus, Magenbeschwerden, gichtische Zustände der Gelenke oder innerer Organe sind die Folge. Wir wissen, daß Warzen tertiäre Erscheinungen der Sykosis sind und alle tertiären Manifestationen das Ergebnis einer tiefen und grundlegenden Wirkung auf den Organismus sind. Obwohl die sekundären Manifestationen akuter verlaufen und in ihrer unmittelbaren Wirkung offensichtlich zerstörerischer wirken, beobachten wir am Ende doch, daß sie es nicht in diesem Maße sind.

Die tertiären Krankheitserscheinungen aller Miasmen, egal ob es sich dabei um die Psora, die Syphilis oder die Sykosis handelt, befallen oft primär zentral gelegene Organe und die tieferen Strukturen des Organismus, obwohl sie in ihrer Wirkung langsamer sind. Die Bösartigkeit, die aus Warzen und warzigen Auswüchsen entsteht, ist den Ärzten wohlbekannt, besonders die flachen, glatten warzigen Auswüchse, bekannt als perlförmige Papeln, die man häufig im Gesicht und im Nacken des Patienten findet, denen eine Tuberkulose oder eine latente Syphilis zugrunde liegt. Außerdem bemerken wir dieselben Verhältnisse vielleicht in ulcerierenden oder degenerierenden Warzen, an denen die Epitheliome entstehen oder andere bösartige Erkrankungen.

Ein sykotisches Element findet man in den meisten Fällen, wenn nicht sogar in jedem. In Gesellschaft mit den oben erwähnten Formen von Warzen auf der Haut und beinahe immer vorhanden, egal ob angeboren oder erworben, ist das *rote Muttermal*, ein anderes tertiäres Symptom, welches häufig auf der Brust oder der vorderen Körperhälfte erscheint, obwohl es überall erscheinen und die Größe von einem Stecknadelkopf bis zu einer Erbse haben kann. Es gibt keine andere Hauterscheinung, die ihm ähnlich ist. Es ist glatt, rund, glänzend, oft rot wie das Blut und hat häufig das Aussehen eines Punktmusters.

Dieser Ausschlag ist ein ganz sicheres Zeichen, daß jemand davon befallen ist, die Sykosis entweder selbst oder über die Eltern erworben hat. Sie erscheinen selten an freien Hautstellen des Körpers wie dem Gesicht oder den Händen, aber gelegentlich findet man sie im Nacken. Den Spider-Naevus, eine andere speziell sykotische Schädigung, findet man allgemein in der oberen Gesichtshälfte, gewöhnlich etwa 1,3 cm unterhalb des Unterlids oder über der Mitte des Backenknochens; er besteht aus einem kleinem Bezirk von erweiterten Kapillaren, die sich wie die Maschen eines Spinnennetzes anordnen. Er ist ein kleines Notsignal, welches der Organismus heraushängt, um zu sagen, daß der Feind in ihm steckt. Für jene, die es als Markstein verstehen, spricht es Bände.

Er ist eine besondere tertiäre oder angeborene Schädigung, und man findet ihn bei Kindern um die Zeit der zweiten Zahnung herum, er kann aber auch schon bei der Geburt vorhanden sein. Bis zur Pubertät wächst er und bleibt dann gleich groß. Zeitweise erscheint er blaß und ausgebleicht, dann aber wieder heftig rot und hervorstechend. Wie oft habe ich ihn schon bei jungen Mädchen im frühen Alter beobachtet, deren Mütter mich deswegen konsultiert haben, da sie dachten, es sei ein Muttermal oder etwas ähnliches. Es braucht zwei bis drei Jahre, um einen dieser Fälle zu heilen, und nur die höchsten Potenzen haben einen Einfluß darauf. Ich benutze Fincke's, Skinner's und Swan's Mittel in den höchsten Potenzen, CM, DMM und CMM.

In diesen Fällen hat sich der Vater entweder vor oder während der Ehe eine Gonorrhoe zugezogen, im allgemeinen davor, und der Ausfluß wurde ausgetrocknet, gefolgt von diesem Ausschlag, dem Muttermal. Im späteren Leben nehmen diese Ausschläge manchmal eine warzige Natur an, aber im allgemeinen bleiben sie während des ganzen Lebens gleich. Die rotfleckigen, punktförmigen Ausschläge werden häufig am Körperstamm und an der Vorderseite der Extremitäten aufgefunden. Sie sind ein ganz sicheres diagnostisches Zeichen, und wenn sie vorhanden sind, sollte man keine Zweifel haben, daß der Patient entweder an erworbener oder angeborener Sykosis leidet. Wenn man über seine Diagnose im Zweifel ist, so sucht man nach ihnen und wird sie ganz sicher finden.

Es gibt eine Form der *Akne*, die um die Menstruation herum mit großen, roten, schlimm aussehenden Papeln erscheint; sie eitern nicht, aber sie sind sehr schmerzhaft und berührungsempfindlich. Sie sind anders als die kleinen, spitzen, juckenden Papeln der Psora oder die pustelartigen, eitrig-tuberkulösen Arten. Das Hauptmerkmal der sykotischen Akne ist, daß die Pusteln groß, rot, plump und wüst aussehen, daß sie schmerzhaft und berührungsempfindlich sind, nicht eitern, ganz isoliert und voneinander getrennt auftreten und nicht in Gruppen, wie sie bei psorischen und tuberkulösen Formen gefunden werden. Man findet sie oft bei Mädchen um die Menstruation herum.

Lupus (fressende Flechte), sowohl der Erythematodes als auch die gewöhnliche Form, gehört ohne Zweifel zur tuberkulösen Familie von Hautkrankheiten, bei dem die Sykosis mitbeteiligt ist. Meine Beobachtung, die viele Jahre zurückreicht, hat mich von dieser Tatsache vollkommen überzeugt. Die bösartigen Erkrankungen, die auf der Syphilis oder der Psora beruhen, neigen dazu, sich um das 40. Lebensjahr herum zu entwickeln, während die der Sykosis sich jederzeit entwickeln können. Man wird allerdings alle drei Miasmen bei Lupus-Patienten antreffen, denn Syphilis und Psora alleine erzeugen keinen Lupus. Nach einer sorgfältig aufgenommenen Anamnese läßt sich die Tatsache leichter nachprüfen, von welchem Zeitpunkt an das sykotische Element im Organismus vorhanden war. Stets läßt sich die Entwicklung des Lupus bis zu irgendwelchen Stadien der Sykosis zurückverfolgen, in der sie entweder unterdrückt wurde oder bereits angeboren war.

Diese Tatsache ändert sich nicht einmal durch den Umstand, daß der Lupus oft im frühen Lebensalter erscheint. In der Krankengeschichte dieser Fälle werden gewöhnlich Hinweise auf eine Unterdrückung oder eine unvollständige Heilung bei den Eltern zu finden sein. Warum diese Krankheit so schwer zu heilen ist, kann man dann erst erkennen, wenn man weiß, daß sie auf einem gemischten Miasma basiert. Je mehr Miasmen in einem Patienten vorhanden sind, um so komplexer sind natürlich die Phänomene in diesem Fall, und desto schwieriger ist ein Simillimum zu finden. Hier eröffnet sich ein neues Feld für Untersuchungen, wie der Lupus und andere bösartige Erkrankungen zu behandeln sind, die es verdienen, daß wir an dieser Frage forschen und uns ernsthafte Gedanken über sie machen.

Viele andere Formen von Hautkrankheiten müßten noch aufgezählt werden, da sie sykotischen Ursprungs sind, wie z. B. *Tinea sycosis* und *Tinea barbae*. Tatsächlich sind alle Hautkrankheiten im Gesicht, die in Friseurgeschäften erworben wurden, vielleicht mit Ausnahme der Tinea favosa, Folge einer sykotischen Ansteckung oder Folge dieses Miasmas. Die Tinea circinata, der wir häufig begegnen, von der Burnett meint, sie sei tuberkulösen Ursprungs, bestätigte mir recht deutlich diese Theorie des gemischten Miasmas.

Im behaartem Kopf- und Bartbereich müssen wir noch eine andere Form erwähnen, die Tinea circumscripta, welche eine Art von Alopecie verursacht, die schnell auf die antisykotische Behandlung reagiert. Tatsächlich findet man bei allen Formen der Tinea (ring-worm) dieses spezielle sykotische Element, das sich durch alle Erscheinungsformen dieser sehr rätselhaften Schädigung zieht, von der man so wenig weiß. Eine Unterdrückung der Tinea jeglicher Form bedeutet eine Unterdrückung der Sykosis im speziellen, und das stete Ergebnis dieser Unterdrückung ist die Untergrabung der Gesundheit, wie z. B. die Entwicklung von einigen Formen des Rheumatismus, eines chronischen Kopfschmerzes, von Magenbeschwerden, chronischer Bronchitis, chronischem Husten, Melancholie, Manie, Hysterie bei Frauen und sogar bösartigen Erkrankungen. Die Unterdrückung der Tinea bedeutet die Unterdrückung einer speziellen Form der Sykosis, gewöhnlich auf latent tuberkulöser Basis, da tuberkulöse Patienten gewöhnlich diejenigen sind, die sich irgendeine der vielen Arten der Tinia erwerben.

Ich frage mich, ob nicht Röteln oder andere, ähnliche exanthemische Erkrankungen ein sykotisches Element als prädisponierende Ursache haben. Die Pocken bzw. die Varizellen in ihren unterschiedlichen Ausprägungsformen sind in ihrem Charakter der Sykosis oder einer Kombination aus Syphilis und Sykosis sehr ähnlich. Im Serum sind zweifellos beide Elemente vorhanden. Bei erythematösen Ekzemen, bei Erysipel, besonders der phlegmonösen Art, beim Herpes, beim Herpes zoster und bei der Impetigo contagiosa kann sie (die Sykosis) ebenso erkannt werden. Die Psoriasis hat ein gichtisches Element, das besonders für die Sykosis charakteristisch ist und das bereits als solches bekannt ist.

In Sajou's Annual and Cyclopedia of Medicine aus den Jahren 1896, 97 und 98 finden wir die Behauptung, daß die Psoriasis auf einem besonderen Zustand des Blutes beruht, der der Gicht oder dem Rheumatismus zuzuordnen ist – nämlich der harnsauren Diathese. Die Psoriasis beruht aber hauptsächlich auf der Psora. Der ungezügelte Fleischgenuß scheint diesen Ausschlag zu verschlimmern, und im allgemeinen reizt ihn die Impfung. Fleisch, alkoholische Getränke, Weine und alle Arten von stickstoffhaltigen Lebensmitteln verschlimmern beide, den gichtischen Zustand und die Krankheiten, die darauf beruhen.

Eine andere Krankheit, die erwähnt werden muß und die sicher sykotischen Ursprungs ist, ist *die Gicht* oder die gichtische Diathese. Diese seit Urzeiten bekannte Krankheit wurde schon immer in Verbindung mit reichen Leuten gebracht, die ein lässiges Leben führen und sich alle Arten von Luxus und ein Übermaß an Essen und Trinken gönnen, was aber nicht ganz wahr ist.

Es ist eine wohlbekannte Tatsache, daß der übermäßige Gebrauch von reichhaltigen Speisen, besonders fett- und stickstoffhaltigen, das ungezügelte Trinken von Wein und berauschenden Getränken eine gichtische Diathese entwickeln können. Die Sykosis hat jedoch die Fähigkeit, diese Arbeit auch ohne Zutun solcher Lebensmittel und Stimulantien zu schaffen, obwohl sie durch deren Genuß stark beschleunigt wird. Oft haben diese Menschen ein sykotisches Element in einer latenten Form, welches durch ihre sitzende Lebensweise und übermäßiges Essen in Bewegung gebracht wird. Dieser gichtische Zustand des Organismus kann sich als gichtischer Rheumatismus oder, wie es gewöhnlich genannt wird, rheumatische Gicht kundtun. Alle diese Zustände gehören dem tertiären Stadium der Sykosis an. Wenn die Gelenke nicht befallen sind oder gichtische Ablagerungen fehlen, treffen wir sie in anderen Formen an, bekannt als gichtische Leber, Gicht der Augen, des Magens, der Gedärme, der Blase, Gicht der Muskeln. Die Gicht des Herzens und des Magens sind heutzutage ein so häufiges Erscheinungsbild, daß deshalb besonders im höheren Lebensalter und unter den Reichen der plötzliche Tod stark zugenommen hat.

Untersucht man diese Patienten, so findet man alle Arten pathologischer Veränderungen, Veränderungen in Form und Größe der Organe, Veränderungen an den Herzklappen, Hypertrophie und Erweichung der Herzklappen, Erweiterung des Herzens und ein langsamer weicher oder intermittierender Puls. Bei den Herzerkrankungen haben die Patienten keine Schmerzen, von denen sie berichten können, manchmal einen kurzen Druck oder einen dumpfen Schmerz. Es entwickeln sich ernsthafte und gefährliche Zustände, wenn auch der Patient diese Entwicklung nicht beachtet. Wie oft hören wir vom plötzlichen Tod eines unserer großen Männer, Senatoren oder Geschäftsleute und von denen, die eine sitzende Lebenstätigkeit ausüben, die ihre gewürzten oder importierten Weine und andere alkoholische Getränke zu sich nehmen; Weine in jeglicher Form sind für sie viel schädlicher als irgendwelche anderen Stimulantien oder alkoholische Getränke. Diese Menschen lieben Aromatisches, Senf, Pfeffer, Gewürze aller Art, reichhaltige, anregende Speisen; alle Arten von Narkotika regen eine gichtische Diathese sehr schnell an. Oft trifft sie ein plötzlicher Tod wegen Herzklappenfehlern, Pneumonie, Peritonitis, Gastritis oder Hepatitis. Viele haben Ödeme, Diabetes, Bright'sche

Krankheit (Nephritis), Leberzirrhose, Kongestionen der Hirnbasis, und sogar richtige Geisteskrankheit. Sie leiden an Schwindel, Dyspnoe, Apoplexen und an Hemiplegie. Sie sind kurzatmig und kommen bei jeder Überanstrengung, wie z. B. dem Besteigen eines Berges, außer Atem. Bei akuten Erkrankungen, besonders bei der Existenz lokaler Entzündungen oder Stauungen, wird ihr Leben wie eine Kerze ausgeblasen.

Sie können ihr ganzes Leben lang ohne irgendeine Störung Whisky trinken. Nehmen sie aber Wein und anregende Speisen zu sich und den Luxus der Reichen an, dann entwickeln sie schnell eine gichtische Diathese. Täglich hören wir bei dieser Klasse von Patienten von plötzlichem Tod. Wenn man die Lebenserwartung dieser Menschen beobachtet, die viel Wein und eine reichhaltige, anregende Kost zu sich nehmen, besonders wenn viel Fleisch gegessen wird, wird man auf die häufigen plötzlichen Todesfälle aufmerksam gemacht. Sie sterben ohne Vorwarnung an Pneumonie, an Kongestionen und an Herzkrankheiten, Erkrankungen der Lunge, des Magens, des Gehirns und des Darmtraktes.

Viele dieser Patienten leiden an Prostata- und Blasenbeschwerden und oft scheinen die ganzen Probleme auf den Blasenhals konzentriert zu sein, wie man es häufig bei Frauen und auch bei Männern antrifft. Nichts scheint diesen Patienten zu helfen. Die Behandlung bringt ihnen nicht viel mehr als eine Linderung, und viele Fälle kamen zu mir, bei denen nichts geholfen hatte. Dann fand ich die wahre Krankheitsgeschichte oder den wahren Grund heraus, weil ich ihre Krankheit viele Jahre bis zu einer früheren Unterdrückung einer sykotischen Infektion zurückverfolgen konnte, welche, obwohl die Infektion lange Zeit latent geblieben war, plötzlich ihre ganze Kraft auf die Blase konzentrierte.

Oft klagen die Patienten lediglich über einen Wundheitsschmerz entlang der Urethra, den sie gelegentlich beim Urinieren empfinden, besonders wenn der Urin stark sauer wird. Dies kann das einzige Symptom sein, das anzeigt, daß die Krankheit, allerdings in einem latenten Zustand, vorhanden ist. Ich erwähne nun den Fall eines frisch vermählten Mannes, der von St. Louis zu mir kam und 14 Jahre lang an diesem Symptom gelitten hatte. Eine sorgfältige Anamnese seines Falles deutete auf Psorinum als seinem Arzneimittel hin, welches eine alte, unterdrückte Gonorrhoe wieder zum Vorschein brachte, die später mit Capsicum geheilt wurde. Seine Frau litt jahrelang an einem vergrößerten Uterus und war bei einer Anzahl von Ärzten, die sie ohne bleibende Besserung behandelten. Die letzten beiden Jahre hatte sie etwas Linderung durch klimatische Veränderungen und in Mineralbädern erfahren. Im Juni 1899 begann sie mit der homöopathischen Behandlung, die lediglich 90 Tage dauerte, als sie bereits schwanger wurde. Nach einer regulären Schwangerschaft gebar sie einen Jungen, vollkommen gesund und, soweit man sehen konnte, frei von jeglicher sykotischer Ansteckung. Die Mutter wog nur 43 kg, litt aber während ihrer Schwangerschaft kaum an irgendwelchen Unpäßlichkeiten; sie hatte leichte Wehen und ist heute bei bester Gesundheit. Dies ist eine Krankengeschichte aus einer Phalanx von Fällen, die keine Linderung fanden, bis sie homöopathisch behandelt wurden.

Die Hustensymptome dieser sykotischen Patienten gehen gewöhnlich von den Bronchien aus. Bei jeder Bronchitis haben sie harten, engbrüstigen, trockenen und quälenden Husten, häufig im Frühherbst oder im Winter. Nicht selten beginnen ihre Probleme mit einem Schnupfen. Sie niesen häufig und ein reichliches, wäßriges Sekret fließt aus der Nase. In wenigen Tagen steigt der Katarrh hinab in die Bronchien, und dann folgt eine einwöchige oder 10tägige oder länger dauernde Hustenperiode. Der Auswurf ist spärlich, im Sommer sind sie gewöhnlich frei davon, aber sie ziehen sich jedesmal eine Erkältung im Kopfbereich zu, wenn sie sich nur einmal der kalten Luft oder einem naßkalten Wetter aussetzen. (Sie bekommen Schnupfen, sagen sie). Tatsächlich können sie normalerweise nicht durch die Nase atmen.

Sollten sie diesen Beschwerden einmal entkommen, haben sie rheumatische Schmerzen oder Muskelrheumatismus, wenn sie sich nur leicht feuchtem, naßkaltem oder kaltem Wetter aussetzen. Sie reagieren so empfindlich auf Barometerveränderungen, daß sie gute Wetterpropheten sind. Sie können eine Änderung des Wetters einige Tage vorhersagen. Manchmal sind diese Schmerzen nur vorübergehend, auch können sie lokal begrenzt und heftig sein. Warum wurden sie von den Naturkräften, vom Fallen oder Steigen des Barometers oder von planetaren Schwankungen so abhängig?

Weil sie eines der Gesetze unseres Schöpfers verletzt haben oder weil sie bei der Geburt durch eine gebrochene Regel dieser Strafe unterworfen wurden. Lesen wir in den Zehn Geboten „du sollst nicht töten“ oder „du sollst kein falsches Zeugnis reden“, oder „du sollst nicht ehebrechen“, dann verstehen wir deswegen noch nicht, warum wir Sklaven eines Grundsatzes werden sollen oder Kraft eines göttlichen Gesetzes dies oder jenes tun sollen. Nein, wir verstehen, daß wir durch die Erfüllung dieses Gesetzes und durch das wirkliche Verstehen dieser Regeln mit aller Macht, die dahinter steht, geschützt werden. Diese Gesetze beinhalten die physikalischen Kräfte, die Lebensenergie und die Gesetze Gottes. Es ist der Ausgangspunkt in die höheren Gefilde eines gesünderen und längeren Lebens. Wenn man gegen eines von ihnen verstößt, verliert man all die Wohltaten, die dieser Kraft innewohnen. Die Zehn Gebote sind für die Menschen eine göttliche Gabe und nicht etwas, das sie begrenzt und einzwängt. Es ist ein Baum des Lebens in unserer Mitte, und wer davon ißt, soll das Leben haben, aber wer eine seiner Regeln verletzt, für den bedeutet das in gewissem Maße den Tod, da es außerhalb dieser Regeln kein Leben gibt. Wenn wir uns durch Ehebruch versündigen, so schließt diese Sünde alles ein, was wir durch diese Gesetzesübertretung verloren haben, egal ob wir die Krankheit dann von Geburt an oder erst erworben haben.

So ist es auch mit diesen sykotischen Patienten. Sie haben jene Widerstandskraft verloren, welche vor ihrem Fall ein ursprüngliches Prinzip ihrer Lebenskraft war. Wenn es regnete, achteten sie nicht darauf; wenn die Atmosphäre mit Feuchtigkeit überladen war, störte sie es nicht. Der Sturm kam und ging, der Winter und der Sommer gingen vorüber, trotzdem litten sie an keiner besonderen Unannehmlichkeit. Was aber finden wir im Fall unseres sykotisch infizierten Freundes? Er hat all das verloren, was ihm Schutz verlieh, was ihn abgeschirmt, was ihn gegen alles gestärkt hatte, und nun wird er ein Untertan ihres Einflusses und ihrer Kraft. Wenn es regnet hat er Schmerzen; wenn die Atmosphäre voller Feuchtigkeit ist, leidet er; wenn die Elemente im Widerstreit sind, ist sein Organismus im Krieg mit sich selbst; der Regen, der Schnee, die Kälte, der Anstieg und der Fall des Barometers sind seine Feinde.

Die planetaren Veränderungen, die zuvor seine Freunde waren, seine Hilfen im Leben, stören nun seinen Frieden und sind seine Feinde. Solange er gesund war, waren sein Organismus, sein Lebensplan, in Harmonie mit dem gesamten Sonnensystem und seinen unzähligen Veränderungen, seinen zahllosen Varianten und unendlichen Beziehungen.

Nun kriecht er zu Kreuze, krümmt sich und winselt wie ein Sklave unter ihnen, und wir beobachten ihn, wie er auf unzähligen Wegen Erlösung oder Linderung sucht; im Gebrauch von Drogen (Arzneimittel), Sedativa, schmerzstillenden Mitteln, allen Arten von Palliativen, warmen Umschlägen, in Thermal- und Elektrothermalbädern, Mineralbädern, medizinischen und nichtmedizinischen.

Alle Arten von lokalen Maßnahmen werden bei an Rheuma und Gicht Erkrankten angewendet. Heutzutage gibt es eine ganze Armee davon an den zahlreichen Mineralquellen des Landes und in Europa. Schwefel und alkalische Wasser scheinen ihnen gutzutun, doch häufig bringen sie nur eine leichte oder vorübergehende Linderung.

In anderen Fällen wiederum bringen sie ihnen viel Erleichterung und Wohltat und helfen ihnen über die Zeit, bis eine neue Erkrankung eintritt; einer der Gründe, der ihnen in den Mineralbädern Erleichterung bringt, sind hauptsächlich die überlange oder ständige Anwendung von Wärme, von Kabinenbädern, von heißen Mineralbädern, wie z. B. jenen von White Sulphur Springs, Hot Springs, Mt. Clemens, Mich.

oder von Moorbädern in Mudlavia, Indiana und jenen in Europa, in Karlsbad usw.

Zweitens das ausgiebige Trinken von Wasser, welches im allgemeinen von bester und reinster Qualität ist, oft alkalisch ist oder die Eigenschaften des Gesteins besitzt, die bis zu einem gewissen Grade jene außerordentliche Übersäuerung des Blutes neutralisieren, woran die Mehrheit dieser Patienten leidet – daher der enorme Verkauf von Mineralwasser wie z. B. London-derry, Buffalo usw., die heutzutage zum Teil wieder aufgegeben wurden und an deren Stelle Lithium-Tabletten eingenommen werden oder Mineralwässer aus Vichy und Kissingen.

Außerdem trinken sie in der Regel äußerst viel Mineralwasser, worauf das medizinische Personal an diesen Orten besteht, was ihnen hilft, die Nieren zu spülen und den Überschuß an Säure, ebenso das Übermaß an Salzen im Blut und die steinbildenden Zustände des Organismus in Lösung zu bringen. Drittens bringen ihnen die Änderung der Ernährung und die Ruhe natürlich viele Wohltaten. Solche Patienten, besonders junge, die reich genug sind, suchen die ganze Erde nach Erleichterung ab. So, wie sich die Jahreszeiten ändern, leiden sie in vielfältiger Art und Weise, besonders an akuten Gicht- und Rheumaattacken, welche mit zunehmendem Alter häufiger werden. Dies sind die empfindlichen, reizbaren Patienten, die ihr Nervensystem so stimuliert und palliativ beeinflußt hatten, daß sie jetzt auf Schmerzen überempfindlich reagieren.

Die chronischen Miasmen

Oft wird die Frage gestellt, ob es notwendig ist, etwas über die chronischen Miasmen zu wissen, um jene unzähligen chronischen Krankheiten erfolgreich behandeln zu können, denen wir jeden Tag in unserer Praxis begegnen. Informieren wir uns, welche Beziehung zu den homöopathischen Arzneimitteln sie in sich tragen. Hahnemann sagte: „Er [der Arzt] ist zugleich ein Gesundheit-Erhalter, wenn er die Gesundheit störenden und Krankheit erzeugenden und unterhaltenden Dinge kennt und sie von den gesunden Menschen zu entfernen weiß." (§ 4 Organon). Das Gegenteil davon würde sich folgendermaßen anhören: Derjenige, der nicht weiß, welche Dinge die Lebenskraft stören oder die Krankheit aufrecht erhalten, ist kein wirklicher Gesundheit-Erhalter. Um eine Krankheit sachkundig zu heilen, muß man die zugrunde liegende Ursache beachten. Ich höre jetzt schon viele sagen, ob nicht die Gesamtheit aller vorhandenen Symptome die Krankheit ausmache? Bestimmt, aber für mich ist es notwendig, etwas über das zu wissen, was sich hinter dieser Gruppierung aller Symptome verbirgt. Wenn man das nicht weiß, dann verschreibt man für die Katze im Sack. Man kann nicht der Entwicklung des Heilungsprozesses folgen; man kann nicht einmal vernünftig verschreiben, die richtige Diät für den Patienten verordnen, bevor man nicht das zugrundeliegende Miasma kennt. Natürlich werden einem die Krankheiten, die vorliegen, bis zu einem gewissen Grade helfen, aber man besitzt keine Sicherheit, bis man nicht die darunterliegenden, grundlegenden Zerstörer des in Unordnung befindlichen Lebens kennt.

Ein psorischer Patient benötigt eine Diät, die sich von der eines tuberkulösen Patienten ganz und gar unterscheidet, und dasselbe gilt auch für jene, die von Syphilis oder Sykosis befallen sind. Eine harnsaure Diathese steckt niemals hinter einer tuberkulösen, syphilitischen oder psorischen Infektion. In jedem Krankheitsfall das zugrundeliegende Miasma zu kennen, hilft uns nicht nur bei der Mittelwahl in vielfältiger Art und Weise. Es kann nicht nur die Grundlage für die Diät des Patienten bilden, sondern auch für den Beruf, die Lebensart, die Gewohnheiten, sozialen Beziehungen, Sozialfunktionen und zahlreiche andere Dinge. Wir können das Wesen der Krankheit nicht erkennen, was auch nicht unbedingt nötig ist. Aber es ist notwendig zu wissen, was sich hinter den Phämomenen, den Symptomen verbirgt. Dies nicht wissen zu wollen bedeutet Ignoranz. Wenn man es vorzieht, zu erklären, der Patient habe sich erkältet, er sei überarbeitet oder er werde unangemessen müde oder es sei unverdaulich gewesen und tausend andere, oft gebrauchte, fadenscheinige Entschuldigungen, die alles andere als wissenschaftlich sind, wird man nur seinen alten, ausgetretenen Pfaden folgen.

Das ist es gerade, was die Ärzte vor Hahnemanns Zeit getan haben, und was sie heutzutage weiter tun. Die allopathische Schule begnügt sich mit dem sprichwörtlichen Spatzen in der Hand, wenn sie die Krankheitserreger für nahezu alle Krankheitsformen verantwortlich macht. So gehen wir mit den akuten Miasmen nicht um. Nein! Wir sind sehr sorgfältig und fleißig, um mit großer Sicherheit das bestehende, zerstörerische Element herauszufinden, wie z. B. beim Scharlachfieber, bei den Masern, den Windpocken usw. Es wird zu einem Vergehen gegen den Staat, wenn wir diese Dinge nicht kennen. Selbst wenn wir an tausend Fällen von latenter Syphilis, Tuberkulose oder Sykosis vorübergehen, ohne Anstoß zu nehmen, so leidet der Staat unter unserem Darüberhinwegsehen dennoch mehr, als an allen akuten Miasmen zusammen. Nicht nur der Staat leidet, sondern auch die Gesellschaft, unsere Rasse, die Menschheit erleidet eine unsagbare Agonie, Schmerz und Qual; unsere Gefängnisse und Zuchthäuser sind gefüllt, und unsere Irrenanstalten nehmen im ganzen Land zu! „. . .so muß die Gesammtheit dieser ihrer Symptome, dieses nach außen reflectierende Bild des innern Wesens der Krankheit, d. i. des Leidens der Lebenskraft, das Hauptsächlichste oder Einzige sein, wodurch sich die Krankheit zu erkennen geben kann, welches Heilmittel sie bedürfe. . ." (§ 7 Organon).

Was stellen die Symptome dar? *Das Wesen der Erkrankung*; was ist das Wesen der Erkrankung? *Das chronische Miasma*. Ist es nun einsichtig, warum es notwendig ist, die Erscheinungen der Krankheit zu verstehen und warum bestimmte Symptome bestehen und bestehen bleiben? Organon § 11: „Wenn der Mensch erkrankt, so ist ursprünglich nur diese geistartige, in seinem Organism überall anwesende, selbstthätige (automatische) Lebenskraft durch den dem Leben feindlichen, dynamischen Einfluß eines *krankmachenden Agens* (Hervorhebung durch den Autor) auf sie verstimmt..." Und im 12. Paragraphen des Organon steht: „Einzig die krankhaft gestimmte Lebenskraft bringt die Krankheiten hervor..." Was meint Hahnemann mit dem *dynamischen Einfluß* eines krankmachenden Agens? Er meint das, was alle krankmachenden Phänomene einer Krankheit verursacht, er meint die Psora, die Syphilis und die Sykosis oder eine Mischung der großen Drei. Es ist dieser krankmachende, dynamische Einfluß, welcher dem Organismus und der Lebenskraft die ihnen je eigene Natur verleiht, ihre ihnen eigenen abnormalen Empfindungen, Bewegungen und alle möglichen Gemüts- und Körperstörungen, die wir Krankheit nennen. Aber im § 18 heißt es, „daß, außer der Gesammtheit der Symptome, an Krankheiten auf keine Weise etwas auszufinden ist, . . ." Das ist eine große Wahrheit, und wir vertrauen voll und ganz darauf. Es handelt sich nicht um ein Verstehen der Gesamtheit, worüber wir sprechen, sondern es ist ein intelligentes Begreifen des Grundes, der zu den

Phänomenen oder zu der Totalität führte.

Wir greifen das Heilgesetz nicht an; es gibt keine Heilung außerhalb des Gesetzes, denn jedes Gesetz steht fest, ist ewig und unveränderlich. Wir glauben aber, daß es notwendig ist, zu wissen, ob die Phänomene in einem vorliegenden Fall sykotischen, syphilitischen oder tuberkulösen Ursprungs sind. Die gesamte Gruppierung muß den Symptomen des aktiven Miasmas entsprechen. Das ist einer der Gründe, warum die eigenartigen oder charakteristischen Symptome, wenn sie bei einer Verschreibung zur Mittelwahl herangezogen werden, uns so wundervolle Ergebnisse bescheren. Jene brillanten Heilungen, die gelegentlich mit einem Mittel erreicht werden, kommen da vor, wo nur ein einziges Miasma sich hinter den Erscheinungen verbirgt; wo aber gemischte Miasmen vorhanden sind, kommt es nicht zu solch brillanten Heilungen, und in solchen Fällen ist es besonders notwendig, den Verlauf ihrer Entwicklung zu verstehen.

Diese Entwicklung hat Hahnemann im Organon, § 38, klar geschildert. „Hier wird die, woran der Kranke bisher litt, als die schwächere, von der stärkern hinzutretenden Krankheit so lange aufgeschoben und suspendirt, bis die neue wieder verflossen oder geheilt ist, entfernt durch das angezeigte Mittel, dann kommt die alte ungeheilt wieder hervor.“ Auf diese Art und Weise wirkt das chronische Miasma; gewöhnlich ist eines aktiv und hält das andere in einem Schwebezustand. Wenn z. B. Sykosis in irgendeiner Form oder in irgendeinem Stadium vorhanden ist, so nimmt sie gewöhnlich die Vorrangstellung ein. Man stelle sich einen Fall vor, bei dem ein ausgeprägter, pseudopsorischer Zustand herrscht, bei dem vielleicht sehr viele Calcarea-Symptome zu finden sind. Zwar ist Calcarea ein tiefgreifendes Mittel, und wir finden in ihm das vollständige Bild einer tuberkulösen Diathese, aber Calcarea wird der neuen Anordnung von Symptomen nicht gerecht, selbst wenn es deren größere Anzahl deckt, soweit man in der Lage ist, sie zu zählen. Aber man kann die Symptome nicht einfach zusammenzählen, denn die Gesamtheit der Symptome (wenn Zahlen ausschlaggebend sind) erfüllt nicht das Heilgesetz. Nein, es ist das Bild, der Eindruck des aktiven, störenden Miasmas, das die Erfordernisse des Gesetzes erfüllt.

Wenn das Mittel der 1. Wahl aufhört zu wirken oder nicht mehr kurativ wirkt, dann muß man ein Mittel aus der Symptomengruppe des älteren Miasmas, der pseudopsorischen Darstellung wählen und die Heilung wird vollständig sein. Oft habe ich beobachtet, wie hochangesehene Ärzte bei einem akuten Miasma, wie den Windpocken, Impetigo und Scabies, Psorinum oder Sulphur verschrieben, wo Sep., Rhus-t., Rumex crispus oder ein anderes Medikament, das das akute Miasma gedeckt haben würde, vollkommen genügt hätte. Es stimmt zwar, daß sie einige Symptome gefunden haben, die nach dem gewählten Medikament verlangten, aber es zeigte sich, daß sie den Fall nur verschlimmerten, sehr zu ihrer Enttäuschung, weil die latenten chronischen Miasmen aufgewühlt wurden und sie den Fall schlechter hinterließen, als er zu Beginn gewesen war. Eine solche Art der Verschreibung habe ich in Fällen gesehen, die unheilbar sind, wie z. B. organische Herzbeschwerden, Tuberkulose usw. In solchen Fällen ist es ein gefährliches Vorgehen, tiefwirkende antimiasmatische Mittel zu verschreiben. Es ist ein schlechtes Vorgehen. Wir müssen nicht den Gesetzen der Mittel folgen, sondern die Metamorphose der Krankheit und deren Gesetzmäßigkeit verstehen. Nicht selten müssen wir in Fällen von gemischten Miasmen unsere Mittelwahl auf Grund von drei bis fünf Symptomen treffen und alle anderen ignorieren, und wenn dieses erste Medikament den Organismus in einen guten Zustand gebracht hat, so kann man all jene Symptome, die man zurückgestellt hatte, in die Mittelwahl einbeziehen und eine zweite Verschreibung vornehmen. Das gilt ganz besonders dort, wo sich sekundäre Prozesse aus Unterdrückungen oder schlechter Behandlung entwickeln. Organon § 50: „Die große Natur selbst hat zu homöopathischen Heilwerkzeugen, wie wir sehen, fast nur die wenigen miasmatischen, festständigen Krankheiten zur Hülfe . . ." Je mehr wir die Krankheit studieren, und je besser wir mit dem Heilgesetz vertraut werden, desto häufiger wenden wir Nosoden oder andere krankmachende Substanzen an.

Unsere allopathischen Freunde gehen ganz ähnliche Wege, obwohl ihre Methoden der Zubereitung unwissenschaftlich sind und am Ende schädlich für die Menschheit. Es handelt sich einfach um die Verabreichung von natürlichen Krankheiten, wie sie im § 80 des Organons erwähnt werden. Ein Großteil der heutigen homöopathischen Behandlung ist, wie die der regulären Medizin, ihrer Natur nach palliativ, selbst mit Einzelmitteln in potenzierter Form. Ein Grund dafür ist das mangelhafte Wissen über die chronischen, sich hinter den krankhaften Phänomenen verbergenden Miasmen, die wir zu behandeln haben. Viele von uns wissen, wie man ein Mittel wählt, aber wir wissen nicht, wie lange wir auf seine Wirkung warten sollen; mit anderen Worten, wir verstehen nicht, wie jedes Miasma, egal ob es die Syphilis, die Psora oder die Sykosis ist, zurückweicht. Wir müssen daher die sekundären und tertiären Erscheinungsformen kennenlernen, ebenso die Phänomene, die jeden neuen Zustand der Krankheit begleiten. Außerdem haben wir nur wenig Kenntnis von ihnen und sind ratlos, wenn wir sie durch eine unterdrückende oder palliative Behandlung verdeckt und verschleiert vorfinden.

Hahnemann unterscheidet auch zwei Klassen von Krankheiten und klassifiziert unter diese beiden Oberrubriken alle Formen und Krankheitszustände. Er sagt: „Die Krankheiten der Menschen sind theils schnelle Erkrankungs-Processe der innormal verstimmten Lebenskraft, welche ihren Verlauf in mäßiger, mehr oder weniger kurzen Zeit zu beendigen geeignet sind – man nennt sie acute Krankheiten –; theils sind es solche Krankheiten, welche bei kleinen, oft unbemerkten Anfängen, den lebenden Organism, jede auf ihre eigne Weise, dynamisch verstimmen und ihn allmälig so vom gesunden Zustande entfernen, daß die, zur Erhaltung der Gesundheit bestimmte, automatische Lebens-Energie, Lebenskraft genannt, ihnen beim Anfange, wie bei ihrem Fortgange, nur unvollkommnen, unzweckmäßigen, unnützen Widerstand entgegensetzen, sie aber, für sich, nicht selbst auslöschen kann, sondern unmächtig (sie fortwuchern und) sich selbst immer innormaler umstimmen lassen muß, bis zur endlichen Zerstörung des Organisms; man nennt sie chronische Krankheiten. Sie entstehen von Ansteckung mit einem chronischen Miasm." Wir sehen anhand des § 72, daß Hahnemann ein klares und umfassendes Wissen von den chronischen Miasmen hatte, und wir wissen auch, daß er sich das Vertrautwerden seiner Schüler mit ihnen wünschte und aus diesem Grund den 1. Band der Chronischen Krankheiten schrieb, der vollständig dem Studium der chronischen Miasmen Psora, Syphilis und Sykosis gewidmet ist.

Wir haben allen Grund anzunehmen, daß er nach (wie wir aus dem ersten Band der chronischen Krankheiten erfahren) zwölf stillen Studienjahren, denn er hat in dieser ganzen Zeit der Welt keine Mitteilung davon gemacht – mit ihnen sehr vertraut worden sein muß. Die 67 sorgfältig geschriebenen Seiten im 1. Band der Chronischen Krankheiten 2. Auflage, 1835 belegen diese Tatsache. Auf diesen Seiten geht er auf Einzelheiten ein und veranschaulicht das Thema anhand vieler darin erwähnten Fälle. Vor noch nicht langer Zeit sagte ein berühmter Arzt zu mir: „Hahnemann schrieb das Organon, nachdem er die chronischen Krankheiten geschrieben hatte!" Ja, und er füllte das Organon, genauso wie die wundervolle Einleitung in dieses kostbare, unentbehrliche Buch, mit Beispielen voll. Außerdem vertrauten und folgten Männer wie Charles J. Hempel, der die Chronischen Krankheiten übersetzte und das Vorwort dazu schrieb, diesen Lehren, und wir haben keinen geringeren Zeugen als Constantine Hering, der ebenso ein Vorwort schrieb, das im 1. Band veröffentlicht wurde.

In diesem Werk teilt uns Hahnemann nicht nur den Charakter und die Natur der chronischen Miasmen Syphilis, Psora und Sykosis mit, sondern berichtet auch über die Dynamik, die Wirkungsweise und das Gesetz, das ihre Wirkung bestimmt, sogar über das Gesetz, welches die Lebenskraft bei der Heilung leitet. Von der Psora sagt er, daß sie die Hauptquelle der chronischen Beschwerden ist und die Mutter all jener zahllosen Beschwerden, die wir in unseren Pathologiebüchern aufgezählt finden, wie

Nasenbluten, Varizen, Hämorrhoiden, Haematemesis, Menorrhagie, Nachtschweiß, Verstopfung und die ganzen unzähligen Namen, die in unseren Nomenklaturen katalogisiert sind. Außerdem berichtet er uns über die verheerenden Folgen für die gesamte Menschheit seit dem Bestehen der Seuche und von Pestilenzen, deren Urheber sie ist; von den Millionen, deren Leben ausgelöscht wurde, wie wenn bei einer Glühbirne der Strom ausgeschaltet wird.

Es ist ein furchtbares Bild, das Hahnemann auf den ersten 30 oder 40 Seiten des 1. Bandes der Chronischen Krankheiten in so dramatischer Art und Weise zeichnete. Er war der Meinung, daß jeder von uns die Lektion sorgfältig zu studieren habe, daß wir mit *seiner Ansicht von der Äthiologie* der *Krankheit* vertraut werden sollten, welche in Wahrheit der einzig wirkliche Grund für die Krankheit ist und wert, von uns studiert zu werden. Jede Krankheit bekommt die Bedeutung eines sündhaften Vorganges, einer Gesetzesübertretung „deren Lohn der Tod ist“. Viele Seiten widmet er Krankengeschichten, in denen die chronischen und akuten Miasmen unterdrückt wurden, und stellt uns die schrecklichen Folgen und verheerenden Ergebnisse einer solchen Unterdrückung vor. In 97 Fällen, auf die er uns aufmerksam macht, hält er ein anschauliches Bild von den miasmatischen Unterdrückungen fest, mit all ihren fatalen Ausgängen wie bösartigen Endzuständen oder gar dem Tod. Er deutet darauf hin, daß diese Ergebnisse alle von unwissenschaftlichen Behandlungen herrührten, die in jedem einzelnen Fall unhomöopathische Behandlungen waren.

Auf S. 42 der Chronischen Krankheiten 2. Auflage, 1835 berichtet Hahnemann vom mangelhaften Studium der chronischen Miasmen: „Ich muß um so mehr ganz umständlich auf diesen Hergang in der Natur hier aufmerksam machen, da die gewöhnlichen Aerzte, besonders der neuern Zeit, so fehlsichtig, ich kann richtiger sagen, blind waren, daß ungeachtet sie diesen Hergang bei Entstehung und Bildung der akuten miasmatischen Ausschlags-Krankheiten gleichsam mit Händen greifen konnten, sie dennoch ein Gleiches bei den chronischen weder ahneten, noch beobachteten. . .“ Auf derselben Seite gibt er drei Regeln an, an die wir uns bei der Untersuchung der drei chronischen Miasmen halten sollten. „...erstens den Zeitpunkt der Ansteckung, zweitens den Zeitraum, in welchem der ganze Organism von der angesteckten Krankheit durchdrungen wird, bis sie sich im Innern ausgebildet hat, und drittens den Ausbruch des äußeren Uebels, wodurch die Natur die Vollendung der innern Ausbildung der miasmatischen Krankheit durch den Organism von außen beurkundet.“

Aus diesen Zeilen lernen wir, daß wir mit allen chronischen Miasmen vertraut werden müssen, mit ihren Initialstadien, mit den Perioden, in denen sie sich im Organismus ausbreiten und in denen die sekundären Ausdrucksformen auf der Haut erscheinen, welche die vollständige miasmatische Verseuchung anzeigen. Das dritte Stadium ist erreicht, wenn die Natur (Lebenskraft) ihren inneren Druck auf die Organe mindert und sich bei der Lebenskraft ein verhältnismäßiges Gleichgewicht einstellt. Dieser dritte Prozeß wird häufig im Verlauf einer Patientenbehandlung erreicht. Alle haben Sulphur oder Psorinum beobachtet oder vielleicht ein anderes Mittel, das diese sekundären Ausdrucksformen in Form von Hautausschlägen, einem Ausfluß oder einem früheren Leiden wieder hervorbrachte; oft bessert sich die Psyche und die körperlichen Symptome werden schlimmer und umgekehrt. Eine Tatsache, die Hahnemann in diesem Zusammenhang besonders klarstellte, ist, daß sich die miasmatische Infektion im Organismus vollkommen entwickelt hat, bevor diese Ausschläge auf der Haut erscheinen.

Das gilt für alle Miasmen, sie alle erzeugen in ihren sekundären und tertiären Stadien Hautausschläge. Bei der Psora beobachten wir Papeln, bei der Syphilis vielgestaltige Läsionen und bei der Sykosis die große Familie der Warzen, Male und Flecken, die in diesem Buch schon erwähnt wurden. Die chronischen wie auch die akuten Miasmen verlaufen genau gleich, sagt Hahnemann, sobald sich die innere Krankheit vollständig ausgebreitet hat, erscheinen die Hautausschläge! Es ist ein Gesetz der Pathologie, daß die akute Erkrankung für ihre Entwicklung einige Tage oder Wochen braucht, während die chronische oft Jahre dazu benötigt. Nicht selten hatten wir die Syphilis für viele Jahre aus den Augen verloren, wenn sie zu unserer Überraschung als Ausschlag auf der Haut oder als irgendein zerstörerisches Geschwür wieder erscheint. Die akute Erkrankung erscheint als Aufeinanderfolge schneller Ereignisse, oft verbunden mit heftigem Fieber, und der Organismus beseitigt sie schnell und für immer. So etwas finden wir allerdings nicht bei chronischen Miasmen. Ihre Entwicklung ist langsam, mit Pausen und Stillständen, dennoch sind sie ständig anwesend. Jahrelang bleiben sie latent, dann können sie sich in jedem Stadium ihres Entwicklungszyklusses durch einen Ausschlag wieder kundtun, der die großen inneren Leiden des Organismus beschwichtigt.

Die Lebenskraft besitzt nicht die Fähigkeit, sich von den chronischen Miasmen zu befreien, da diese nicht wie die akuten in sich abgeschlossen sind. Dieser Gedanke ist von Hahnemann wunderbar auf Seite 47 der Chronischen Krankheiten, Band 1 [a. a. O.] veranschaulicht worden. Er schreibt dort über die Syphilis: „Erst dann, wann diese Durchdringung aller Organe vom empfangenen Uebel zu Stande gekommen, erst dann, wann die Veränderung des Ganzen zu einem durchaus venerischen Menschen, das ist, die innere Ausbildung der venerischen Krankheit vollendet ist – nur dann erst bestrebt sich die kranke Natur, das innere Uebel dadurch zu erleichtern und zu beschwichtigen, daß sie ein zuerst als ein Bläschen (gewöhnlich an der Anfangs angesteckten Stelle) hervorkommendes und dann erst zu einem schmerzhaften Geschwüre aufbrechendes Lokal-Symptom zu Stande bringt..." Die *Kontagiosität der Krankheit beginnt erst mit dieser Hauterscheinung und die Fähigkeit der Übertragung kommt mit und durch die lokale Manifestation, die erst erscheint, wenn der gesamte Organismus* vollständig mit dem miasmatischen Gift durchtränkt ist. „Also offenbar ein von dem, durch und durch venerisch gewordenen Organismus von innen hervorgebrachtes, für das innere Leiden vikariierendes Schanker-Geschwür, fähig, durch Berührung dasselbe Miasm (die venerische Krankheit) wieder andern Menschen mitzutheilen." (S. 47, Chronische Krankheiten). Alle chronischen Miasmen, Psora, Syphilis und Sykosis benötigen etwa dieselbe Zeit bis zur Entwicklung ihres ersten Stadiums, nämlich ungefähr 10 bis 17 Tage. „Gewöhnlich bedarf es vom Augenblicke der Ansteckung an gerechnet einen Zeitraum von 6, 7, 10, auch wohl 14 Tagen, ehe jene Umstimmung des ganzen innern Organisms in Psora zu Stande gekommen ist. Dann erst erfolgt (. . .) der Ausbruch der erst feinen, frieselartigen, weiterhin sich vergrößerenden Krätzpusteln (Bläschen) auf der Haut – zuerst in der Gegend der Anfangs angesteckten Stelle. . ." (Chronische Krankheiten, 2. Auflage, S. 50). Danach entwickeln sich bei den drei chronischen Miasmen sekundäre und tertiäre Prozesse.

Die Psora entwickelt das juckende Bläschen oder die juckende Papel, die Syphilis das virulente offene Ulcus und die Sykosis den spezifischen katarrhalischen Ausfluß. Alle haben ein leichtes Fieber und zeigen Zeichen und Symptome kurz vor der sekundären Infektion. Sie alle haben Unwohlsein, funktionelle Störungen und Kennzeichen des speziellen Giftes, die auf die Infektion folgen und sich kurz vor dem Ausbruch der sekundären Erscheinungsform der Krankheit kundtun. Bei akuten Erkrankungen, wie z. B. dem Scharlachfieber und Masern, verschreiben wir in der Regel nach der Totalität der Symptome, die die Symptome der Krankheit decken. Warum können wir die chronischen Miasmen nicht genauso auffassen und mit ihnen nicht genauso verfahren? Im § 258 des Organon, der dieses Thema abhandelt, heißt es: „Eben so wird der ächte Heilkünstler auch die wegen unrichtiger Wahl (also aus eigner Schuld) hie und da mit Nachtheil angewendeten Arzneien nicht aus mißtrauischer Schwäche beim Heilgeschäfte hintansetzen, oder aus andern (unächten) Gründen, als weil sie für den Krankheitsfall unhomöopathisch waren, vermeiden, eingedenk der Wahrheit, daß stets bloß diejenige unter den arzneilichen Krankheitspotenzen Achtung und Vorzug verdient, welche, in dem jedesmaligen *Krankheitsfalle* Hervorhebung durch den Autor, der Gesammtheit der charakteristischen Symptome am treffendsten in Aehnlichkeit entspricht, und daß keine kleinliche Leidenschaften sich in diese ernste Wahl mischen dürfen."

Ich fand heraus, daß diese *Krankheit* in jedem Fall das aktive Miasma darstellt, daß es sich bei dem akuten Miasma beinahe immer um Sykosis handelt und daß sich das Heilmittel sehr oft um ihre Symptomatologie dreht. Im selben Fall kann jemand eine psorische Symptomgruppierung finden oder vielleicht eine pseudopsorische, die (dem Lernenden, der mit den Miasmen nicht vertraut ist) von großer Bedeutung scheint. An dieser Stelle behaupte ich, daß die Mehrzahl unserer Fehler dadurch entstehen, daß wir nicht das wahre Simillimum wählen. Denn, wenn wir das aktive Miasma kennen, das sich hinter der Krankheit verbirgt, dann hilft es uns, unsere Heilmittel einzuteilen, entweder in antipsorische oder antisyphilitische oder antisykotische. Die zweite Mittelwahl deckt in der Regel jene Symptomengruppe, die das erste Mittel irrtümlich deckte. Daraus schließen wir, daß die erste Mittelwahl auf das aktive Miasma abgestimmt war, während die zweite Verschreibung die Symptome der latenten Miasmen abdecken sollte, die nun durch das aktive Miasma, auf welchem unsere erste Verschreibung basierte, gestört und aktiviert wurden.

Um dies zu veranschaulichen, stellen wir uns vor, daß wir bei Scharlach Belladonna wählen, welches glänzend und bestimmt seine gesamten Symptome deckt. Hinter diesem akuten Miasma (Scharlach), behaupten wir einmal, liegt ein verborgenes tuberkulöses Element (Pseudopsora), welches heftig durch das aktive Miasma gestört wurde. Sofort bemerken wir, daß die Belladonna-Symptome schwinden und das chronisch-miasmatische Element rasend schnell zunimmt, vielleicht indem es zu einem Mittelohrabszeß führt, der nach Hepar, Mercurius oder Arsenicum verlangt. So, wie diese Regel für das akute Geschehen gilt, so gilt sie auch für das chronische. Der Unterschied besteht darin, daß es im Fall von Scharlach leicht verständlich ist, denn seine Phänomene sind sehr hervorstechend und seine Symptome sehr klar, während die Symptome in einer chronisch gemischten Krankheit nicht so hervortreten, nicht so klar sind, und es erfordert ein intensives Studium und vorurteilslose Beobachtung, um zwischen den sekundären und tertiären Stadien der chronischen Miasmen zu unterscheiden, was sich hinter der Krankheit verbirgt, wie es im § 258 des Organon wiedergegeben wurde.

Bis ich klar erkannte, daß die Grippe eine sykotische Erkrankung ist, bereitete es mir oft Schwierigkeiten, eine sie heilende Arznei auszusuchen, die sie austilgte, ohne zwei- oder dreimal wählen zu müssen; aber seit ich weiß, was sich hinter dieser Krankheit verbirgt, habe ich selten irgendwelche Schwierigkeiten, ein solches Mittel sicher auszuwählen. Wenn man die Krankheit studiert, wird man in 90 % der Fälle den Genus epidemicus herausfinden, der antisykotisch ist. Wir wählen unsere Nosoden auf diese Weise und aufgrund dieses Wissens. Denn ich habe schon beobachtet, daß bei akutem sykotischen Ausschlag aufgrund der Symptome des Juckreizes Psorinum verschrieben wurde, der ausschließlich durch Sepia gedeckt war. Der Genus epidemicus ist daher nichts anderes als ein Prüfstein dieser Wahrheit. Der Genus epidemicus ist das Medikament, das die Gesamtheit der existierenden Krankheit, aber nicht alle Symptome, die bei einem Patienten zu finden sind, deckt. Das gilt für jeden Fall. Die Kräfte der Krankheit verbinden sich mit den Lebenskräften und erzeugen eine Hemmung oder bringen sie hervor, und um diese Hemmung herum gruppieren sich Symptome, die das Simile der bestehenden Krankheit repräsentieren, die in jedem Fall die Phänomene der Miasmawirkung darstellen. Wenn man das nicht herausfindet, ist die Behandlung nur palliativ und erfüllt nicht das Heilgesetz.

„Aber", wird erwidert, „es ist so schwierig, diese Dinge wahrzunehmen. Wie kann man die Symptomatologie des gegenwärtig aktiven Miasmas verstehen?" Wir antworten: „Auf dieselbe Art und Weise wie man die Arzneimittelbilder studiert, denn Arzneimittelbilder sind ihre unmittelbaren Ausdrucksformen." Gummen sind der Ausdruck einer auf bestimmte Art zerstörten Lebenskraft mit einer syphilo-psorischen Basis. Rhus-t. gibt uns eine genaue Vorstellung von einem sykotischen Rheumatismus; Acidum benzoicum von einer gichtischen Blase und einem gichtischen Zustand des Organismus; Rheum und Chamomilla von einem sykotischen Durchfall; Gelsemium vom akuten Zustand einer Grippe; Rhus tox. oder Sepia von einem sykotischen Hautausschlag, usw. durch die gesamte Liste der Heilmittel.

An dieser Stelle kommen mir einige Fälle von Kubanischer Krätze in den Sinn. Die Patienten waren ein alter homöopathischer Arzt und seine gesamte Familie. Ihre Körper waren bedeckt von dem Ausschlag, und es war furchtbar; sie litten seit fünf Monaten daran. Er habe alle antipsorischen Mittel ausprobiert, sagte er, ohne eine Linderung; aber „es ist keine psorische Krankheit", antwortete ich, „es handelt sich ganz einfach um eine sykotische Krankheit. Was Sie brauchen, ist ein antisykotisches Mittel!" Ich wählte Sepia M, welches in acht Tagen alle Zeichen der Krankheit beseitigte. Nach 14 Tagen bestand kein Jucken mehr, schon nach 24 Stunden hatte die Besserung deutlich eingesetzt. Nur 4 Pülverchen wurden verabreicht und selbst weniger hätten genügt. „Wie kam es dazu?" fragt man sich. Der Grund war das mangelhafte Wissen, welches Element sich hinter der Krankheit verbirgt; deshalb wurde Sepia übersehen.

Die falsche, sich jahrelang haltende Lehre, daß alles Psora sei, was nicht Syphilis ist, hat der Sache der Homöopathie viel Schaden bereitet. Aber, wird man sagen, Hahnemann lehrte diese Tatsache und hob sie hervor. Ja, und es stimmte damals, aber seit jener Zeit sind 100 Jahre vorüber gegangen, und die Zustände haben sich geändert. Dieses neue Element, die Sykosis, hat zugenommen und hat sich seit jener Zeit um das 10 000fache vermehrt. Sie war zu Hahnemanns Zeiten eine ungewohnte Krankheit und wurde in der Regel als nicht sehr ernsthaft angesehen, wie wir auf Seite 104 der Chronischen Krankheiten, 1. Band, 2. Auflage 1835, sehen können. Dennoch beschreibt er auf den drei Seiten, die er diesem Thema widmet, die eigentlich sykotischen Formen. Auf Seite 106 spricht er davon, diese Form mit Nit-ac. zu heilen (er meint die Form mit Auswüchsen oder Condylomata, die wir heute als Form eines gemischten Miasmas oder einer Verbindung aus Syphilis und Sykosis verstehen, für welche Cinnabaris genauso oft wie Nit-ac. angezeigt ist).

Die andere Form ist jene, bei der diese Auswüchse nicht vorhanden sind, bei der aber die gewöhnliche sykotische Warze, Verruca vulgaris und gestielte (pendelnde) Warzen vorhanden sind. Bei dieser Form werden die Symptome durch Thuja gedeckt, und hier stellt Hahnemann die Regel für die Behandlung oder die Mittelwahl auf, wie wir sie vorher schon erwähnt haben. Er sagt: „War jedoch der Kranke zugleich mit andern chronischen Leiden behaftet, wie gemeiniglich nach so angreifenden Kuren, als bei Feigwarzen durch die allöopathischen Aerzte geschehen, so findet man oft entwickelte Psora mit Sykosis kompliciert, wenn vorher dergleichen, wie so oft, latent in ihm schlummerte, auch wohl, wenn üble Behandlung der venerischen Schanker-Krankheit vorangegangen war, diese beiden Miasmen zu dreifachen Komplikation noch mit Syphilis verbunden. Da ist es nöthig, zuerst dem schlimmern Theile, nämlich der Psora mit den unten folgenden spezifisch antipsorischen Arzneien zu Hilfe zu kommen, und dann erst die für die Sykosis angezeigten Mittel zu brauchen . . ." (Chronische Krankheiten, 1. Band, 2. Auflage, S. 106). Folgen Sie im allgemeinen jenen Prinzipien bei der Verschreibung ihrer Arzneien oder bleiben Sie dabei, die Sykosis beiseite zu schieben und auf diese Weise fehlzugehen, den Fall zu heilen? Hier in diesem Augenblick ist man schwach, wenn man stark sein sollte; dennoch sind viele bereit, jedem zu widersprechen, der auf diese wichtige Wahrheit aufmerksam macht, wie sie durch den Meister niedergelegt wurde.

Ich verkünde keine neue Wahrheit, ich erhebe keinen Anspruch darauf; ich bin einfach „ein Rufer in der Wüste, der die Pfade sicher macht," – folge wortgetreu den Lehren Hahnemanns, denn wenn man dem Gesetz nicht gehorcht, bringt man es in schlechten Ruf und schadet so der Sache der Homöopathie. Der Einfluß der chronischen Miasmen auf endemische oder epidemische Krankheiten ist jenen wohlbekannt, die mit den Prinzipien vertraut sind, die die Homöopathie beherrschen. (In diesem Fall meine ich die Hahnemannsche Homöopathie, denn es existiert auf dem Erdball ein Medizinsystem, das sich Homöopathie nennt, dessen Anhänger diesen Prinzipien nicht folgen und dadurch die Sache Hahnemanns in üblen Ruf und Mißstand bringen.)

„Dieser auffallend hartnäckige Charakter der epidemischen Krankheiten“, sagt Hahnemann, „ist Folge eines psorischen Miasmas“, aber heutzutage wissen wir, daß so etwas nicht allein Folge der Psora ist, denn Sykosis spielt, wie schon oft erwähnt wurde, häufig eine genauso große Rolle wie die Psora, weswegen Krebs und andere bösartige Krankheiten zunehmen. Ein bekannter Mediziner aus England sagt, „Krebs wird, wenn er sich in dieser Weise weiter vermehrt, innerhalb von 200 Jahren alles menschliche Leben auf der Insel zerstören.“

Die bösartigen Erkrankungen nehmen zu, die Krankheiten vermehren sich und werden durch die Vermischung der Miasmen und deren unterdrückende Behandlung verschlimmert. Ich möchte aber auch sagen, daß es in England nicht mehr Krebs gibt als in anderen Ländern, nur daß dort diese Tatsache stärker ins Rampenlicht gestellt wurde. Aber wir wissen, daß die Zahl der Krankheiten auf der Erde zunimmt; wir wissen, daß sie schwierig zu heilen, hartnäckiger und tiefer in ihrer Verwicklung mit der Lebenskraft sind. Die Erde ist voller Sünde und voller Krankheit, Leiden, Tod und Entartung des Menschengeschlechts. Sie ist wirklich ein Pesthaus und ein Krankenhaus voller Seuchen.

Alle Arten von falschen Theorien zur Heilung und falsche Lehren über die Natur der Krankheiten oder des Lebens entstehen. Viele dieser falschen Methoden, Krankheiten zu behandeln, sind innerhalb der letzten zehn Jahre in Mode gekommen; ihr Name ist Legion. Die Mehrzahl ist von ihrer Art her unterdrückend und in ihrer Wirkung palliativ; alle komplizieren die Krankheit, wühlen das chronische Miasma auf, was wiederum die Bösartigkeit verschlimmert, die Krankheit vermehrt und den Sterbeprozeß in Gang bringt. Fahren wir in unserem Thema fort und untersuchen die Wirkung akuter Epidemien wie z. B. die der Grippe auf die chronischen latenten Miasmen, so beobachten wir, daß, sobald – und oft schon bevor – die Akutkrankheit den Organismus verlassen hat, das gestörte chronische Miasma eine besondere Behandlung braucht. „Selbst“, so Hahnemann, „wenn unsere besten Mittel gegen das akute Miasma gebraucht worden sind.“

Es wird kaum ein Fall durch unsere Hände gehen, der nicht kurz vor Ende der akuten epidemischen Krankheit die Wahl eines tiefwirkenden antipsorischen oder antisykotischen Mittels benötigt; vorher kann die Gesundheit des Patienten nicht wiederhergestellt werden. In diesem Vorgehen liegt das Geheimnis des Erfolges bei der Heilung von Krankheiten. Dasselbe gilt bei jenen akuten Krankheiten, die sich dazwischenschieben, die sogenannten „morbi intercurrentes“, wie Hahnemann sie nennt; keine akute Krankheit entsteht je (außer ansteckende und Infektionskrankheiten), die nicht eine Anstrengung der Lebenskraft darstellt, die Störung (die innere Krankheit oder die inneren Wirkungen des chronischen Miasmas) an die Oberfläche zu bringen. Wenn die Lebenskraft dazu nicht in der Lage ist, konzentriert sich die Krankheit auf irgendwelche inneren Organe, und es entstehen dann Lungenentzündung, Bronchitis oder irgendwelche anderen tiefliegenden Krankheitsprozesse.

Nicht alle Mittel wirken tief genug auf die miasmatische Verderbnis, daher nannte Hahnemann jene, die dazu in der Lage sind, Antipsorika, Antisyphilitika und Antisykotika. Im § 251 des Organon erwähnt er diese Tatsache und im § 252 benutzt er das Wort antipsorisch, das er in Klammern setzt; dort heißt es: „Fände man aber beim Gebrauche der übrigen Arzneien, daß in der chronischen (psorischen) Krankheit die bestens homöopathisch gewählte (antipsorische) Arznei, in der angemessenen (kleinsten) Gabe, die Besserung nicht befördert, so ist dies ein g e w i s s e s Zeichen, daß die die Krankheit unterhaltende Ursache noch fortwährt, und daß sich in der Lebensordnung des Kranken oder in seinen Umgebungen ein Umstand befindet, welcher abgeschafft werden muß, wenn die Heilung dauerhaft zustande kommen soll." Die therapeutische Fähigkeit unserer Heilmittel läßt sich in oberflächliche und tiefwirkende einteilen; es gibt einen eher oberflächlichen Gebrauch in der therapeutischen Mittelwahl, aber auch einen tiefwirkenden; der erste ist palliativ und der zweite kurativ; beide sind zur Behandlung der Kranken notwendig, dennoch wird die erste Art der Verschreibung überstrapaziert, wie man in der Umgangssprache zu sagen pflegt. Bei der ersten Art der Verschreibung kann das Arzneimittel häufig mit guten Erfolgen wiederholt werden, aber bei der zweiten Art erweist sich die häufige Wiederholung für den Patienten als schädlich und die Heilung oft vollständig verderbend.

Außerdem sagt Hahnemann im § 249 des Organons: „Jede für den Krankheits-Fall verordnete Arznei, welche beim Fortgange ihrer Wirkung, neue, der zu heilenden Krankheit nicht eigenthümliche und zwar beschwerliche Symptome hervorbringt, ist nicht vermögend, wahre Besserung zu erzeugen, und ist nicht für homöopathisch gewählt zu halten; ..." Hierin liegt eines der Geheimnisse der Heilung. Wenn wir nicht in der Natur und der Dynamik (progressiv oder evolutionär) jedes der chronischen Miasmen gut bewandert sind, sind wir nicht in der Lage, jene Symptome, welche Arzneiprüfungen sind, von denen, welche dem miasmatischen Prozeß angehören, zu unterscheiden oder zu entscheiden, ob sie Folge der kurativen Wirkung eines gut gewählten Arzneimittels sind; denn es kann sich um Erstverschlimmerungen von vermutlich gut gewählten Arzneimitteln handeln. Dann mühen wir uns durch ein Labyrinth von Symptomen und sind nicht in der Lage, all die Phänomene zu entwirren.

Ist man jedoch mit den Ruhepausen und der progressiven Dynamik der Miasmen vertraut, wird man wissen, was von einem gut gewählten Arzneimittel zu erwarten ist, ebenso, wann die Krankheit im Organismus vollständig ausgerottet ist. Gerade wenn man die Krankheit erkennt und etwas von ihr versteht, kommt einem die Wichtigkeit ihrer Behandlung zu Bewußtsein. Wenn man z. B. bei einer akuten Gonorrhoe nur die lokal umschriebene Entzündung sieht, wird man sofort versuchen, jenes lokale Feuer (Entzündung) auszulöschen (mit einem chemischen Feuerlöscher, denn um nichts anderes handelt es sich); erkennt man aber in jener umschriebenen Krankheitserscheinung den Beginn einer tiefen miasmatischen Vergiftung, die eine lange Krankengeschichte bis hin zum Tod mit sich bringt, die zerstörerische Prozesse in Gang setzt, die die Lebenskraft der Verdammnis preisgibt, die die Ursache dafür ist, daß unsere Gefängnisse gefüllt sind und daß neue errichtet werden, die ein Leib und Seele verdammendes und verfluchendes Medium darstellt, dann wird man die Krankheit von ihrer miasmatischen Basis her behandeln.

Daher rührt auch die unterschiedliche Anschauungsweise; der eine sieht lediglich einen einfachen Vorgang, den er vergeblich mit seinem chemischen Feuerlöscher zu löschen hofft; er hält ihn für lokal, in sich begrenzt und glaubt, es sei möglich, die Krankheit in ihrer akuten Phase zu zerstören (sobald die Bakterien abgetötet sind); der andere, der im Besitz der Erleuchtung ist, mit der Hahnemann Licht in das Dunkel der Krankheit gebracht hat und der im Besitz seines Wissens vom miasmatischen Ursprung der Krankheit ist, der erkennt den langen und endlosen Prozeß, der ein Leben zugrunde richtet, der weiß, wie er durch den natürlichen Heilungsprozeß des Heilgesetzes, in dessen Dienst er sich stellt und nach dessen Gesetzen er arbeitet, das venerische Ulcus oder den Ausfluß auslöschen kann.

Die von Hahnemann genannten „a u f f a l l e n d e r, s o n d e r l i c h e n, u n g e m e i n e n und e i g e n h e i t l i c h e n (charakteristischen) Zeichen und Symptome des Krankheitsfalles" (§ 153) haben immer grundlegend miasmatischen Charakter; daher auch die wundervollen kurativen Wirkungen, die durch Heilmittel hervorgerufen wurden, die nach solchen Symptomen ausgewählt wurden; sie sind in der Lage, tief genug zu wirken, um die Krankheit auszulöschen oder, was eine bessere Redewendung ist, die Lebenskräfte von ihrer miasmatischen Fessel zu befreien.

Einer der Übersetzer des Organon sagte, als er über einen sogenannten Homöopathen sprach, der homöopathische Mittel verschrieb, ohne das die Wirkung der Mittel beherrschende Heilgesetz zu kennen: „Wie aber wird dieser sorgfältige und arbeitsaufwendige Prozeß, durch welchen die beste Heilung einer Krankheit bewirkt werden kann, jene Herren (jene Sekte) zufriedenstellen, die, sich selbst mit dem ehrenvollen Titel eines Homöopathen brüstend, des äußeren Scheines wegen in der Art und Weise von Homöopathen Medikamente verabreichen, welche sie hastig aufgeschnappt haben (Quicquid in buccam venit)?" Wenn das Heilmittel die Krankheit, weswegen es verabreicht wurde, nicht sofort lindert, so lasten sie den Grund für das Scheitern dem Heilgesetz an und nicht ihrem eigenen, ungenügenden Wissen des Gesetzes und dessen, was den Kranken zerstört und die morbiden Erscheinungen hervorbringt.

Kurz gesagt: das Heilmittel, welches die therapeutische Fähigkeit besitzt, eine künstliche Krankheit zu erzeugen, die der natürlichen Krankheit ähnlich ist, wird die natürliche Krankheit bezwingen und zerstören; aber um sich jener Symptomengruppe, jenem wahren Abbild, welches die Wahl eines solchen Mittels ermöglicht, sicher zu sein, ist es im Sinne der Wissenschaft notwendig, jene Phänomene zu verstehen, die die natürliche Krankheit hervorbringen und aufrechterhalten. Wir behaupten nicht, man könne ohne dieses Wissen nicht behandeln, aber wir behaupten, daß es keine wissenschaftliche Homöopathie ist; es ist nicht die Homöopathie, die Hahnemann sich bemühte, seinen Studenten der Homöopathie mit jeder Seite seiner Schriften einzuträufeln. Weiterhin behaupten wir, daß die sogenannte Homöopathie beim Auftreten neuer Symptome keinen sicheren Weg besitzt, zu unterscheiden, ob es sich dabei um Arzneimittelprüfungssymptome oder um solche einer rückläufigen Metamorphose eines latenten Miasmas handelt, die in der von Hahnemann vorhergesagten Weise zum Vorschein kommen. „Dem Arzt braucht es kein Unbehagen zu bereiten, wenn im Falle der Verschreibung eines antipsorischen Mittels die gewöhnlichen Krankheitssymptome (Psora) in einem stärkeren Maße hervorgerufen werden, als sie sich gewöhnlich zeigen."

In diesen Teil des Heilgesetzes wird nicht sorgfältig genug Einblick genommen; er ist aber von so vitaler Bedeutung, daß wir ihn vollständig verstehen sollten, denn wenn man das Wiederauftauchen von Symptomen eines miasmatischen Prozesses nicht versteht, verleitet dies oft dazu, verheerende Fehler bei unserer Heilung zu begehen; und nicht nur das, sondern auch dazu, alle physiologischen Ausscheidungsvorgänge, die unter der heilenden Wirkung unseres wohlgewählten antimiasmatischen Mittels auftreten, zu verändern. Es ist dieses „Hervorrufen der Symptome", wie Hahnemann die Wirkung des Heilmittels nennt, welches den ausgezeichneten Heilungsvorgang ausmacht.

Dieses Hervorrufen der Symptome ist das Werk des Heilgesetzes in seinem Bemühen, die falschen Prozesse, die eine Folge von krankhaften Veränderungen im Organismus sind, auf ein Normalmaß zu bringen.

Unsere Heilmittel sollten nicht aufgrund der Namen Psora, Sykosis oder Syphilis ausgewählt werden. *Nein! Die Wahl sollte auf den Gesamtsymptomen des gestörten oder aktiven Miasmas beruhen; diese Symptomengruppierung sollte verstanden werden.* Aus den gegebenen Gründen und einer großen Menge anderer haben wir in diesem Artikel nicht Zeit und Platz genug, sie alle aufzuzählen. Hahnemann faßte seine antipsorischen Mittel zusammen und wählte aus dieser Gruppierung seine Mittel; seine sykotische Gruppe war ausgesprochen klein und größtenteils auf Thuja beschränkt; dies beruht aber auf der seinerzeit noch beschränkten Anzahl von Arzneimittelprüfungen.

Heutzutage besitzen wir nahezu genausoviel antisykotische wie antipsorische Mittel und wurden auch damit vertraut, daß die tiefwirkenden Mittel, wie z. B. die Metalle (ich möchte Arsenicum erwähnen), kurativ wirken und alle Miasmen abdecken und so tief und grundlegend in ihrer Wirkung auf die Lebenskräfte sind. Ein umfassendes Wissen dieser chronischen Miasmen macht die Rückwärts- und Vorwärtsbewegung der Krankheit verständlich. Es unterstützt uns sowohl bei der Auswahl als auch bei der richtigen Aufeinanderfolge der antimiasmatischen Mittel; so hilft es uns, den wirklichen Fortgang der Krankheit zu beobachten, was bei der Entwicklung jedes Miasmas zu erwarten ist, bis es vollständig ausgelöscht oder von seinen Verknüpfungen mit der Lebenskraft gelöst worden ist. Außerdem sind wir in der Lage, jene Symptome, die meistens latent im Organismus vorhanden sind, beiseite zu stellen und ein Arzneimittel zu wählen, das auf dem aktiven Miasma beruht, welches, wenn es entfernt ist, andere Symptome zum Vorschein kommen läßt, so daß diese neuen Symptome durch eine zweite Verschreibung gedeckt werden können. Eine Dosis Sulfur z. B., die einem tuberkulösen Patienten gegeben wurde und die offensichtlich auf guten Sulfursymptomen beruhte, hat in einer Anzahl meiner Fälle die Tuberkulose (das tuberkulöse Element) angeschürt, so daß ich viele Monate brauchte, den an meinen Patienten verursachten Schaden wieder zu beseitigen.

Es ist ebenso notwendig, mit der Unterdrückung chronischer Miasmen vertraut zu werden und auch jene Zentren oder Orte zu kennen, um welche sich jedes Miasma konzentriert. Viele dieser Symptome sind uns bereits bekannt. Die Syphilis hat besondere Beziehung zu den Meningen und zum Gehirn selbst, zum Larynx, zum Rachen im allgemeinen, zu den Augen, den Knochen und dem Periost. Bei einem Mann und seiner Frau, die an Syphilis litten, beobachtete ich, wie innerhalb von 2 Monaten eine Lähmung folgte, nachdem die ersten sekundären Krankheitszeichen, die sich an der Stirn in Form von Roseolen zeigten, durch wenige Anwendungen von quecksilberhaltiger Salbe unterdrückt worden waren. Die Psora konzentriert ihre Kraft, wenn sie unterdrückt wurde, hauptsächlich auf das Nervensystem oder auf Nervenzentren und erzeugt oft nervöse und geistige Symptome von ernsthaftem Charakter; aber diese Symptome werden natürlich gelindert, wenn ein Hautausschlag auftritt.

Die Sykosis greift innere Organe an, speziell die Becken- und Sexualorgane in Form von schlimmen und speziellen Entzündungen, erzeugt Hypertrophien, Abszesse, zystische Degenerationen, mukoide Zysten, usw.; und wenn sie sich im Gehirn festsetzt, erzeugt sie Kopfschmerzen, schwere akute Manien, Geisteskrankheit, moralischen Verfall, Unredlichkeit usw. . .

All diese Dinge sollten einem gewissenhaften Hüter der Gesundheit oder dem echten homöopathischen Arzt vertraut sein. Wenn wir die chronischen Miasmen studieren, bemerken wir, daß sie sich uns in verschiedenartigen Formen und Arten präsentieren. Sie zeigen sich in genauso verschiedenen Schattierungen wie die Wolken des Himmels und sind so veränderlich wie das Steigen und Fallen des Barometers im Winter; hier eine Bewegung nach vorne, dort eine zurück. Auf diese Weise wird der Streit zwischen ihnen und der Lebenskraft ständig aufrechterhalten. Wenn wir uns das Gesicht eines Kranken anschauen, haben wir einen physiologischen Spiegel vor uns, der uns die Wirkung ihrer Anwesenheit reflektiert, den Grad der daraus folgenden Störung wiedergibt und dem Patienten den unauslöschlichen Stempel ihrer Präsenz tief einprägt und die Lebenskraft wie ein Fluch zeichnet. An dieser Stelle sucht der Kliniker nach Zeichen der Gesundheit oder Krankheit; an dieser Stelle sieht er die Blässe der Erschöpfung, die Gesichtsröte bei Fieber, die hektischen Ringe, die Schatten der Verzweiflung, das geistige Auf und Ab, die psorischen Papeln, die syphilitischen Roseolen, den sykotischen Fleck. Das Gesicht ist bleich, gerötet, aschfahl, livide, grau, pigmentiert, gelblich-blaß, schmutzig-trüb, blutlos, eingesunken und anämisch; es hat alle Grade und Schattierungen, die ein geübtes Auge wahrnehmen kann; all das spiegelt sich auf diesem kleinen sichtbaren Feld, dem Gesicht, wider. Außerdem suchen wir an bestimmten Punkten nach ihnen, an wohlbekannten Zentren, über die in den Pathologiebüchern so viel geschrieben steht, und zuletzt beobachten wir sie in der geistig-psychischen Sphäre, im sittlichen Verhalten und in der alltäglichen Lebensweise des Menschen.

Wir haben ausführlich über das Thema der drei chronischen Miasmen – Psora, Syphilis, Sykosis – geschrieben, über die Symptomatologie des einzelnen Miasmas, aber wir haben – außer dem im ersten Band dieses Werkes mitgeteilten – wenig über gemischte Miasmen ausgesagt. Wir können uns an dieser Stelle nicht in dieses Thema vertiefen, hoffen dies aber später nachholen zu können. Sobald der dritte Band der chronischen Miasmen, *Syphilis*, geschrieben ist, beabsichtigen wir eine Arbeit über gemischte Miasmen, wovon die Pseudopsora eine ist, die im ersten Band ausführlich beschrieben wurde. Hering hat in seiner Einführung in das Organon, übersetzt von Charles J. Hempel, dazu folgendes gesagt: „Hahnemann unterscheidet die venerischen Miasmen wie Syphilis und Sykosis; unterteilt auch in Psora und Pseudopsora. Die reguläre Schulmedizin hat allgemein die Tatsache erkannt, daß die tertiäre Syphilis keine wirkliche Syphilis ist und wir wissen auch, daß sie es nicht ist, denn wir wählen nicht selten ein antipsorisches Mittel aus, um sie zu heilen."

Wir können uns mit diesem Aspekt nicht weiter beschäftigen; wir wollten lediglich auf diese Tatsache aufmerksam machen; da es diese Verbindung mit der Psora ist, die die Ausübung der Medizin und die Behandlung der Krankheit so widerspenstig, kompliziert und schwierig zu verstehen macht. Aus diesen Verbindungen, bekannt als gemischte Miasmen, entwickeln sich unsere bösartigen Krankheiten, wie z. B. Krebs, Lupus, tiefe Abszesse, Fisteln, tuberkulöse Infiltrate und Veränderungen und all die zahllosen Formen bösartiger Erkrankungen. Die spezifischen sekundären Entzündungen der Sycosis entstehen, wenn die Psora oder die Pseudopsora sich vollkommen mit dem sykotischen Element im sekundären Stadium verbindet. Außerdem sehen wir im tertiären Stadium der Sykosis fibröse Veränderungen in Niere, Leber usw. Dasselbe kann von bösartigen tuberkulösen Veränderungen wie Krebs und Lupus gesagt werden. Kondylome sind aus einer Mischung der venerischen Miasmen, Syphilis und Sykosis geformt. Das Thema ist zu weit gefächert und deckt sich so sehr mit der Pathologie, daß wir an dieser Stelle nicht weiter eindringen können.

In keinem Fall sollten die psychischen Symptome bei der Auswahl des Arzneimittels, das den Fall deckt, übersehen werden, denn die psychischen Symptome sollten stets über die physischen dominieren, und jedes chronische Miasma hat seine eigene krankhafte psychische Eigenheit, die alle in diesem Werk erwähnt worden sind. Hahnemann hat gesagt, daß viel Sorgfalt darauf verwendet werden sollte, die psychischen und die sittlichen Verhaltenssymptome im Verlauf der Heilung zu beobachten. „Wir sollten den Grad der homöopathischen Anpassung beurteilen, die zwischen dem Heilmittel und der Krankheit besteht, indem wir die Besserung, die im sittlichen Verhalten stattfindet, beobachten." (Hering)

Bei der Behandlung der Krankheit sollten wir auch die gesetzmäßige Beziehung zwischen dem Gemüt und dem Körper beachten, das heißt, wenn die körperlichen Symptome sich bessern und die Gemütssymptome schlechter werden und umgekehrt. Wie oft haben sich die Gemütszustände durch einen äußerlichen Krankheitsprozeß gemildert; durch das Auftreten eines Ulcus oder eines Hautausschlages oder eines vaginalen Ausflusses verschwand die Geisteskrankheit. Dieselbe Gesetzmäßigkeit beobachten wir auch im körperlichen Bereich. Ein Nasenbluten hat schon oft ein Kopfweh gebessert, ein Hautausschlag einen Schmerz, ein reichlicher Nachtschweiß hat angezeigt, daß die im Mittelpunkt ruhende Krankheit ihren verborgenen Ort noch nicht verlassen hat. Die Symptomengruppierung eines Miasmas enthält jedoch alle Symptome, die notwendig sind, das Simillimum zur Heilung einer Krankheit zu finden.

Ich möchte noch einmal Hahnemann

zitieren und mich für eine eventuell ermüdende Häufigkeit seiner Zitate entschuldigen; als er, nachdem er die Psora entdeckt hatte, von der wahren Ätiologie der Krankheit sprach, sagte er: Dies zeigte mir, „daß der homöopathische Arzt bei dieser Art chronischer Uebel, ja bei allen (unvenerischen) chronischen Krankheitsfällen es nicht allein mit der eben vor Augen liegenden Krankheits-Erscheinung zu thun habe, sie nicht für eine in sich abgeschlossene Krankheit anzusehn und zu heilen habe – welche sonst in kurzer Zeit und auf immer homöopathisch getilgt und geheilt worden seyn müßte, wie doch die Erfahrung und der Erfolg widerlegte – sondern daß er es immer nur mit einem abgesonderten Theile eines tief liegenden Ur-Uebels zu thun habe, dessen großer Umfang in den von Zeit zu Zeit sich hervorthuenden neuen Zufällen sich zeige, daß er daher sich keine Hoffnung machen dürfe, die einzelnen Krankheitsfälle dieser Art, in der bisherigen Voraussetzung, als seyen sie für sich bestehende, in sich abgeschlossene Krankheiten, dauerhaft zu heilen, so daß sie selbst nie wieder und auch keine andern, neuen, beschwerlichern Symptome an ihrer Stelle wieder hervorsprießten, daß er folglich möglichst den ganzen Umfang aller der dem unbekannten Ur-Uebel eigenen Zufälle und Symptome erst kennen müsse, ehe er sich Hoffnung machen könne, eine oder mehre, das ganze Grundübel mittels ihrer eigenthümlichen Symptome homöopathisch deckende Arzneien auszufinden, durch welche er dann das Siechthum in seinem ganzen Umfange, folglich auch seine einzelnen Glieder, das ist, alle seine in so verschiednen Krankheitsfällen erscheinenden Krankheits-Fragmente heilkräftig zu besiegen und auszulöschen im Stande wäre.“ (Hahnemann, Die Chronischen Krankheiten, Erster Theil 1835; Seite 6 f) Warum?

Wir lesen weiter: „Daß aber das gesuchte Ur-Uebel noch überdieß miasmatisch chronischer Natur seyn müsse, ...“ Wir erkennen also klar, wie Hahnemann die Krankheit betrachtete, nämlich vom Standpunkt des Miasmas aus; und wenn er bereit war, bei einer chronischen Krankheit eine Mittelwahl zu treffen, basierte seine Verschreibung auf jenen Symptomen, die sich auf das bestehende aktive chronische Miasma konzentrierten. Wie werden wir vertraut mit der Art und Weise von Hahnemanns Verschreibung? Durch das Studium seines „Organons der Heilkunst“ und seines Buches, „Die Chronischen Krankheiten“. Wie sollten wir die Symptome der Miasmen kennenlernen? Durch das Studium der chronischen Miasmen Psora, Syphilis und Sykosis in all ihren Stadien und Verbindungen.

In diesen beiden Bänden wurde genug berichtet, um Ihnen einen guten Start zu bereiten; dazu haben Sie noch Ihre eigenen Beobachtungen in der täglichen Praxis und ebenso die großen Prinzipien des Heilgesetzes, die Sie führen und leiten, wie sie im Organon dargelegt sind. Weiterhin haben Sie Ihre Materia Medica, welche nichts anderes ist als das Abbild der Krankheit, die es zu heilen gilt. Man kann die Psora in Sulfur und Lycopodium, in Arsenicum und Psorinum erkennen; Syphilis in Mercurius, in den Ioditen und in Nitricum acidum; Sykosis in Rhus tox., in Thuja, in Kalium sulphuricum, in Capsicum, in Medorrhinum und in einer großen Menge anderer Mittel, die am Ende dieses Bandes aufgeführt werden.

Jene Fälle mit chronischen Beschwerden, die nicht das grundlegende miasmatische Heilmittel erhalten, werden manchmal im Verlaufe der Behandlung entweder gemildert (palliativ) oder, wie Hahnemann sagt, „für eine Zeit suspendiert, nur um noch schlimmer als zuvor wieder zurückzukehren." Wiederum erfüllt das grundlegende miasmatische Heilmittel alle Erfordernisse des Gesetzes; in der Tat wird diesem Gesetz nur Genüge getan oder es auf die Höhe seiner Wirkung gegen die streitbaren Kräfte der Krankheit gebracht durch eine antimiasmatische Mittelwahl. Auf diese Weise werden die vitalen Energien ohne Verlust und ohne Behinderung wiederhergestellt und ihre Bewegungen gehen beständig und fortschreitend der Gesundheit entgegen; die physiologischen Funktionen werden in ihren normalen Rhythmus zurückgebracht; im anderen Fall beschränken wir den Heilungsprozeß und leiten die pervertierten Lebenskräfte in noch größere Zerrüttung.

Die §§20 und 21 des Organons besagen zusammengefaßt folgendes: „Wir erfahren die verborgene Fähigkeit der Arzneimittel nur dadurch, daß wir ihre Wirkungen auf den menschlichen Organismus beobachten, wenn diese Arzneimittel gut gewählt sind und auf den *grundlegenden Symptomen* der Krankheit basieren!" Wir sehen dann nicht nur ihre heilende Wirkung auf die Krankheit, sondern wir entwirren dann auch die verwobenen Maschen des Krankheitsprozesses und erfüllen damit jeden Punkt des homöopathischen Heilgesetzes.

Indem wir die Natur und die Wirkung der Miasmen studieren, studieren wir gleichzeitig den wirklichen Charakter der Krankheit und die Natur des Krankseins. Es ist nicht der Versuch, eine Theorie dessen zu etablieren, daß der Magen, die Leber oder das Herz die Ursache einer Krankheit seien, sondern die, daß die Phänomene einer pervertierten und zerstörten Lebenskraft das Erscheinungsbild eines bestimmten chronischen Miasmas sind, dessen Charakter wir verstehen sollten, und welches uns den Charakter und die Natur der Krankheit vermittelt. Wir sollten wissen, daß diese Perversion einer Krankheit die Perversionen des physiologischen Gesetzes sind, welche die Folge einer Kraft oder von Kräften sind, deren Charaktere uns vertraut sind und deren Geschichte und Dynamik uns sehr vertraut sein sollten, auch wenn sie unterdrückt wurden. Dr. Kent: „Das gibt es nicht, daß ein Organ ein anderes Organ oder gar den ganzen Menschen krank macht." Wenn wir also die Schuld nicht auf einen Teil des Ganzen abwälzen können, wem sollen wir sie dann zuweisen?

Wir lernten, daß die Krankheit vom

Zentrum zur Peripherie hinwirkt und daß sie es ist, die die Räder im Inneren in Bewegung versetzt, in eine Richtung, die der Physiologie entgegengesetzt ist und die in Opposition zur Lebenskraft und Gesundheit abläuft, daß die Krankheit so bestehen bleibt und alles mit einbezieht bis hin zur Zerstörung des Organismus und zu seinem Tod. Es ist diese Kraft, von der wir behaupten, daß sie die wahre Ätiologie der Krankheit ist; es ist diese Kraft, von der wir behaupten, daß man sie kennenlernt, wenn man mit dem Charakter und dem Ursprung der chronischen Miasmen vertraut wird.

„Wir sollten das verborgene und unbekannte Innere suchen, das, was an einer Krankheit zu heilen ist und uns nicht allein von äußeren Dingen leiten lassen.“ Das Arzneimittel gelangt in die große Energiezentrale, die die Kräfte des Lebens kontrolliert und die beständig und sofort heilt. Den Endzustand einer Krankheit erkennt man an ihrer Pathologie, ihre Anfänge aber kann niemand sehen, außer man betrachtet die Krankheiten mit Hilfe des Heilgesetzes und mit dem Wissen von der Natur der chronischen Miasmen. Die *körperlichen* Untersuchungen geben einem ein Wissen vom Zurückliegenden, und nur die *dynamischen* vermitteln einem auch ein Wissen für die Zukunft.

„Die Bedürfnisse des Patienten machen sich in den Vorzeichen und Symptomen bemerkbar“, sagt derselbe Autor (Dr. Kent), aber ein umfassendes Wissen jener Vorzeichen und Symptome ist nur möglich, wenn man die chronischen Miasmen kennt. Eine Änderung des Zustandes, sei es nun ein lokaler oder allgemeiner, ist Folge irgendeiner Kraft, die zusammen mit der Lebenskraft wirkt oder arbeitet. Deshalb wollen wir mit jener Kraft vertraut werden, deren Charakter wir in all ihren Bewegungen und in allen Krankheitsprozessen erkennen werden. Man muß die Schleichwege kennen, die sie nimmt und die Krankheitserscheinung, die sie hervorbringt.

Noch einmal ein Zitat von Dr. Kent: „Wenn die Krankheit von der Ursache ihrer Wirkung her geheilt wurde, dann muß sie geheilt bleiben.“ Wir sehen jene Ordnung nur dann wiederkehren und bleiben, wenn wir der Ursache mit der sie auslöschenden Kraft einen harten Schlag versetzen. Wenn wir sie mit einem palliativen Arzneimittel sachte beiseite schieben, erreichen wir lediglich, daß ihre Wirkung für einige Zeit aufhört, um sich dann wieder einzustellen. Wir erkennen also die Krankheit an ihren äußeren Erscheinungsformen, und ihre inneren Erscheinungsformen sind einfach die miasmatischen Kräfte, die im Körper hin und her wechseln, sobald sie durch unterdrückende Maßnahmen oder durch schlechte Behandlung beeinflußt werden. Wir beobachten dasselbe bei latenten Krankheiten wie z. B. der Tuberkulose, die durch ein Scharlachfieber oder ein anderes akutes Miasma aktiviert wird und so Folgezustände hervorbringt. Um dies zu verstehen, müssen wir etwas über die Beziehung der Kräfte und ihre Verschiebung von einem Körperteil zu einem anderen und den Grund für diese plötzlichen Verschiebungen kennen. Der Arzt, der z. B. Röntgenstrahlen, Licht oder elektrische Ströme als lokale Therapie anwendet, kann von diesen Dingen nichts wissen; das Verschwinden des pathologischen Symptoms ist alles, was ihn interessiert. Das Zurückkehren der Pathologie nennt er Rezidiv und der Grund dafür ist ihm ein Buch mit sieben Siegeln, genauso wenig wie er die Gesetzmäßigkeit kennt, die die inneren Kräfte leitet. Wir wissen, daß alle Bewegung nach einer Gesetzmäßigkeit abläuft, und dieses Studium von Ursache und Wirkung ist die induktive Methode Hahnemanns, mit deren Hilfe sein Wissen von der Homöopathie an das Licht der Welt gelangte. Folgeerkrankungen sind ebenso wie viele Gefahren und bösartige Krankheitserscheinungen oft dem Arzt anzulasten, der kein Wissen vom Wirkungscharakter und der Dynamik der Miasmen hat.

Die Konstitution eines jeden Patienten sollte sorgfältig studiert werden, denn seine Krankheit wird gewöhnlich von irgendeiner miasmatischen Grundlage abhängen, und der Arzt, der im Patienten ohne den Nachweis einer Gonorrhoe in seiner Krankengeschichte die Anwesenheit der Sykosis nicht ausfindig machen kann, weiß sehr wenig von den Miasmen. Eine Phthisis kann geköpft werden, bevor sich im Lungengewebe ein Abszeß bildet, wenn wir mit den Erscheinungen ihres Auftretens vertraut sind. Das Band zwischen zwei Miasmen kann nur durch eine Verschreibung gebrochen werden, die an die Gesamtheit der Symptome des aktiveren Miasmas denkt. Jedes hat seine eigene Ausdrucksform, seine Zeiten, Modalitäten und Symptomenanordnung. Erscheinen Folgezustände, so kommt eine chronische Krankheit zum Vorschein oder wenigstens drückt sich eine von ihnen aus, je nachdem welches Miasma im Inneren vorherrscht. Was immer im Leben gesät worden ist, wird zur Blüte kommen und am Familienstammbaum seine Früchte tragen. Können die Zeichen auch an der Oberfläche des Körpers nicht entdeckt werden, wird doch so lange ein Wehklagen aus dem Innern vernehmbar sein, bis diese entfernt wird. Keine heimliche Sünde kann wider allen Willen verborgen bleiben, sie wird sich zeigen oder ans Tageslicht gebracht werden. Dr. J. T. Kent sagt: *„Bei einer Verschreibung hängt sehr viel von der Fähigkeit des Arztes ab, zu erkennen, welche Symptome das Miasma bildet. Wenn er in seiner Wahrnehmung abgestumpft ist, wird er Symptome vermischen, die nicht zusammengehören.“*

Dr. W. E. Reller von Council Bluffs, Iowa, sagte, als er in einem Artikel über medizinischen Fortschritt im Jahre 1883 über die Psora sprach, „keine von Hahnemanns Schriften ist so verschmäht und lächerlich gemacht worden wie seine in den ‚Chronischen Krankheiten` dargestellte Lehre, und dennoch wird jeder sorgfältige Beobachter, der seine Schriften fleißig studiert und die Lehren sorgfältig und mit Verstand anwendet, bald von ihrer Wahrheit überzeugt sein." Weiter sagt er, „der durchschnittliche homöopathische Arzt erreicht nicht die Vorteile, deren er sich erfreuen könnte, wenn er sein Tun vollkommen durch die Grundsätze der Homöopathie untermauert hätte."

Die konstitutionellen oder chronischen Miasmen können entweder latent oder aktiv sein; sie können so latent sein, daß kein einziges Symptom ein Abweichen von der Gesundheit kennzeichnet und sie nicht einmal einem im Umgang mit den Miasmen Erfahrenen ihre Anwesenheit kundtun. Wir beobachten dies bei heranwachsenden Kindern und bei jenen robusten Naturen, bei denen eine starke Vitalität vorherrscht.

Die chronischen Miasmen werden in Gegenwart akuter Erkrankungen aktiv (wie z. B. bei Kinderkrankheiten), ebenso zum Ende des Lebens hin, wenn die Vitalität des Einzelnen abnimmt. Dann finden wir Tumore, bösartige Gewächse und die ganze Pathologie, die durch die gemischten Miasmen in einem Alter jenseits des Lebenszenits vom 40. Lebensjahr aufwärts auftritt. Das erzählen uns die Krankengeschichten bei unserer Arbeit in der Praxis und an der Pathologie; die Ursache bleibt verborgen und ein in Dunkelheit gehülltes Rätsel. Erst nachdem Hahnemann 12 Jahre seines Lebens damit verbracht hatte, die verborgenen Rätsel auszukundschaften, ging er an die Arbeit, jene Arzneimittel herauszufinden, die sie heilen konnten.

Ich zitiere nochmals Dr. Reller aus demselben Artikel, in welchem er sagt: „Ich hatte die Gelegenheit, in einer Familie das zu untersuchen und zu beobachten, was bereits als Wahrheit bekannt war. Sieben Kinder in dieser Familie starben, bevor sie 3 Jahre alt waren; alle starben an gastrointestinalen Schwierigkeiten, und beinahe alle hatten Symptome eines Hydrocephalus; jene, die überlebten, litten an chronischen Kopfschmerzen. Drei Schwestern der mütterlichen Seite fand ich, die an Tuberkulose gestorben waren, und eine befand sich in einer Irrenanstalt. Auf der väterlichen Seite waren die Großväter und drei Schwestern geisteskrank. Ist das nicht eine schreckliche Demonstration von Hahnemanns Psoratheorie?"

Nach außen hin können zwei Arzneimittel dieselben Symptome haben, dennoch kann die Wertigkeit jener Arzneimittel sehr unterschiedlich sein; dasjenige, das dem aktiven Miasma nahe kommt, steht im Rang höher. Ebenso ist das Arzneimittel, das von innen nach außen und von oben nach unten wirkt, das grundlegende Arzneimittel.

Es gibt noch eine andere Regel: Das Heilmittel sollte den Symptomen in der Reihenfolge ihres ersten Erscheinens entgegentreten. Bei der Auswahl eines Mittels stellen wir die Symptome entsprechend ihrer Wertigkeit zusammen und ziehen jene, die zuletzt erschienen sind, vor, da sie die Symptome des aktiven Miasmas sind, und bezeichnen die übriggebliebenen als Symptomengruppe, die zum latenten Miasma gehört. Wenn nach dem Verschwinden der ersten oder aktiven Symptome diese latenten Symptome immer noch vorhanden sind, kann es notwendig sein, sie erneut zu studieren, um eine neue Mittelwahl zu treffen. Ihre Reihenfolge, ihre Wertigkeit, ihre Latenz oder Aktivität muß bei der Wahl eines heilenden Mittels sorgfältig in Betracht gezogen werden. Wenn natürlich die Besserung nachläßt, muß noch einmal neu untersucht werden. Manchmal tauchen zu den alten Symptomen neue auf oder alte latente und vergessene kommen wieder ans Licht. Genauso wie bei der ersten Mittelwahl müssen Symptome auch bei der zweiten entsprechend ihres miasmatischen Ranges gewertet werden. Wenn ein Hautausschlag auf der Haut erscheint, ein altes Geschwür wieder aufbricht oder eine Ausscheidung wieder hergestellt wird, vereinfachen sich die Verhältnisse oft sehr, und die Heilung folgt dem Gesetz des physiologischen Fortschritts.

Mißlingt es, die zugrundeliegende Idiosynkrasie oder die chronisch miasmatische Vergiftung sogar bei der Heilung akuter Erkrankungen zu erkennen, kann sich das für den Patienten als fatal erweisen. Das ist eine der Schwierigkeiten dieser Heilkunst. Wir müssen nämlich lernen, zwischen den Zeilen zu lesen, denn die Symptome, die oft die hervorstechendsten und dem Patienten am lästigsten sind, sind nicht immer die Symptome, auf denen unsere Verschreibung basiert und umgekehrt. 15 oder 20 Paragraphen des Organons sind dem Thema der homöopathischen Verschreibung gewidmet, und in ihnen ist die Grundlage dieser Kunst dargelegt. Wie oft haben wir die Akutmittel wie Bryonia oder Belladonna gegeben, wiederholt oder in unterschiedlichen Potenzen verabreicht, aber ohne Erfolg, wo wir nach einer sorgfältigeren Analyse, beim Lesen zwischen den Zeilen, das tieferwirkende antipsorische, antisykotische oder antipseudopsorische Heilmittel erkannt hätten, das als einziges angezeigt war.

Ein abnormales Symptom ist ein sicheres Anzeichen für die Zerstörung der Lebenskraft und sein klinischer oder pathogenetischer Wert ist das goldene Wissen des Arztes. Wird diesem besonderen Symptom der richtige Wert beigemessen, bringt das die guten Ergebnisse hervor, die das Werk des Heilgesetzes sind.

Diejenigen, die die Materia medica in der Art von Papageien nachplappern, schenken der Wertigkeit der Symptome zuwenig Beachtung, gewichten sie zu wenig, und das so entstandene Arzneimittelbild ist dementsprechend lückenhaft. Wenn möglich beginne ich mit den Gemütssymptomen und fahre nach außen hin mit den körperlichen Symptomen fort; oder von oben nach unten zu den Extremitäten. Die Pathologie sollte dem homöopathischen Verschreiber außer den unvermeidbaren Operationen eine unbekannte Größe sein, und dennoch sollte er sicher in der Lage sein, sie bis zu ihrer miasmatischen Quelle zurückzuverfolgen und ihre miasmatische Dynamik und ihren Ursprung zu erkennen. Für Hahnemann waren die Miasmen verunreinigend, beschmutzend, verseuchend und befleckend; er spricht von ihnen als infektiösen Giften. Rohe Drogen sollten jedoch diesen Noxen noch hinzugezählt werden, da sie ebenfalls Teil der hydraköpfigen Gründe sind, die die Menschheit krank machen.

Professor H. N. Guernsey, der der Vater der Leitsymptome der Materia medica genannt wird, sagt, „daß wir in Harmonie mit der Gesamtheit der Symptome sein müssen.“ „Es sieht so aus, als würden wir nach einzelnen Symptomen verschreiben,“ sagt Dr. E. W. Berridge, „aber das ist nicht so; es bedeutet nur, daß man sich auf einige eigenartige charakteristische Symptome stützt.“ Es sind diese gewichtigen Leitsymptome, diese charakteristischen Symptome, die die Anwesenheit des aktiven Miasmas und manchmal auch des unterdrückten anzeigen, wie das bereits erwähnt worden ist. Wir glauben nicht an die Verschreibung aufgrund einzelner Symptome, sondern wir vertrauen auf die Gesamtsymptome des bestehenden aktiven Miasmas und nicht auf eine Verschreibung auf den ersten Blick.

Ich glaube, daß Hahnemann der erste war, der behauptete, daß die Sykosis eine miasmatische Krankheit und genauso wenig lokal beschränkt ist, wie die Syphilis und die Psora es sind, einen ähnlichen Verlauf nimmt wie die Syphilis mit drei unterscheidbaren Stadien, deren Erscheinungsform und Pathologie sich voneinander unterscheiden wie bei anderen chronischen miasmatischen Krankheiten. Hahnemann unterscheidet diese Stadien und sagt weiter, „daß, wenn die Krankheit nicht im katarrhalischen Stadium geheilt wird oder wenn ihre Symptome durch lokale Maßnahmen unterdrückt wurden, die Krankheit chronisch wird.“ Es ist eine exemplarische Krankengeschichte in Kürze, die wir über viele Male bestätigt fanden. Wir wissen, daß nach einer Unterdrückung ein Intervall scheinbarer Gesundheit folgen kann, aber bei der eingehenden und sorgfältigen Untersuchung eines solchen Patienten werden wir Symptome finden, vielleicht zu geringfügige um sich darüber zu beklagen, die aber das Bestehen eines Zustandes zeigen, der nicht dem normalen Zustand vor der Ansteckung entspricht.

Die leichtesten Symptome können ständig vorhanden bleiben oder allmählich, entsprechend der stärkeren oder schwächeren Lebenskraft, zunehmen, die sie in der Schwebe halten. Es wird aber eine Zeit kommen, in der die Lebenskraft, entweder durch eine akute Erkrankung oder eine schwere Gemütsstörung untergraben, ihre Energie verliert oder verstimmt wird, in der das sykotische Miasma nicht mehr länger latent bleibt, sondern in Form eines pathologischen Zustandes von oft bösartiger Natur hervorbricht und den Patienten das Leben kostet. Der Vesuv war ruhig, aber ein leichtes Brodeln und eine Rauchfahne zeigten, daß er nur schlief und nicht ausgelöscht war. Wir müssen daher für das Geschenk der Homöopathie dankbar sein, denn sie kann die Sykosis zur Ruhe bringen und alle ihre

Spuren, die im Organismus vorhanden sind, beseitigen.

Bevor ich diesen Artikel beende, möchte ich noch auf einen anderen Weg aufmerksam machen, wie das sykotische Gift in den Organismus gelangt, nämlich durch die verwerfliche Methode der Impfung, die jetzt so im Blickfeld steht. Wir glauben, daß das eine Form der Sykosis ist und zweifeln auch nicht länger daran. Das häufige Auftreten all jener akuten Störungen, die oft nach Injektion des Virus in den Körper gefährliche Schäden zur Folge haben, schreit nach Zustimmung. Nichtsdestoweniger ist aber eine Veränderung da, und durch die Impfung kommt zu dem degenerativen Prozeß im Körper noch eine potentielle, andere Krankheit hinzu.

Die Impfung ist die Ursache dafür, daß die ganze Menschheit sykotisch ist, und sie ist außerdem schuld an einer Vielzahl von Hautkrankheiten wie z. B. dem Erysipel, der Impetigo, der Psoriasis, den masernartigen Ausschlägen, einigen Formen von Gangränen, Erythemen, Roseolen, papulösen und pustulösen Ausschlägen unterschiedlicher Formen, Urticaria, Ekzemen, herpetiformer Dermatitis, einer bestimmten Form des Pemphigus, Lupus vulgaris und vielen anderen, die noch erwähnt werden könnten. Alle schreien: „Stoppt den Sterbeprozeß, hervorgerufen durch die Impfung, oder die gesamte Menschheit wird bald degeneriert sein.“ Wir glauben, daß sich die Menschen einträchtig erheben und mit gemeinsamer Stimme fordern sollten, diese Sache zu Fall zu bringen. Jeder Arzt sollte ein eifriger Lehrer sein und diese Wahrheit in jedes Haus und zu jedem Patienten tragen, der ihn braucht. Laßt uns die Zwangsimpfung zu Fall bringen und besonders die unschuldigen Kinder nicht mehr länger wie die Schafe zum Schlächter führen.

Wir glauben an die Krankheitsprophylaxe und halten dieses Thema besonders bei so akut ansteckenden Krankheiten wie z. B. den Pocken für interessant, aber wir wollen nicht zu einem stereotypen Heilmittel verurteilt sein, wie es derzeit der Öffentlichkeit durch ungerechte Gesetze aufgezwungen wird: das rohe Rindervirus, das einen Pfad von Tod und Krankheit hinterläßt. Es ist besonders gefährlich bei Kindern und ganz besonders beim tuberkulösen Kind. „Weg damit!“ sollten wir rufen.

Die Behandlung

Bei der Behandlung der Gonorrhoe, sowohl der einfachen als auch der sykotischen Form, sollten wir, als Homöopathen, einige Dinge lernen. Handelt es sich um eine lokale oder um eine konstitutionelle Erkrankung? Wenn sie keine lokale Erkrankung ist, dann können wir ihr nicht mit lokalen Maßnahmen beikommen, da alle lokalen Maßnahmen nur lokal wirken und auf einen bestimmten Ort zielen. Deshalb wirken alle lokalen Maßnahmen von außen nach innen und eliminieren die Krankheit nicht, sondern unterdrücken sie in ihrer Wirkung und sind nicht im Einklang mit irgendwelchen physiologischen Vorgängen oder Gesetzmäßigkeiten, die jegliche Form des Lebens beherrschen; außerdem sind sie jenem homöopathischen Heilgesetz genau entgegengesetzt, das besagt, „daß die Krankheit von innen nach außen und von oben nach unten geheilt wird“ – also im Sinne der allen Lebensprozessen innewohnenden natürlichen Evolution. Das gilt sowohl für die Einzelzelle als auch für den gesamten Organismus.

Auf diese Weise wächst oder entwickelt sich alles organische Leben. Bei einer Zelle geht die Entwicklung vom Kern aus und bei einem Lebewesen von den großen zentralnervösen Zentren. Die wirkliche Dynamik der Zelle geht vom Kern aus und die wirkliche Dynamik des Organismus von den herrschenden Zentren. Was wäre das für ein Organismus, wenn die 12 Hirnnerven fehlen würden? Er wäre nicht besser als ein im Staub der Erde kriechender Wurm. Der gelähmte Arm, der die Verbindung zu den Lebenszentren verloren hat, ist, was sein Zusammenwirken mit dem Organismus anbelangt, tot; dasselbe gilt für das Ohr, das taub oder für das Auge, das blind ist.

Der Verlust ist nicht eine äußere sondern eine innere Störung. Die innere Kraft versagt aufgrund irgendwelcher subversiver Veränderungen im Organismus. Sollen wir von außen die Lebenskraft peitschen, damit sie aktiv wird, durch die Verabreichung von elektrischen Strömen, Röntgenstrahlen, durch mechanische oder chemische Kräfte, oder durch irgendeine der tausendundeinen Methoden oder Verfahren, die gerade modern sind, oder sollten wir innerhalb des Körpers Hilfe anbieten; Hilfe in Form einer ausgesuchten Kraft, einer Energie, die durch dieselben Gesetze beherrscht wird, die auch den Organismus in seiner Gesundheit beherrschten? Der Arzt, der versucht, eine Krankheit durch lokale Anwendungen zu heilen, setzt sich entweder über alle Lehren der Wissenschaften hinweg oder ignoriert die beherrschenden Gesetze der Bewegung oder des Lebens, wie sie die Physiologie oder Philosophie enthüllt haben oder er mißachtet überhaupt alles. Er hat offensichtlich nicht den Geist eines Hahnemann, der uns nicht nur das Gesetz, das die Lebenskraft beherrscht, enthüllt hat, sondern auch ein Gesetz, welches die Wirkung unserer Heilmittel beherrscht, aus dem das Similegesetz oder ganz allgemein das Heilgesetz entstand.

Weiterhin müssen wir fragen, ob bei der Heilung der Krankheit ein eliminativer Prozeß oder ein unterdrückender Vorgang zugrunde liegt. Was bringt Ihrer Meinung nach dem Patienten Erleichterung und beseitigt alle giftigen Einflüsse eines sykotischen gonorrhoischen Giftes aus einem inifizierten Organismus – ein adstringierendes Mittel, lokal angewendet oder ein Arzneimittel, das gemäß dem Heilgesetz, auf das wir so stolz sind, innerlich verabreicht wurde? Wir sollten die Frage noch direkter stellen. Stellen Sie sich vor, Sie, als Arztkollege, sind der Befallene und sind gerade im Begriff eine gesunde, reine Frau zu heiraten, von der sie sich Nachkommen erhoffen, die ihren Namen und ihr Geschlecht fortpflanzen. Nehmen wir an, dies sei der Fall, welche Behandlung würden sie wählen? Welches ist ihrer Meinung nach die sicherste, direkteste Methode zu heilen? Sie sind sich der Gefahr bewußt; Sie kennen die Krankengeschichte solcher Ehen gut; Sie haben viele solcher Fälle gesehen und haben oft solche Krankengeschichten gehört, die voller Kummer und Leiden sind.

Wenn man seinen Nachkommen die Zeichen der sykotischen Krankheit für immer einprägen möchte, braucht man nur die Krankheit bei den Eltern zu unterdrücken, und dann wird es so geschehen. Ihre Zeichen sind unfehlbar in jedem neuen Leben vorhanden. Bei der Geburt entdeckt man, daß das Neugeborene von der Krankheit gezeichnet ist. Oft heißt es, das Kind habe ein Muttermal. Woher kommt es? Ich meine zu hören, daß es dann heißt, von irgendwelchen mütterlichen Eindrücken, die eine Folge einer Furcht oder eines Schreckens sind oder, mit anderen Worten, wegen eines seelischen Erlebnisses. Ja ich weiß, daß es die alte Geschichte der Menschheit ist, die die Schuld ihrer Schwäche gegenüber dem Schöpfer widerspiegelt, wie einst Adam, der sagte: „Die Frau, die du mir gabst, damit sie bei mir sei, gab mir von dem Baum, und ich aß davon," was in diesem Fall nicht wahr ist, als ob der allgütige und allweise Schöpfer den Menschen allem unterworfen hätte, was den Organismus verderben oder das Leben pervertieren würde. Wenn wir jede Naevusform sorgfältig untersuchen, egal ob sie nun einen erythematoden Charakter hat oder nicht, können wir sie leicht unter die sykotischen Hautkrankheiten einreihen. Wenn ich die Hautkrankheiten studiere, fällt es mir nicht schwer ihre Natur zu erkennen und sie als sykotisch, psorisch oder syphilitisch zu bestimmen, sogar wenn sie gemischten Ursprungs sind. Die Krankheiten und Erscheinungsformen jedes einzelnen Miasmas sind für einen erfahrenen Beobachter so klar, daß man selten einen Fehler begehen wird.

Der wahre Arzt, der auch als Pathologe einige Fertigkeit besitzt, kann anhand sorgfältiger Analysen schnell die Anwesenheit einer speziellen Erkrankung im Organismus seines Patienten erkennen. Diese Patienten sind, sobald sie die Krankheit erworben haben, von einer Gemütssphäre umgeben, die bei der Aufnahme des Falles einprägsam hervorsticht und so einem auf ihre Art und Weise ihre eigene Geschichte erzählt. Vielleicht sind wir nicht in der Lage, zu erklären oder einen Grund anzugeben, warum wir das so empfinden, aber nichtsdestoweniger wüßten wir aufgrund dieser Tatsache, daß wir der Wahrheit nachspüren. Dieses Geschenk fällt einem Ignoranten nicht in den Schoß, „denn die Wahrheit wird nur durch das Licht offenbart," und wir müssen dieses Licht zuerst in uns leuchten lassen, wir müssen die Phänomene dieser Dinge zuerst kennen, bevor sich uns diese Wahrheit enthüllt; diese ihr innewohnende Auffassung oder Intuition ist das Wissen, das aus der Forschung stammt, egal ob diese unsere eigene ist oder von jemand anderem entlehnt wurde.

Deshalb müssen wir notwendigerweise bei der Behandlung dieser Krankheit, der Sykosis, die sich uns jetzt in ihren verschiedenartigen Formen präsentiert, genug wissen, um ihre Anwesenheit im Organismus zu entdecken, auch wenn sie in ihm verborgen oder durch Unterdrückung verschleiert ist, oder wenn sie sich in neue Formen kleidet, die nichts anderes sind als neue Erschütterungen und neue Perversionen der Lebenskraft, die oft Folge eines Versuchs sind, mit falschen Methoden zu heilen, Methoden, die nicht im Einklang mit dem Gesetz der Natur stehen. Wir wissen, daß alle Funktionen und alle physiologischen Vorgänge im gesunden Organismus durch ein physiologisches Gesetz geregelt sind und daß die Krankheit nichts mehr und nichts weniger als die Störung dieses Gesetzes ist oder, stärker ausgedrückt, eine Perversion darstellt, und daß die Zerstörung durch die Physiologie in Verbindung mit dem pervertierenden Element bestimmt wird, was immer es sein mag. Alle Krankheit ist zuerst einmal eine gestörte oder pervertierte Funktion. Es gibt keine Pathologie, außer durch Traumen oder lokale Störungen, die nicht von einer funktionellen Störung herrühren, die ihren Ursprung in einer falschen oder abnormen Molekular- oder Zellbewegung hat. Ich sage das jetzt von einem idiopathischen Standpunkt aus. Es kann vielleicht dadurch illustriert werden, daß man auf dem Klavier einen Schlüsselton anschlägt, sagen wir das mittlere C, das einen schwingenden Ton erzeugt, z. B. mmm. Es ist der Standardton auf diesem Instrument; und die Harmonie wird dadurch erreicht, daß alle Tasten nach diesem Ton gestimmt werden. So ist es auch im Organismus; die Organe müssen genauso nach demselben schwingenden Ton gestimmt werden, und jede leicht abweichende Schwingung wird eine Disharmonie erzeugen. Dasselbe gilt für die Lebenskraft. Eine Schwingung, die nach dem Ton XXX gestimmt ist, kann z. B. einen Tumor oder irgendein abnormales Wachstum, oder Konvulsionen oder Spasmen erzeugen, ja sogar den Tod hervorbringen. Wenn daher die Lebenskraft normal schwingt, kann es keine Krankheit geben. Damit ist es die Form oder der Charakter der Schwingung, welche uns die Ausdrucksform des Lebens vermittelt, genauso wie wir etwas in einem bestimmten Licht, an der Wärme oder an den Tönen sehen und wahrnehmen. Eine langsame Schwingung auf einem Musikinstrument ist nichts anderes als ein knarrender Ton, während eine schnelle Schwingung uns einen schönen Klang vermitteln kann.

Das ganze Studium der Krankheit dreht sich dann zuerst um das Studium der Wirkung der Lebenskraft im gesunden Zustand, dem Normalzustand, und dann um das Studium jeglicher Abweichung von diesem Normalmaß, die mit unseren Sinnen oder durch die Gefühle und Empfindungen unserer Patienten wahrnehmbar sind, solcher Abweichungen, die durch das Wirken eines bestimmten Befehls oder subversiver Kräfte im Organismus bedingt sind, wie sie in den Kapiteln Syphilis, Psora und Sykosis näher dargestellt wurden.

Die Behandlung der Sykosis hat sich zum jetzigen Zeitpunkt in allen Medizinschulen von den lokalen zu den konstitutionellen Maßnahmen hin verändert, obwohl es immer noch viele Ärzte gibt, die tollkühn genug sind, auf der Anwendung lokaler Maßnahmen zu bestehen und die genau wissen, daß sie, wenn sie dies tun, innerhalb des Organismus ein Krankheitsreservoir anstauen, das zu jeder Zeit mit all seiner Heftigkeit wieder hervorbrechen kann und sich in irgendeiner oder in mehreren der vielen vorher in diesem Buch erwähnten Formen zeigen kann. Das wird sehr klar, wenn wir den Artikel über die Unterdrückung mit den klinischen Fallbeispielen zusammen mit Bechamps Theorie über den Ursprung der Bakterien studieren. Gelegentlich wird der behandelnde Arzt freiwillig zugeben, daß der Patient leichte rheumatische Beschwerden haben kann, welche eine der Möglichkeiten sind, die auf eine lokale Unterdrückung durch so wirksame, rohe Arzneimittel wie Silbernitrat, Zinksulfat und andere folgen können, die gewöhnlich in Form von Instillationen oder Duschen angewendet werden.

Sehr oft wird die Metastasierung der Krankheit in ein inneres Organ durch das Weiterbestehen eines chronischen gonorrhoischen Ausflusses verhindert. Eine katarrhalische Absonderung von beinahe allen Schleimhautoberflächen bringt große Erleichterung und verhindert die Möglichkeit eines pathologischen Schadens im Organismus. Die Tatsache, daß eine katarrhalische Absonderung heilsam ist und einen Ausscheidungsvorgang darstellt, sollte man ständig im Gedächtnis behalten, und daß es sehr schwierig ist, irgendeinen sekundären oder tertiären Krankheitsprozeß für immer zu heilen, der aus einer Unterdrückung entstanden ist, bevor die Absonderung nicht wieder hergestellt worden ist. Bei einer Krankheit im tertiären Stadium muß man ein wirkliches antipsorisches Mittel, wie z.B. Sulfur oder Psorinum, verabreichen, um sie wiederherzustellen. Natürlich hängt alles von der Symptomatologie des Falles ab.

Nur die höheren Potenzen haben sich in diesen Fällen von Unterdrückung als zufriedenstellend erwiesen; die tiefen Potenzen verrichten selten die ganze Arbeit und haben kaum den gewünschten Effekt. Eine unterdrückte Krankheit scheint eine solch vollständige Bindung an die Lebenskraft zu haben, daß nur die höheren Potenzen tief genug wirken, um diese Bindung wieder zu lösen. Diese Wahrheit kann einem anderen nicht durch Worte mitgeteilt werden – um sie wirklich zu erkennen, müssen wir diese Tatsache mit Hilfe des Similegesetzes an einem kranken Organismus demonstriert bekommen. Einige wenige Prüfungen werden den Skeptischsten überzeugen, daß die Kraft des Simile großenteils in den Potenzen des Arzneimittels wie auch in der Wirkung des Heilgesetzes verborgen liegt.

Dr. Swans und Dr. Finckes höchste Potenzen werden in diesen Fällen gewöhnlich angewendet; obwohl man in einigen Fällen, speziell bei empfindlichen Menschen oder solchen, die leicht beeinflußbar sind, tiefere Potenzen benutzen sollte, wie z. B. die 30., 200. und 1000. Potenz. Sobald ein alter gonorrhoischer oder chronisch gonorrhoischer Ausfluß wiederhergestellt wurde, verschwinden gewöhnlich andere Symptome, egal welche (sogar die schlimmsten). So hören Kopfschmerzen, Neuralgien, rheumatische Beschwerden, egal ob entzündlich oder nicht, auf oder werden stark verändert. Sogar szirrhöse Veränderungen oder abnorme Gewächse nehmen nicht mehr länger an Größe zu; Abszesse entwickeln sich besser, entzündliche Prozesse, selbst an inneren Organen, bessern sich und gichtische Zustände und Ablagerungen verschwinden; Gelenke, die oft stark deformiert sind, erlangen wieder ihren normalen Zustand, kurz gesagt, wendet man höhere Potenzen homöopathischer Arzneimittel an, verschwindet die Krankheit.

Der Autor hat diese Vorgänge alle beobachtet. Abszesse der Tuben wurden häufig geheilt, schlimmer Nasenkatarrh wurde geheilt und kehrte nie mehr zurück; vergrößerte Prostata, blutende Hämorrhoiden, rektale Taschen und Abszesse wurden in jedem Fall durch die sorgfältige Wahl des Arzneimittels sofort geheilt. Die unterdrückte Absonderung kann nicht immer wiederhergestellt werden, aber dann können irgendwelche anderen Ausscheidungsprozesse in Gang gebracht werden, wie z. B. eine verstärkte Nierentätigkeit, ein Pruritus ani oder bei Frauen der Vulva, irgendein Hautausschlag, oft in Form eines Ekzems. Wir können niemals vorhersagen, wie die Lebenskraft unter dem richtigen Medikament oder unter der richtigen Potenz reagieren wird; das gehört zu dem rätselhaften Gesetz von Aktion und Reaktion, dem dritten Bewegungsgesetz Newtons. Die Reaktion wird von der Art und dem Stadium der Unterdrückung abhängig sein, von der Vermischung des sykotischen Elementes entweder mit der Psora oder mit mehreren, wenn mehr als ein Miasma im Organismus vorhanden ist. Das schon bestehende Miasma kann z. B. in einer latenten Form auf das Ohr oder auf das Auge wirken, oder der Patient kann eine Syphilis haben, die das gesamte Reaktionsvermögen der Lebenskraft verändern wird.

Ich habe gerade einen solchen Fall in Behandlung. Sobald der sykotische Ausfluß nachläßt, nehmen die sekundären Ausschläge oder die syphilitischen Roseolen auf der Brust zu. Das steht in Einklang mit Hahnemanns Lehre im Organon, die besagt, daß in einem gemischten Miasma, wenn ein Miasma verschwindet oder geheilt ist, das latente plötzlich aktiv wird. Wir haben daher nicht das Recht zu spekulieren oder uns irgendeinen vorgefaßten Plan zu machen, wie die Lebenskräfte die Gesundheit in einem Organismus wiederherzustellen haben, außer mit Hilfe der Methode, die die Natur selbst benützt. Je einfacher sich die Gesundheit eines Patienten wiederherstellen läßt, desto besser für alle Betroffenen.

Recht oft haben wir Ärzte gesehen oder gekannt, die mit der Hahnemann`schen homöopathischen Heilkunst nicht vertraut waren, die diese neu entstandenen Vorgänge (die der einzige Weg sind, durch welche die Natur heilen kann) durch lokale Medikation behandelten und auf diese Weise diesen ganzen verfluchten Krankheitsprozeß wieder zurück in den Organismus drängten. Wie ausgesprochen wenig diese Möchtegernheiler von der wahren Wissenschaft und Kunst zu heilen und von der Natur und Wirkungsweise der Krankheit, überhaupt von jedem Vorgang in der Natur oder in der Physik im allgemeinen wissen und verstehen! Das Gesetz von Aktion und Reaktion ist in jeder Bewegung enthalten, ja in allem. Es ist der Schlüssel zum Verständnis der Bewegung; der Schlüssel zur Existenz der Materie und der ganzen Schöpfung.

Deshalb ist die im Organismus einsetzende Reaktion auf das homöopathische Mittel eine heilende Wirkung, und diese heilende Wirkung im Organismus ist der krankmachenden Wirkung gleich. Sollte sie größer werden, dann wächst sie zu einer Überreaktion, einer gewöhnlich nur vorübergehenden Erstverschlimmerung, an, bis die wahrhaft heilende Wirkung gleichzieht und damit wiederhergestellt ist. Wir sehen daher, daß alles, was wir über die Krankheit wissen können, das ist, was wir über die Gesetze von Aktion und Reaktion, über die die Lebenskräfte beherrschenden Gesetze der Bewegung wissen. Es ist einfach ein Studium der Phänomene, ein Studium der Funktion des Organismus im allgemeinen. Perfekte Funktion ist perfekte Gesundheit und pervertierte Funktion ist Krankheit in der einen oder anderen Form.

Bei der Behandlung der gonorrhoischen Sykosis sollte man dem Patienten die Natur seines Falles vollständig verständlich machen, daß eine solche Infektion keine lokale Krankheit ist, wie viele vermuten, sondern eine generalisierte Infektion des Organismus bis auf den letzten Blutstropfen. Es steht dem behandelnden Arzt zu, sich für die Heilung dieser sehr bestimmenden und hartnäckigen Krankheit eine Menge Zeit zu nehmen. Gewöhnlich sage ich 6 Wochen bis 5 Monate. Einige wenige Fälle ziehen sich länger als 5 Monate hin, selbst wenn ein chronischer postgonorrhoischer Ausfluß vorhanden war. Viele Fälle wurden in 6 Wochen geheilt, wenn die Patienten keine frei käuflichen Medikamente erhielten oder keine lokalen Maßnahmen angewendet wurden. Fälle, die im späten sekundären Stadium zur Behandlung kamen, brauchen eine Behandlung von einem Jahr und sogar noch länger.

Auf der anderen Seite habe ich auch häufig Fälle gesehen, die innerhalb von 2 oder 3 Monaten heilten. Im frühen tertiären Stadium, in welchem warzige Ausschläge an den Händen, den Sexualorganen oder anderen Körperteilen auftreten, würden diese austrocknen und abgehen, ohne daß andere Symptome oder Krankheitszeichen folgen. Diese Heilungen gelingen in nicht tuberkulösen und nicht sehr psorischen Fällen. Sehr oft jedoch wurden Sulfur, Calcarea, Psorinum und einige antipsorische Mittel angewandt, um den Fall zu Ende zu bringen.

Gewöhnlich wurden die Essensgewohnheiten geändert, und wenn sich die Krankheit im tertiären Stadium befand, in welchem gichtische Zustände vorhanden waren oder die Harnsäure stark erhöht war, wurde der Fleischverzehr entweder stark eingeschränkt oder völlig verboten. Es scheint im allgemeinen recht gut verstanden zu sein, daß dem Blut von sykotischen Patienten alkalische Valenzen mangeln und die Fähigkeit, ein nitrithaltiges Essen zu assimilieren, in beinahe allen, wenn nicht in gar allen Fällen eingeschränkt ist.

Stimulantien jeglicher Art sind verboten, da die Heilerfolge dadurch zweifellos ungünstig sind, die Tendenz zum Rückfall besteht und die Krankheit droht, komplizierter zu werden. Der Organismus sollte in keiner Weise belastet werden, im Gegenteil, es sollte in jedem Organ eine freie und leichte Ausscheidung möglich sein. Wasser sollte immer reichlich getrunken werden, da es dabei behilflich ist, überflüssige Feststoffe im Blut in Lösung zu bringen.

Das gilt besonders für die Nieren. Patienten, die sich an einer Mineralquelle behandeln lassen, werden angehalten, große Mengen des Wassers zu trinken, oft 10 bis 12 Gläser in 24 Stunden. Das Ergebnis auf den Organismus ist bald zu erkennen, da sich der Urin aufhellt, die Stühle regelmäßiger werden, die Leber aktiver wird – ein Organ, das bei der Sykosis im allgemeinen in einem latenten Krankheitszustand verharrt; die Haut reinigt sich, und der Patient gesundet insgesamt, und ein normaler Zustand stellt sich wieder ein. Dieser normale Zustand des Organismus bei gichtischen oder rheumatischen Patienten ist nur vorübergehend, wenn sie nicht eine sorgfältige homöopathische Behandlung erhalten, welche das Miasma aus dem Organismus entfernt.

Die Krankheit sollte genau in der umgekehrten Reihenfolge ihres Auftretens verschwinden. Der Ausfluß beginnt gewöhnlich als eine dünne, wäßrige, leimartige oder schmierige Flüssigkeit, die die Harnröhrenöffnung verklebt, wird später mucopurulent und am Ende eitrig; wenn die Heilung des Falles Fortschritte macht, reduziert sich der Ausfluß zu einem einzigen Tropfen, der morgens erscheint, viskös und leimartig ist und dazu führt, daß die Lippen der Harnröhrenöffnung zusammenkleben. Natürlich verschwinden die Schmerzen – sofern welche vorhanden waren – und alle anderen Begleitsymptome vor diesen letzten Zeichen der Krankheit. (Das ist natürlich so bei einem akuten Fall oder bei primären Krankheitsstadien).

Sollte es sich um einen chronischen Fall im tertiären Stadium handeln, kann man vom Patienten nicht sagen, daß er von der Krankheit befreit ist, solange ein warziges Gewächs, ein rotes Muttermal oder sonst ein Stigma vorhanden ist. Das Versiegen oder Verschwinden eines katarrhalischen Ausflusses ist kein sicheres Zeichen für die Heilung der Krankheit, solange noch irgendwelche Ausschläge auf der Haut vorhanden sind. Es ist einfach nur ein Schritt im Heilungsverlauf des Falles. Die Eltern sind in diesem Stadium in der Lage, die Krankheit auf ihre Kinder zu übertragen, auch wenn der Ausfluß schon seit 20 Jahren verschwunden ist. Sollte das Kind dieser Eltern von jeglichen Krankheitserscheinungen frei sein, soweit man es beobachten konnte oder soweit es bei der Geburt bekannt war, so werden ganz sicher in der Periode der 2. Zahnung warzige Hautausschläge auf den Händen oder anderen Körperteilen erscheinen.

Das ist die Zeit, in der man den Organismus von diesem Miasma befreien sollte, da die Kinder in diesem Alter oder Lebensabschnitt der Behandlung sehr zugänglich sind. Wahrscheinlich sind wir in keinem anderen Alter in der Lage, mit Hilfe unserer potenzierten Arzneimittel bessere Resultate zu erreichen. Wenn es eine Sache gibt, die sich mehr als alles andere bei der Behandlung der akuten Sykosis in das Gedächtnis des Arztes einprägen sollte, so ist es, nach Gabe des angezeigten Mittels auf seine Wirkung zu warten; so lange zu warten, wie irgendeine Besserung anhält. Dann, wenn die Wirkung nachläßt, entweder das Mittel wiederholen oder zu einem anderen Mittel wechseln, wenn es die Symptome des Falles verlangen. Eine häufige Wiederholung des Mittels wird keine besondere Wohltat bringen, dies ist stets eine schlechte Behandlung, da es den Fall verwirrt und in vielen Fällen die heilende Wirkung verdirbt oder eine Verschlimmerung der Symptome bewirkt, die leicht zu einem vorzeitigen Mittelwechsel verleiten. Das gilt besonders, wenn tiefwirkende Mittel verschrieben wurden.

Wenn das erste Stadium vorüber ist, und die Krankheit ins sekundäre Stadium übergegangen ist, ist es eine Zeitverschwendung, andere als tiefwirkende antimiasmatische Mittel zu verordnen, da die oberflächlichen Arzneimittel nur palliativ wirken und die Behandlung nur verlängern und sowohl beim Arzt als auch beim Patienten zur Entmutigung führen. Keine Tatsache ist mir tiefer und häufiger im Gedächtnis geblieben als diese: Sykosis ist ein tiefwirkendes Miasma; es wirkt auf jede Zelle des menschlichen Organismus bis in alle Tiefen des physischen Seins.

Die Gonorrhoe

Die Geschichte dieser Krankheit oder dieses Miasmas zeigt, daß ihr Ursprung weit zurückliegt. Hippokrates erwähnt eine Anzahl von Fällen, und später hören wir in der Medizingeschichte von Plinius, Juvenal, Celsus, Galen und anderen etwas über sie. Sie alle bestätigen die eigenartige Natur dieser Krankheit und ihren venerischen Ursprung. Nur wenige berichten jedoch von sekundären und tertiären Auswirkungen oder Manifestationen. Niemand scheint verstanden zu haben, daß es sich um ein Miasma handelt oder eine im Blut ständig fortdauernde Krankheit und daß der Organismus sie aus eigener Kraft nicht wieder los wird. Niemand wußte, daß sie sich fortschreitend verändert und daß sie neue Krankheitsprozesse in Gang bringt, die oft einen malignen Charakter haben oder die in chronisch krankhafte Zustände münden, die sich für die meisten bestehenden Behandlungsmethoden oft als unheilbar erwiesen. Es gab jedoch einige wenige studierte Geister, die beobachteten, daß sekundäre und tertiäre Manifestationen auf die Unterdrückung des primären, scheinbar harmlosen katarrhalischen Ausflusses folgten. Akuter oder subakuter Rheumatismus und sogar gichtische Zustände folgen ihrer Spur. Bis auf den heutigen Tag wurde dies nicht generell verstanden.

Nun wird die Mehrzahl der gut ausgebildeten Ärzte in gewissem Grade wenigstens verstehen, was mit gonorrhoischer Infektion gemeint ist und welche Komplikationen auf ihre Unterdrückung durch lokale Maßnahmen folgen. Viele Ärzte empfehlen heute nicht länger den Gebrauch von Instillationen oder Duschen, um den Ausfluß zum Versiegen zu bringen, der einst als eine lokale Krankheit angesehen wurde, sondern ziehen die langsamere Methode vor, durch innerlich verabreichte Medikamente eine Arzneimittelurethritis hervorzurufen oder benutzen rohe Medikamente, die speziell auf den Urogenitaltrakt wirken.

Dr. Finger, eine große Autorität auf dem Gebiet der Gonorrhoe in Deutschland sagt: „Die Gonorrhoe der männlichen Urethra ist eine der häufigsten Krankheiten, die der Praktiker zu behandeln hat." Ich kann mit Dr. Finger nicht übereinstimmen, wenn wir ihn so verstehen, daß er die Krankheit im akuten Stadium meint. Wenn er aber die Krankheit in allen Stadien meint, die vererbten Formen miteingeschlossen, stimme ich vollkommen mit seiner Behauptung überein. Noeggerath sagte, als er über die Häufigkeit ihres Auftretens sprach: „Ich kenne die Statistiken anderer Städte nicht, aber nach sorgfältiger Examination und Befragung jedes Patienten, der wegen der Behandlung dieser Krankheit im allgemeinen zu mir kam, bin ich vollkommen davon überzeugt, daß in der Stadt New York gut acht Zehntel aller Männer mit dieser Krankheit behaftet sind."

Andere haben die Häufigkeit ihres Auftretens sogar noch höher geschätzt. Derselbe Autor behauptet weiter, daß 90 % dieser infizierten Menschen ungeheilt bleiben. Stellen Sie sich ein Medizinsystem vor, dessen Führer die Wirkungslosigkeit ihrer Heilmethoden zugeben, wenn sich so eine überwältigende Mehrheit ihrer Patienten von ihren sogar besten und hervorragendsten Therapeuten abwendet, weil sie ungeheilt und oft ohne Hilfe blieben oder weil ihnen auf ihrem Weg zur Gesundheit in keiner Weise geholfen wurde.

Nicht selten finden wir einige dieser hilflosen Geschöpfe auf der Erde umherziehen, nach irgendeinem Lebenselixier suchend. Bei neun Zehntel von ihnen wurde die Krankheit im Initialstadium unterdrückt, und sie haben bereits eine gut entwickelte sekundäre Entzündung, oder ein tertiärer Prozeß hat sich in irgendeinem Organ oder Körperteil festgesetzt, so daß oft alle Möglichkeiten der Heilung vertan sind.

Noeggerath, Martineau, Hancock, Köllicker, Otis, Lydston und eine Unzahl anderer, ebenso bekannter Autoritäten erkennen nun vollkommen die Tatsache an, auf die Hahnemann schon vor über 100 Jahren aufmerksam machte, daß die Entzündungen im Beckenbereich heutzutage im allgemeinen sekundäre Prozesse einer gonorrhoischen Infektion sind. So sagen sie, die Metritis, Endometritis, Salpingitis, Pyo- und Hydrosalpingitis, Ovariitis, Parametritis, Peritonitis des Beckens, Sterilität und Menstruationsbeschwerden treten entsprechend dem Alter und der Schwere ihrer toxischen Kraft auf.

Dasselbe ist jedem intelligenten Homöopathen von den Miasmen Syphilis und Psora bekannt. Wir sehen, daß die besten denkenden und forschenden Geister in der allopathischen Schule die Tatsache erkennen, daß die Gonorrhoe vor allem keine in sich abgegrenzte Krankheit und überhaupt kein lokales Geschehen ist. Wir stimmen nicht mit jedem der Autoren darüber überein, daß sich die Entzündungen des Beckens oder irgendwelche anderen sekundären Prozesse durch die Ausbreitung einer lokalen Entzündung entwickeln, denn wir haben die Entwicklung destruktiver Entzündungen in ganz abgelegenen Orten im Organismus beobachtet, die vom genitouretralen Trakt anatomisch ganz getrennt sind. Wir haben ebenso beobachtet, daß die Krankheit Gemütsstörungen mehr oder weniger als Begleiterkrankung systemisch mit einschließt. Wie bei der Syphilis oder bei der Psora haben alle Miasmen ihre eigene festgelegte Gesetzmäßigkeit, die ihren Entstehungs- und Entwicklungsprozeß bestimmen. Wenn wir diese beherrschenden Prinzipien erkennen, erkennen wir auch leichter ihren *Modus operandi*.

Sobald wir mit diesen charakteristischen Eigenheiten jedes einzelnen Miasmas bekannt geworden sind, sind wir in der Lage, ihre Pathologie und die Krankheiten, die sie hervorbringen, zu klassifizieren. All die verschiedenartigen Symptome und Phänomene, die zu einem Miasma gehören, werden durch bestimmte Eigenheiten, die zu diesem und keinem anderen Miasma gehören, charakterisiert.

Um dies zu veranschaulichen, möchten wir die Syphilis erwähnen. Wir beobachten die wunden Oberschenkel oder die Kupferfarbe bei allen ihren Hautprozessen; bei der Sykosis müssen wir mit ihren Ausscheidungen und deren Geruch und Farbe, mit ihren Schmerzen und mit ihren klimatischen Verschlimmerungen vertraut werden. Dies ist der Weg, eine Krankheit kennenzulernen, in die Tiefe ihrer Vorgänge zu schauen, mit ihren gewohnten Bewegungen und möglichen Verbindungen mit anderen Miasmen vertraut zu werden. Krebs z.B., Lupus, Tumore aller Art, maligne Entzündungen und Prozesse sind nämlich Verschmelzungen und Kombinationen von Miasmen.

Dr. Lydston gibt sehr tapfer zu, daß die Nieren befallen werden können, daß sogar der gesamte Harntrakt miteinbezogen werden kann. Wir wissen, daß Sykosis weder eine Teilinfektion des Organismus noch auf irgendeine andere Weise auf das Becken oder auf den Urogenitaltrakt beschränkt ist; sie ist mehr, unendlich mehr; sie ist eine Ausgeburt des Blutes.

Wenn wir zu dem Verständnis gelangen, daß das Leben im Blut ist, dann sehen wir sehr schnell ein, daß diese Erkrankung eine Ausgeburt des Blutes ist. Im 3. Buch Mose, Kapitel 15 wird von ihr gesprochen, wo sie eine *Ausgeburt* des Blutes oder eine Zügellosigkeit genannt wird. Wir müssen jedoch verstehen, daß zwei Formen dieser *Ausgeburt* im selben Buch erwähnt werden; die eine Erwähnung meint einen Krankheitsprozeß, von welchem wir allen Grund haben anzunehmen, daß es die Gonorrhoe war, die andere meint einen Verlust von *Samenflüssigkeit*, heutzutage bekannt als nächtliche Pollutionen.

Aber um wieder zu unserem Thema zu kommen, diese Erscheinungen des Blutes (wie sie in der Heiligen Schrift wiedergegeben wurden) bestärkten und bestätigten nur Hahnemanns Theorie der Krankheit, daß die Krankheit eine Zerstörung der Lebenskraft ist. Wir haben bereits gelernt, daß das Leben im Blut ist, deswegen schließt diese Erkrankung des Blutes (Gonorrhoe) jeden Tropfen Blut im menschlichen Organismus mit ein.

Wir stimmen deswegen mit Noeggerath soweit überein, daß die Infektion in jedem Stadium der Erkrankung stattfinden kann und daß die Symptomatologie dem Stadium entspricht, in welchem die Infektion übertragen wurde, und daß sie wie bei der Syphilis durch die *konstitutionelle Dyskrasie* des Infizierten verändert wird. Das bedeutet, daß die Infektion im akuten oder entzündlichen Stadium, aber auch später, stattfinden kann, wenn sie in einem latenten Zustand ist; z. B. erscheint, wenn die Krankheit bei einem verheirateten Mann latent ist, manchmal eine ähnlich latente Form der Krankheit bei der Frau. Wir dürfen deshalb nicht in jedem Fall erwarten, dieselben Krankheitsphänomene zu finden, noch bei sekundären oder tertiären Prozessen dieselbe eigenartige Akutwirkung. Eine Infektion, die, wenn sie im akuten Stadium unterdrückt wurde, Entzündungen entwickeln kann, die in ihrem Charakter schnell und destruktiv sind, würde, wenn sie in einem latenten oder eher chronischen Stadium übertragen wird, in einer stark veränderten Form dieselben Prozesse entwickeln, die weniger destruktiv, aber in ihrer Art genauso beständig und schwerwiegend sind. Es besteht dann eine große Neigung, tertiäre Prozesse wie fibroide Wucherungen, Krebs, Lupus oder Diabetes hervorzubringen.

Früher oder später bemerken wir, daß diese Patienten an irgendeiner Form einer chronischen oder subakuten Entzündung leiden. Wir haben bereits die Entzündungen des Beckens bei der Frau als Beispiel angeführt, und wir sollten auch die gewöhnlicheren sekundären Entzündungen beim Mann erwähnen. Beginnen wir mit den Nieren, hier sollten wir die Bright`sche Nephritis erwähnen, die anteriore oder posteriore Urethritis, die Bubonen, die Prostatitis, die Entzündungen der Cowperschen Drüsen, die Orchitis, die Epididymitis, die Entzündungen des Ductus deferrens und der Samenkanäle, alles was zum Urogenitalsystem Bezug hat. Es gibt viele andere sekundäre Entzündungen, die man noch aufzählen könnte. Wenn wir diese furchtbare Schlachtordnung der Symptome bei Mann und Frau vergleichen, können wir leicht erkennen, wie sie mit der Syphilis wetteifert und oft größere Leiden hervorbringt und das Leben noch schneller zerstört.

Wege der Infektion

Einige prominente Schriftsteller behandelten ausführlich das Thema der unschuldigen gonorrhoischen Infektion. Soweit meine Untersuchungen, besonders in der klinischen Arbeit, (die recht umfangreich waren) reichen, fand ich nur eine sehr beschränkte Zahl von Fällen mit unschuldiger Infektion. Ich beobachtete ein oder zwei Fälle bei Frauen, bei denen ich guten Grund hatte, zu glauben, daß sie durch Diener infiziert wurden, die in ihren Diensten waren, und die an der akuten Form der Krankheit litten. Zwei oder drei Krankheitsfälle beobachtete ich bei Jungfrauen in meiner Privatpraxis. Zwei schwere Fälle von unschuldiger Infektion erwähne ich, die recht beklagenswert waren; das eine eine gonorrhoische Ophthalmie bei einem jungen Schulmädchen, 15 Jahre alt, die von einem Bruder angesteckt wurde, der sorglos ein infiziertes Handtuch im Bad zurückließ. Sie verlor drei Tage nach der Infektion ein Auge. Der Fall kam zu spät in meine Hände, um das Organ noch zu retten. Das andere Auge zeigte Symptome der Krankheit, aber sie kam nach Gabe von Argentum nitricum M prompt zu einem Stillstand. Der andere Fall war ein Mädchen im Alter von 3 Jahren, die auf unbekannte Weise infiziert wurde, während sie im Cook County Hospital im Jahre 1906 behandelt wurde. Natürlich gibt es noch viele andere Fälle in den Krankenakten und zweifellos viele andere, die nicht aufgezeichnet wurden.

Die Ausnahmefälle ändern nichts an der Tatsache, daß die Gonorrhoe selten anders als durch Geschlechtsverkehr übertragen wird, und egal wie beharrlich der Patient diese Tatsache leugnen mag, müssen wir, wohl wissend, was wir wegen der Infektion tun, entweder seine Geschichte als unwahr ansehen oder sie für ein weiteres Zeugnis seiner Krankheit betrachten. Venerisch Kranke sind bekannt für ihre lügnerischen Qualitäten und werden den Ursprung ihrer Erkrankung auf 1001 unwahrscheinliche Möglichkeiten zurückführen.

Das infektiöse Feld dieser Krankheit ist so beschränkt, daß wir nichts anderes erwarten können. Jenen Patienten jedoch werden wir sehr gerecht, die uns die Geschichte einer unbekannten Infektionsquelle berichten, ohne daß man sorgfältig der Geschichte jedes Falles nachgeht, da man dieser Krankheit, die solch ein Stigma mit sich bringt, mit großer Nachsicht begegnen und über allen Dingen Gerechtigkeit walten lassen sollte, besonders wenn die Patienten Frauen sind. Bei den venerischen Krankheiten sind wir alle zu eilig, ein Vorurteil zu bilden. Öffentliche Bäder und öffentliche Toiletten sind, wenn möglich, zu meiden, und wenn dies nicht möglich ist, sollte man sehr darauf achten, die Schleimhautoberflächen der Sexualorgane zu schützen.

Der Gonokokkus bei dieser Krankheit ist Gegenstand sorgfältiger Beobachtung geworden. Ärzte, sowohl in diesem Land als auch in Europa, haben in ihren Anstrengungen miteinander rivalisiert, nicht nur im gonorrhoischen Ausfluß sondern auch bei allen anderen krankhaften Ausflüssen nach dem Mikroorganismus zu suchen. Ihre Untersuchungen führten sie bis in das Gichtgelenk, wo es ihnen sogar gelang, den Gonokokkus nachzuweisen. Neisser aus Breslau machte 1879 die Entdeckung und er machte alle seine Schüler mit der Tatsache glücklich, daß sie den Grund der Gonorrhoe entdeckt hatten.

Wir finden diese kleinen mikroskopischen Repräsentanten der Gonorrhoe in Paaren und in Kolonien von 10 bis 20 in einer Reihe angeordnet im Eitertropfen. Wegen ihrer paarweisen Anordnung wurden sie als Diplokken klassifiziert.

Wir sollten kurz die Methode der Präparation für das Mikroskop beschreiben. Ein kleiner Tropfen Eiter wird gleichmäßig auf einem Glasobjektträger ausgebreitet und dann in Methylenblau eingetaucht. Die überflüssige Farblösung wird unter einem kalten Wasserstrahl ausgewaschen; die Gonokokken werden dann in Canadabalsam eingebettet. Im Ölimmersionsobjektiv lassen sie sich gut beobachten. In alten, schon lang anstehenden Fällen ist es schwierig, sie im Ausfluß nachzuweisen; man findet sie sicherer im akuten Stadium der Krankheit.

Aber wir wissen, daß mit diesem winzigen Organismus der wirkliche Grund der Gonorrhoe nicht gefunden wurde, da jede Krankheitsklasse und auch einzelne Krankheiten von den ihnen eigenen Mikroorganismen begleitet werden, genauso wie sie die ihnen eigene Phänomenologie und Symptomatologie haben. Sie sind nicht der Grund, sondern die Folge, und es bedarf eines einzigen Gonokokkus im Tropfen eines sykotischen Eiters, um die Ansteckung vom einen zum anderen Menschen zu ermöglichen. Wir verlassen dieses Thema jedoch für einen Augenblick, und ich bitte Sie, die letzten Forschungsergebnisse des großen französischen Wissenschaftlers Bechamp in seiner erschöpfenden Studie über Mikroorganismen sorgfältig zu studieren.

Vieles wurde über Immunität erzählt, die man entwickelt, sobald man die Krankheit einmal hatte; aber ich glaube, daß dies nicht wahr ist. Ich behaupte dies, nachdem ich viele Fälle untersucht habe, und nachdem ich die Krankengeschichten einer großen Anzahl von Patienten sorgfältig durchgegangen bin, die mehr als einmal an der Krankheit gelitten haben. Solange natürlich noch irgendeine Spur der Krankheit Sykosis im Organismus vorhanden ist, verhindert sie bei vielen Patienten eine erneute akute Infektion. Aber wiederum habe ich akute Erkrankungen gesehen, die alle Symptome einer frischen gonorrhoischen Infektion zeigten und nach wie vor Spuren einer chronischen Sykosis im Organismus des Patienten aufwiesen. Das gilt besonders für tuberkulöse Patienten oder für jene, die Spuren dieser Diathese aufwiesen. Alle vollständig geheilten Fälle von Gonorrhoe und Sykosis können unserer Behauptung nach sehr leicht die Infektionen ein zweites Mal bekommen.

Die Quelle der Krankheit

Die Hauptquelle der Krankheit ist der Koitus mit einem infektiösen Partner. Daß die Krankheit nicht auf eine andere Weise erworben werden kann, stimmt überhaupt nicht, denn wie bereits festgestellt wurde, wurde sie oft in Wasch- und Toilettenräumen durch den Gebrauch von Handtüchern, Kleidern und Bettwäsche erworben. Die Gonorrhoe wird im allgemeinen von den Ärzten als „spezifische Urethritis“ im Gegensatz zur „einfachen Urethritis“ klassifiziert, die einen entzündlichen Zustand darstellt, die spezifische Form nachahmt, aber kein sekundäres Stadium entwickelt und in sich selbst abgegrenzt ist. Es gibt viele andere Wege, die einfache Form zu erwerben, wie z. B. durch Verwundungen, von einem erkrankten Organismus, von einer Leukorrhoe oder einem wundmachenden vaginalen Ausfluß.

Die gonorrhoische Infektion kann, wie bereits erwähnt, jede Schleimhautoberfläche wie die Urethra, die Vagina, die Vulva, die Augen, die Konjunktiven, die Ohren, die Nase, die hinteren Nasenabschnitte, den Rachen, den Anus oder das Rektum befallen.

Scott, der Autor des Buches „Der Sexualtrieb“, sagt, daß die Gonorrhoe beide Geschlechter in jedem Lebensabschnitt, von der Kindheit bis ins hohe Alter befallen kann, wenn irgend etwas von der giftigen Substanz auf irgendeine Weise in eine Schleimhautoberfläche eingepflanzt wird. Wir glauben, daß die Krankheiten, die von einem solchen Kontakt herrühren, selten sind, doch wurde es manchmal beobachtet.

Die Symptome und die Angriffsweise

Wie alle schweren virulenten Prozesse, wie z. B. Scharlach, Diphterie und Pocken, hat die Sykosis ihre verschiedenen Perioden, die Inkubation, die Invasion, die Entwicklung, das Abklingen und die Genesung, aber anders als bei Scharlach oder Masern verschwindet sie nicht von alleine.

Dies geschieht nur, wenn sie sorgfältig und wissenschaftlich behandelt wird, so daß sie im Organismus ausgelöscht werden kann. Sykosis wird oft unterdrückt und liegt dann schlafend im Organismus wie ein ruhender Vulkan, um später noch tödlichere und destruktivere Prozesse als zuvor neu in Gang zu setzen. Alle Fälle verlaufen auf irgendwelchen vorbestimmten Bahnen, die weitgehend davon abhängen, in welchem Stadium der Erkrankung sie übertragen wurde und wie ausgeprägt die Vergiftung ist.

Am Beginn der Infektion leidet der Patient mehr oder weniger an einem Frösteln; häufig ist die Temperatur erhöht, mit einem Verlust des Appetits, es sind Depressionen vorhanden oder wegen der Erkrankung eine übermäßige Ängstlichkeit. Das letztere Symptom stört den Schlaf; die Augen sind oft haloniert, das Gesicht nimmt eine gelbe Farbe an. Das sexuelle Verlangen ist krankhaft gesteigert oder fehlt vollkommen. Der Harndrang wächst entsprechend der Intensität der Urethritis, und wenn der Fall fortschreitet, leidet der Patient an schmerzhaften Erektionen. Wenn der gonorrhoische Prozeß nicht durch eine Behandlung verändert wird, nehmen die Symptome in den folgenden 2 Wochen ständig zu. In einem typischen Fall wird der Höhepunkt der Krankheit um die 3. Woche herum erreicht, wonach die Symptome wieder abklingen. Das gilt natürlich nur für den Fall, daß entweder keine Behandlung oder eine nicht homöopathische Behandlung stattfand, da alle Fälle in ihrer Symptomatik verändert und in dieser Zeit oft durch eine geschickte Behandlung geheilt werden. Die Mehrzahl der Fälle hat mehr oder weniger Schmerzen, der Meatus ist rot und das Organ geschwollen. Im ersten Stadium hat der Ausfluß einen mucösen Charakter, im zweiten einen mucopurulenten und im dritten Stadium nimmt er einen schleimartigen Charakter an, gelegentlich aus einem Tropfen Eiter bestehend.

Anfänglich ist die Rötung auf den Rand des Orficiums der Urethra beschränkt, breitet sich aber bald auf die gesamte Glans aus, und manchmal schwillt der gesamte Penis enorm an. Oft schwellen ganz am Anfang des akuten Stadiums die Lymphknoten in der Leiste an und sind empfindlich; manchmal kann man eine ganze Spur geschwollener Lymphknoten vom Penis bis zu den Leisten verfolgen. Die Entzündung beginnt gewöhnlich im vorderen Teil der Urethra, und in etwa 80 % der

Fälle breitet sie sich auf die gesamte Urethra aus. In diesem Stadium ist für den Patienten das Urinieren oft sehr schmerzhaft, und er leidet an schmerzhaften Erektionen. Tieferliegende Strukturen der Urethra werden nun befallen, und die Entzündungsprodukte nehmen zu, bis aus der Urethra ein dicker, reichlicher, cremiger und manchmal blutiger Eiter hervorquillt.

Die Urinpassage, die normalerweise das Kaliber eines Bleistiftes hat, ist nun beinahe vollständig durch den entzündlichen Ausfluß verstopft. Jetzt können wir uns eine Vorstellung vom Leiden des Patienten besonders beim Urinieren machen, das jetzt immer mit heftigen Schmerzen bis hin zur Agonie verbunden ist. Der Urin scheint beim Durchfluß heiß zu sein, oft mit einem Gefühl des Verbrühens, und das Urinieren ist mit großen Schwierigkeiten verbunden, was noch durch die Übersäuerung des Urins verschlimmert wird, was für das zweite Stadium der Erkrankung sehr charakteristisch ist.

Manchmal nimmt der Schmerz einen krampfartigen Charakter an, sogar mit Strangulationen, wenn die Schwellung und die Enge im Urethralkanal zunehmen. Gelegentlich wird man in diesen vernachlässigten Fällen einen Katheder benutzen müssen, aber wenn möglich sollten alle Instrumente wie in allen Stadien der Krankheit sogar bei der chronischen Gonorrhoe gemieden werden. In der Regel sind sie immer schädlich und verursachen am Ende größere Leiden und neigen dazu, im Urethralkanal Narben zu verursachen. Aufgrund dieser Strikturen im Urethralkanal wird der Urinstrahl dünn, das Urinieren geht oft nur tropfenweise, zeitweise mit unwillkürlichem Harnträufeln oder der Harnstrahl wird gedreht oder gegabelt.

Die Schwere des Leidens variiert entsprechend den unterschiedlichen Temperamenten und Konstitutionen stark. Immer jedoch ist irgendein Schmerz, ein Brennen oder eine Beschwerde beim Urinieren mit irgendeinem entweder mucösen oder mucopurulenten Ausfluß vorhanden. Die Menge des Eiters oder Ausflusses ist während der Nacht vermehrt oder wird einfach nachts mehr bemerkt, da das häufige Urinieren bei Tag den Ausfluß auswäscht und er deswegen nicht so bemerkt wird wie nachts.

Während des akuten entzündlichen Stadiums sollte der Patient in seinem Bett bleiben, da die Bettruhe eine schnelle Heilung sehr unterstützt. Viele Fälle ziehen sich hin und komplizieren sich, weil man dem Patienten erlaubt hat, weiterhin zu arbeiten; denn Gehen, Stehen, Heben oder Anstrengungen überhaupt halten die Entzündung nicht nur aufrecht, sondern verstärken alle Symptome sehr. Sollte irgendeine sekundäre Entzündung den Fall komplizieren, wie z.B. eine Orchitis, ist die Bettruhe noch mehr nötig und der Patient sollte ermahnt werden, sich ruhig zu verhalten, bis die akuten Symptome verschwinden. Alle stimulierenden Nahrungsmittel und der Gebrauch von Tabak sollte verboten werden, da sie den Heilungsprozeß und die Heilung hinauszögern. *Bringen Sie hier keine Opfer, um die Wünsche und Neigungen ihrer Patienten zu befriedigen!* Das gilt besonders, wenn die Lymphknoten mit befallen sind und heftige Rückenschmerzen mit körperlicher Erschöpfung vorhanden sind. Auch wenn die Gemütssymptome vorherrschend sind, ist es weise, Ihre Patienten ruhig und im Bett zu halten. Wenn sich die Symptome in jedem Stadium der Heilung verschlimmern, verlieren sie den Mut und neigen dazu, den Arzt zu wechseln und Sie verlieren Ihren Patienten. Es ist gut, wenn man mit den alten Gewohnheiten der Vergangenheit bricht und in der medizinischen Praxis mehr seinen gesunden Menschenverstand benutzt.

Wenn solche Symptome wie Rückenschmerzen, schmerzhafte und geschwollene inguinale Lymphdrüsen irgendeine andere als die venerische Krankheit als Ursache haben, sollten Sie nicht zögern, den Patienten auf der Stelle ins Bett zu schicken und dort zu halten, bis es ihm gut geht. Oft haben sie erhöhte Temperatur, aber wir benutzen kein Thermometer, um einen genauen Wert zu erhalten. Sie frösteln, haben Fieber, Kopfschmerzen, sind besorgt, ängstlich und hauptsächlich ihres Berufes wegen unzufrieden. Viele dieser Symptome verschwinden, wenn sie ausgeruht sind und ruhen. Diese Patienten sollten in einem Bett schlafen, das nicht zu weich ist und nicht zu sehr federt; der Schlafraum sollte kühl bleiben, da die Wärme und die Nachtstunden die Symptome oft verschlimmern, besonders die der Sexualorgane, die natürlich bei der Erkrankung sehr erregt und außerordentlich irritiert sind. Durch die Zimmerwärme und die Bettwärme kommt es häufiger zu schmerzhaften Erektionen, und oft ist diese schmerzhafte Erektion das störendste Symptom der Krankheit. Bei vielen Fällen sind kühlende Wasseranwendungen sehr hilfreich, während andere im akuten Stadium der Entzündung durch heiße Umschläge Erleichterung erfahren.

Es kommt ebenso zu heftigen Kongestionen im Corpus cavernosum und Corpus spongiosum als Folge von Spasmen der longitudinalen Fasern. Wenn dem Patienten erlaubt wird, tagsüber zu arbeiten, muß er dafür nachts leiden. Manchmal kann die Menge des Eiters oder mucösen Ausflusses sehr gering sein und dann wieder recht reichlich. Beim einen Patienten kann man die Krankheit sofort erkennen und beim anderen kann es unsicher sein, ob der Patient eine akute Gonorrhoe hatte. Zu den bereits besprochenen, schlimmsten Symptomen können sich noch weitere gesellen, wie unwillkürliche Samenergüsse, gonorrhoischer Rheumatismus, gonorrhoische Ophthalmie oder Konjunktivitis oder eine Entzündung des Gehirns oder des Herzens mit fatalem Ausgang.

Man sollte immer im Gedächtnis behalten, daß die mildeste und einfachste Entzündung sich als außerordentlich schwer erweisen kann, weil sie sich in die tieferen Abschnitte der Urethra ausbreitet und viele Komplikationen verursacht, und infizieren sich andere mit den Erregern, können sich die virulentesten Fälle daraus entwickeln. Der Erreger befällt zwei Menschen nie in gleicher Weise; es hängt alles von der konstitutionellen Dyskrasie und der Empfindlichkeit des Patienten ab. Gelegentlich gehen mit dem Urin vom Beginn bis zum Ende der Krankheit fibröse Fäden und zahlreiche kleine, reiskorngroße Körperchen ab. Diese findet man bei schweren Fällen sehr zahlreich. Solange diese vorhanden sind, ist die Krankheit immer noch ansteckend, und es ist außerordentlich gefährlich, Geschlechtsverkehr zu haben. Viel zu viele Ärzte erlauben diesen infizierten Patienten, sich zu früh aus ihrer Obhut zu entfernen; oft sogar bevor der Ausfluß vollständig verschwunden ist.

Einige Ärzte sind unvernünftig genug, zu glauben, daß, wenn die Krankheit das postgonorrhoisch katarrhalische Stadium erreicht hat, keine Infektionsgefahr mehr bestehe. Nie wurde ein größerer Fehler begangen. Ich habe nach einer Infektion im chronischen Krankheitsstadium genauso verheerende Folgen gesehen, wie nach jeder anderen. Selbst wenn der Ausfluß vollkommen verschwunden war, nachdem er durch die Verabreichung von Instillation ausgetrocknet wurde, ist es nach wie vor gefährlich, Geschlechtsverkehr zu haben oder Kinder in die Welt zu setzen, da sie in mehr oder weniger starkem Grade Zeichen der Krankheit zeigen werden. Diese Krankheit kann wie die Syphilis durch die Samen übertragen werden und die Gonorrhoe wird oft genauso deutlich ihre Spuren hinterlassen wie die Syphilis. Wir können niemals erfahren, wie es dazu kommt, daß die Gonorrhoe im Organismus latent wird.

Oft schlummert sie jahrelang, begleitet von einigen wenigen ärgerlichen und störenden Symptomen, und kann dann mit einer Gabe Medorrhinum oder durch die Verabreichung einer hohen Potenz eines anderen angezeigten homöopathischen Arzneimittels wieder aktiviert werden. Ich habe oft den Ausfluß wiederherstellen können, auch wenn die Krankheit seit einem Monat oder schon vor 10 Jahren unterdrückt worden war. Ich habe den Fall eines Mannes, 41 Jahre alt, im Gedächtnis, der seit 5 Jahren an einer chronischen Lumbago litt und in seiner Krankengeschichte die Unterdrückung einer Gonorrhoe aufwies. Der Ausfluß wurde durch Medorrhinum in einer Swans'schen DMM Potenz (500millionste) wiederhergestellt.

Ich möchte die Behandlung des Falles noch etwas genauer schildern; zuerst möchte ich erwähnen, daß er einige Male seinen Urin untersucht haben wollte, weil er fürchtete, irgendeinen Nierenschaden zu haben. Aber nichts wurde gefunden, außer daß ein Test auf Eiter positiv war, obwohl seine Herkunft nicht lokalisiert werden konnte. Ich gab Rhus-t. in einer hohen Potenz mit merklichem palliativem Erfolg, der eine Woche anhielt, wonach die Symptome genauso schwer wie zuvor zurückkehrten.

Die eigenartige Ängstlichkeit des Patienten machte mich auf Medorrhinum aufmerksam. Diese sykotischen Patienten neigen dazu, ständig an die erkrankte Stelle zu denken. Egal wie einfach die Krankheit sein mag, sie nehmen sie ernst, und das ist nicht eine Folge der Beharrlichkeit der Symptome, sondern ist eine Gemütscharakteristik dieses Miasmas. Ein anderes Symptom trat beim Herannahen eines Sturmes auf; da war seine Blase gereizt, er mußte häufig Wasser lassen und hatte etwas Brennen dabei. Er hatte viele sykotische Muttermale auf seinem Körper. Er war bei vielen Ärzten und entmutigt. Eine Gabe Medorrhinum brachte dem Patienten auf der Stelle Erleichterung, und am Ende der Woche war er frei von Schmerzen, die Steifheit und der Muskelkater am Rücken waren vollständig verschwunden.

Diese leidenden Patienten treibt es vom einen Arzt zum anderen, und sie werden Opfer aller möglichen Behandlungskuren, ohne daß sie eine Erleichterung erfahren, einfach weil der Arzt mit der Ätiologie der Krankheit nicht vertraut ist und von dem störenden Element, das im Organismus verborgen ist, nichts weiß.

Aber neue Symptome oder eher alte tauchten wieder auf; es brannte ihn am Meatus, der Urin war sehr sauer und fühlte sich heiß an. Nach 2 Wochen erschien ein mucöser Ausfluß aus der Urethra, begleitet von den Symptomen einer milden gonorrhoischen Infektion. Es ist natürlich nicht mehr nötig, zu sagen, daß die Lumbago nicht mehr erschien. Die Homöopathie ist ein so wundervolles Medizinsystem, und sie ist so umfassend, daß es uns unmöglich ist, mit ihr mehr vertraut zu werden, als es die kurze Spanne unseres Lebens, in der es uns gegönnt ist, zu arbeiten, erlaubt, diese tiefgründigen und rätselhaften Bewegungen der Krankheit zu untersuchen.

Wir können jedoch dreist sagen, daß die Homöopathen allein die Ätiologie der Krankheit verstehen. Diese Weisheit wurde Hahnemann zuerst geschenkt. Aber nur wenige von uns behandeln ihre Patienten von diesem Standpunkt aus. Wir sind geneigt, den Lehren der offiziellen Schulen zu folgen und uns bei der Mittelwahl an den pathologischen Zustand oder den pathologischen Begriff anzugleichen oder auf ihn zu konzentrieren, wie ich es im Fall der Lumbago getan habe. Wenn wir die Pathogenese jedes Falles aufnehmen, müssen wir den miasmatischen Symptomen besondere Beachtung schenken, und das ganz besonders, wenn wir in der Krankengeschichte eine Unterdrückung finden.

Der Patient erholte sich gewöhnlich schnell, wenn er die richtige Ruhe, die richtige Diät und die richtige Umgebung hatte und das Arzneimittel sorgfältig und in der höchsten Potenz verabreicht wurde. Die höchsten Potenzen können mit den besten Ergebnissen verabreicht werden und lassen selten eine Spur der Krankheit zurück. Wenn sich das richtige Medikament in den frühen Symptomen oder im jetzigen Stadium der Erkrankung zeigt, sollte die Heilung in 6 bis 8 Wochen abgeschlossen sein; bei vernachlässigten und nicht homöopathisch behandelten Fällen wird man 5 Monate benötigen. Wenn sie mit homöopathischen Arzneimitteln in höheren Potenzen geheilt wurden, werden sie und können sie die Krankheit nicht mehr übertragen. Dies kann von keiner anderen Medizinschule behauptet werden.

Gehäufte oder immer wiederkehrende Infektionen sind oft schwerwiegender als eine einfache Infektion. Sie neigen dazu, eine subakute Form anzunehmen und sich von einer Folgekrankheit in eine andere zu wandeln, oft mit fatalen Folgen. Gonorrhoischer Rheumatismus, gichtische Zustände des Herzens, des Magens und der Leber führen zu einem fatalen Ende. Es ist gut, sich daran zu erinnern, daß es sich nie um eine lokale Krankheit handelt; deshalb kann keine Komplikation, die zu irgendeiner Zeit, in irgendeinem Körperteil auftritt, egal wie heftig sie erscheinen mag, je eine lokale Erkrankung sein. Eine spezielle Infektionskrankheit wie die Gonorrhoe mit all ihren Folgezuständen und tiefgreifenden Komplikationen kann nie eine lokale Erkrankung sein. Wenn man noch die Tatsache hinzunimmt, daß sie eine miasmatische Erkrankung ist und im wahrsten Sinne des Wortes nicht zeitlich begrenzt ist, erkennt man ihre Bedeutung. Ohne medizinische Hilfe wird sie niemals geheilt; ich meine die wirklich sykotische Form. Keine der chronischen Miasmen – und sie ist eines – ist eine zeitlich begrenzte Krankheit. Alle abortiven Methoden, sie zu heilen, sind schlecht, unwissenschaftlich, unterdrückend und nicht professionell. Sogar eine der besten Autoritäten der allopathischen Schule sagt, daß abortive Methoden nicht zu rechtfertigen seien. „Die Schwere der Erkrankung wird durch den Gebrauch abortiver Maßnahmen oft gesteigert", sagte einer der Schriftsteller. Wir sollten die Verantwortung bei der Behandlung nicht leichter nehmen, als es dem Ernst der Erkrankung entspricht, und die Behandlung nicht ohne Sorgfalt und gutes Urteilsvermögen ausführen.

Es ist von großer Bedeutung, daß man die Patienten früh wissen läßt, daß die Gonorrhoe eine ernsthafte Krankheit ist und daß, wenn sie nicht wissenschaftlich behandelt wurde, die Folgen nicht nur für das eigene Leben gefährlich sind, sondern auch für das Leben vieler anderer und daß sie das Leben und die Lebensaussicht vieler beflecken kann. Viele dieser Fälle werden durch abortive Methoden viel früher als bei einem natürlichen Verlauf der Krankheit von einem akuten in ein chronisches

Stadium umgewandelt. Bei anderen entsteht ein neuer Schub in Form einer sekundären Entzündung, wie z. B. einer Orchitis beim Mann oder irgendeiner Art von Salpingitis bei der Frau. Andere wiederum zeigen nach der Unterdrückung keine sekundären Entzündungen, sondern entwickeln langsam einen chronischen, tertiären Prozeß, in welchem der Arzt die Krankheit Sykosis vollkommen aus den Augen verliert und keine Verbindung mehr zwischen beiden Vorgängen sieht. Ich glaube ganz sicher sagen zu können, daß über 80 % der Ärzte unter diese Kategorie fallen.

Die große Gefahr bei der Heilung von schweren akuten Erkrankungen liegt in der Anwendung lokaler Maßnahmen; und besonders gilt dies von der Serotherapie. Ich fand heraus, daß sich in vielen Gonorrhoefällen oft nervöse oder hysterische Symptome entwickeln, die eine Folge der Sorgen oder eine Folge des Verlustes der Lebenskraft und der Sorgen derer sind, die für ihren Lebensunterhalt ständig arbeiten müssen und die sich deswegen wenig oder gar keine Ruhe gönnen. Es gibt Fälle, die leicht den Mut verlieren und vom einen Arzt zum andern wechseln, so daß der Fall nie richtig behandelt und immer schlechter wird. Die Prognose dieser Erkrankung kann man als gut erachten, wenn die richtige Bettruhe, Diät und sexuelle Hygiene eingehalten werden und wenn eine kontinuierliche Behandlung sichergestellt ist, bis alle Symptome der Krankheit aus dem Organismus verschwunden sind.

Die Gonorrhoe der Frauen

Beim Mann kann die Diagnose aufgrund der schmerzvollen und eindeutigen Symptome leicht gestellt werden, aber bei der Frau haben wir nicht diese besondere Schmerzhaftigkeit und die eindeutigen Lokalsymptome. Gelegentlich sind schwere Symptome an der Urethra vorhanden, die uns auf die Krankheit im akuten Stadium aufmerksam machen. In den mehr chronischen und späteren Stadien der Erkrankung sind der leukorrhoische Ausfluß und der Juckreiz von diagnostischer Bedeutung, besonders wenn der Juckreiz durch die Schärfe des Ausflusses hervorgerufen wird.

Einige Frauen sind an einen vaginalen Ausfluß so gewöhnt, daß sie selten zur rechten Zeit medizinische Hilfe suchen, weshalb die Krankheit meist schon chronisch ist, bevor sie die Behandlung beginnen. Oft jedoch treibt sie der schwere Pruritus oder vielleicht eine schwere Vulvitis früh zum Arzt, dennoch bekommen wir selten Frauen im akuten Stadium der Gonorrhoe in Behandlung und am wenigsten verheiratete Frauen.

Bevor diese Patientinnen zu ihrem Arzt kommen, sind sie häufig schon in die Hände von Menschen geraten, welche die Behandlung dieser Krankheit oder die Wichtigkeit, unterdrückende Maßnahmen zu meiden, nicht kennen; und so werden viele Schäden durch die Unterdrückung des leukorrhoischen Ausflusses mit starken medizinischen Spülungen angerichtet. Sekundäre Entzündungen werden dadurch an irgendwelchen Beckenorganen hervorgerufen, und die Leiden der Patientinnen nehmen täglich zu, oft mit alarmierenden Symptomen. Es wäre besser gewesen, sie hätten vorher ihren Arzt nicht um Hilfe gebeten, sondern würden noch an der Krankheit in ihrem ursprünglichen oder in einem subakuten Zustand leiden.

Die Gonorrhoe wirkt sich bei den Frauen natürlich wegen der unmittelbaren Nachbarschaft der Beckenorgane viel schwerer aus. Die Krankheit wird durch jede Menstruation in ihrer Aktivität neu angefacht. Die Krankheit wird ebenso sehr verschlimmert, wenn sie schwanger werden, genauso wie in jedem Schwangerschaftsabschnitt eine Abortneigung auftreten kann, und im Abort eine allgemeine Infektion und Invasion der Krankheit ins Becken folgt. Wo die Krankheit in einer chronischen oder latenten Form erworben wurde, können die Frauen keinen Zeitpunkt für die Infektion angeben; oft sind sie sich der Ursache ihrer Krankheit nicht bewußt. Oft sehen wir Frauen, die von ihren Ehemännern die Krankheit im latenten Stadium erworben haben, unsägliches Leid erfahren und Jahre später an einer Komplikation sterben. Es ist sicherlich die Pflicht jedes Mannes, der eine Gonorrhoe hatte, von einer Heirat abzusehen, bis er von einem Arzt die Erlaubnis dazu erhalten hat, der alle diese Krankheitsphasen versteht und ihn weise beraten kann.

Wir werden oft zu einer an einer Gonorrhoe leidenden Frau gerufen, deren junges Leben nicht selten bereits ruiniert ist; die Feuer sind noch nicht entzündet, aber der Haufen schwelt schon. Wir bemerken eine belegte Zunge, faulen Atem, das Fieber, das Elend, das Leid und den Schmerz; wir sehen chirurgische Fälle, denen Organe entfernt wurden, degenerative Prozesse mit Organveränderungen im Beckenbereich, krankhafte Gemütsstörungen und all die unsäglichen Geschichten aus ihrem Horrorkabinett.

Die bevorzugten Orte der Gonorrhoe bei Frauen sind die Urethra, die Vagina, die Bartholinischen Drüsen, der Uterus, die Tuben, die Ovarien und die Peritonealhöhle. Sie verursacht Sterilität, sogar häufiger als die Syphilis. Nicht selten erfolgt die Sterilität nach der ersten Geburt, aber wenn eine milde oder latente Form der Krankheit vorhanden ist, kann es sein, daß die Sterilität erst auf die Geburt des zweiten Kindes folgt. Bei 24% der französischen Ehen wird kein Kind geboren und in 20% ein Kind, und für diesen Zustand macht man die Syphilis verantwortlich. Wenn diese Statistiken stimmen, und wir haben keinen Grund an ihnen zu zweifeln, ist das sehr bemerkenswert. Dies in Verbindung mit der Sterilität als Folge von Sykosis und die alljährlichen Aborte haben die Geburtenrate in Frankreich so weit gesenkt, daß sie vielleicht niedriger als in jedem anderen Land der Welt ist. Meines Erachtens liegt der Grund für die komplette Sterilität häufiger bei den Ehemännern, die vor ihrer Heirat wiederholte Infektionen mit Gonorrhoe hatten, als bei ihren Ehefrauen. Scott sagt: „Die Striktur ist die chronische Gonorrhoe, und sie ist nicht als Einzelsymptom zu behandeln, wie das Wort Striktur vermuten läßt; sie soll nicht durch Bougierung erweitert, mit Instrumenten aufgeschnitten oder durch medizinische Spülungen behandelt werden.“ Nein! Sie soll als chronische Gonorrhoe behandelt werden; wenn man weiß, daß die Entfernung dieser ärgerlichen Störung durch mechanische oder chemische Methoden eine Unterdrückung der Krankheit ist, die sicherlich in irgendeiner Form, gewöhnlich einer tertiären, wieder erscheint. Eine solche Behandlung ist der Grund dafür, daß wir zu Vätern (Erzeugern) der Krankheit werden und zu Verbrechern.

Sir Henry Thompson lieferte uns einige Statistiken, die anhand von 164 Fällen die Entwicklung von Strikturen bei verschiedenen Patienten zeigten. Die Entwicklung war folgende: 10 Fälle von Strikturen wurden während des akuten Stadiums erworben, 70 während des ersten Jahres, 41 im 3. bis 4. Jahr, 21 vom 7. bis 8. Jahr und 20 zwischen dem 20. und 25. Jahr. Man sieht, daß sich die Striktur zu jeder Zeit entwickeln kann; die Zeit, die die Krankheit, die Gonorrhoe, benötigt, um mit der Psora eine Verbindung einzugehen, ist unterschiedlich und wird natürlich durch die Art der Behandlung, die konstitutionelle Dyskrasie und die natürliche Widerstandskraft der Lebensenergie in jedem einzelnen Fall verändert. Wenn der Patient den Zenit seines Lebens überschritten hat, entwickeln sich die Komplikationen, und die Lebenskraft beginnt unter den Auswirkungen der Unterdrückung zu leiden, und neue Krankheitsprozesse beginnen sich zu zeigen.

Durch die sorgfältige Beobachtung der Gonorrhoe entdeckten wir, daß der systemische Befall während der Latenz stattfindet, die nach der Infektion verstreicht und als Inkubationszeit bekannt ist (auch bei der Syphilis zu beobachten). Und weiter soll man sich daran erinnern, daß die Gonorrhoe keine zeitlich beschränkte, lokale Erkrankung ist, wie in unseren Pathologielehrbüchern behauptet wird. Natürlich sind die akuten Phänomene lokal begrenzt, aber den systemischen und konstitutionellen Befall wird der Organismus nie wieder los, bis er mit Hilfe des Similegesetzes befreit wird. Keine andere Behandlung wird sie vertreiben; das sage ich ohne zu zögern oder ohne Hemmungen. Auf Seite 336 in seinem Buch „Der Sexualtrieb“ sagt James Foster Scott: „Die chronische Gonorrhoe wird oft synonym mit chronisch gonorrhoischem Katarrh benutzt, aber der erste Begriff ist korrekter.“ Dies stimmt, denn der chronisch gonorrhoische Katarrh ist nur ein, wenn auch sehr bestimmendes und sicheres Symptom der Krankheit, nachdem sie in ein chronisches Stadium verfallen ist. Rückfälle treten auf, wenn wir das Arzneimittel zu früh wechseln oder es nicht gelingt, das richtige zu wählen. Selten habe ich die Rückfälle einer anderen Ursache zugeschrieben.

Jeder Autor wird sagen, daß die Gonokokken in einem Schlafzustand liegen oder, mit anderen Worten, jahrelang im Organismus in einem latenten Zustand zurückgeblieben sind. Aber dies ist nur ein Begriff, der benutzt wird, um die Infektionstheorie der Krankheit aufrecht zu erhalten; wir verstehen, daß die Krankheit latent ist, daß die Gonokokken nichts anderes sind, als das Ergebnis eines Degenerations- oder Sterbeprozesses wie bei jeder Krankheit. Es gibt heute Tausende beiderlei Geschlechtes, die an irgendeiner latenten Form der Gonorrhoe leiden, die die Ärzte nicht wahrnehmen. Sie erkennen den Zusammenhang zu den entweder unvollständig geheilten oder unterdrückten Fällen von Gonorrhoe nicht. Ricords Eingeständnis bezüglich der Widerspenstigkeit des chronisch gonorrhoischen Ausflusses ist bestimmt zutreffend.

In seinen Schriften erzählt er, daß er einen Traum gehabt habe, (der die Auffassung der allopathischen Ärzte von dieser Krankheit und ihre Unfähigkeit, sie zu heilen, sehr klar veranschaulicht): Er war gestorben und wurde ins Fegefeuer geschickt. Als er gefragt wurde, was das für ein Ort sei, antwortete er: „Recht angenehm außer der Tatsache, daß die ganzen Heerscharen männlicher Zuschauer über ihm mit ihren leichenblassen Fingern auf ihn deuteten und voller Verachtung schrien: Ricord! Ricord! Du konntest den chronisch gonorrhoischen Ausfluß nicht heilen.“ (G. Frank Lydsten, M. D. Die Gonorrhoe und ihre Behandlung, Seite 79).

Diejenigen, denen es gelingt, den chronisch gonorrhoischen Ausfluß zu unterdrücken, können niemals ehrlich sagen, daß sie eine Heilung vollbracht haben; sie haben lediglich die Krankheit in ihren Organismus zurückgetrieben, welche sich früher oder später in irgendeiner anderen Form wieder zeigen wird oder bei ihren Frauen oder Kindern wieder zum Vorschein kommt. Wir dürfen den chronisch gonorrhoischen Ausfluß nicht als eine lokale Störung oder lokale Infektion betrachten, sondern als eine glimmende Glut eines latenten, inneren Feuers.

Sir Henry Thompson hat uns einige Statistiken von der Zeit der Infektion bis zur Entwicklung des chronisch gonorrhoischen Ausflusses vorgelegt. Bei 164 Fällen hat er folgendes beobachtet: Bei 10 Fällen entwickelte sich die Krankheit während des akuten Stadiums der Gonorrhoe, bei 71 während des 1. Jahres; bei 41 während der ersten 3 Jahre; bei 22 innerhalb von 8 Jahren und 20 entwickelten den Ausfluß nicht vor dem 20. bis 25. Jahr. Erkennen Sie den Wert dieser Statistiken? Zeigen sie nicht, wie chronisch diese Krankheit und ebenso der Entwicklungsprozeß in jedem Einzelnen ist? Außerdem zeigen sie, daß die Krankheit nicht zeitlich und lokal beschränkt ist, wie die meisten Autoren vermuteten.

Thompson sagt weiter und stimmt hier mit den Lehren Hahnemanns überein, „daß die Gewebe des Menschen am Anfang des Lebens der Krankheit widerstehen und die Reparatur und Zerstörungsprozesse sich ungefähr die Waage halten, aber wenn der Zenit überschritten ist und man dem Abend des Lebens entgegensieht, dann verschiebt sich das Gleichgewicht zugunsten der zerstörerischen Kräfte.“ Nichts bringt diesen Degenerationsprozeß im Organismus akuter und bösartiger in Gang als die Unterdrückung einer Krankheit. Es kann gar nicht genug über dieses Thema, die Unterdrückung, gesagt werden, wenn wir mit ansehen, wie die Degeneration und die Zerstörung des Menschengeschlechts den Spuren der vorherrschenden, unterdrückenden Behandlungen folgt. Wir müssen nun dieses Thema zu Ende bringen, da wir in diesem Buch nicht genügend Platz zur Verfügung haben, um es stärker zu beleuchten.

Um nochmal die Symptome der Gonorrhoe kurz zusammenzufassen, es gibt eine Inkubationszeit von 3 bis 5 Tagen, in denen wenige bis gar keine Symptome der Krankheit beobachtet werden können. Dieser folgt ein Prodromalstadium von ca. 3 Tagen Dauer, in der sich die ersten Krankheitszeichen bemerkbar machen. Sie erreicht ihren Höhepunkt in der 2. oder 3. Woche; das akute Stadium beginnt sich am Ende der 2. oder zu Beginn der 3. Woche zu ändern; am Ende der 3. Woche beginnen die Symptome in einem milden Fall unter einer sorgfältigen homöopathischen Behandlung zu verschwinden und am Ende der 5. Woche sollten auch schwere Fälle der Gonorrhoe eine wesentliche Besserung zeigen; eine vollständige Heilung sollte in der 6. bis 8. Woche erreicht sein.

Wenn aber Fälle zu uns kommen, die keine konstitutionelle Behandlung bekommen haben, sondern nur lokale Maßnahmen, können wir uns glücklich schätzen, wenn wir sie in 3 bis 5 Monaten heilen. In chronisch vernachlässigten oder schlecht behandelten Fällen kann es ein oder sogar mehrere Jahre dauern, bis man eine vollständige Heilung erreicht. Das gilt besonders bei chronischen Fällen von Frauen, bei denen die Beckenorgane mit befallen sind. Wenn die Genesung beginnt, wird der Ausfluß weniger profus, weniger grün und weniger eitrig sein, sondern mehr dünn und wäßrig, und möglicherweise erscheint ein gräulicher Schleim, der Leinen gelb färbt und den Meatus verklebt, wie am Beginn der Infektion. Wenn man jedoch das akute oder sekundäre Stadium sich 8 oder 10 Wochen dahinschleppen läßt, wird der Fall nur langsam und schwierig zu heilen sein.

Es wird zu Rückfällen kommen, wenn dem Patienten erlaubt wird, dem üppigen Essen zu frönen oder Stimulantien einzunehmen, sogar Überarbeitung oder eine Erkältung können dazu führen. Ich stimmte mit einigen Autoren nicht überein, die sagen, die Krankheit sei zeitlich und lokal begrenzt, denn wir wissen, wie Hahnemann schon sagte, daß der Organismus bei der sykotischen Form der Gonorrhoe unfähig ist, die Krankheit wieder loszuwerden. Es handelt sich um ein chronisches Miasma und ein chronisches Miasma läßt sich nur mit Hilfe des Similegesetzes heilen.

Dieser Irrtum entstand aus einer Anzahl von Gründen, einmal weil die Absonderung in vielen Fällen durch adstringierende Instillationen unterdrückt werden können, und zweitens weil sie mit der Zeit langsam schwinden oder sich ganz in einen chronischen gonorrhoischen Katarrh umwandeln, der von einigen Patienten kaum beobachtet wird und der von vielen Ärzten lediglich als eine lokale Irritation im Harnkanal betrachtet wird und wenig, wenn überhaupt, Beziehung zur ursprünglichen Krankheit hat, von der sie meinen, daß man sie mit mechanischen Maßnahmen heilen könne. Wenn man aber weiß, daß nach Hahnemann kein einziger Fall eines an diesem chronischen Miasma Erkrankten mit einer anderen Behandlungsart als mit Hilfe seines Similegesetzes geheilt werden könne, erkennen wir sofort, daß alle sogenannten Heilungen entweder Unterdrückung sind oder daß die Krankheit durch unterdrückende Maßnahmen verändert wurde, bis sie sich selbst in einem milden oder latenten Stadium zeigt.

Das wissen wir allerdings, daß auf eine allopathische oder nicht homöopathische Behandlung der Gonorrhoe eine Unzahl chronischer Krankheiten folgt, wie z. B. Gicht, gichtischer Rheumatismus, Muskel- oder Gelenkrheumatismus in subakuter oder chronischer Form. Diese gichtischen Zustände des Organismus oder jegliche Form des Rheumatismus neigen dazu, Herzerkrankungen zu entwickeln wie z. B. Endo- oder Pericarditis mit fatalem Ende. Das ist die Geschichte der heutigen nichthomöopathischen Behandlung der Gonorrhoe, und es war die Geschichte der letzten tausend Jahre und wird sie weiterhin bleiben, bis den Verursachern dieser Krankheiten die dicken Schuppen von ihren Augen fallen.

Die endlosen Krankheitsprozesse, die sich durch unterdrückende Maßnahmen entwickeln, können nicht in Worte gefaßt werden, und man kann sich die vielfältigen Leiden der Menschheit gar nicht ausmalen, die allein der Entwicklung der gichtischen und rheumatischen Prozesse folgen, ganz zu schweigen davon, wenn zusätzlich verschiedene Organe befallen sind, wie z. B. der Magen, die Leber, der Darm, die Nieren, die Blase, das Gehirn, die Nase, der Rachen und die Lungen. Bezüglich der moralischen Degeneration, der Geisteskrankheit und dem Zug geistiger und moralischer Perversion, die wir auf der Erde entstehen sehen und die sich wie eine orientalische Pest verbreitet, können wir nur auf eine Arbeit wie diese hier verweisen. Für die Menschheit aber muß dies mit der Zeit verheerende Folgen haben.

Dr. P. P. Wells sagte auf einem Treffen in Brooklyn im Jahre 1887, als er über die Unterdrückung von Krankheiten sprach: „Einer der Dinge, die ich bei der Besprechung dieses Papiers zuerst loswerden möchte, ist, dieser Versammlung und all den mir Verbundenen einzuprägen, daß eine unterdrückte Gonorrhoe ein unterdrücktes Inferno ist; für mich sind die Kennzeichen der Krankheiten, die unsere Kollegen der alten Schule jährlich empfehlen, einfach das Ergebnis der Krankheit und nicht die Krankheit selbst; nicht mehr als das, was man während einer Grippe in einem Taschentuch sammelt, ist die Grippe.

Man hat einfach nur den Ausgang für die Lüftung des erkrankten Organismus geschlossen, damit sie im Innern die Arbeit der Zerstörung verrichtet. Wir müssen erfolgreiche Steuermänner sein; wissend, wo die Felsen sind, müssen wir unser Boot um sie herum steuern und unsere Patienten an der Küste der Gesundheit landen lassen und nicht auf den verborgenen Felsen, auf die die Wellen hereinbrechen." Ich füge diesem obigen Zeugnis einige veröffentlichte Fälle hinzu, die Folge einer Unterdrückung sind.

Fall 1. Ein junger Mann, der ein recht ausschweifendes Leben führte, wurde an Darmkoliken leidend vorgefunden; sie wurden zeitweilig mit Brandy, Ingwer und einer Wärmflasche gemindert. Nux vomica linderte die Schmerzen innerhalb von 30 Minuten, doch die Anfälle wiederholten sich oft, wurden aber immer wieder durch Nux vomica M gelindert. Die Anamnese ergab, daß er sich mit Gonorrhoe infiziert hatte, und diese wurde innerhalb einiger Tage unterdrückt; eine Behandlung, die er sehr pries. Ihm wurde Medorrhinum in der M Potenz gegeben und die Gonorrhoe kehrte innerhalb mehrerer Tage mit viel schwereren Symptomen als zuvor zurück, aber es traten auch im Verlauf der folgenden 2 Jahre keine weiteren Koliken mehr auf. – J. S. Hayne, M. D., 1905.

Fall 2. Mr. E. E. P. lag wegen Neuralgie der Eingeweide (von der regulären Schule so genannt) darnieder. Nachdem der Patient 3 Wochen gelitten hatte, wurde ich gerufen und fand heraus, daß Pulsatilla sein Mittel sein mußte und gab es ihm in der 200. Potenz. 3 Tage später waren die Eingeweidesymptome verschwunden, aber ein reichlicher gonorrhoischer Ausfluß hatte sich eingestellt, der zuvor mit medizinischen Instillationen unterdrückt worden war. – Dr. E. P. Gregory.

Die Bakterien und ihr Ursprung

Vielleicht hat kein größeres Geheimnis jemals den Verstand der Mediziner verwirrt oder vor ein Rätsel gestellt, als das Thema über den Ursprung der Bakterien, die Mikroorganismen der Krankheiten.

Viele Geister haben Theorien hervorgebracht, und die Ärzte auf der ganzen Welt haben diesem Thema ihre ganze Aufmerksamkeit geschenkt, dennoch kam für uns nichts bestimmtes oder sicheres heraus, so daß wir sicher sein konnten, daß das Rätsel gelöst wäre. Die Lösung des Rätsels scheint von einer mächtigen Hand verhindert worden zu sein, und nur Bechamp sollte das Geschenk zufallen, dieses Geheimnis des Lebens zu enthüllen. Bechamps Schriften sind bis jetzt, glaube ich, nicht in unsere Sprache übersetzt worden; und nur wenige von uns kennen seinen meisterhaften Geist oder wissen von seiner tiefen Zuneigung zu den Wissenschaften der Heilkunst. Wir können nämlich erfreut feststellen, daß sein Eifer ihn nicht von der Wissenschaft weg in Spekulationen führte, denn wir stellen fest, daß er ein Praktiker und zu gewissenhaft ist, um sich in Spekulationen zu verlieren, besonders in dieser kritischen und ernsthaften Periode der Weltgeschichte und des Fortschritts.

Wie bei allen großen Ärzten gab es kein Wissen und kein Geheimnis in der Wissenschaft mit irgendeiner Beziehung zur Medizin, welches ihn nicht interessierte. Seine chemischen Untersuchungen und Forschungen gehen weit über jene von Pasteur oder Koch oder irgendeiner seiner Vorläufer hinaus; in der Tat steht er in diesem speziellen Untersuchungsgebiet ganz alleine. *Der Gang des menschlichen Wissens ist langsam aber unaufhaltsam, wachsam und immerwährend; und sein Ziel ist aufwärts, vorwärts, hinwärts, ein Zusammenführen der unendlich vielen Ansichten und die Entdeckung alles Unbekannnten.*

Viele dieser Eigenschaften finden wir im Geist von Bechamp. Er begann seine Untersuchungen vor einigen Jahren, und seine Entdeckung der Microzymas im Kalk (Microzymas: „lebende Punkte") öffnete das Tor zu einem Geheimnis des Lebens, das bis dahin dem menschlichen Verstand verschlossen war. Wo man bisher dachte, daß kein Leben bestehe, fand er Leben in seiner niedrigsten Form in anorganischen Ablagerungen, und die mächtigen Veränderungen, welchen sie ausgesetzt waren, waren überhaupt nicht in der Lage, ihre Vitalität auszulöschen. Diese Untersuchungen sind wirklich sehr interessant zu lesen, wenn man überhaupt an solchen Gedankengängen interessiert ist. Bechamp sagt: „Wenn die Zellen des lebenden Organismus erkrankt sind, bedeutet das, daß die Microzymas erkrankt sind, und sie bringen das hervor, was irrtümlicherweise pathogene Bakterien genannt wird." Wir sehen also, daß die pathogenen Bakterien oder Mikroorganismen nicht die Ursache der Krankheit sind, sondern ihr Ergebnis. Das war der Zankapfel zwischen den zwei pathologischen Schulen; jene, die an die Mikroorganismen als Ursache der Krankheit glauben und jene, die es nicht tun. In Dr. Bechamps Werk „Le Sang et son troisime Element anatomique" erklärt er, warum freie und funktionelle Microzymas im Blut existieren und unter normalen Bedingungen nicht sichtbar sind. Im gewissen Sinn sind sie unvergänglich, obwohl sie durch Säuren zerstört oder verbrannt werden können. Auf einem Treffen in Nantes im Jahre 1875 stellte er Microzymas in ihrer Beziehung zur Gärung dar und veranschaulichte dieses Thema mit Zeichnungen, die die Entwicklung der Microzymas zu Bakterien und zu zellenähnlichen Gebilden darstellten.

Einige sah man im Prozeß der Formbildung, und andere hatten bereits die Form von richtigen Mikroorganismen, wie die bei Krankheiten auftretenden Bakterien. Er weist im einzelnen nach, wie die Microzymas in entsprechender Nährlösung, in welcher sie kultiviert wurden, sich entweder zu Zellen oder zu Bakterien entwickeln, und je nachdem, ob sie sich zu Bakterien oder zu Zellen entwickelten, entweder Milchsäure oder Alkohol produzierten. Während des Gärungsvorganges verschwinden Microzymas als solche, um sich zu Bakterien zu entwickeln. Dies wurde demonstriert, indem ein Klümpchen frisches Blut in einem Gefäß luftdicht verschlossen wurde; obwohl mit der Zeit Luft in das Gefäß eindrang und den äußeren Teil des Klümpchens beeinflußte, folgte doch ein Gärungsprozeß. Die Mikrozyma starben und Bakterien erschienen an der Oberfläche des Klümpchens, während im Inneren des Klümpchens die Microzymas intakt geblieben waren.

Es wäre notwendig, die Einzelheiten der verschiedenen Verfahren und zahlreichen Vorgänge zu beschreiben, durch welche er seine vielen Experimente voranbrachte, damit man vollkommen verstehen kann, wie er die verschiedenen Formen von Bakterien hervorbrachte. Diese Experimente waren so sorgfältig und vollständig, wobei er sowohl tierisches als auch pflanzliches Material und sogar anorganisches benutzte, daß wir uns in unserer Meinung bestärkt fühlen, daß er klar das Geheimnis über den Ursprung der Bakterien gelöst hat. Er hat recht deutlich die Tatsache bewiesen, daß die Bakterien sich unter dem Einfluß irgendeines Sterbeprozesses oder eines degenerativen, sich im Organismus abspielenden Vorganges wie die akuten oder chronischen Miasmen aus einem Lebensprozeß heraus entwickeln.

Die Behandlung der Gonorrhoe

Aconitum

Im frühen Stadium der Krankheit, wenn Fieber vorhanden ist, Durst, heiße trockene Haut, große Ruhelosigkeit mit Brennen im Blasenhals ohne zu urinieren; spärlicher Urin, dunkel; fühlt sich beim Passieren der Urethra heiß an. Schmerzhafter, angstvoller Harndrang; gonorrhoischer Ausfluß eines dünnen, transparenten oder weißen Schleims; akute gonorrhoische Orchitis; Hoden heiß, hart, geschwollen; große Furcht; große Ruhelosigkeit und große Ängstlichkeit.

Agaricus

Manchmal bei einer alten, chronischen Gonorrhoe oder bei postgonorrhoischem Katarrh angezeigt; die Geschlechtsorgane sind kalt, geschrumpft, schlaff; die Erektion ist sehr schmerzhaft; Jucken und Kribbeln entlang der Urethra, der Urin fließt langsam oder tröpfelt und ist oft milchig; morgens erscheint ein einzelner Tropfen Ausfluß (wie bei Sepia). Verlust der sexuellen Potenz, sogar bis zur vollständigen Impotenz; angezeigt bei alten Sykotikern, die infolge großer Zügellosigkeit ein geistiges Wrack sind und angezeigt bei sexuellen Wüstlingen; (Agnus castus), die Genitalien sind kalt, geschrumpft; leidet an Irritationen des Rückenmarks infolge von Onanie; heftige sexuelle Erregung mit schmerzhafter Erektion, chronischer Gonorrhoe oder postgonorrhoischem Katarrh, bei dem alle Arten lokaler Behandlung ausprobiert wurden. Ausfluß von weißem Schleim oder blutigem Ausfluß mit Jucken und Kribbeln in der Urethra; oft erscheint morgens ein einziger Tropfen. Zucken und Zittern der Glieder; ungeschickte Bewegungen; lähmende Schwere und Müdigkeit in den unteren Extremitäten; Brennen und Kribbeln im Rückgrat.

Alumina

Chronischer, postgonorrhoischer Katarrh bei alten Männern, die durch die Krankheit und das Alter entkräftet sind; der Urin ist blutig oder hat einen backsteinfarbenen Bodensatz; es dauert sehr lange bis der Urin zu fließen beginnt, und er uriniert besser im Stehen. Der Ausfluß ist gelblich, schmerzlos, mild wie beim postgonorrhoischen Katarrh; der Ausfluß ist ständig gelb oder wie Eiter; Vergrößerung der Prostata; Völlegefühl im Perineum; große Sexualschwäche; tiefe und schwache Stimme; trockene Haut, keine Schweißabsonderung.

Ammonium carbonicum

Schmerzen in den Hoden und in den Samensträngen; heftige Erektionen, schlimmer am Morgen; der Urin macht die Teile wund, über die er fließt und erzeugt Beißen und Jucken. Er hat einen ammoniakalischen Geruch (Benz-ac.); gonorrhoischer Ausfluß dünn, spärlich, scharf, erzeugt Jucken, Schwellung und Brennen an allen Teilen, über die der Urin fließt.

Ammonium muriaticum

Starker Tenesmus beim Urinieren, (wie bei Nux-v. oder Canth.), auf den Blasenhals beschränkt; reichlicher Urin stark riechend, moderig oder ammoniakalisch; Ausfluß wie Eiweiß oder bräunlich und schleimig; schlimmer nach dem Urinieren.

Anantherum

Drückende und brennende Schmerzen in der Blase, mit Harndrang, jede Minute; ein Gefühl, als ob Niere und Blase voll wären; Blase kann nur kleine Urinmengen halten (Calad.); Harnverhalten mit Einziehung des Urethralkanals; Urin fließt tropfenweise oder in kleinen Rucken, dick und voll von Schleim; Blasenkatarrh; starker Geruch nach Urin, mit einem schillernden Häutchen. Gonorrhoischer Ausfluß, weißer Schleim am Beginn der Krankheit, der aber später dick wird, gelblichgrün mit Brennen in der Urethra; Brennen und tiefsitzende Schmerzen im Skrotum und in den Hoden; während des Koitus lassen die Leiden nach, nehmen danach aber stark zu. Das geschlechtliche Verlangen ist stark erhöht, während der Patient Gonorrhoe hat. Schlimmer am Morgen, bei Wetterwechsel, nach Genuß von Wein und nach dem Koitus.

Angustura

Urin reichlich, häufig und hell oder orange gefärbt. Wollüstiges Jucken an der Spitze der Glans, zwingt zum Reiben; starkes Jucken am Skrotum; ziehender Schmerz im linken Samenstrang; papulöser Ausschlag an den Genitalien, der brennt und juckt (Rhus-t.); Schmerz wie gequetscht, beim Urinieren mit Tenesmus.

Apis

Angezeigt in allen Stadien, besonders bei pseudopsorischer Diathese. Brennen und Stechen beim Urinieren; häufig zur Eile treibender Harndrang; kann keine Minute warten; manchmal ein ununterbrochener Harndrang; Urin farblos oder dunkel und rauchfarben; heftiges Brennen wie verbrüht, Stechen; häufige Ausscheidung kleiner Mengen farblosen Urins. Urinieren langsam, muß warten und lange pressen; starke Reizung des Blasenhalses mit Brennen und Stechen; Strangulation mit Strikturen; Urin kupferfarben, rauchfarben oder blutig; starke Schwellung der Vorhaut; reichlicher Ausfluß, dünner Schleim mit brennenden und stechenden Schmerzen; starkes Ödem des Skrotums oder der Vorhaut; die Gewebe sind stark angeschwollen; bleiche, durchscheinende, erysipelartige Schwellung des Penis mit starkem Ödem.

Argentum nitricum

Wenn Gemütssymptome als Folge von Unterdrückung vorherrschen. Gonorrhoe bei Jungen, die vorzeitig gealtert aussehen. Impotenz nach wiederholten Infektionen (Agnus castus); Neigung zu sykotischen Auswüchsen, Warzen und Polypen; der Meatus ist sehr rot, roh, gedunsen (Medorrhinum), Ausfluß reichlich, gelblichgrün, mild (wie Pulsatilla) färbt sich an der Luft grün; Blutung aus der Urethra; Erektionen sehr schmerzhaft, heftig; oft unbemerkter Urinfluß; Verlangen nach Zucker oder Süßigkeiten, die verschlimmern; Verlangen nach frischer Luft; Frösteln, wenn nicht zugedeckt; Urin fließt zu langsam. Der Patient fühlt sich müde und erschöpft; ist empfindlich; leicht verwirrt; kein Verlangen zu sprechen; vergißt die Worte, die er benutzen wollte (Sykosis); gonorrhoischer Ausfluß, dick, reichlich, grünlichgelb; Epididymitis oder Orchitis infolge einer Unterdrückung; starker Schmerz, Verhärtung und Schwellung, mit Brennen und Stechen; postgonorrhoischer katarrhalischer Ausfluß, dünn, hellgelb, folgt reichlichem, dickem, mildem, grünlichgelbem Ausfluß der Gonorrhoe, nach unten drängendes oder ziehendes Gefühl in den Hoden; Brust und Stimme schwach, heiser; Rheumatismus schlimmer bei Feuchtigkeit oder bei Wetterwechsel.

Armoracea (Cochlearia Armoracia)

Dysurie, entzündliches Stadium der Gonorrhoe. Häufiges Verlangen zu urinieren mit starken Schmerzen, Brennen, Empfindlichkeit und allgemeine Entzündlichkeit, wie man sie im ersten Stadium der Erkrankung sieht. Reichlicher oder spärlicher, weißer, schleimiger Ausfluß, mit Brennen, Schneiden, heftigen Schmerzen und Empfindlichkeit beim Urinieren, vergleiche mit Caps. und Canth.

Arsenicum album

Angezeigt in allen Stadien der Krankheit, besonders bei tuberkulösen Patienten und wenn sie mit weichem Schanker oder eitrigen Bubonen kompliziert ist; in diesen Fällen häufig angezeigt; Ausfluß dünn, weiß, scharf; erzeugt eine Rötung an den Teilen, die er berührt. Recht auffallende gonorrhoische Kachexie; bleiches Gesicht; aufgedunsen um die Augen, im Gesicht und um die Lippen; Mund trocken; Durst nach häufigen, aber kleinen Mengen Wasser; schneller Verlust der Kraft und Mangel an Lebenskraft; Todesfurcht mit großer Angst, schlimmer um 13 Uhr.

Asparagus

Sehr auffallende sexuelle Erregung, Urin riecht sehr widerlich; stechende Schmerzen in der Urethra oder in den Seiten des Penis; leichtes Stechen im Meatus, mit einem Gefühl nach dem Urinieren, als ob immer noch irgend etwas durchfließe; kristalline oder fettige Ablagerungen an den Wänden des Uringefäßes. Häufiger aber spärlicher Ausfluß mit einem Gefühl, als ob etwas in der Urethra stecken würde; Schwellung des Penis mit Erektionen und Harndrang; stinkender Urin; schneidendes Gefühl in der Urethra.

Balsamum peruvianum

Stechende Schmerzen in der Urethra, nicht beim Urinieren; häufiges Urinieren bei Nacht; Urin klar, aber spärlich; mit eigenartigem, harzigem Geruch; ziehende Schmerzen in der rechten Tibia und heftige Schmerzen im Gaumenbogen und der Uvula.

Benzoicum acidum

Gichtische Symptome infolge einer Unterdrückung, Gicht der Blase, besonders bei Kindern, die den sykotischen Anstrich von ihren Eltern haben; Urin riecht sehr widerlich, faulig, stechend wie Ammoniak; stark dunkelbraun wie Bier und sehr widerlich, riecht wie Hirschhorn. Oft im tertiären Stadium der Sykosis angezeigt, Asthma, abwechselnd mit Gicht oder rheumatischen Beschwerden. Prinzipiell angezeigt bei Frauen und Kindern mit recht ausgeprägter Sykosis. Gichtische Ablagerungen und Gichtknoten werden in den Gelenken gefunden, zusammen mit den oben beschriebenen Urinsymptomen.

Berberis

Krank aussehende, bleichgesichtige Individuen mit blauen Ringen um die Augen, mit stechenden oder schießenden Schmerzen in den Nieren, mit starken Qualen in der Nierengegend nach der Unterdrückung des Ausflusses; vergrößerte Prostata nach Unterdrückung; Gefühl wie von einem Klumpen oder einem Druck im Perineum; sehr wunder und intensiver Schmerz in der Lumbalregion nach Unterdrückung; Blase sehr gereizt mit Schmerzen beim Urinieren; Schmerzen im Samenstrang und in den Hoden oder brennendes Gefühl entlang des Samenstranges; dickes, dunkles, reichliches, rotes Urinsediment.

Bondonneau aqua (ein Mineralwasser)

Der Urin hat einen scharfen Geruch; prickelndes Stechen in der Urethra beim Urinieren; viel schleimiger Ausfluß aus dem Penis mit Jucken; gonorrhoischer Ausfluß, reichlicher weißer Schleim; häufige morgendliche Erektionen; großer und ständiger Hunger, mit reichlichem Speichelfluß aus dem Mund; feuchtkalter und saurer Geschmack.

Borax

Dunkelblaue Punkte über dem Orificium der Urethra mit beißendem Schmerz beim Urinieren. Der Ausfluß verklebt das Orificium mit scharfem, heftigem Schmerz beim Urinieren oder Brennen und Spannen in der Glans penis; heftiger Harndrang sogar nach dem Urinieren; schreit, wenn der Urin durchfließt, als ob er heiß wie Feuer wäre (bei Kindern und jungen Leuten). Gonorrhoischer Ausfluß, weißer Schleim und wie Paste.

Bryonia

Ein wundervolles Mittel für die Symptome, die der Unterdrückung des gonorrhoischen Ausflusses folgen. Die dann folgenden Symptome und Krankheiten sind oft subakut. Gonorrhoische Arthritis; Orchitis, immer schlimmer auf der rechten Seite. Es ist gewöhnlich angezeigt bei Entzündungen in fibrösen Geweben, an serösen Schleimhäuten und den Sehnen der Gelenken. Pneumonie infolge von Unterdrückung. Die Schmerzen sind scharf, schießend oder dumpf drückend; die Teile fühlen sich immerzu schwer an, wie abgestorben; Bewegung verschlimmert sehr, ebenso Wärme. Patient hat sehr starken Durst mit Verlangen nach kaltem Wasser; trinkt große Mengen; Stirnkopfschmerz. Der Patient ist mürrisch, reizbar mit Verstopfung; große Stühle, hart und trocken; fleht um Dinge, gegen die er jedoch, hat er sie erhalten, eine Abneigung fühlt. Dringendes Verlangen nach sauren Getränken. Stiche im rechten Hoden und im Samenstrang; Postgonorrhoischer Katarrh mit grünlichem Ausfluß und etwas Brennen. Dem unterdrückten Ausfluß folgt gewöhnlich Rheumatismus, akute Orchitis oder subakuter Rheumatismus. Die Hoden sind stark angeschwollen; auffallende Verhärtung, schlimmer auf der rechten Seite; verminderter Urin, heiß und dunkel gefärbt.

Caladium

Harnorgane. Ein Völlegefühl in der Blase ist ein ständiges Symptom bei beiden Geschlechtern; sie scheint zum Bersten gefüllt, dennoch passieren nur kleine Mengen Urin; Völlegefühl mit sehr geringem Verlangen zu Urinieren oder Völlegefühl mit Harndrang. Die Blasenregion ist berührungsempfindlich. Der Urin riecht widerlich und brennt wie heißes Wasser beim Urinieren oder Ziehen von der Blase zum Penis. Impotenz beim Mann. Gonorrhoe mit sehr geröteten Punkten oder Flecken auf der Corona der Eichel (Thuj., Med.); die Eichel ist trocken, rot und juckt; die Erektion ist schmerzhaft oder vielleicht unvollständig, ohne sexuelles Verlangen. Bei Frauen heftiges Jucken des äußeren Genitale, oft zur Onanie verführend. Komplementär zu Nit-ac.

Calcarea carb.

Chronische Gonorrhoe mit einer auffallend pseudopsorischen Diathese. Calcarea heilt Feigwarzen, die den typischen Geruch von Heringslake haben. Chronischer postgonorrhoischer Katarrh bei Lymphatikern, die im Gesicht und am Kopf reichlich schwitzen, die kalte Füße haben oder bei der geringsten geistigen oder körperlichen Anstrengung an den Händen schwitzen. Calcarea hat übermäßiges sexuelles Verlangen und lüsterne Phantasien; Schneiden in der Urethra mit Brennen am Meatus bei Nacht; Brennen vor dem Urinieren und schneidender Schmerz während des Urinierens; schlimmer während des Trinkens. Verhärtung des Hodens mit allgemeinen Calcareasymptomen; das Skrotum hängt schlaff herab. Sterilität infolge der pseudopsorischen Diathese oder infolge von lang unterdrückter Gonorrhoe. Ausfluß mild, hellgelb, mit stinkendem Geruch; Warzen rund, weich an der Basis, dieselbe Farbe wie die Haut, jucken und bluten leicht.

Cannabis indica

Angezeigt im frühen Stadium der Krankheit; akute, schmerzhafte, entzündliche Symptome; stark gesteigertes sexuelles Verlangen bis hin zur Satyriasis; heftige, schmerzhafte Erektionen, schlimmer bei Bewegung oder beim Gehen. Vergißt, was er sagen wollte (sykotisch), Gedanken drängen sich im Gehirn. Schneiden, prickelndes Stechen, wie Nadeln in der Urethra; leichtes Brennen beim Urinieren; Ausfluß gelblichweiß, reichlich; strengt sich beim letzten Tropfen Urin an, die Blase will sich aber nicht vollständig entleeren; muß warten, bis der Urin fließt. Unbehagliches Gefühl in der Urethra mit häufigem Harndrang.

Cannabis sativa

Angezeigt im ersten Stadium und zu Beginn des zweiten Stadiums; Symptome schmerzhaft, entzündlich (Cann-i., Canth.), reichlicher, schleimiger Ausfluß. Dunkelrote Glans penis. Später ist der Ausfluß bei der Krankheit dick, gelb, eitrig; die Urethra ist sehr wund, empfindlich auf Berührung; geht breitbeinig; Stechen, schießende Schmerzen vom Orificium aufwärts in alle Richtungen; Spasmen der Urethra; manchmal hört der Urin zu fließen auf. Stechende und stoßende Schmerzen beim Urinieren; starke Schwellung der Urethra und des Orificiums, die Glans ist bedeckt mit hellroten Flecken. Stechende Schmerzen und Brennen am Meatus ohne zu Urinieren. Urin trübe, rot und voller Fasern (Canth., Caps., Gels., Petr., Cann-i.); Kälte der Genitalien mit Wärme am übrigen Körper. Der ganze Penis ist geschwollen, schmerzhaft, wie verbrannt und schlimmer beim Gehen.

Cantharis

Entzündliche Gonorrhoe mit intensiver Rötung des Sexualorganes, Strangurie (schmerzhafter Harndrang) und starker Blasenreizung, muköser Ausfluß oder blutig mit Harndrang und Anstrengung beim Wasserlassen, häufig kommt nur ein Tropfen auf einmal unter viel Schmerz und Leiden. Reizung des Blasenhalses infolge von Unterdrückung; unerträglicher Tenesmus der Blase mit heftigem Schneiden und Brennen am Blasenhals. Heftige und schmerzhafte Erektion. Sitzt und preßt ohne Erleichterung. Der Urin brennt wie Feuer; schreit oder stöhnt beim Urinieren. Der Penis ist sehr stark entzündet und schmerzhaft, manchmal mit Fieber, heftiges Delirium und sexueller Wahnsinn.

Capsicum

Angezeigt zu Beginn des sekundären Stadiums, sehr oft ist das Mittel bei jedem mit einer tuberkulösen Diathese angezeigt, besonders bei hellhaarigen, blauäugigen, mit rotem Gesicht, bei molligen, plethorischen Personen, die verfroren und empfindlich gegen Kälte sind; die Vorhaut ist geschwollen; der Meatus rot und aufgedunsen; oft Schmerzen in der Prostata; Ausfluß dick, gelb, reichlich und von cremiger Konsistenz, Kälte der Hoden manchmal vorhanden. Brennen und Beißen nach dem Urinieren oder ein heißes, pfeffriges Gefühl am Meatus oder Jucken an der Urethra; brennender Schmerz mit Harndrang.

Carbolicum acidum

Brennen und Jucken in der Urethra; strengt sich beim Urinieren an; Urin dunkel, olivgrün; Ausfluß weiß oder eitrig, scharf, widerlicher Geruch, ätzend, erzeugt Rötungen auf Teilen, die mit ihm in Berührung kommen; verlangt nach Stimulantien, besonders Whisky, das Verlangen wird durch Trinken von Limonade vermindert.

Cedron

Antisykotisch. Ein gutes Mittel, um es in einer Hochpotenz zu verabreichen, nachdem mit rohen Arzneimitteln allopathisch behandelt wurde; nervöse

Erregung gefolgt von Depression; schlaff, schwer und niedergeschlagen; klagt über heftige Schmerzen im Bereich der Nieren, häufiger, vergeblicher Harndrang (Nux-v.); dünner, weißlicher Ausfluß, postgonorrhoischer Katarrh, mit einem Gefühl, als fließe ein Tropfen durch die Urethra (Kali-bi., Med., Thuja).

Chimaphila umbellata

Harndrang selbst nach Entleeren des Urins (Nux-v., Merc-c., Canth.); Schneiden und Schmerz wie verbrüht beim Urinieren; Urinieren tropfenweise oder der Strahl ist gegabelt und dünn; Urinieren besser im Stehen mit weitgespreizten Beinen. Gonorrhoischer oder katarrhalischer Ausfluß reichlich, schleimig eitrig, sogar klebrig und blutig. Postgonorrhoischer Katarrh mit Striktur und Strangurie (Harnzwang); sehr auffallende Veranlagung zur Steinbildung; scharfe, heftige Schmerzen im Blasenhals, erstrecken sich entlang der ganzen Urethra.

Clematis

Urinieren am Anfang sehr schmerzhaft, einige Tropfen passieren unter vielen Schmerzen, dann läßt der Spasmus nach und er uriniert vergleichsweise leicht; Harnfluß unterbrochen. Unterdrückter Ausfluß mit Orchitis; Hoden schmerzhaft, hart, geschwollen, entzündet, berührungsempfindlich, mit ziehenden und schießenden Schmerzen, entlang des Samenstrangs ausstrahlend; Schwellung und Verhärtung nach Unterdrückung (Bry., Puls.). Verschlimmerung bei Nacht; Ausfluß in Form eines postgonorrhoischen Katarrhs oder dicker gelber Eiter; Urin trübe, milchig; der letzte Tropfen erzeugt starken Schmerz und Brennen (Sars.); in schweren Fällen tröpfelt der Urin. Wenn der gonorrhoische Ausfluß unterdrückt ist, befällt die Krankheit den Hoden, den Blasenhals und den Samenstrang.

Copaiba

Heftige Gefühlsausbrüche und ständiges sexuelles Verlangen; die Urethra ist wund, geschwollen, schmerzhaft mit Beißen, Brennen und Jucken beim Urinieren, angezeigt im frühen Stadium. Der Ausfluß ist gelb, eitrig oder schleimigeitrig; der Urin ist schaumig, trübe mit Geruch nach Veilchen. Häufiger Harndrang mit Tenesmus und Druck auf der Blase; kitzelndes Gefühl am Orificium der Urethra. Der Harnstrahl ist dünn, verdreht (Cann-s., Med.); wird bei Mißbrauch durch Nux-v. antidotiert. Es ist oft das Aconit der Gonorrhoe; man sollte im Zusammenhang mit Gelsemium an dieses Mittel denken.

Cubeba

Gefühl von Zusammenschnüren und Schneiden in der Urethra. Angezeigt im frühen Stadium der Krankheit; reichlicher Ausfluß, weiß oder schleimig mit Blut durchzogen; ein Schmerz wie verbrüht oder schneidende Schmerzen oder Gefühl von Hitze in der Urethra. Im Verlauf der Krankheit wird der Ausfluß reichlich, eitrig und schleimig klebrig; und noch später ist er dick, gelblichgrün, den Urinfluß behindernd. Wenn der letzte Tropfen Urin entleert ist, kommt ein klebriger Schleim aus der Urethra. Nach dem Urinieren in der Blase ein Gefühl, als wenn nicht uriniert worden wäre. Ein Nesselfieber begleitet oft die Gonorrhoe.

Digitalis

Starke Reizung des Blasenhalses mit Strangurie (Harnzwang) und häufigem Harndrang; Urethra sehr entzündet mit heftigem Brennen; Ausfluß dick, hellgelb und eitrig. Reichliche Ausscheidung von dickem Eiter über die Eichel (Farrington), Verkrümmung des Penis mit heftiger und überlanger Erektion; langsamer Puls, intermittierend, mit einem Gefühl, als ob das Herz aufhören würde zu schlagen.

Doryphora (Colorado-Kartoffelkäfer)

Der ganze Körper fühlt sich wie geschwollen an; große Müdigkeit und Schwere mit Verlangen sich hinzulegen; ein Gefühl von Schwere im Rektum; schwieriges Urinieren mit Harnverhalten; dunkler, schmutziger, rotgefärbter Urin, der mit vielen Schmerzen entleert wird. Die Eichel ist geschwollen und bläulichrot; Jucken und Brennen in der Glans; Verlangen zu Urinieren, aber es geht nicht; Schmerzen im Rücken und in der Lumbalregion mit Zittern der Extremitäten; Verschlimmerung durch Essen, Trinken und Rauchen; Dysurie mit brennendem und stechendem Schmerz (Canth., Apis). Generalisierte Ödeme, die aber keine Fingereindrücke hinterlassen. Das Gesicht macht einen Eindruck wie betrunken, wie wenn der Patient freizügig berauschende Getränke getrunken hätte. Er ist sehr reizbar wie bei Nux-v.

Dulcamara

Seine Beziehung zum Rheumatismus und die Empfindlichkeit gegenüber klimatischen Veränderungen zeigen die Sykosis im dritten oder chronischen Stadium an. Alle ihre Symptome verschlimmern sich beim Fallen des Barometers; Nierenbeschwerden, die durch Sykosis hervorgerufen wurden, können dieses Mittel brauchen, manchmal während der Behandlung. Gonorrhoischer Ausfluß, schleimig-eitrig, gelblichweiß und reichlich. Der schleimige Ausfluß kann blutig sein und bei Nierenbeschwerden widerlich riechen. Spärlicher Urin, trübe, von widerlichem Geruch; schlimmer bei feuchtem Wetter.

Epigea repens

Akute Gonorrhoe (entzündlich), mit heftigem Blasentenesmus; Brennen im Blasenhals beim Urinieren; Urin ist bleich oder mit einem blutigen Sediment; gonorrhoischer Ausfluß mit viel Schleim und Eiter.

Erechthites (Afterkreuzkraut)

Urin recht spärlich und schmerzhaft beim Passieren; Schmerzen wie verbrüht und Brennen am Meatus beim Urinieren; das spezifische Gewicht des Urins ist sehr hoch; Urin zeigt eine sehr saure Reaktion, rauchig gefärbt, spärlich, dunkel und oft mit Blut vermischt; Blutung aus den Nieren oder der Blase; Urin wird milchig beim Stehenlassen; Schmerzempfindlichkeit und Schwellung des Hodens bei Unterdrückung der Gonorrhoe; dumpfer Schmerz im Kreuz; Erektion mit Träumen und Samenergüssen gegen Morgen, ähnlich wie Cubeba.

Erigeron canadensis

Dysurie bei zahnenden Kindern; Kind schreit beim Urinieren; Urin ist sehr stark gefärbt und reizt und entzündet alle Teile, über die er fließt. Gonorrhoe; Harndrang, aber mit nur wenigen Tropfen; scharfe, stechende Schmerzen im Bereich der linken Niere; Schmerz in der rechten Niere, nach unten ausstrahlend bis in die Hoden; große Qual in der Blase mit häufigem Urinieren. Alle Symptome schlimmer bei Regenwetter.

Eryngium aquaticum

Gonorrhoe im akuten Stadium; akute Entzündung; häufiges Verlangen zu Urinieren, es kommt nur ein Tropfen auf einmal (Canth., Cann-s., Merc-c., Nux-v.); stechende Schmerzen beim Urinieren in der Urethra und hinter der Glans penis; müdes Gefühl in der Lumbalregion; das sexuelle Verlangen ist stark vermindert. Heftiger Schmerz in der linken Leiste und im linken Hoden; dicker, gelblicher, zähschleimiger Ausfluß; intensives Jucken auf der Haut.

Eupatorium purpureum

Tiefer, dumpfer oder schneidender Schmerz in den Nieren, alle zehn Minuten Urinieren mit Schmerzen in der Blase; heftiger, scharfer, gonorrhoischer Schmerz und Brennen in der Blase und der Urethra, sehr ausgeprägt beim Urinieren, der Strahl ist sehr dünn; chronische Formen des Blasenkatarrhs aus verschiedenen Gründen.

Euphorbia pilulifera

Brennender Schmerz beim Urinieren während der Gonorrhoe; gezwungen sich hinzusetzen und ruhig zu halten; heftiges Verlangen zu urinieren (Cann., Canth.).

Fagopyrum esculentum (Buchweizen)

Akute Gonorrhoe im frühen Stadium; Dysurie mit großer Schwierigkeit, den letzten Tropfen zu entleeren; Schneiden wie mit einem Messer am Ende des Urinierens (Sars.); Schmerzen in den Eingeweiden nach dem Urinieren; große Mattigkeit und Müdigkeit mit Gähnen und Strecken; besser durch Bewegung, Essen und in frischer Luft; verschlimmert nachmittags und abends.

Fluoricum acidum

Urin spärlich, scharf beißend, stinkend mit Brennen nach dem Urinieren und Schmerz in der Blase; starkes sexuelles Verlangen bei Nacht mit heftigem Verlangen nach Geschlechtsverkehr. Gonorrhoe bei alten Männern mit stark vermehrtem sexuellem Verlangen; Penis geschwollen, mit Schmerz im Samenstrang; chronische oder subakute Gonorrhoe, wenn nur ein einziger gelber Tropfen am Morgen erscheint. (Sep., Med.).

Gelsemium

Akute entzündliche Gonorrhoe mit Fieber, allgemeiner Schmerz, Kopfschmerz und Rückenschmerzen. Kopfschmerz erleichtert durch Ausscheiden großer Mengen Urins; starke Erschlaffung und Entkräftung der Muskulatur, sehr reizbar, nervös, empfindlich, mit Zittern der Extremitäten, mit Verlangen sich hinzulegen. Während des Fieberstadiums ist er apathisch, schläfrig und haßt jede Bewegung. Dumpfe Schmerzen im Rücken mit Kopfschmerz an der Schädelbasis und Fieber (akutes Stadium). Schweres, gerötetes, wie betrunken ausschauendes Gesicht. Gonorrhoischer Ausfluß eines weißen Schleims, spärlich, mit Hitze, sehr scharfer Schmerz und Röte am Meatus und leichtes Brennen; Gonorrhoe gleich nach Erscheinen des Ausflusses unterdrückt mit drohender Orchitis. Gonorrhoe am Beginn der Infektion, mit leichtem Brennen beim Urinieren, Fieber mit Schläfrigkeit und allgemeinem Schmerz der Glieder und des Rückens. Gonorrhoe durch verordnete Instillationen unterdrückt; hohes Fieber, Schmerz und starke Schwellung der Hoden; kein Ausfluß; Urin reichlich und schmerzhaft; sehr nervöses Zittern, wenn er versucht zu gehen. Gesicht gerötet, Puls langsam, weich; ist an sein Bett gebunden. Viele andere Ausdrucksformen dieses wertvollen Medikamentes könnten noch aufgeführt werden, aber was vorgestellt wurde, reicht aus, um seine Wirkung bei der Gonorrhoe zu erkennen.

Gnaphalium polycephalum (Ruhrkraut)

Gefühl, die Blase sei voll, selbst nach dem Entleeren (Calad.); sehr starkes sexuelles Verlangen beim Erwachen; starke Schmerzen in der Prostata oder ein intensiver Schmerz entlang des rechten Ischiasnerven mit einem Taubheitsgefühl; dumpfe, schwerfällige Miene; das Gesicht sieht aufgequollen aus; Schwindel beim Aufstehen mit dumpfem Schmerz im Hinterkopf (Nux-v.).

Hydrastis

Akute oder chronische Gonorrhoe mit sehr wenig Schmerz oder Wundheit in der Urethra; Ausfluß reichlich, dick, zäh, klebrig, gelblich oder grünlichgelber Schleim; angezeigt bei alten Sündern, die dem Alkohol verfallen sind oder anderen Stimulantien; starke Schwäche und allgemeine Nervosität; weicher Schanker und gonorrhoische Ulcera, mit schmerzlosen Granulationen und gelber Ausscheidung; die Ulcera bluten leicht und die Ausscheidung ist reichlich, dick, gelb und schmerzlos, mit Zerren in den Leisten und Hoden und einem kachektischen Gesichtsausdruck. Der Urin hat einen Verwesungsgeruch; Gonorrhoe im sekundären Stadium, nachdem die akuten, entzündlichen Zustände verschwunden sind; Ausfluß dick, gelb, fibrinös oder zeitweise zäh klebrig; postgonorrhoischer Katarrh mit dickem, gelbem Ausfluß; Zunge schmutziggelb belegt; Verstopfung ähnlich wie bei Nux-v.

Kalium bichromichum

Dieses Mittel ist recht oft bei gemischten venerischen Krankheiten angezeigt. Bei Syphilis und Gonorrhoe oder bei weichem Schanker und Gonorrhoe; Ausfluß in dehnbaren Fäden; zäh-klebrig; kann zu langen Schleimfäden gezogen werden; Ulcera tief mit ausgestanzten Rändern; unregelmäßig mit gelbem Ulcusgrund, Druck an der Nasenwurzel. Häufig angezeigt bei Sykosis oder Syphilis der Nase. Dies ist ein weiteres Mittel, bei dem der Patient Stimulantien verfallen ist, Magengeschwüre entwickelt usw.; erbricht Blut und dicken, zähen Schleim; räuspert viel zähen Schleim auf, häufiger angezeigt am Ende des zweiten Stadiums, in dem ein zäher, spärlicher, postgonorrhoischer, katarrhalischer Ausfluß vorhanden ist. Nach dem Urinieren ein Gefühl, als ob einige Tropfen zurückgeblieben seien oder ein Tropfen ausfließen würde. Gichtische Stadien folgen der Unterdrückung des Katarrhs. Die Zunge ist glatt, trocken, rot, manchmal rissig. Schwierigkeiten beim Ausscheiden der letzten paar Tropfen Urin. Diphterische Formen der Gonorrhoe, passend für fette, blonde Personen, die bei kühlem Wetter Linderung erfahren.

Kalium iodatum

Angezeigt bei gemischten venerischen Krankheiten wie Syphilis und Sykosis, oder Sykosis mit syphilitischem Anstrich, obwohl es bei Sykosis mit tuberkulösem Einschlag oder da, wo die Lymphknoten mit befallen sind, angezeigt sein kann. Brennender Schmerz in den Nieren mit einem Schmerz wie zerquetscht im Kreuz; vermindertes sexuelles Verlangen; Hoden athrophiert oder enorm geschwollen und verhärtet. Penis stark geschwollen und ständig halb erigiert. Gonorrhoischer Ausfluß, schleimigeitrig oder blutig mit Brennen in der Urethra. Gonorrhoe in alten chronischen Fällen mit einer Syphilis in der Krankengeschichte; dicker, grüner Ausfluß ohne Schmerz und wenig Wundheitsgefühl. Weicher Schanker mit Gangrän, begleitet von Gonorrhoe. Bubonenabszeß mit fistelartiger Öffnung und mit einem widerlichen, blutigen, jauchigen, ätzenden Ausfluß. Ausfluß wie dick, geronnen.

Kalium muriaticum

Gonorrhoe im akuten entzündlichen Stadium oder vermischt mit weichem Schanker und weichen Bubonen; akute Orchitis nach Unterdrückung durch Instillationen. Ausfluß dick, weiß, schleimig, mukös. Verhärtung des linken Hodens nach Unterdrückung; chronischer Blasenkatarrh mit reichlichem Ausfluß von weißem Schleim; sehr schwere Penisverkrümmung; fibröse Exudationen mit Infiltration und Verhärtung der Drüsen.

Kalium sulphuricum

Angezeigt im zweiten Stadium, Ausfluß gelb oder gelblichgrün, (Puls.), manchmal schleimig oder klebrig. Gonoblennorrhoe; schmerzloser, dicker, gelber Ausfluß; keine Urinsymptome; lediglich ein leichtes Wundsein in der Urethra; sykotische Metastasierung zu den Lungen oder den Hoden infolge von Unterdrückung; schlimmer bei feuchtem Wetter und durch Ruhe. " Sich lösender Husten mit Wundsein und Schmerzen in der linken Brust" (Nash). Ich fand es nützlich in chronischen Fällen, die schon lange dauern, wo Pulsatilla angezeigt schien und nicht wirkte. Es steht zwischen Pulsatilla und Capsicum. Skrotum und Vorhaut oedematös und stark geschwollen nach unterdrückenden Maßnahmen. Es ist ebenso nützlich im tertiären Stadium, bei gemischten venerischen Krankheiten, wenn Warzen und Condylome oder Gicht der Füße infolge von Unterdrückung oder schlechter Behandlung auftreten (vergleichbar mit Thuja). Die Warzen sind alle um den Anus herum oder um die Sexualorgane, ebenso im Gesicht und um die Augen herum; Bläschen enthalten eine gelbliche Flüssigkeit und werden an den Händen gefunden (komplementär zu Thuja). Sykosis, die sich auf eine tuberkulöse Basis pfropfte (Caps).

Lac caninum

Dieses Mittel ist eines von denen, die manchmal bei gemischten Geschlechtskrankheiten oder Gonorrhoe und Syphilis oder Gonorrhoe und weichem Schanker angezeigt sind. Weicher Schanker mit großem, pilzartigem Geschwür auf dem Penisrücken, die Ulcera sind tief mit scharf ausgeschnittenem Rand, mit glänzendem oder schleimigem Ulcusgrund, kein Schmerz. Schanker der Vorhaut, der leicht und reichlich blutet. Gonorrhoe mit schweren, intermittierenden Schmerzen in der Mitte der Urethra oder im Penis; ständiges Verlangen zu urinieren mit intensivem Schmerz; Urin dunkel, spärlich; Sexualorgane sehr berührungsempfindlich; träumt von Schlangen, vom Tod und tiefen, dunklen Wassern; kein Verlangen zu leben; Lebensüberdruß; Ausfluß weißlich und dünn, stinkender Geruch.

Lachesis

Angezeigt bei gemischten, schwierigen Geschlechtskrankheiten mit weichem Schanker und Gonorrhoe oder hartem Schanker und Gonorrhoe. Gonorrhoe mit intensiver sexueller Erregung; ständige Erektionen bei Nacht mit Nachtschweiß; weicher Schanker oder syphilitische Geschwüre auf der dunkelblau gefärbten Vorhaut; Skrotum oder Penis stark geschwollen; Gangrän oder fressende Geschwüre an den Sexualorganen. Bubonen mit fistelartigen Öffnungen, hektisches Fieber und allgemein septischer Zustand; Urin dunkel, sogar schwarz und spärlich, eiweißhaltig. Ein Gefühl, wie wenn ein Ball in der Blase rollt; Gonorrhoischer Ausfluß von widerlichem Geruch oder blutigem Schleim; die Sexualorgane sind sehr berührungsempfindlich; heftiges Brennen während des Urinierens; Symptome sind schlimmer auf der linken Seite und ebenso nach Schlaf; große körperliche Erschöpfung mit Zittern und Todesfurcht bei phagedänischen und septischen Zuständen.

Lithium carbonicum

Die Blasensymptome sind sehr auffallend. Vor dem Urinieren blitzartige Schmerzen im Bereich der Blase, schlimmer auf der rechten Seite; nach dem Urinieren läuft der Schmerz den linken Samenstrang hoch. Gonorrhoe mit viel Wundheit in der Blase und scharfen, stechenden Schmerzen im Blasenhals; Urin dunkel, mit rötlich braunem Ziegelmehl, farbigen Ablagerungen (Sep., Phos., Lyc.). Gonorrhoischer Ausfluß grün, reichlich, dick und eitrig, angezeigt in subakuten oder chronischen Fällen, starker Tenesmus, mit Schmerz im Blasenhals und entlang der Urethra; oft im tertiären Stadium der Gonorrhoe angezeigt, wenn sich eine steinbildende Diathese entwickelt.

Lycopodium

Gonorrhoe mit Harndrang, muß eine lange Zeit warten, bis der Urin läuft; Strangurie; Urin spärlich, dunkel, schlammig trüb mit rotem Sediment wie Ziegelmehl; Penis kalt und schlaff. Starke Flatulenz und Blähungen des Colons mit gastrischen Störungen; Gesicht gelblich, blaß, krank, kachektisch aussehend; Gonorrhoe im zweiten Stadium; chronische Symptome schlimmer auf der rechten Seite und um 16 Uhr. Die Schleimhaut der Urethra ist stark geschwollen; Ausfluß milchig oder gelblichgrün, dick und widerlich. Es ist ein ausgezeichnetes Mittel, wenn weicher Schanker mit Gonorrhoe gepaart ist.

Medorrhinum

Der Urin kann entweder hell oder dunkel gefärbt sein, der Urinstrahl ist gewöhnlich dünn und fließt langsam; er kann gegabelt oder abgelenkt sein; Frösteln nach dem Urinieren; großes Unbehagen und Druck in der Blase; häufiges Urinieren bei Nacht, und wenn dieses Symptom bei jungen Männern gefunden wird, ist das eine starke Indikation für dieses Mittel; häufiger Harndrang bei Nacht, lange nachdem die Gonorrhoe unterdrückt wurde; es können irgendwelche Schmerzen vorhanden sein oder auch nicht oder ein Brennen oder ein unbehagliches Gefühl am Blasenhals, mit diesem häufigen Verlangen zu Urinieren. (Chronische) Gonorrhoe, mit akutem Brennen auf das Urinieren folgend; der Ausfluß ist transparent oder von einer gummiartigen Konsistenz; färbt das Leinen gelb. Gonorrhoischer Ausfluß dünn, weiß, schleimig, reichlich oder spärlich mit starken und häufigen Erektionen bei Tag oder bei Nacht, meistens aber mehr bei Nacht. Gonorrhoischer Ausfluß wurde mit diesem Mittel geheilt, nachdem ein chronischer postgonorrhoischer Katarrh seit 5 bis 20 Jahren bestanden hatte. Es ist besonders angezeigt nach Unterdrückung, wenn kein anderes Mittel angezeigt scheint. In der Mehrzahl der Fälle jedoch wird es den Ausfluß wiederherstellen, während die konstitutionellen Symptome alle wieder verschwinden werden.

Chronische Cystitis, wobei der Urin sehr langsam fließt, mit fehlender Kraft ihn auszuscheiden; wenn er im Bett warm wird, oder wenn der Körper allgemein warm wird, uriniert er bereitwillig. Gonorrhoe mit Brennen am Meatus beim Urinieren; das Orificium ist rot, oedematös, geschwollen, mit großer Wundheit entlang der gesamten Urethra. Sehr geringe Empfindlichkeit, aber einfach ein dumpfes Wundheitsgefühl. Ausfluß mukös oder gelblichgrün, widerlich und im allgemeinen spärlich, aber reichlich bei Patienten mit einer tuberkulösen Diathese; ein Gefühl, wie wenn nach dem Urinieren etwas zurückbliebe oder als ob etwas aus der Urethra fließe (Thuja, Kali-bi.). Postgonorrhoischer Katarrh, chronisch oder subakut, schmerzlos oder mit Schmerz; nur ein Tropfen erscheint am Morgen (Sep.); das Orificium ist jeden Morgen verklebt. Die Farbe des Ausflusses ist gelblichgrün (Thuja); der Ausfluß ist immer vermehrt am Morgen. Nach jeder Gabe ist der Ausfluß 3 Tage vermehrt; kann den Urin nachts nicht zurückhalten; oft kein Schmerz oder Brennen, aber der Blasenhals ist so gereizt, daß der Urin nicht lange zurückgehalten werden kann. Verschlimmerung bei feuchtem Wetter, bei Kälte, bei Nacht, ebenso Verschlimmerung um 10 Uhr vormittags und nach 24 Uhr; Bettwärme verschlimmert die Blase; Besserung durch Bewegung, Liegen auf dem Bauch oder Gesicht nach unten, Besserung am Meer, in trockener Luft oder in mittleren Breiten im Sommer.

Mercurius solubilis

Nützlich bei gemischter Krankheit; ich habe damit eine Anzahl von Fällen mit Gonorrhoe und gleichzeitiger Syphilis geheilt. Es ist eine leichte Sache, die Krankheit mit diesem Mittel selbst mit hohen Potenzen zu unterdrücken. (Syphilitische Symptome). Ausfluß dick, gelb, grün oder eitrig, manchmal blutig, widerlich; schlimmer bei Nacht; Urin oft blutig und beim Urinieren brennender Schmerz. Geschwüre im Rachen und an den Sexualorganen mit syphilitischen Hautausschlägen, Geschwüren, flach mit einer speckigen Basis; selten – wenn überhaupt – bei einer einfachen Gonorrhoe angezeigt.

Natrium carbonicum

Urin dunkel-gelb; stinkend und sauer, mit Druck in der Blasenregion; Brennen in der Urethra während und nach dem Urinieren; Spannung und Tenesmus in der Blase in Folge von Prostatahypertrophie; Schweregefühl wie gequetscht mit Ziehen in den Hoden.

Natrium muriaticum

Gonorrhoe bei pseudopsorischen Patienten; Ausfluß transparent, wäßrig oder leicht gelb, mit Schneiden und einem Empfinden wie verbrüht beim Urinieren. Später, im postgonorrhoisch-katarrhalischen Stadium keine Schmerzen mehr. Der Ausfluß hinterläßt dünne, durchsichtige Flecken auf dem Leintuch. Bei Frauen färbt sich der Ausfluß an der Luft grün; der Urinfluß kommt langsam in Gang und man muß darauf warten. Die Schleimhäute fühlen sich trocken an; der Urin tröpfelt, mit einem Gefühl, als wäre mehr in der Blase zurückgeblieben. Angezeigt bei milden chronischen Fällen, besonders im postgonorrhoisch-katarrhalischen Stadium.

Nitricum acidum

Gonorrhoe mit Syphilis oder einem syphilitischen Anstrich. Heftiger Schmerz und Empfindlichkeit in den Hoden, Geschwüre an den Genitalien, die tief sind, leicht bluten und falsche Granulationen haben, mit stechenden Schmerzen in den Ulcera. Ausfluß wie schmutziges Wasser, leicht blutig, nach Fischlake riechend. Der Ausfluß kann grünlich sein, mit einem Stich ins gelbe und sehr dünn, scharf und übelriechend; der Urin ist sehr übelriechend, dunkelbraun und riecht wie Pferdeurin; manchmal fühlt er sich kalt an, wenn er die Harnröhre passiert. Selten finden wir gelben oder eitrigen Ausfluß bei Nitricum acidum. Warzen und sykotische Ausschläge erscheinen häufig um die Schleimhautöffnungen herum; diese sind feucht, heraussickernd; sie bluten leicht bei Berührung; stechende Schmerzen wie von Splittern.

Nux vomica

Dieses Mittel kann zu jeder Zeit im frühen Stadium der Gonorrhoe benutzt werden, wenn viele allopathische Mittel, besonders Copaiba, Cubeba, Cedron, Abführmittel und medizinische Instillationen angewendet wurden. Gewöhnlich treffe ich in solchen Fällen das Nux-Kopfweh an. Es kann in jenen Fällen einige Tage gegeben werden, bevor das heilende Mittel ausgewählt wurde, und es heilt viele Fälle ohne die zusätzliche Hilfe anderer Mittel. Reizbar, streitsüchtig, verdrießlich und böse, unzufrieden; leicht zornig; Überempfindlich gegen Licht, Lärm und andere Sinneseindrücke; Zunge schmutzig, braun belegt; widerlicher Atem; schlechter Geschmack; fühlt sich dumpf, schläfrig und verschlafen beim Sitzen oder Lesen. Patient fröstelt oft mit Rückenschmerzen; schlimmer beim Hinlegen, Tenesmus mit Harndrang (Merc-c.). Er ist sehr nervös und das Geschäft ärgert ihn sehr; möchte alleine sein; manchmal ist er zusammengebrochen und sexuell erschöpft und verlangt nach allen Arten von Stimulantien und Gewürzen; nach angestrengtem Pressen fließt der Urin tropfenweise. Ausfluß reichlich, weiß, schleimig. Er fühlt sich schlechter am Morgen und besser bei Ruhe und Wärme.

Fall A) Mr. B., 30 Jahre alt, straffes Bindegewebe; dunkelbraune Haare und blaue Augen, hatte 2 Wochen lang Gonorrhoe, die durch medizinische Instillationen unterdrückt wurde. Er war sehr gereizt mit einem dumpfen Kopfschmerz in den Schläfen; die Zunge schmutzig belegt, mit Verlust des Appetits und schlechtem Geschmack im Mund. Nux-v. M linderte den Kopfschmerz sofort, stellte den Ausfluß wieder her und besserte seinen Zustand deutlich. Nach 4 oder 5 Tagen gab ich ihm Medorrhinum, das ihn heilte.

Fall B) Mr. J. G., 37 Jahre alt, groß, dunkles Aussehen; ein Arbeiter. Er hat Cedron-Öl genommen, bis sein Magen in einem schlechten Zustand war; Urin sehr spärlich und floß unter angestrengtem Pressen; hatte auch Stuhldrang; wenn er urinierte, fluchte er arg und war sehr gereizt. Nux-v. M heilte ihn in kurzer Zeit. Der Ausfluß stellte sich sofort wieder ein und seine abnormalen Gemütssymptome verschwanden alle.

Fall C) Frank R., 26 Jahre, Maschinist; nahm alle Arten von Heilmitteln von seinem Apotheker; ist sehr entmutigt und nervös; sein Gesicht sieht verzerrt aus und macht einen gequälten Eindruck; er klagt zu frieren, mit Verlust des Appetits und Verlangen nach Tabak, den er im Übermaß gebrauchte; die Zunge war stark braun belegt und er hatte einen widerlichen Atem. Er hatte Verlangen nach Bier, wollte entweder Pfeffer, Senf oder Meerrettich zu seinen Speisen; es besteht ein reichlicher mucopurulenter Ausfluß und es kostet einige Anstrengung, wenn er uriniert. Nux-v. CM linderte alle Symptome außer dem postgonorrhoischen Katarrh, der mit einem anderen Mittel geheilt wurde.

Palladium

Drückende Schmerzen in der Nierenregion, als ob der Urin zu lange zurückgehalten würde; Verschlimmerung beim Sitzen; Druck in der Blase, als ob sie übervoll wäre; häufiges Verlangen zu urinieren mit Schmerzen in der Blase. Subakute Gonorrhoe mit einem Völlegefühl in der Blase, als ob sie voll mit Urin wäre, jedoch ist nicht viel Urin vorhanden; stechende Schmerzen entlang der Urethra bis in die Glans; Urin trübe, Schweregefühl in den Sexualorganen oder eine unangenehme Empfindung mit schmerzhafter Schwäche; flüchtige, vorübergehende Schmerzen am gesamten Körper; ein Gefühl, als ob der Körper größer und länger würde oder irgend etwas Schreckliches bevorstehe.

Petroselinum

Angezeigt im ersten Stadium der Gonorrhoe (Cann-i., Canth., Med.). Das plötzliche anfallsweise oder das plötzliche dringende Verlangen zu urinieren sind das Schlüsselsymptom (Apis); schreit heraus oder springt auf und nieder vor Schmerzen, wenn er keine Gelegenheit hat zu urinieren, sobald der Harndrang vorhanden ist. Es ist ebenso passend bei Blasenbeschwerden von alten Menschen oder bei Gonorrhoe, wenn der Blasenhals mit betroffen ist. Wenn sich die Krankheit am Blasenhals in Folge von Instillationen staut, so ist dieses Mittel angezeigt; wollüstiges Kribbeln und Brennen in der gesamten Urethra, Kitzeln in der Fossa navicularis, Beißen und Jucken in der Urethra mit einem dünnen, weißen und spärlichen Ausfluß.

Piper nigrum

Die Blase fühlt sich voll und geschwollen an; häufige Neigung zu urinieren; brennender Schmerz in der Blase wie von glühenden Kohlen; starke Entzündung und Schwellung des Penis; exzessiver Priapismus, mit brennendem Schmerz. Ausfluß grünlich und widerlich riechend.

Prunus spinosa

Krämpfe und starker Tenesmus mit Brennen und Beißen in der Blase, Urin heiß und ätzend, Harnstrahl gegabelt; wenn der Urin die Glans erreicht, ruft er einen heftigen Schmerz und Spasmen hervor. Ausfluß von weißem oder blutigem Schleim. Trockene Hitze in den Genitalorganen.

Pulsatilla

Angezeigt bei Patienten mit blonden Haaren, von mildem und sanftem Gemüt (Nat-s). Bei Gonorrhoe ist das Gesicht oft gelblich blaß. Es besteht eine Tendenz zur Orchitis, weswegen es nach Bryonia das am häufigsten angezeigte Mittel ist. Die Symptome sind ein Jucken und Brennen an der Innenseite der Vorhaut, mit einem milden, dicken, gelben oder grünlichgelben Ausfluß. Der Patient fühlt sich morgens besser und ebenso an frischer Luft. Oft ist die Nase in einem warmen Raum verstopft und die Symptome verschlimmern sich alle am Abend. Das Gesicht sieht krank aus und ist oft gefleckt und geschwollen. Es besteht kein Durst, aber ein Verlangen nach sauren, erfrischenden Dingen und eine Verschlimmerung durch fette Speisen jeglicher Art. Die Zunge hat einen lockeren, teigigen, weißen Belag, und der Speichel ist baumwollartig (wie Watte) mit einem schlammigen Geschmack. Der Urin ist spärlich und passiert die Urethra oft unter Brennen und heftigem Schmerz, und die Blasensymptome verschlimmern sich beim Liegen auf dem Rücken. Die schmerzhaften Erektionen können sehr heftig sein, lange andauern und von Rückenschmerzen begleitet sein. Oft ist die Vorhaut oedematös geschwollen wie bei Apis, und die gonorrhoische Entzündung neigt dazu, die Prostata und die Hoden zu befallen, mit einem schneidenden Schmerz entlang des Samenstrangs. Selbst im Stadium des postgonorrhoischen Katarrhs ist der Ausfluß dick, gelbgrün und milde.

Sarsaparilla

Schmerzhafte Konstriktion der Blase mit Harndrang und Brennen; empfindlich und aufgetrieben über der Blasenregion; häufiges Urinieren bei Nacht (chronisch); spärlicher Ausfluß und Brennen; schneidender Schmerz beim Urinieren, der schlimmer ist gegen Ende oder nach Ende des Urinierens; heftiger Schmerz am Ende des Urinierens, der ihn schreien läßt. Gonorrhoischer Ausfluß, weiß, schleimig oder mucopurulent und scharf.

Saccharum lactis

Starke Wundheit in der Urethra beim Urinieren. Dünner, gelber Ausfluß nach dem Urinieren mit schneidenden Schmerzen, die die Urethra hochlaufen.

Sanicula aqua

Gelegentlich angezeigt bei chronischer Gonorrhoe und postgonorrhoischem Katarrh, aber eher angezeigt am Beginn des tertiären Stadiums. Es besteht ein krampfartiger Schmerz entlang des linken Ureters beim Versuch den Urin zurückzuhalten. Der gonorrhoische Ausfluß riecht wie Fischlake (Med., Thuj., Teucr.). Die Leucorrhoe riecht wie verdorbener Fisch oder Fischlake (Med.); kalter, klammer Schweiß auf dem Scrotum. Feigwarzen an den Sexualorganen. Siehe Allgemeinsymptome von Sanicula (Clarke). Symptome wechseln ständig (Puls.).

Senecio aureus

Gelegentlich angezeigt im dritten Stadium der Gonorrhoe, wenn die Prostata vergrößert ist, hart ist und sich geschwollen anfühlt. Dumpfe, schwere Schmerzen im linken Samenstrang, nach unten in die Hoden ausstrahlend; lüsterne Träume mit Pollution; Kongestion zur Niere nach Gonorrhoe mit Fieber; heftige Schmerzen in der Lumbalregion; Bewegung verschlimmert den Schmerz (Bry.). Heftige Schmerzen in der rechten Niere, die beim Urinieren besonders schlimm sind; Urin rot gefärbt, heiß und scharf; heftiger Schmerz in der Fossa navicularis; große Müdigkeit in den unteren Extremitäten; Tendenz zu Blutungen aus der Niere und der Blase mit Kongestion zur rechten Niere; Ausfluß grünlich besonders bei Frauen.

Senega

Große Reizbarkeit der Blase, < nachts im Bett; Harndrang und ein Gefühl wie verbrüht vor und nach dem Urinieren. Subakuter und chronischer Blasenkatarrh. Ausfluß, schleimige Fäden grünlich gefärbt.

Sepia

Urin oft trübe, dunkel, stark gefärbt mit einem ziegelsteinfarbenen oder roten Sediment; Gefühl einer vollen Blase und Druckgefühl. Gonorrhoe; Drang zu Urinieren mit Druck in der Blase; Urin fließt langsam; Brennen nach dem Urinieren, schlimmer am Abend und am Morgen. Ausfluß schleimig oder schleimig-eitrig, spärlich; subakute oder chronische Fälle haben nur einen Tropfen gelbgrünen Eiter am Morgen mit starkem Wundheitsgefühl entlang der Urethra; erhöhtes sexuelles Verlangen mit großer Schwäche der Genitalien; Schwitzen am Scrotum mit starkem Jucken an den Geschlechtsteilen; Jucken an der Vorhaut; oft angezeigt im postgonorrhoisch-katarrhalischen Stadium der Gonorrhoe, wo ein einziger Tropfen gelblichgrüner Eiter am Morgen erscheint und die Wäsche (Leinen) gelb färbt; kein Schmerz oder Brennen beim Urinieren, aber hellrote, runde, herpetiforme Flecken auf der Glans penis.

Silicea

Tenesmus der Blase und des Anus; ständiger Drang mit spärlichem Ausfluß. Nächtliche Harninkontinenz; reichliches Urinieren lindert den Kopfschmerz (Gels.); leichtes Wundheitsgefühl und Brennen beim Urinieren; Ausfluß von Prostatasekret, wenn er beim Stuhlgang preßt. Gonorrhoischer Ausfluß, wie Eiter oder blutiger Eiter, oft aufgefasert; Gonorrhoe mit eiternden Bubonen, mit fistelartigen Öffnungen; widerlicher Fußschweiß; Mangel an Lebenswärme; große Müdigkeit und ein Gefühl der Erschöpfung, wenn Eiterung vorhanden ist; schlimmer früh am Morgen, durch Warmhalten, durch heiße Anwendung an den erkrankten Teilen; saure, schwächende Nachtschweiße; die erkrankten Teile sind hart, geschwollen und bläulich.

Staphysagria

Urin spärlich, dunkel und stark beladen mit Uraten, Harndrang, dennoch kommt nur ungefähr ein Teelöffel voll, mit Brennen vor und nach dem Urinieren. Blasenreizung nach sexuellen Ausschweifungen; chronisch gonorrhoische Prostatitis nach Unterdrückung oder infolge von sexuellen Ausschweifungen; der Urin tröpfelt dahin; die Hoden sind geschwollen und stark entzündet mit brennenden, stechenden, drückenden oder ziehenden Schmerzen im Samenstrang; Empfindung wie zusammengedrückt; starke Atrophie nach sexuellen Ausschweifungen oder Onanieren. Angezeigt bei gemischten venerischen Erkrankungen. Starke sexuelle Erregung; sehr nervös und melancholisch; verzweifelt nach sexuellen Ausschweifungen oder Samenverlusten; großer Stumpfsinn des Geistes; leicht wütend und leidet sehr danach.

Stillingia

Stillingia hat einen dumpfen Schmerz in der rechten Niere oder über dem Rücken in dieser Region; Urin dick und milchig, mit Schaum, der Blasen bildet. Gonorrhoe; mit heftigem, scharfem Schmerz entlang des gesamten Verlaufes der Urethra, während des Urinierens ein scharfer Schmerz in der Glans, der in die Urethra hoch ausstrahlt; starke Reizung der Urethra und Krümmung des Penis nach Gonorrhoe mit schmerzhaften Erektionen. Ein Gefühl wie verbrüht und ein brennender und scharfer Schmerz können beim Urinieren auftreten, mit stechenden oder schießenden Schmerzen wie bei Cann-s.

Terebinthina

Heftiges Brennen in der Urethra beim Urinieren, uriniert alle paar Minuten mit Linderung des Schmerzes. Tenesmus und heftiges Brennen beim Urinieren mit spärlichem Urinfluß; akutes Stadium der Gonorrhoe (Canth.). Gonorrhoe mit schwerer Cystitis und Druck in der Blasenregion; Strangurie und Retention des Urins. Gonorrhoe, wenn sich die Krankheit auf die Nieren ausbreitet (Berb.), mit brennendem Schmerz im Kreuz; Urin wolkig oder rauchfarben, auch blutig oder reines Blut fließt aus der Blase; kaffeesatzartiges Sediment, Gonorrhoe mit Tenesmus, Strangurie und häufiges, schmerzhaftes Urinieren; Ausfluß grünlich oder blutiger Eiter. Urinieren bringt Linderung. Urin riecht nach Veilchen.

Thuja

Reine einfache Sykosis. Selten im frühen Stadium angezeigt. Gewöhnlich geht ihr Medorrhinum voraus; es folgt diesem Mittel später im Verlauf der Krankheit; bei akuter Gonorrhoe braucht man nicht daran zu denken, es zu verabreichen. Unfähigkeit zu Urinieren (Blasenlähmung); Gefühl, als ob Urin oder irgendeine Flüssigkeit die Urethra passieren würde, obwohl er nicht uriniert. Gefühl des Zusammenschnürens in der Urethra, möchte urinieren, kann aber nicht. Harndrang häufig mit Brennen. Impotenz nach Gonorrhoe (Staph., Agn.), subakute oder chronische Gonorrhoe mit einem dunklen, wäßrigen, gelbgrünen Ausfluß. Gonorrhoe durch Instillationen unterdrückt; Prostatitis infolge der Anwendung von unterdrückenden Maßnahmen; rote Flecken und Auswüchse an der Glans penis oder der Vorhaut. Der Ausfluß von Thuja riecht wie Heringslake oder hat einen stechend scharfen, starken Geruch. Die Warzen sind fächerförmig oder groß, schäbig, oft empfindlich und gestielt – man findet sie an den Sexualorganen und auf den behaarten Teilen. Er schwitzt an unbedeckten Körperteilen, was im Schlaf aufhört (umgekehrt wie bei Samb.). Schweiß stinkt und riecht sauer. Die Nägel sind spröde und gerieft. Die Haut sieht schmutzig aus (Sulf.). Thuja hat nicht dieselbe Beziehung zur Sykosis wie das Mercurius zur Syphilis, wie dies von den alten Schriftstellern berichtet wurde; es heilt selten einen Fall von Sykosis im ersten oder sekundären Stadium, aber es heilt die tertiären Formen der Sykosis dann, wenn warzige Ausschläge oder warzige Auswüchse am Ende der sekundären Stadiums erscheinen; da hat es seinen Platz bei der Behandlung der Sykosis. Rheumatismus infolge einer Unterdrückung.

Uranium nitricum

Von ihm wird gesagt, daß es ein gutes Mittel bei der Bright'schen Krankheit (Nephritis) und bei Diabetes mellitus sei. Der Patient scheidet große Mengen Zucker und Eiweiß aus; der Urin ist bleich oder milchig; mit Nachtschweiß und großer Schwäche; die Sexualorgane sind kalt, schlaff und schweißig; Schmerz in der Lumbalregion, mit Müdigkeit und Schwere in den Beinen; Verstopfung mit vermehrtem Hunger und Durst; Schmerzen in der linken Scapula beim tiefen Einatmen. Der Urin riecht nach Fisch. Ich kann bereits erkennen, daß es sich als ein gutes Mittel bei organischen Erkrankungen der Nieren erweisen wird, die Folge einer unterdrückten Gonorrhoe sind, oder ein Mittel für die vielen schweren tertiären Erkrankungen am Urogenitaltrakt.

Materia medica des Urogenitaltraktes und der Sexualorgane

Aconitum

Aconit ist selten außerhalb des psorischen oder pseudopsorischen Formenkreises angezeigt, dennoch habe ich es an einer Anzahl von Fällen mit fieberhaften Zuständen bei jungen Leuten im Beginn der Krankheit, wenn hohes Fieber, eine heiße, trockene Haut, ein trockener Mund, viel Durst, große Unruhe und Angst vorhanden waren, erfolgreich angewandt. Brennen im Blasenhals, wenn er nicht uriniert. Urin spärlich, dunkel, fühlt sich heiß an beim Passieren. Schmerzhafter, ängstlicher Drang mit Ausscheidung eines dunklen, spärlichen, heißen Urins; akute gonorrhoische Orchitis; Hoden heiß, hart und geschwollen.

Fall 1: Mr. L., 18 Jahre alt, hatte seit 4 oder 5 Tagen Gonorrhoe; Ausfluß durch medizinische Spülungen unterdrückt. Ich traf ihn an, als er unter hohem Fieber litt, Haut trocken und heiß; große Ruhelosigkeit mit häufigem Hin- und Herwerfen im Bett und mit Delirium; viel Durst, häufiger schmerzhafter Harndrang, mit Ausscheidung weniger Tropfen blutigen Urins, mit viel Leiden. Die Temperatur verschwand während der Nacht, der gonorrhoische Ausfluß stellte sich wieder ein, und die akute Cystitis wurde vermieden.

Agaricus

Dies ist ein anderes Arzneimittel, welches beim Mann kalte, geschrumpfte Sexualorgane hat. Es hat viele reflektorische Beschwerden nach sexuellen Ausschweifungen. Es wirkt ebenso bei der Heilung von altem, chronischen, postgonorrhoischen Katarrh oder wie bei der Gonorrhoe. Die häufigen Erektionen und die Geschlechtsorgane sind schmerzhaft, oft heftige schmerzhafte Erektionen. In Dr. Kents Materia medica finden wir dieses Symptom: beständiges Jucken und Kribbeln entlang der Urethra. Wie bei Sepia ist der letzte Tropfen des Ausflusses verlängert. Wie Nux vomica oder Medorrhinum ist es oft das Mittel, das häufigen lokalen Behandlungen folgt. Intermittierender Harnfluß und Harnträufeln nach dem Urinieren. Gelegentlich ist der Harn milchig mit Brennen in der Urethra nach dem Urinieren, starkes Jucken in den behaarten Körperteilen.

Fall 1: John C., 50 Jahre alt, groß mit wenig Muskulatur, verzweifelt, Mutlosigkeit, Todesfurcht; hatte 6 Monate lang Gonorrhoe gehabt; Ausfluß gelblich, schleimig, mit Schmerz entlang des Samenstranges; vollständige Impotenz; Penis schlaff, klein; Geschlechtsorgane allgemein kalt und schlaff. Er hat zweimal die Woche Samenergüsse. Fürchtet, er würde sterben oder er sei unheilbar. Wurde mit diesem Mittel geheilt.

Alumina

Das ist ein Arzneimittel für den chronischen postgonorrhoischen Katarrh bei Männern, die durch ihr Alter und die Krankheit geschwächt sind. Obwohl es nicht sehr häufig angezeigt ist, wirkt es sehr gut, wenn es die Symptome verlangen.

Urin: Häufiges Urinieren in kleinen Mengen, oft blutig oder mit ziegelfarbenen Ablagerungen. An Alumina sollte man als ein Mittel für das tertiäre Krankheitsstadium denken, besonders wenn Bright`sche Krankheit (Nephritis) oder Diabetes mellitus sich infolge einer Unterdrückung entwickelt haben, und die Symptome auf dieses Mittel hindeuten. Bei diesem Mittel dauert es sehr lange, bis der Urin zu fließen beginnt, Urinieren besser im Stehen. Die vasomotorische Lähmung wurde in allen Arzneimittelprüfungen beobachtet.

Männliches Geschlechtsorgan: Gonorrhoischer Ausfluß, gelblich, schmerzlos und mild. Der postgonorrhoisch-katarrhalische Ausfluß ist gelb, wird niemals weiß wie bei anderen Mitteln. Andere Symptome sollten erwähnt werden wie die Reizung und Vergrößerung der Prostata; Völlegefühl im Perineum; lähmige Schwäche oder Lähmung der Sexualsphäre im allgemeinen; schwache Stimme, tief; matt; Haut trocken; kein Schweiß.

Ammonium carbonicum

Die Ammoniumsalze sind selten bei sykotischen Beschwerden angezeigt. Gelegentlich finden wir Symptome, die diese Arzneiverbindung verlangen bei Frauen, die ein schwaches Herz haben, mit einer auffallenden Tendenz zur Ohnmacht. Dies gilt mehr für ältere Frauen oder alte Jungfrauen. Sie haben gewöhnlich eine tuberkulöse Diathese mit einer Tendenz zu Blutungen. Das Blut gerinnt nicht und ist sehr dunkel. Die Herzsymptome verschlimmern sich in einem warmen Raum oder durch Überanstrengung. Bei hysterischen Affektionen sollte es vor Lachesis in Betracht gezogen werden.

Urin: Druck in der Blase besonders bei Nacht. Der Urin macht die Teile wund mit denen er in Kontakt kommt, erzeugt ein Beißen und Jucken.

Männliche Geschlechtsorgane: Schmerz in den Hoden und den Samensträngen, heftiges sexuelles Verlangen ohne Erektion; Verschlimmerung gegen Morgen.

Gonorrhoischer Ausfluß bei Frauen, dünn, scharf, spärlich oder reichlich, ein Jucken erzeugend, Schwellung und Brennen des Genitale oder des Perineums. Wie bei Pulsatilla hat dieses Medikament Besserung beim Liegen auf dem Magen und seine Verschlimmerungen ähneln denen von Rhus-t., besonders bei feuchtem Wetter, durch Waschen und während den Menses. Manchmal hat der Ausfluß einen ammoniakalischen Geruch.

Ammonium muriaticum

Harnorgane: Bei diesem Mittel haben wir beinahe den Tenesmus von Nux-v., Merc., und Canth.; tatsächlich steht es Cantharis mit seinen Tenesmen kaum nach, obwohl es nicht die Strangurie jenes Mittels hat, starker Harndrang, während nur wenige Tropfen ausgeschieden werden. Dieser Tenesmus ist prinzipiell auf den Blasenhals beschränkt.

Urin: Reichlich, stark riechend, schimmelig, modrig, nach Ammoniak.

Gonorrhoisch oder leukorrhoischer Ausfluß wie Eiweiß oder bräunlich oder schleimig; schlimmer nach dem Urinieren; kolikartige oder zwickende Schmerzen begleiten den Ausfluß bei der Frau.

Anthrakokali

Harnorgane: Reichliche Ausscheidung von bleichem, farblosem Urin, ohne Sediment, von alkalischer Reaktion. Jucken, leichtes Brennen und Kitzeln am Orificium beim Urinieren.

Männliche Geschlechtsorgane: Langdauernde schmerzhafte Erektionen; Hautausschläge und viele Symptome vermehrt beim Schwitzen. Die Diarrhoe mit vermehrter Ausscheidung von Urin, ein ungewöhnliches Symptom. Eine vollständigere Arzneimittelprüfung dieses Mittels sollte angefertigt werden.

Antimonium crudum

Harnorgane: Schneidender Schmerz in der Urethra und Rückenschmerzen während des Urinierens sind recht bestimmende Symptome dieses Mittels. Die Mehrzahl der Symptome, die wir kennen, gruppieren sich um den Magen und die Verdauungsorgane. Es ist ein sehr gepriesenes Mittel, wenn wir sykotische, gastritische Beschwerden und auffallende gichtische Zustände des Organismus antreffen.

Es ist ebenso nützlich beim sykotischen Schniefschnupfen der Kleinkinder, der sich verschlimmert, wenn der Raum warm wird, wie bei Pulsatilla. Der gonorrhoische Ausfluß ist reichlich, dicker Schleim ähnlich wie bei Nux-v.

Argentum metallicum

Wie alle Mineralien ist es ein tiefwirkendes Mittel. Es ist sehr nützlich bei beiden Krankheiten, den sykotischen und den psorischen. Man sagt, es wirke besonders auf die Nerven und die Knorpel, aber wir wollen sicherheitshalber sagen, daß es jede Zelle und Faser des Organismus ergreift. Je nervöser der Patient wird, desto mehr magert er ab. Argentum-Patienten sind abgehärmt, müde, bleich und krank.

Harnorgane: Urin bleich, stinkend und oft von süßlichem Geruch; oft sehr reichlich bei nervösen Patienten. Nervöse Zustände bessern sich durch Ausscheidung großer Mengen von Urin. Die Nervosität vergeht auf diesem Wege. (Ignatia hat dieses Symptom auch). Sexualorgane. Chronische Orchitis mit starker Infiltration und Verhärtung der Hoden, nach Gonorrhoe. Vom Schmerz sagt man, er sei, als ob die Teile gequetscht wären. Zucker im Urin. Der gonorrhoische Ausfluß ist gelblichgrün und dick, auch in alten chronischen Fällen. Es ist ein ungewöhnliches Symptom, da der Ausfluß gewöhnlich dünner wird, wenn die Krankheit chronisch und schmerzlos wird.

Bei Frauen ist er gewöhnlich purulent, jauchig, blutig, begleitet von mehr oder weniger starken Schmerzen im linken Ovar und einer Empfindung, als würden die inneren Teile nach unten drücken. In seinen nervlichen Symptomen unterscheidet es sich stark von Argentum nitricum. Die Kachexie der Sykosis ist bei diesem Arzneimittel oft sehr ausgeprägt. Das Gesicht ist bleich oder bläulich, die Wangen sind eingesunken, gelblich-blaß, schmutzig ausschauend und vorzeitig gealtert.

Harnorgane: Ein geschwüriger Schmerz oder einer wie von einem Splitter entlang der Mitte der Urethra ist diesem Mittel eigen; der Urin brennt beim Passieren; die Urethra fühlt sich geschwollen an mit einer Empfindung, als ob ein Tropfen zurückbliebe. (Thuja, Kali-i., Med.). Urin dunkel oder dunkelgelb. Schneller Drang zum Urinieren; häufiges Urinieren und jedesmal wenig. Orificium recht empfindlich. Orificium geschwollen, aufgedunsen, in welchem es Medorrhinum ähnelt. In der Tat ähnelt es Medorrhinum in seiner Wirkung auf die Harnorgane vielfältig.

Männliche Geschlechtsorgane: Schmerzhafte Erektionen (Penisverkrümmung) mit blutigem Urin; Schmerz wie gequetscht in den Hoden mit Vergrößerung und Verhärtung. Ausfluß bei Gonorrhoe, reichlich, gelblich, grüner Schleim. Tatsächlich haben alle Absonderungen dieses Mittels, die Durchfälle, die Leukorrhoen, die Gonorrhoen und die katarrhalischen Erkrankungen, denselben reichlichen schmutziggrünen oder gelblichgrünen Schleim.

Seine Ophthalmie ist typisch für dieses Mittel. Die erkrankte Schleimhautoberfläche ist immer gerötet, aufgedunsen und geschwollen und mit dieser eigenartigen Absonderung bedeckt. Die Absonderungen haben einen modrigen Geruch oder riechen nach altem Heu oder verdorbenem Fisch. Die gonorrhoische Absonderung von Medorrhinum ist spärlicher, aber sie hat einen ähnlichen Geruch und eine ähnliche Konsistenz. Oft finden wir Schleimfäden in seinen Absonderungen. Sie machen wund und erzeugen eine Rötung, wenn sie über gesunde Haut oder Schleimhaut fließen. Die Tatsache, daß dieses Mittel in den Händen der alten Schule im rohen Zustand ein wirkungsvolles, unterdrückendes Mittel war, beweist uns, wie wirkungsvoll es als Heilungsmittel bei der Gonorrhoe sein wird.

Arundo mauritanica

Harnorgane: Nierenschmerzen, prikkelndes Stechen in der Blase. Urin. Rot mit sandartigem Sediment (Phos., Lyc., Kali-p., Sep.). Roter Sand (vergleiche mit Lyc.). Nach dem Urinieren Schweregefühl,

Brennen, Jucken in der Urethra. Männliche Sexualorgane: Sexuelles Verlangen; vermehrt lüsterne Gedanken; häufige Erektionen. Schmerzen im Samenstrang nach dem Koitus.

Asparagus officinalis

Harnorgane: Nierenkolik; Drang zu urinieren; Urin hat einen starken Geruch (Nit-ac., Benz-ac.); Ausfluß häufig, spärlich, mit einem Gefühl, als ob etwas in der Harnröhre stecken würde, mit leichtem Brennen. Häufiges Urinieren mit feinem Stechen im Meatus. Urin spärlich, strohfarben, widerlicher Geruch, gefolgt von Schneiden und Brennen in der Urethra, Verschlimmerung von 6 bis 8 Uhr morgens, Gefühl, als ob etwas nach dem Urinieren die Harnröhre passieren würde; rote kristalline Auflagerungen an der Wand des Gefäßes (Sepia) oder eine fettige, schmierige Ablagerung.

Männliche Geschlechtsorgane: Sexuelle Erregung mit Stichen an der Seite des Penis, mit Drang zu urinieren, Schwellung und Erektion.

Baryta carbonica

Harnorgane: Reizung der Blase nimmt nachts zu; ständige Reizung, kann den Urin nicht zurückhalten (alte Menschen). Urin klar, reichlich; vor dem Urinieren starker Harndrang; während des Urinierens Brennen in der Urethra; nach dem Urinieren erneuter Drang mit Harnträufeln.

Männliche Geschlechtsorgane: Impotenz, vermindertes sexuelles Verlangen, Penis erschlafft, Erektionen nur am Morgen. Prostatahypertrophie. Postgonorrhoischer Katarrh oder gonorrhoischer Ausfluß, eitrig mit Schmerz in der Fossa navicularis auf Druck; Schweiß am Skrotum mit Wundheit.

Weibliche Geschlechtsorgane: Während den Menses kneifende Kolik mit Schneiden im Abdomen; Schweregefühl über der Schamregion; Schmerz wie gequetscht im Kreuz; Lahmheit und Schwere im Kreuz. Ausfluß blutigschleimiger Art. Leukorrhoe blutig, schleimig mit Zerren in der Genitalregion, begleitet von Angst und Herzklopfen, das man bei älteren, dicken Frauen antrifft oder bei schwachen, zwergwüchsigen, unterentwickelten jungen Mädchen.

Benzoicum acidum

Benzoicum acidum hat viele Symptome der Sykosis im angeborenen und tertiären Krankheitsstadium. Wie Lycopodium, Lithium carbonicum, Nitricum acidum und andere sykotische Mittel trifft es besonders gut die Symptome der Harnorgane und die harnsaure Diathese. Es hat die wirklich gichtische und steinbildende Konstitution, die uns allen als eine der beharrlichsten sykotischen Zustände, die so schwierig zu heilen sind, bekannt ist. Wir haben häufig zu diesem Mittel Zuflucht gesucht, um die akuten lithämischen Formen der chronischen Sykosis zu lindern. Wenn diese gichtischen Wellen ihren Wellenberg erreichen, wird der schädigende Schutt ausgeschieden oder über den Urin nach außen geschafft und zeigt sich dann im Urin.

Seine Symptome sind krampfartig und wechselhaft. Gerade so, wie diese gichtischen Zustände durch Lebens- und Eßgewohnheiten sowie Wetterwechsel beeinflußt werden.

Harnorgane: Der Urin wechselt plötzlich von einer klaren zu einer dunklen Bierfarbe. Wenn der Urin spärlich ist, leidet der Patient an gichtischen Absonderungen in den Gelenken oder an gichtischen Zuständen des Herzens, der Leber, des Magens und des Intestinaltraktes. Sobald der Urin reichlich wird, lassen die Leiden nach. Der Urin riecht stark, wie Pferdeurin; Urin spärlich, dunkel, voll von Ablagerungen, die wie Ziegelmehl oder roter Pfeffer aussehen und sehr widerlich riechen. Dr. Kent sagt sehr weise, daß wir die übermäßige Ausscheidung über die Nieren nicht hemmen sollen, da es für den Patienten schädlich wäre, wie die Unterdrückung jedes anderen Ausflusses. Wenn der Urin mit diesen kristallinen Ablagerungen voll ist, fühlt sich der Patient wohl und umgekehrt. Der Urin hat oft einen so eigenartig stechenden Geruch, daß wir ihn riechen, sobald wir das Zimmer des Patienten betreten. Wir finden das oft bei Kindern und auch bei Kindern von Eltern mit erworbener Sykosis (Nit-ac., Am-m.). Der Körper und die Kleider dieser Kinder riechen nach Urin. Ausfluß ist schleimigeitrig; Urin dunkel, oft von tiefroter Farbe.

Sexualorgane: Sexuelles Verlangen ist bei Männern und Frauen unterdrückt, oft vollständig verloren bei Frauen; große Erschöpfung nach dem Koitus; schneidende Schmerzen nach dem Geschlechtsverkehr; große Erregbarkeit und Schwäche am Morgen nach dem Koitus. Brennen in der Urethra nach dem Koitus oder brennender Schmerz im Samenstrang, in die Hoden ausstrahlend. Gonorrhoe. Penis hart. Kontraktur des Penisrückens. Brennen in der Glans penis bei Nierenbeschwerden; Gefühl von Kälte in der Vorhaut und auf der Glans penis. Nach dem Urinieren große Schwäche in den Geschlechtsorganen. Ständiger Harndrang mit Schmerz im Blasenhals oder Schmerzen, die in die Hüften oder die Oberschenkel ausstrahlen.

Berberis

Harnorgane: Dieses Arzneimittel sollte studiert und sorgfältig mit Benzoicum acidum und Lithium carbonicum in seiner Wirkung auf die Harnorgane verglichen werden. Genauso wie diese hat es seine gichtischen und steinbildenden Erscheinungen. Dr. Kent sagt: „Es ist angezeigt bei anämischen, schwachen Konstitutionen, besonders bei älteren Menschen, die bleich sind, krank aussehen und ständig frösteln.“ Der Urin ist entweder sehr spärlich oder reichlich, klar oder voll von kristallinen Ablagerungen. Er hat rote sandige Ablagerungen wie Lyc., Sep. und Phos. Diese stammen eher aus der linken Niere. Die Schmerzen sind scharf, stechend und strahlen meistens um die Nierenregion aus oder kommen von den Nieren.

Blase: Krampfartige Kontraktion oder weher Schmerz in der Blase, egal ob sie voll oder leer ist. Schneidende Schmerzen, tiefsitzend; heftige stechende Schmerzen in der Blase mit Verlangen zu Urinieren; starker Drang mit Schmerz im Blasenhals, Brennen mit spärlichem Urinieren. Diese schneidenden Schmerzen sind beständig schlimmer auf der linken Seite der Blase oder des Beckens. Chronische, sykotische, katarrhalische Beschwerden der Blase von langer Dauer (ähnlich wie Thuja oder Sars.), mit schießenden Schmerzen in den Lenden oder im Becken. Schmerzen in der Hüfte und in den Oberschenkeln vor dem Urinieren; besser durch Urinieren. Diese Schmerzen wecken den Patienten ungefähr alle 2 Stunden während der Nacht, durch das Urinieren gelindert; konnte schlafen, sobald sie urinierte, und die Schmerzen vorüber waren. Schneiden und Brennen in der Urethra, schlimmer beim Urinieren; heftiges Brennen und schießende Schmerzen im Orificium der Urethra. Urin oft blutigrot; Urin voll von einem reichlichen, grauweißen oder rötlichen Sediment, gelblichrote Kristalle, kleine Steine. Manchmal fließt der Urin sehr langsam, mit starkem Schmerz und Druck in der Blase; heftiger Harndrang, schlimmer am Morgen, begleitet von Schmerzen in der linken Lende und Hüfte.

Bei gichtischen Zuständen entstehen Schmerzen in den Samensträngen und den Hoden. Diese Schmerzen können stechend oder brennend sein und sind schlimmer im linken Samenstrang mit Sexualschwäche. Schmerzen im Samenstrang, die in den inneren Leistenring oder in die Hoden ausstrahlen. Ziehen vom linken Hoden in den Samenstrang. Sexualorgane sind kalt, geschrumpft mit schießenden oder brennenden Schmerzen im Samenstrang.

Cannabis indica

Harnorgane: Häufiges Urinieren mit einem brennenden Schmerz; akute Gonorrhoe, schlimmer am Abend; Urin fließt langsam, muß die letzten paar Tropfen herauspressen; Harnträufeln nach dem Urinieren; starker Drang zu Urinieren, mit großer Anstrengung, aber kann nicht einen

Tropfen ausscheiden (Canth., Nux-v., Merc-c., Con., Bell.). Außerdem ein Gefühl wie verbrüht und ein Brennen in der Urethra, vor und nach dem Urinieren.

Männliche Geschlechtsorgane: Erektionen heftig, schmerzhaft; schlimmer beim Gehen und beim Sitzen, besser im Liegen. Sexuelles Verlangen übermäßig erhöht bis zu Satyriasis; scharfe, prickelnde, auch stechende Schmerzen in der Urethra, mit Brennen beim Urinieren; akute entzündliche Gonorrhoe, mit einem reichlichen gelblichweißen Ausfluß. Schleimiger Ausfluß, oft glänzend.

Cannabis sativa

Harnorgane: Sehr schmerzhafte Schwellungen des Penis mit schmerzhaften Erektionen; schießende oder schneidende Schmerzen beim Urinieren; sexuelles Verlangen stark erhöht während einer Infektion mit Gonorrhoe. Seine Wirkung ist recht ähnlich wie Cann-i., Canth. und Petros. Brennen und scharfer Schmerz in der Urethra; sie hat ein Gefühl wie wund und ist im gesamten Verlauf des Kanals entzündet; während der Erektion ein spannend-ziehender Schmerz, als ob die Urethra zu Knoten zusammengezogen wäre; Schmerzen erstrecken sich vom Orificium der Urethra bis zurück in den Blasenhals; schmerzhaftes, krampfartiges Schließen des Sphinkters mit Stuhlgang beim Urinieren (Nux-v.). Schmerzen schlimmer am Ende des Urinierens (Sars.).

Männliche Geschlechtsorgane: Priapismus mit reichlichem, schleimigem Ausfluß bei der akuten Gonorrhoe. Urinieren begleitet von schießenden Schmerzen (Cann-i.); Penis geschwollen; Vorhaut dunkelrot; rote linsengroße Flecken auf der Glans penis; angezeigt im akuten entzündlichen Stadium der Gonorrhoe, in dem die Entzündung tiefsitzend ist. Akute Gonorrhoe, mit stechenden Schmerzen beim Urinieren; häufige, überlange Erektionen mit schießenden, stechenden Schmerzen; starke Schwellung der Vorhaut; beim Gehen starkes Wundheitsgefühl im Penis; geht mit weit gespreizten Beinen.

Capsicum

Die Aromastoffe und die Pfefferarten sind alles gute antisykotische Mittel. Als Regel gilt, daß sie alle die Krankheit in jedem Stadium verschlimmern, wenn sie als Gewürze im Essen verabreicht werden. Die allopathische Schule handelt sehr richtig, wenn sie allen Patienten, die an dieser Krankheit leiden, ihren Gebrauch verbietet; genauso oft verbieten sie den Gebrauch von Stimulantien aus demselben Grund, da diese den Ausfluß verschlimmern und die Unterdrückung der Krankheit sehr hindern. Es ist jedoch eigenartig, daß dieselben Mittel, in wirksamen Dosen innerlich verabreicht, die lokalen Maßnahmen bei ihrer sogenannten Heilung der Gonorrhoe unterstützen. Cubeba, Copeiba, Cedron-Öl und andere antisykotische Mittel werden gewöhnlich benutzt, und sie alle reizen nachhaltig den Urethraltrakt. Sogar der Gebrauch von Tee, Kaffee, Pfeffer und Tabak wurde den Patienten ebenso verboten, sobald man herausfand, daß sie mit dieser Krankheit infiziert sind. Aus den oben erwähnten Gründen erweist sich Capsicum bei diesen Beschwerden als ein sehr nützliches Arzneimittel.

Gemütssymptome: Gequält durch Selbstmordgedanken; möchte sich nicht das Leben nehmen, aber die Gedanken sind ständig da und verlassen ihn nie. Wenn er Selbstmord begeht, dann nur wegen diesen starken Impulsen. Sykosis erzeugt Selbstmordsymptome mehr als alle andere Miasmen. Capsicum paßt für rosige, rotgesichtige, blonde Individuen mit reiner Haut, die gerne Bier trinken oder anregendes Essen und aromatische Stoffe zu sich nehmen. In der Regel sind sie recht plethorisch, leicht ermüdet und haben eine langsame und träge Reaktion.

Harnorgane: Brennen in der Blase, in Hering`s Guiding Symptoms als auffallendes Symptom erwähnt, aber ich habe dieses Symptom nicht bestätigt gefunden. Brennen am Meatus oder am Orificium ist ein starkes Symptom dieses Mittels bei Gonorrhoe; ein Brennen wie Feuer. Es ist ein Brennen, pfeffrig, Urin heiß beim Passieren des Orificiums, und das Brennen besteht noch eine Weile nach dem Urinieren. Brennen, Beißen, Schneiden, scharfer Schmerz wie verbrüht mit Tenesmus und schmerzhafter Erektion (mit Penisverkrümmung) nach dem Urinieren. Urin rötlich oder sogar blutig.

Männliche Geschlechtsorgane: Gonorrhoe mit schmerzhaften Erektionen und einem dicken, cremeartigen Ausfluß mit einem leichten Stich ins grünliche (Nat-s.). Schmerzhafte Erektion (mit Penisverkrümmung) gelindert durch kaltes Baden. Milder, dicker, cremeartiger gonorrhoischer Ausfluß ohne Schmerz (sekundäres Stadium); Meatus geschwollen, aufgedunsen und rot wie bei Medorrhinum; Kältegefühl im Skrotum; Prostataschmerzen; Gefühl, als ob die Teile mit Pfeffer bestreut wären, schlimmer auf der Haut der betroffenen Teile. Vergleiche den gonorrhoischen Ausfluß mit Puls., Nat-s., Verschlimmerung durch Berühren, Besserung durch Baden im kalten Wasser. Es ist häufig im tertiären Stadium oder, eben für dieses Mittel charakteristisch, im gichtischen Stadium angezeigt. Ihm folgt oft Sulph., Sil., Nat-m.

Fall 1: Mister Charles L., 21 Jahre alt, helle Haare, blaue Augen; Gesicht errötete leicht; das tuberkulöse Element ist in jedem seiner Gesichtszüge gut ausgeprägt; in der Tat, seine ganze Aufmachung bis hin zu seinen Fingern zeigt die tuberkulöse Diathese. Er hatte seit 3 Wochen Gonorrhoe. Der Urin fühlt sich heiß an beim Urinieren und ist begleitet von einem schneidenden, scharfen, brennenden Schmerz. Das Orificium ist rot, gedunsen und geschwollen. Der Ausfluß ist dick und cremig und ähnelt dem tuberkulösen Eiter. Einige Pülverchen Capsicum M wurden verabreicht und in 10 Tagen folgte die CM-Potenz, Heilung in 4 Wochen.

Fall 2: John S., 26 Jahre alt, helle Haare, blaue Augen, neigt zum Fettwerden und hat kein Verlangen zu arbeiten. Macht sich ständig Vorwürfe, daß er sich die Krankheit eingefangen hat; hat Gels. genommen, aber der Ausfluß ist plötzlich dick und eitrig geworden. Capsicum in einigen Dosen M im Verlauf von 20 Tagen verminderte ihn in einen dünnen, spärlichen und wäßrigen Ausfluß. Der Fall ist wieder genesen, als ihm Silicea verabreicht wurde, welches den postgonorrhoischen katarrhalischen Ausfluß heilte.

Carbo vegetabilis

Der gesamte Gemüts- und Körperzustand dieses Mittels ist langsam und träge. Kapillaren und Venen sind gefüllt. Die Zirkulation ist träge; die Venen sind gefüllt am ganzen Körper; Hände und Füße sind gedunsen; der erkrankte Körperteil fühlt sich voll und vergrößert an; die Haut ist schwärzlich und die Körperteile, die vom Zentrum des Kreislaufes entfernt liegen, sind kalt. Es ist oft bei alten Menschen mit entkräfteten Körpern angezeigt; wenn jede Krankheit, die den Patienten befällt, tief und grundlegend auf ihn einwirkt und oft das Leben bedroht.

Harnorgane: Wundheit am Blasenhals; häufiger Drang zum Urinieren; ängstlich – Tag und Nacht; Schmerzen beim Urinieren, schneidend und scharf. Urin riecht widerlich, trübe, spärlich, manchmal nur blutiger Schleim; Harnträufeln bei alten Männern; Urin abgestanden, schmutzigbraun oder gelblich. Gonorrhoe bei alten Männern mit heruntergekommenen chronischen Zuständen, durch sexuelle Ausschweifungen herbeigeführt; alte chronisch katarrhalische Zustände der Blase bei alten Männern oder alten Menschen mit Kälte der Extremitäten und allgemeiner Schwäche. Geschlechtsorgane sind schlaff und hängen herab; in kaltem Schweiß gebadet, mit Harnträufeln.

Causticum

Die Wirkung dieses Mittels auf Blase und Harnorgane ist sehr interessant. Wir finden sowohl die Lähmung des Blasensphinkters als auch die Blasenlähmung. Die Sphinkteren sind schlaff, und der Urin kann nicht zurückgehalten werden, aber wenn er zurückgehalten wird, kann er nicht ausgeschieden werden. Der Urin passiert, ohne daß der Patient es wahrnimmt, und es ist ihm nicht bewußt. Er muß seine Kleidung untersuchen, ob sie nicht vom auslaufenden Urin feucht geworden ist. Dieses Symptom wird bei beiden Geschlechtern und oft bei Kindern beobachtet. Sie nässen das Bett ein, ohne sich dessen bewußt zu sein. Bei Frauen entweicht der Urin unfreiwillig beim Husten, Lachen, Niesen. Blasenlähmung vom langen Urinzurückhalten oder nach Geburt eines Kindes ist ebenso ein Symptom, das man im Gedächtnis behalten sollte. In dieser Beziehung wetteifert es mit Opium. Rhus-t. folgt diesem Mittel oft nach Überdehnung der Blase. Schmerzhaftes Harnverhalten durch Erkältung; Prostatabeschwerden rufen bei diesem Mittel viele chronische Blasenbeschwerden hervor, wie Druck, Harnträufeln, Spasmen im Blasenhals. Die Spasmen strahlen oft zum Blasenhals oder ins Rektum aus. Harndrang, wenn er an einer vergrößerten Prostata leidet; Harndrang mit Unfähigkeit, einen Tropfen auszuscheiden. Muß lange warten, bevor er uriniert (Puls.). Dieses Mittel hat die zwei Extreme, Harndrang mit Spasmen in der Blase und unwillkürliches Urinieren, ohne sich dessen bewußt zu sein. Gewöhnlich zeigen sich die Lähmungssymptome in gewissem Grad früher oder später bei beiden Formen (Sars.).

Urin: Dunkelbraun, trüb beim Stehenlassen, Ablagerungen, ein hefeartiges Sediment oder Calciumoxalate.

Männliche Geschlechtsorgane: Blutiger Samen; Brennen in der Urethra nach dem Koitus; schwache Erektionen. Gonorrhoischer Ausfluß nicht auffallend; man muß sich bei der Verschreibung auf die allgemeinen Symptome stützen, besonders auf die der Blase.

Reichliche Leukorrhoe; fließt wie die Menses; dunkelfarben, die Vulva wundmachend. Manchmal ist sie zähflüssig, aber klar. Das Aussehen der Patientin ist gelblichblaß und sehr krank. Leukorrhoe oft nachts schlimmer; Müdigkeit in den Oberschenkeln; ziehende Schmerzen und Lähmigkeit im Kreuz; hat eine Abneigung gegen Süßigkeiten und frisches Fleisch; der Appetit verschwindet, sobald mit dem Essen begonnen wird. Aphonie, Schwäche der Stimme.

Chamomilla

Auch dies ist ein wahrhaft antisykotisches Mittel. Seine Wirkung auf die angeborene Sykosis oder auf das sykotische Kind ist jedem Arzt bekannt; obwohl wir möglicherweise nicht wußten, daß die meisten dieser kleinen, leidenden Patienten sykotisch waren und von sykotischen Eltern abstammten, die die gonorrhoische Sykosis erwarben. Wir beobachten dies an ihrer Reizbarkeit des Gemüts, an ihrer Überempfindlichkeit, auch nur angeschaut oder angesprochen zu werden, an ihrer Unfähigkeit, die Schmerzen zu ertragen, an ihren kolikartigen Schmerzen und an ihren grünen, schleimigen Stühlen (wie wir es auch bei Rheuma beobachten); wir beobachten es an ihrer Linderung durch Bewegung, durch das Getragenwerden oder Geschaukeltwerden, welches bei sykotischen Krankheiten gewöhnlich Linderung bringt.

Harnorgane: Die Schmerzen dieses Mittels haben im Bereich des Blasenhalses einen stechenden Charakter, oft schlimmer, wenn er nicht uriniert; Urin fließt ohne Druck heraus; Urin heiß, gelblich mit flockigem Sediment, trübe oder backsteinfarben kurz nach dem Ausscheiden.

Männliche Geschlechtsorgane: Heftige Erektionen und starkes sexuelles Verlangen bei Gonorrhoe. Schwellung, Wundsein, starke Rötung der Vorhaut.

Chimaphila

Akute Prostatitis infolge einer unterdrückten Gonorrhoe mit Dysurie und Harnverhalten. Gefühl im Perineum, als sitze er auf einem Ball; Urin stinkend, reichlich, dick; Gefühl, als ob im Perineum eine Schwellung wäre.

Cinnabaris

Das rote, sulphurierte Quecksilber bildet in seiner starken antisyphilitischen Wirkung keine Ausnahme zu anderen Quecksilberverbindungen. Es wirkt jedoch mehr auf Patienten mit gemischter Syphilis oder auf sykotisch-psorisch syphilitische Individuen, wenn ich es so ausdrücken darf; es wirkt auf jedes Gewebe im Körper und schließt jede Läsion ein, von der Papel bis zur Warze und von einem Ulcus bis zu einer Exostose. Es hat etwas von Sulphur, welches seine psorische Eigenschaft beisteuert, und es hat etwas von gemischter Sykosis und Syphilis in ihren tertiären Stadien oder wenn die Krankheit kurz nach der Geburt ausbricht; es paßt bei krankhaften Auswüchsen, besonders bei Condylomata um die Körperöffnungen herum, die sich in Form von hahnenkamm- oder blumenkohlartigen Auswüchsen, in Form von Warzen oder brombeerartigen Gewächsen zeigen. Diese Auswüchse erscheinen nach der Geburt oder nach schlecht behandelten Fällen von gemischten venerischen Erkrankungen.

Wie Nux-v., Med. oder Psor. wird es oft einen unterdrückten gonorrhoischen Ausfluß wiederherstellen. Es hat große Wundheit und Empfindlichkeit entlang der Urethra, welche verschwindet, wenn der gonorrhoische Ausfluß wiederhergestellt ist. Warzen und Condylomata erscheinen, wenn der Ausfluß unterdrückt wurde oder die Syphilis durch Überdosen von Mercurius. Seine Ausflüsse sind reichlich, dick, schmutzig, grünlicher oder gelber Eiter; leichtes Bluten von erkrankten Oberflächen ist ein sehr häufiges Symptom (Nit-ac.). Die Ausflüsse sind allgemein übelriechend wie verdorbenes Fleisch oder der Geruch von verdorbenem oder totem Fisch. Es sollte immer nach Knochenschmerzen und Neuralgien des Periost, nach Exostosen gesucht werden. Viele Symptome verschlimmern sich durch Hitze und immer Verschlimmerung bei Nacht, durch Liegen auf dem Rücken und während der Sommerzeit. Besser bei mittlerer Temperatur.

Dulcamara

Mit Dulcamara besitzen wir ein Arzneimittel, das sehr enge Beziehungen zu allen Stadien der Sykosis hat, von ihrem ersten Symptom bis zu allen Ausdrucksformen, die sie bei ihrer fortschreitenden Prüfung am gesamten Organismus zeigt. Es paßt mehr für das sekundäre und tertiäre Stadium oder auf chronische Krankheiten der Schleimhäute und das rheumatische Element der Sykosis; oft kann kein vollständigeres Bild der sykotisch erkrankten Schleimhäute gefunden werden, als unter diesem Mittel. Kein anderes Mittel mit Ausnahme vielleicht von Rhus-t. reagiert empfindlicher auf klimatische Veränderungen oder Barometeränderungen als der Bittersüß. Es hat die sykotischen Stühle und die Darmkatarrhe, die bei Kindern mit ihren herbstlichen Durchfällen so auffallend sind, hervorgerufen durch ein Frieren am Solarplexus in den Sommer- und Herbstmonaten, wenn die Nächte kalt sind, gefolgt von heißen Tagen. Darin ähnelt es Ars., Aloe, Crot-t., Cham. und anderen. Es berührt mehr die rheumatischen Beschwerden, die im dritten Stadium der Sykosis erscheinen und Folge von Durchnässung oder von unterdrücktem Schweiß durch Abkühlung sind oder bei Wetterwechsel von kalt nach warm. Es ist ein großes Herbstmittel für die sykotischen Patienten.

Gemütssymptome: Vergißt Worte oder kann nicht das richtige Wort finden (Med.), kann sich beim Denken nicht konzentrieren, weshalb in seinem Geist große Konfusion herrscht. Er ist ruhelos, ungeduldig, leicht erzürnt, streitsüchtig und hat Angst um seine Zukunft. All diese Symptome verschlimmern sich sehr, wenn das Barometer fällt oder das Wetter sich ändert. Psorinum ist immer kalt, Mercurius bessert sich in Kälte und Medorrhinum verschlechtert sich bei kaltem oder warmem Wetter; Feuchtigkeit und fallender Luftdruck verschlimmern die Symptome aller sykotischen Patienten.

Harnorgane: Nierenbeschwerden hervorgerufen durch Sykosis, nachdem er sich der Kälte und Feuchtigkeit ausgesetzt hat; Bright'sche Krankheit prägt auch diese Fälle, besonders im akuten Stadium der Erkrankung oder Bright'sche Krankheit infolge von Scharlach oder Malaria; Schwellung der unteren Extremitäten mit einer wächsernen Haut wie bei Apis.

Wasserlassen: Ständiges Bedürfnis zu urinieren, was tief im Bauch empfunden wird. Dieser beständige Harndrang erscheint oft nach Durchnässung oder Verkühlung oder wenn der Körper friert. Besser durch Warmwerden.

Gonorrhoe: Brennen im Meatus, während des Urinierens. Schmerzhafter Druck in der Blase; Urin spärlich, widerlich, trübe, mit viel Schleim. Blasenkatarrh durch Erkältung; alle Blasensymptome sind schlechter bei kaltem, feuchtem Wetter; wenn der Körper friert, besteht Harndrang und häufiges Verlangen zu urinieren.

Männliche Sexualorgane: Gonorrhoische Ausflüsse, schleimigeitrig, gelblichweiß, reichlich, übelriechend, katarrhalisch. Manchmal ist der Ausfluß während des akuten Stadiums blutig. Schmerzhafter Herpes präputialis, rot oder blaßrot, rund, klein und schuppig. Oft ist die Erkrankung von Urtikaria begleitet, in welcher Dulcamara angezeigt ist. Sie erscheinen in großen, roten oder weißen Quaddeln, die brennen und jucken; sie sind schlimmer beim Frieren des Körpers oder bei Kälte in jeglicher Form. Oft haben diese Patienten Rheumatismus im Wechsel mit Diarrhoen oder wunde und entzündete Augen. Alle konstitutionellen Symptome sind in kaltem oder feuchtem Wetter schlimmer. Erkältung, Schnupfen, wunde und entzündete Augenlider, Rheumatismus und Diarrhoen folgen der Erkältung oder der Feuchtigkeit.

Verschlimmerungen: Abends; nasses, kaltes und feuchtes Wetter.

Besserung: Wärme, trockene Luft, trockenes Wetter und Bewegung.

Begleiterscheinungen: Große Unruhe und sehr ungeduldig, leicht zornig, und während den Menses Verlangen zu schimpfen. Findet beim Sprechen nicht die richtigen Worte. Schlaf unruhig und voller Träume. Der Urin ist während den Menses oft stinkend und trübe, mit ständigem Verlangen zu urinieren.

Rheumatismus: Die Prüfung dieses großen antisykotischen Mittels hat das rheumatische Element sehr klar hervorgebracht. Es ist voll von Schmerzen und anhaltenden Schmerzzuständen. Die Gelenke werden plötzlich rot entzündet, wund, geschwollen und berührungsempfindlich. Dies folgt auf die Unterdrückung des Schweißes oder durch Arbeiten im Wasser, auf Durchnässung, die Schmerzen bessern sich durch Lagewechsel wie bei Rhus-t.

Euphrasia

Dies ist ein sehr wertvolles Arzneimittel bei sykotischen Formen von Heufiebern. Es lindert und erleichtert auch sehr jene tuberkulösen Formen des Heufiebers, die um den 10. August oder vom 10. bis 20. August erscheinen. Diese sykotuberkulösen Formen des Heufiebers haben eine auffällige Periodik (Wiederauftreten) um diese Zeit herum. Häufig habe ich beobachtet, daß sie jährlich genau am gleichen Tag wiederkehren. Bei genauer Untersuchung der tuberkulösen Aufmachung des Patienten wird man schnell die Vermischung mit dem sykotischen Element erkennen. Wenn man diese Patienten genau befragt, findet man heraus, daß sie während ihrer Jugend einige Erfahrung mit der Gonorrhoe hatten, die auf die alte, orthodoxe Weise behandelt wurde. Handelt es sich bei dem Patienten um ein Kind, findet man noch andere, angeborene Zeichen.

Ich gebe nun den Fall eines kleinen Schulmädchens wieder, das ich 3 Jahre lang während der Heufieberzeit behandelte, die danach keinerlei Symptome mehr hatte. Natürlich hatte sie immer noch viele Symptome der Sykosis; sie hatte nämlich 2 Jahre lang Symptome des Heufiebers, die auf dieses Mittel paßten, aber im 3. Jahr erhielt sie Pulsatilla, welches die Heilung brachte. Eine Gabe Euphrasia brachte ihr gewöhnlich Erleichterung, wenn sie in der CM-Potenz gegeben wurde. Die Symptome von Euphrasia konzentrieren sich besonders auf den Kopf, die Augen, die Nase, obwohl in einigen Fällen auffallende Symptome im Larynx bestehen, und passen auch bei jenen Fällen, die am Anfang dieses Buches beschrieben wurden, wo die sykotische Erkältung der Nase mit einem schleimigen Ausfluß beginnt, der einige Tage andauert, und dem dann ein laryngialer Husten und manchmal asthmatische Symptome folgen.

Euphrasia folgt oft wortwörtlich dieser Gesetzmäßigkeit. Zuerst Kopfschmerzen, dann verschwommenes Sehen, stechende Schmerzen im Kopf, lichtscheu, dann reichlicher wäßriger Ausfluß aus der Nase und den Augen, mit Niesen, scharfen Schmerzen und Brennen. Die Absonderungen sind wäßrig und scharf, erzeugen ein Brennen in der Nasenscheidewand, mit einem Gefühl wie von Staub und Sand in den Augen, heftiges Jucken mit Verlangen sich zu reiben. Alle Schleimhäute des Rachens, der Nase und der Augen sind betroffen; wir haben einen reichlichen Tränenfluß und Schnupfen. Manchmal ist der Ausfluß aus der Nase mild, jedoch in der Mehrzahl der Fälle erstreckt sich die Krankheit in den Larynx und es folgt ihr ein heftiger Husten, manchmal begleitet von Asthma.

Die Symptome dieses Mittels sind klar umschrieben, Fließschnupfen, Frösteln und Fieber, oft im Wechsel mit Lichtscheue, brennende, heiße Tränen, Niesen, Kopfschmerzen; manchmal bricht während der Krankheit ein Hautausschlag aus, ähnlich dem bei Masern. Die Patienten beklagten sich immer über eigenartige Gerüche, wie von Eiter oder süßliche Düfte, oder Gerüche, die sie nicht beschreiben können.

Verschlimmerungen: Morgens, in der frischen Luft, in der kalten Luft, durch den leisesten Luftzug oder durch Bewegung.

Besserung: Wärme, im Haus, hinlegen oder sich ruhig halten.

Fluoricum acidum

Harnorgane: Urin spärlich, stechend scharf, stinkend und oft alkalisch. Brennen vor und nach dem Urinieren mit anhaltenden Schmerzen in der Blase. Harndrang häufig und vergeblich; Schmerzen auf dem Scheitel nach vergeblichem Versuch zu urinieren.

Männliche Sexualorgane: Satyriasis, starkes sexuelles Verlangen bei Nacht; heftiges Verlangen nach Geschlechtsverkehr. Gonorrhoe bei alten Männern mit erhöhtem sexuellen Verlangen oder plötzlicher Verlust der sexuellen Energie. Penis gebogen, stark geschwollen, mit Völlegefühl und Schmerz in den Samensträngen. Chronische Gonorrhoe, bei der lediglich ein einziger gelber Tropfen am Morgen erscheint (wie bei Sepia).

Weibliche Geschlechtsorgane: Angezeigt bei alten Frauen, bei tiefsitzenden chronischen Fällen. Heiteres Gemüt, selbstzufrieden, nichts fürchtend, Menses zu früh, reichlich, dick, geronnen. Leukorrhoe gelblich, ätzend (wundmachend).

Allgemein: Syphilis und Sykosis kombiniert, chronische Fälle, wenn Silicea versagt (Pruritus ani, Sykosis der Nase); Nasenatmung ständig behindert. Die hintere Nase fühlt sich erweitert an, chronischer, fließender, wäßriger Schnupfen. Chronische, sykotische Rhinitis.

Gemütssymptome: Abneigung gegen seine eigene Familie, vergeßlich, Verlust der Erinnerung, Gefühl, als würde etwas Schreckliches passieren, dumpfes Gefühl in der Stirn.

Gambogia

Harnorgane: Harn fließt intermittierend (mit Unterbrechung). Der spärliche Harnfluß kommt beinahe vollständig zum Erliegen, erscheint aber am Ende wieder mit Brennen am Meatus. Urin riecht nach Zwiebeln.

Männliche Sexualorgane: Postgonorrhoisch-katarrhalische Ausflüsse, die bei chronischer Gonorrhoe das Orificium verkleben (Graph.). Allgemeines Beißen wie von Ameisen auf den Sexualorganen. Während den Menses Aphten auf den Labien, die morgens verklebt sind. Es ist ebenso häufig angezeigt bei dunklen, grünen, sykotischen Stühlen von Säuglingen und Kleinkindern oder bei Sykosis des Gastrointestinaltraktes (Bor., Cham., Arg-n., Rheum, Croc., Mag-c.).

Gelsemium

Dieses Mittel kann man als das Aconit der Gonorrhoe betrachten. Es wird oft im akuten oder frühen Stadium der Krankheit gebraucht, besonders da, wo viele Schmerzen sind oder wo eine von Fieber begleitete Entzündung ist. Das Fieber kommt langsam und ist begleitet von einem langsamen und weichen Puls, allgemeinem Unwohlsein, Entkräftung der Muskeln, Frösteln, kein Durst, Muskelkater, allgemeinem wehen Schmerz und Schläfrigkeit; Schmerzen an der Hirnbasis und im gesamten Körper. Die Schmerzen können bei Gonorrhoe fehlen, aber das febrile Stadium dieses Mittels wird oft angetroffen. Es heilt einen Fall oft vorzeitig, wenn es früh genug verabreicht wird. Es verliert seine Wirkung nach einigen Tagen, und irgendein anderes Mittel muß ihm folgen.

Harnorgane: Schmerz, Hitze, Röte und Brennen am Meatus; häufiges

Urinieren mit spärlichem Urinfluß und mehr oder weniger starker Empfindlichkeit der Blase. Andere Symptome sind Zittern der Hände, Verzagtheit, muskuläre Erschöpfung, mit einem ziehenden Gefühl in den Hoden. Gonorrhoischer Ausfluß weißlich, schleimig, spärlich im febrilen Stadium, reichlich, nachdem das Fieber verschwunden ist. Wasserlassen erleichtert oft den Kopfschmerz. Ähnlich wie Nux-v., was den schleimigen Ausfluß anbelangt.

Fall 1: Arthur B., 20 Jahre alt, hellhaarig, wurde plötzlich, ohne jeglichen erkennbaren Grund, krank; 39,4° C Temperatur; Gesicht leicht gerötet; allgemeine Erschöpfung mit etwas Gliederschmerzen und einem dumpfen Kopfschmerz an der Schädelbasis; er ist gereizt, wenn er angesprochen wird, schläfrig, möchte schlafen; starkes Brennen am Meatus beim Urinieren, was ca. jede Stunde vorkommt. Die akuten Symptome wurden alle durch dieses Mittel gelindert. Ich erfuhr, daß er nach einem Tag eine medizinische Instillation vornahm, die den Ausfluß zum Versiegen brachte. Es stellte sich einige Stunden nach Verabreichung des Mittels ein reichlicher, schleimiger Ausfluß ein.

Fall 2: Wm. L., 32 Jahre alt, dunkelhaarig, nahm schon beinahe eine Woche Sandelöl; Symptome: Fieber, allgemeine Schmerzen, Kopfweh, Schläfrigkeit, stumpfsinnig, will alleingelassen sein; uriniert alle paar Minuten, wenn er auf seinen Füßen ist; besser im Liegen; stark erschöpft und Frösteln; Puls weich und langsam trotz seiner Temperatur von 38,9° C. Ausfluß spärlich, wie Stärkewasser, der stark zunahm, nachdem er aufhörte Sandelöl einzunehmen; der Fall war innerhalb einer Woche geheilt ohne das Mittel zu wechseln.

Kalium nitricum

Harnorgane: Stechen im Bereich der Prostata während des Urinierens; häufiger Harndrang mit anfänglich nur wenigen Tropfen, danach entwickelt sich ein normaler Harnstrahl (T. F. Allen). Gonorrhoe mit Stechen im Orificium der Urethra beim Urinieren; Brennen, Beißen oder eine kribbelnde Empfindung im Orificium beim Urinieren. Wenn der Urin zu fließen beginnt, erzeugt das einen Schauder, der den Patienten durchfährt, als ob er frösteln würde; Brennen am Ende des Urinierens; Schwellung der Hoden und besonders der Nebenhoden nach Unterdrückung. Hoden hochgezogen und empfindlich; Ausfluß, weißer Schleim.

Lac caninum

Dr. Kent sagt, daß die Milchmittel Tierprodukte sind und Lebensmittel für die Tiere, und daß sie deswegen mit unserer innersten physikalischen Natur in Wechselbeziehung stehen. Wirklich ist es oft notwendig, eines dieser Milchprodukte zu wählen, um ein Mittel zu finden, das tief genug in das Leben hineinreichen wird, um das mächtige, zerstörerische Element zu entfernen. Lac caninum ist eines dieser Mittel, das man berücksichtigen und studieren sollte. Es hat viele Gemüts- und Nervensymptome, die der Sykosis eigen sind. Im rohen Zustand wurde es vor 3000 Jahren dazu verwandt, einen toten Foetus auszustoßen und als ein Antidot gegen Gifte.

Es hat folgende Symptome: der Geist ist sehr vergeßlich, beim Schreiben gebraucht er zu viele Worte und nicht die richtigen, vergißt Worte und Sätze (Med.). Die psychischen Symptome bleiben lange im Patienten bestehen und sind sehr quälend. Einige der besonders auffallenden sykotischen Krankheiten sollen erwähnt werden, die mit Hilfe dieses eigenartigen Mittels heilbar sind. Hysterie, akute oder subakute Manie infolge von unterdrückter Gonorrhoe oder Gemütszustände infolge von Operationen sykotischer Erkrankungen bei Frauen, wie z. B. die Entfernung der Ovarien, des Uterus oder der Tuben. Die Manie ist ähnlich wie die von Lachesis, ebenso die Träume und Halluzinationen; die Träume handeln von schrecklichen Krankheitszuständen des Körpers; faule Geschwüre, als ob der Körper so erkrankt wäre, daß er ihn nicht mehr berühren könnte. Sie waschen oder schrubben ständig den Körper, um ihn sauber zu bekommen. Trifft das für die Sykosis nicht mehr als für alle anderen Miasmen zu? Die Psora fürchtet sich vor Wasser, und gewöhnlich verschlimmert es alle seine Symptome.

Wie Lachesis hat Lac caninum Verschlimmerung nach dem Schlaf; sobald sie die Augen schließen, sehen sie Schlangen, dunkle oder schwarze Wasser und schreckliche Visionen, die einen bleibenden Eindruck in ihrem Gemüt hinterlassen. Ein Fall, an den ich mich erinnere, wollte die Hand ihrer Freunde nicht schütteln oder nicht berühren, aus Furcht vor Ansteckung. Es besteht kein Verlangen zu leben; damit haben wir ein anderes Selbstmordmittel. Ihre Manie ist oft so heftiger Art wie Bell., Stram., Verat.

Die diphtherischen Symptome zeigen die Bösartigkeit des vorhandenen sykotischen Elements. Alle Absonderungen sind eitrig und riechen widerlich; es hat Geschwüre, wunden Rachen, Pusteln und alle Arten von Hautausschlägen.

Harnorgane: Ständiges Verlangen zu Urinieren mit intensivem Schmerz; Urin spärlich, dunkel, stark gefärbt, die äußeren Geschlechtsteile wundmachend; Urin ist oft kaffeefarben, beladen mit Schleim und Eiweiß. Urin unterdrückt ohne jeglichen Harndrang (Opium).

Männliche Sexualorgane: Syphilitische Geschwüre auf dem Penis; schwammiger Schanker auf der Glans Penis; Schanker glänzend; der Geruch aus den Geschwüren erschreckend widerlich, bösartig aussehend, Bubonen, mit viel Schmerz. Gonorrhoe mit intermittierenden Schmerzen im mittleren oder hinteren Teil der Urethra. Gemischte venerische Erkrankung; Schanker mit Gonorrhoe oder weicher Schanker mit Gonorrhoe, bösartige Formen von Geschlechtskrankheiten; diphtherisch aussehender Schanker oder schankerähnliche Geschwüre mit viel Schmerz, große Empfindlichkeit und Nervosität. Geschwüre gewöhnlich rund, grauweiß oder glänzend, glitzernd in ihrem Aussehen.

Verschlimmerung: Berührung, Bewegung, Stehen, Alleinsein.

Besserung: Menses, während des Blutflusses. Eine einzige Dosis sollte verabreicht werden, nicht unter der dreißigsten Potenz; wenn es notwendig ist zu wiederholen, gebe man es zur selben Tageszeit. Geeignet für große, schlanke, dunkelhaarige Menschen mit einem auffallend nervösen Temperament.

Lac defloratum

Wir sind noch ganz am Anfang, den Gebrauch der Milchmittel zu verstehen und wir sind Dr. Swan und Dr. Laura Morgan zu großem Dank für das verpflichtet, was wir über dieses Mittel wissen. Es zeigt klar, daß wir nicht aufhören sollten, aus dem Warenhaus der Natur arzneiliche Mittel für die Heilung der Krankheit zu sammeln. Fremd und eigenartig sind die Symptome, die aus den Flüssigkeiten und Ausscheidungsprodukten der Tiere entstehen und die tief und grundlegend wirken; sie reichen in ihrer Wirkung auf die Lebenskraft bis in seine innersten Gefilde.

Gemütssymptome: Geistige und seelische Niedergeschlagenheit; Gleichgültigkeit mit Abneigung, körperliche und geistige Arbeit zu verrichten scheint ein ständig wiederkehrendes Symptom zu sein. Kopfschmerz mit großer Niedergeschlagenheit. Es heilt (wie Natrium) einen Kopfschmerz, den man bei sehr anämischen, tuberkulösen Patienten, besonders Frauen, vorfindet, deren Gesundheit immer mehr herunterkommt. Der verbleibende Rest an Energie ist sehr gering, weshalb sie leicht in Ohnmacht fallen oder Ohnmachtsanfälle haben.

Der Kopfschmerz dieser Patienten ist oft schlimmer beim Hinlegen; wenn sie aus dem Bett aufstehen und auf ihre Füße kommen, erzeugt das eine Ohnmacht oder ein ohnmächtiges Gefühl wie bei China oder Am-c. Der Schmerz ist gewöhnlich in der Stirn, gerade über den Augen; gelegentlich reicht er bis in den Hinterkopf. Der Schmerz ist oft unerträglich, intensiv und dauert Tage. Nat-m. und Tub. haben einen ähnlichen Kopfschmerz. Wenn der Schmerz sehr heftig wird, ruft er oft Übelkeit und Erbrechen hervor; es graut ihnen vor Licht, Geräuschen und Bewegung. Erleichterung durch Urinieren. Der innere Rand der rechten Augenbraue ist bevorzugter Ort für den Beginn der Kopfschmerzen bei diesem Mittel. Er wird der „amerikanische“ Kopfschmerz genannt. Chronische Verstopfung in Verbindung mit diesen krankmachenden Kopfschmerzen ist nicht selten. Die Stühle sind trocken, dick und hart, so daß der Patient sehr pressen muß und der Stuhl den Anus oft einreißt.

Harnorgane: Bei Frauen ist der Urin bleich, reichlich und nur schwer zurückzuhalten. Es bestehen Schmerzen in der Nierenregion, die sich, wie bei Berberis zur Blase hin ausbreiten. Die Schmerzen gehen von den Nieren runter in die hinteren Oberschenkel. Manchmal passiert der Urin in einem großen Guß und wie heißes Wasser.

Lachesis

Heutzutage, wo das Leben voller Anstrengung und Streß ist, brauchen wir häufig ein solches Mittel wie Lachesis. Wir brauchen jedes dieser Mittel, um die Harmonie der mißbrauchten und überarbeiteten Nervenzentren unserer Patienten wiederherstellen. Sehr viele ihrer Symptome haben Bezug zu den Symptomen der Sykosis, wie jene von Rhus-t., Gels., Lac-c. und Thuja. Erinnern wir uns: in Lachesis haben wir einen schnell begreifenden, überempfindlichen Patienten oder wir haben großen intellektuellen Stumpfsinn mit körperlicher Schwäche, die der niedergeschlagenen Gemütsverfassung entspricht. Sie sind oft traurig, melancholisch, schrullig, argwöhnisch und vor allem eifersüchtig. Das Gesicht sieht ängstlich aus, gequält und unruhig.

Die Ausscheidungen sind alle dunkel, faulig riechend, dünn und wäßrig. Die Wunden sind alle bösartig oder halb bösartig, überempfindlich und werden verschlimmert durch Hitze, Berührung, warmes Baden und nach dem Schlaf. Das Selbstbewußtsein ist immer kühn und keck, und weder Druck noch Schwere kann von einem der Nervenzentren des Körpers ertragen werden. Dies ist für Lachesis in all seinen Arzneimittelprüfungen und klinischen Wirkungen besonders eigentümlich. Bei Geisteskrankheit denken sie, daß sie übermenschliche Kräfte oder Kontrolle besäßen und sind überempfindlich gegenüber Sinneseindrücken oder Berührung, alle Teile sind überempfindlich und angespannt. So merkwürdig es sein mag, so schafft harter, fester Druck doch oft Erleichterung. Das Gesicht ist bei dieser Krankheit oft purpurfarben oder in schweren Fällen gesprenkelt mit Hämorrhagien von dunklem, dünnem, wäßrigem Blut. Außerdem kann das Gesicht aufgedunsen, livide, wie betrunken, blaßgelblich und ödematös aussehen.

Harnorgane: Es besteht ein stechender Schmerz in den Nieren, durch die Ureteren nach unten ausstrahlend. Bei der Cystitis besteht das Gefühl wie von einem Ball in der Blase oder im Bauch beim Umdrehen. Es besteht ein fruchtloser Harndrang mit starkem Brennen, wenn der Urin läuft. Wiederum kann der Urin spärlich und sehr dunkel sein und heftiges Brennen erzeugen. Der Urin ist dick, dunkelbraun von widerlichem Geruch bei Fieber oder er ist schwarz und schaumig und er kann auch aussehen, wie wenn er mit Kaffeesatz vermischt wäre, wie bei Scharlach. Außerdem kann er bei jeder Krankheit schwarz und eiweißhaltig sein.

Männliche Geschlechtsorgane: Starke sexuelle Erregung und sexuelles Verlangen zeigen sich bei dieser Krankheit. Eine eifersüchtige Manie oder Epilepsie folgt bei diesem Mittel oft sexuellen Ausschweifungen. Es besteht ein übermäßiges sexuelles Verlangen mit ständigen Erektionen bei Nacht oder nach dem ersten Schlaf; der Samen hat einen scharfen Geruch. Auf den Sexualorganen findet man oft sykotische Ausschläge oder dunkelblau gefärbte Geschwüre. Das Scrotum ist stark geschwollen, dunkel gefärbt; es besteht ein drohendes Gangrän der Sexualorgane; Schanker oder schankerähnliche Geschwüre, dunkel gefärbt und weiter fressend; dunkel gefärbte Bubonen, sehr berührungsempfindlich und mit Fistelöffnungen.

Manganum

Wir haben bis jetzt nur wenige Symptome bei der Prüfung dieses Mittels, die sich auf den Harntrakt oder die Sexualorgane beziehen, aber es ist ein so tiefwirkendes Gewebemittel und hat eine solche Kraft, die Blutkörperchen zu zerbrechen, daß es sich wahrscheinlich als ein wundervolles Heilmittel bei allen sykotischen Patienten erweisen wird, besonders bei jenen, die eine auffallend pseudopsorische Grundlage haben. Es wirkt auf jedes Gewebe im Körper. Es erzeugt nahezu alle Hautkrankheiten und zerstört Knochen und Lungengewebe. Es kann in dieselbe Klasse wie Sil., Tub., Calc., Calc-p. und Hep. eingestuft werden. Diese pseudo-psorischen Patienten sind diejenigen, die den geringsten Widerstand gegenüber venerischen Krankheiten haben, und wenn sie sich damit anstecken, bilden sie erfahrungsgemäß die schlimmsten Formen und sind die am schwierigsten zu heilenden Fälle.

Gemütssymptome: Große Furcht mit Angst. Sehr besorgt und ängstlich über ihren Zustand; fürchten, etwas furchtbar Schreckliches wird sich ereignen. Wenn ein solcher Patient sich mit Sykosis ansteckt und den gesamten Zug an Gemütssymptomen aufweist, so können wir leicht erkennen, was für ein gestörter Geisteszustand daraus resultiert. Frauen mit dieser tiefgreifenden tuberkulösen Infektion sind, wenn sie sich, besonders im zweiten Stadium, mit Sykosis anstecken, untröstlich. Sie sind traurig, mutlos, weinen leicht und finden von ihrem Gemüt her keine Ruhe. Dr. Kent sagt, dieses Mittel sei in seinen Gemütssymptomen ähnlich wie Arg-n., Phos., Graph., Sulph. und wir möchten noch Tub. hinzufügen.

Harnorgane: Häufiger Drang zu Urinieren mit Schneiden entlang des Urethralkanals. Schießender Schmerz im Uterus beim Blähungsabgang.

Das Urinsediment ist erdfarben oder violett gefärbt.

Männliche Geschlechtsorgane: Drang zu Urinieren mit Schmerz im Samenstrang. Allgemeines Gefühl von Schwäche in den Sexualorganen mit Schmerz in den Samensträngen. Reichlicher Ausfluß, grünlichgelb, widerlich und wie tuberkulös.

Nux vomica

Harnorgane: Häufiges, spärliches Urinieren mit Harndrang, dennoch kann er die Blase nicht leeren. Stuhl und Harndrang zur selben Zeit; Völlegefühl in der Blasenregion mit Harndrang. Unterdrückte Gonorrhoe mit Cystitis durch unterdrückten Ausfluß. Ausfluß unterdrückt durch starke Drogen wie z. B. Copaiba, Cubeba und ähnlichen pflanzlichen oder mineralischen Giften. Gonorrhoe verschlimmert durch Überessen, durch Genuß von reichhaltigen Speisen, durch Weine, Bier oder Spirituosen jeder Art, durch sexuelle Ausschweifungen oder Exzesse jeglicher Art. Anstrengender und schmerzhafter Harndrang; Urin fließt tropfenweise (Canth.). Stark saurer Urin nach einer Ausschweifung, schlimmer bei Nacht oder nach dem Hinlegen. Brennen und Zerren im Blasenhals während des Urinierens oder Brennen am Meatus; Verstopfung mit Stuhldrang (Merc-c.).

Männliche Sexualorgane: Schmerzhafte Erektionen besonders am Morgen. Sehr erregbar, aber schwache Potenz. Gonorrhoe mit Brennen und Harndrang, mit Stuhldrang; Ausflüsse reichlich, schleimig, mit Schwellung der Hoden. Er ist ärgerlich, reizbar, verdrießlich, besser durch Wärme und nach dem Frühstück oder mit Zunahme des Tages. Ausflüsse schleimig, mukös oder zäh und purulent. Orchitis. Linker Hoden hart und geschwollen, mit ziehenden oder zerrenden Schmerzen entlang des Samenstrangs. Verstopfung, Reizbarkeit; Schläfrigkeit; Müdigkeit wenn er sitzt oder liest; schmutzigbraun belegte Zunge; schlechter Geschmack im Mund.

Weibliche Sexualorgane: Menses dunkel, reichlich und spärlich, sehr oft unregelmäßig. Verstopfung mit Stuhldrang. Spärlicher Stuhl, dunkel, oft mit Übelkeit und Erbrechen und auffallenden Magenbeschwerden. Leukorrhoe, stinkend, das Bettuch (Leinen) gelb färbend; Schweregefühl im Uterus mit Stechen und Brennen in der Vagina. Sehr reizbar; möchte allein sein und nahe am Heizkörper oder am Ofen. Fühlt sich besser in Wärme; fühlt sich schlechter am Morgen, während Kälte und nach dem Essen; bessert sich gegen Mittag, durch Wärme, durch Ruhe oder wenn sie keine geistige Arbeit verrichtet.

Fall 1: C. E., 20 Jahre alt, unterdrücke Gonorrhoe mit Schwellung des linken Hodens; friert die ganze Zeit, weniger in Wärme; ist verstopft mit Appetitverlust. Patient ist ärgerlich, reizbar und hat Ekel vor sich selbst. Schmerzen im Hoden und im

Samenstrang, gelindert durch Wärme. Spricht in kurzangebundener, anschnauzender Weise zu seinen Freunden. Ausfluß seit 10 Tagen unterdrückt und wiederhergestellt innerhalb von 24 Stunden mit Erleichterung all seiner Symptome.

Fall 2: N. B., 35 Jahre alt. Dunkle Gesichtsfarbe, dunkle Haare und Augen. Erwarb die Gonorrhoe vor 2 Monaten, hatte Copaiba eingenommen und die gewöhnlichen, bei dieser Krankheit von der Schulmedizin verabreichten Mittel, mit Instillation von Zinksulfat, die den Ausfluß innerhalb von 24 Stunden unterdrückten. Eine Woche später hatte er Sexualverkehr mit seiner Frau, auf die er die Krankheit übertrug, obwohl seit 4 oder 5 Tagen kein Ausfluß mehr bestand. Der Patient klagte dann über linksseitigen Schläfenkopfschmerz, war ständig verfroren und hatte das Verlangen, nahe beim Heizkörper zu sitzen. Schläfrig am Abend, doch konnte er nachts nicht schlafen; wenn er schlief, erwachte er früh und konnte nicht mehr einschlafen; war sehr verstopft, sehr reizbar und ärgerlich am Morgen, möchte allein gelassen werden. Seit der Anwendung von Zink kein Ausfluß mehr. 3 Tage später hatte er einen leichten schleimigen Ausfluß aus der Urethra. Allgemeine Symptome besser. 4 Tage später heftige, schmerzhafte Erektionen mit Verkrümmung des Penis und Schmerzen beim Urinieren, mit Stuhldrang, als sich ein reichlicher mucopurulenter, gonorrhoischer Ausfluß wieder einstellte; zuerst besserten sich die Gemütssymptome, dann verschwanden die gastrointestinalen Beschwerden und am Schluß der Ausfluß.

Papaya vulgaris (Paw paw) (= Asimina triloba)

Zerrende Schmerzen in der Blase mit ständigem Verlangen zu Urinieren. Das Verlangen zu Urinieren ist unwiderstehlich beim Hören von fließendem Wasser; Brennen in der Urethra vor und nach dem Urinieren; sich ausbreitender Schmerz vom Perineum bis zur Mitte des Penis oder ein scharfer Schmerz in den Hoden, der ihn nachts weckt; Ausfluß gallertig oder grell leuchtender Schleim.

Pareira brava

Harnorgane: Dieses Mittel erzeugt eine schwere Form der Nierenkolik. Schießender Schmerz entlang den Ureteren, besonders links, mit heftigem Tenesmus, begleitet von Übelkeit und Galleerbrechen. Urin fließt tropfenweise und nur im Knien oder wenn der Kopf gegen einen harten Gegenstand gedrückt wird. Schrecklicher Schmerz mit Spannung. Patient schreit vor Schmerzen (Canth.), schießende und brennende Schmerzen am oder im Orificium der Urethra.

Männliche Sexualorgane: Ständiger vergeblicher Harndrang; wenn der Urin fließt, dann nur tropfenweise, heißes Brennen in der Urethra. Schwere Urethritis mit prostatischen Komplikationen. Schweißausbruch beim Urinieren. Dicker weißschleimiger Ausfluß; angezeigt im ersten und zweiten Stadium einer schweren krampfartigen Form der Gonorrhoe.

Petroselinum

Harnorgane: Häufiges Verlangen zu Urinieren, verursacht durch einen kribbelnden, einem Stechen ähnlichen Schmerz in der Fossa navicularis (T. F. Allen). Schneidet und beißt nach dem Urinieren. Brennen in der Fossa navicularis beim Urinieren; besser im Stehen oder Sitzen.

Männliche Geschlechtsorgane: Priapismus ohne Verkrümmung des Penis; wollüstiges Kribbeln in der Fossa navicularis. Gonorrhoe mit Harnsperre (Strangurie) und unwiderstehlichem Verlangen zu Urinieren mit einem Kribbeln in der Fossa navicularis. Akute Cystitis infolge des Gebrauchs medizinischer Instillationen bei Gonorrhoe (Canth., Nux-v., Pareira, Med.). Ausfluß ist milchig, eiweißhaltig und manchmal gelb.

Pulsatilla

Harnorgane: Blase; Tenesmus sehr heftig mit Stechen im Blasenhals; häufiges Verlangen zu urinieren mit scharfen, schneidenden Schmerzen im Bereich der Blase; Brennen im Blasenhals mit Frösteln; besser bei leichter Bewegung und langsamem Herumgehen. Drang und Zwang zu urinieren ist bei diesem Mittel ähnlich wie bei Nux-v. Alle Blasensymptome sind schlimmer beim Liegen auf dem Rücken; besser beim Liegen auf der Seite, besonders auf der linken. Pulsatilla hat bei Frauen unwillkürliches Urinieren beim Husten oder Niesen zur Folge. Wie Bryonia oder Causticum hat das Kind unwillkürlichen Harnabgang sobald es schlafen geht (Sep.). Harnträufeln bei Frauen (alte Männer Carb-v.).

Männliche Geschlechtsorgane: Samenergüsse häufiger gegen Morgen; Orchitis mit anhaltendem Schmerz und Brennen in den Hoden mit oder ohne starke Schwellung; Orchitis von unterdrückter Gonorrhoe, Orchitis schlimmer am linken Hoden (rechts Bry., Med., Rhus-t., Ars., Cycl.). Orchitis infolge von unterdrückter Gonorrhoe (Bry.); von Durchnässung (Rhus-t.); durch medizinische Instillationen im frühen Stadium der Gonorrhoe. (Nux-v., Med.). Ausfluß dick, gelblichgrün, (ähnlich zu Hep. oder Nat-s.), mit Brennen und Tenesmus beim Urinieren und heftigen, schmerzhaften, morgendlichen Erektionen mit Verkrümmung des Penis. Der postgonorrhoische katarrhalische Ausfluß ist ebenfalls gelblich. Ein gutes Mittel für Rheumatismus, gonorrhoische Arthritis, akut oder subakut, infolge von Unterdrückung der Gonorrhoe im akuten Stadium; subakute Formen von entzündlichem Rheumatismus, Befall der Knie oder Gelenke, nach Unterdrückung des Ausflusses durch medizinische Instillationen oder Spülungen.

Wir glauben herausgefunden zu haben, daß dieses Mittel bei milden, sanften, schüchternen, ängstlichen, nachgiebigen Personen angezeigt ist, die ständig ein dringendes Verlangen nach sauren Dingen haben und ein Verlangen nach frischer Luft. Sie wollen offene Fenster und Bewegung im Freien, sind schlimmer nachmittags und abends, schlimmer beim Liegen auf der linken Seite oder auf dem Rücken mit tief liegendem Kopf, im warmen, geschlossenen Raum, vor und während der Menstruation, durch Essen von Fetten oder reichhaltigen Speisen. Besser in frischer Luft, beim langsamen Umhergehen oder leichter Bewegung; (heftige Bewegungen, Sep.); ähnlich Tub. in Bezug auf das Verlangen nach frischer Luft.

Fall 1: Emma B., 22 Jahre alt, unterdrückte Gonorrhoe im ersten Stadium, gefolgt von subakutem gonorrhoischem Rheumatimus des linken Knöchels. Die Leukorrhoe war zu Beginn dick, milchig, milde. Es bestand zu keiner Zeit Durst, obwohl das Fieber bis auf 38,9° C anstieg. Schmerzen schlimmer am Nachmittag und Abend. Schmerzen gelindert durch leichte Bewegung und durch kaltes Baden. Zunge weiß belegt. Die Patientin weint leicht und hat ein starkes Verlangen nach frischer Luft.

Fall 2: Alice M., Farbige, Salpingitis in Folge von unterdrückter Gonorrhoe; Tumor von der Größe einer kleinen Orange wurde in der Tube gefunden, begleitet von Fieber, Schmerz und starken Leiden. Zuvor hatte sie eine gelbliche Leukorrhoe mit einem scharfen Schneiden im Blasenhals und häufigem Harndrang, mit Verschlimmerung beim Liegen auf dem Rücken oder auf der linken Seite. Puls. 50 M linderte daraufhin alle Symptome. Danach verlor ich den Fall aus den Augen.

Fall 3: Geo. F., 22 Jahre alt, Gonorrhoe vor 3 Wochen; Behandlung nach regulärer Schulmedizin. Symptome: Schmerzen im linken Hoden, der sehr stark geschwollen ist, auch hatte er einen kleinen Bubo auf der linken Seite. Ausfluß sehr spärlich, milchiger Schleim, starkes Brennen und Schneiden im Blasenhals beim Urinieren; Symptome ansonsten recht negativ; kein Durst; kein Appetit; arbeitet jeden Tag, fühlt sich aber jeden Nachmittag nach 3 Uhr sehr müde und erschöpft. Zunge weiß belegt; schlechter Geschmack und kein Verlangen nach Wasser. Geheilt mit Pulsatilla M.

Ratanhia

Akute oder chronische Gonorrhoe mit Brennen an der Wurzel des Penis beim Urinieren. Häufiger Harndrang.

Rhus toxicodendron

Dies ist ein sehr nützliches Mittel bei der rheumatischen Form der Gonorrhoe oder bei Krankheiten, die infolge von Durchnässung entstehen, bei Patienten mit einer sykotischen Konstitution, egal ob die Krankheit erworben wurde oder nicht. Sykotische Patienten (besonders Männer) leiden unter jeder Wetteränderung, und bei jedem Fallen des Barometers werden die Gelenke steif und die Sehnen und Muskelscheiden schmerzen. Solche Patienten werden steif, bekommen Muskelkater, werden lahm und können sich wegen einer schweren muskulären Erschöpfung, die die Krankheit begleitet, kaum bewegen. Lumbago, sobald er nur etwas schwitzt oder während der Arbeit zu warm wird oder wenn er im Durchzug sitzt. Man beobachte, wie häufig diese unvollständig geheilten Patienten Lumbago haben. Rhus-t. hat bei Rheuma einen weiten Anwendungsbereich, wenn es durch unterdrückte oder angeborene Sykosis verursacht wird. Die Symptome sind langdauernde Schmerzen, Ruhelosigkeit, Unbehagen und Verlangen, sich ständig zu bewegen; Schmerzlinderung durch Bewegung oder durch Lageveränderung; die Linderung ist natürlich vorübergehend und deswegen muß sich der Patient ständig bewegen.

Harnorgane: Harndrang mit heftigem Tenesmus und starken Schmerzen in der Region der Prostata; das ist wie bei Nux-v.; in schweren Fällen besteht ebenfalls Stuhldrang; die Symptome sind alle besser bei Bewegung; Urin heiß, spärlich, oft blutig; entweder vollständige Harnsperre oder der Urin fließt sehr langsam. Bei Frauen haben wir häufiges Verlangen zu urinieren, das Tag und Nacht nicht aufhört, und gelegentlich tröpfelt Urin davon. Das verschlimmert sich in kalter Luft oder bei Unterkühlung und wird besser bei Wärme oder durch Bewegung. Rheumatische Patienten oder solche mit erhöhter Harnsäure, die dieses Mittel brauchen, haben einen häufigen Harndrang; der Urin ist dunkel, spärlich, wird trüb beim Stehenlassen, und es setzt sich ein weißes Sediment ab. Der Urin fließt tropfenweise und unter großem Zwang und starken Leiden, (Apis. Canth., Merc., Nux-v.); Erkrankungen des Harntrakts mit vielen, lang anhaltenden Schmerzen, Steifigkeit oder Schmerzen wie zerschlagen im Rücken oder im Bereich der Nieren.

Männliche Sexualorgane: Schmerzhafte Erektionen mit Verkrümmung des Penis, mit Verlangen zu urinieren, stecknadelkopfgroße rote Flecken oder auch größer an der Oberfläche der Glans penis (Med., Thuj. Sulph.). Orchitis infolge von unterdrückter Gonorrhoe mit starkem Ödem und begleitet von rheumatischen Symptomen; Erysipel der Sexualorgane, besonders des Scrotums nach akuter Unterdrückung oder während des postgonorrhoisch-katarrhalischen Krankheitsstadiums; Erysipel infolge eines postgonorrhoischen Katarrhs oder Unterdrückung des Ausflusses.

Weibliche Geschlechtsorgane: Wundheitsschmerz des Uterus mit rheumatischen Schmerzen im Rücken oder den Gliedern; Verschlimmerung vor stürmischem Wetter, bei allen Beckenproblemen. Leukorrhoe schlimmer nach den Menses bei Frauen, bei denen rheumatische Zeichen vorhanden sind. Leukorrhoe, dünn, dunkel, spärlich, wie schmutziges Wasser, Beißen in der Schamregion. Sie kann dick, cremig und scharf sein, begleitet von Kreuzschmerzen und starkem Brennen und Jucken der Vulva, die eine Wundheit, Röte und Schwellung der Teile hervorruft, die mit dem Ausfluß in Kontakt kommen. (Ars.).

Fall 1: Erysipel des Scrotums infolge von Unterdrückung einer Sykosis im ersten Stadium; begann auf der linken Seite und breitete sich über das Perineum auf die rechte Seite aus; Temperatur 39,4° C; starker anhaltender Schmerz und Ruhelosigkeit mit schießenden Schmerzen in den unteren Extremitäten. Brennen, Jucken, Beißen, scharfer, heftiger Schmerz in der Haut. Rhus-t. M heilte in einer Woche.

Fall 2: Mrs. R., 53 Jahre alt, erwarb Sykosis im sekundären Stadium von ihrem Ehemann, der ein Reisender war. Symptome: Brennen, Beißen, scharfer, heftiger Schmerz beim Urinieren; Urin spärlich mit Harndrang; Verlangen plötzlich und häufig; Ausfluß aus der Vagina, dünn, spärlich, die Schamregion wundmachend; ein Erythem erzeugend, wo immer der Ausfluß die Haut berührte. Er erzeugte einen heftigen, starken Schmerz und ein Brennen wie bei Erysipel. Ständige Rückenschmerzen, kann kaum aus dem Sitzen aufstehen, wird besser, wenn sie umhergeht; besser durch heiße Duschen und Bäder, schlechter bei Feuchtigkeit oder stürmischem Wetter; geheilt durch Rhus-t. M., dann in einer CM-Potenz, gefolgt von Sulphur CM.

Sarsaparilla

Dieses Medikament ist syko-syphilitisch und ist angezeigt bei alten Männern am Ende des sekundären und zu Beginn des tertiären Stadiums. Es ist eines der Mittel für alte Wüstlinge, die durch Genußgifte und venerische Krankheiten geschwächt sind. Es kann Nux vomica folgen und ist bei der Gonorrhoe mit Thuja vergleichbar.

Symptome: Spasmus des Sphinkters, wenn er sich zum Urinieren hinsetzt; Besserung im Stehen; er versucht, am Ende des Urinierens den Blasenhals mit den Fingern zu greifen. Es besteht ein heftiger Schmerz oder Spasmus am Ende, der ihn aufschreien läßt. Kinder schreien, wenn sie urinieren, aber das ist gewöhnlich durch den Durchtritt von Sand oder steinigen Ablagerungen aus der Blase verursacht. Widerlicher Geruch der Genitalien (Psor., Thuj.); Rheumatismus infolge von Unterdrückung des Ausflusses (Ars., Bry., Rhus-t., Dulc.). Gonorrhoe, die durch Kaltwerden oder Feuchtwerden unterdrückt wurde und der ein Rheumatismus folgt.

Angezeigt im tertiären Stadium, wenn Warzen, Gichtknoten und Gichtschmerzen der Unterdrückung im primären oder sekundären Stadium der Gonorrhoe folgen; feuchte Ausschläge an den Genitalien; Kopfschmerz, mit Schmerz am Hinterkopf, der Schmerz setzt sich an der Nasenwurzel fest. Passend für dunkelhaarige, nervöse, cholerische Temperamente.

Sepia

Geeignet für große, dünne Frauen mit schlaffen Muskelfasern. Ihnen fehlt jede natürliche Gemütsregung oder jedes sexuelle Verlangen, besonders nach der Geburt eines Kindes. Sie ist erregbar, nervös und zappelig, schlimmer, wenn alleine. Im Gesicht hat sie oft Sommersprossen oder viele Leberflecken und andere Pigmentflecken.

Gonorrhoischer Ausfluß milchig oder dick, grünlichgelb; Ausfluß schmerzlos; häufig angezeigt am Ende des zweiten Stadiums. Es hat Ausfluß eines Tropfens, der milchig oder gelblich gefärbt ist, der nur am Morgen erscheint und im allgemeinen schmerzlos ist. Bei den Strikturen hat es dieselben Symptome; Ausfluß färbt die Bettwäsche (Leinen) gelb oder gelblichbraun. Häufiges Verlangen zu urinieren; Urin milchig und brennt wie Feuer (bei Frauen); Schneiden wie mit Messern beim Urinieren; unfreiwilliger Harnabgang beim Niesen oder Husten (Bry., Caust.). Gonorrhoischer Ausfluß bei Nacht nur bei Männern, der die Wäsche gelb färbt; schmerzloser Tropfen; kein Brennen beim Urinieren; Urin beladen mit Uraten. Chronische Gonorrhoe mit Verlust der sexuellen Potenz. Große Schwäche nach dem Koitus.

Harnorgane: Gefühl, wie wenn ein Tropfen aus der Blase kommen würde, ständiger Druck auf die Blase mit Neigung zu urinieren, im Urin lagert sich Ziegelmehl ab, Gefühl, wie wenn die Blase vergrößert wäre. Postgonorrhoischer Katarrh, kein Schmerz, keine Wundheit, subakutes oder chronisches Krankheitsstadium, mit nur einem einzigen Tropfen morgens, der die Wäsche gelb färbt. Der Meatus ist morgens verklebt; Empfindung von Schwäche in den Sexualorganen.

Staphysagria

Ein syko-syphilitisches Medikament, brauchbar nach Behandlung mit Mercurius; der Patient ist leicht erregt und steigert sich bis zum Zorn. Verhärtung und chronische Vergrößerung der Drüsen. Die Prostata ist stark vergrößert und erzeugt einen häufigen Harndrang, der nur tropfenweise fließt, mit Brennen vor und nach dem Urinieren. Impotenz und völliger Verlust der sexuellen Potenz, Schwäche in Beinen und Rücken mit Verlust der geistigen und körperlichen Kräfte. Empfindliche Warzen an den Genitalien; Hoden atrophiert, sehr klein; Schmerz im Periost in den langen Knochen; schlimmer bei Nacht.

Stramonium

Harnorgane: Die Nieren scheiden sehr wenig Urin aus, bei akuten febrilen Erkrankungen von Kindern oft gar keinen. Großes Verlangen zu urinieren, oft bei akuten Krankheiten oder nach einer Geburt oder Fehlgeburt. Blase: Harnverhalten, nach starkem anstrengenden Pressen fließen einige Tropfen. Nicht schmerzhaft wie bei Cantharis, Harnfluß vermehrt nach Trinken von Essig; Urin fließt in Tropfen nach Pressen und Drängen (Canth., Merc-c., Nux-v., Apis). Uriniert reichlich bei Nacht, während bei Tag der Urin nur spärlich und nur unter großen Schwierigkeiten fließt. Die Unterdrückung des Harnflusses beruht auf einer Irritation der spinalen Reflexe, bei Hirn- oder Rückenmarkserkrankungen. Urin sehr reichlich nach dem für dieses Mittel typischen Delirium. Urin oft unwillkürlich oder Harnträufeln bei schweren Fiebern oder Erkrankungen des Gehirns. Vorübergehende Lähmung des Blasensphinkters; Blase leer, kein Urin wird ausgeschieden; reichliche Ausscheidung eines bleichen, wäßrigen Urins nach einem akuten Delirium oder nervösen Anfällen.

Gonorrhoe: Starke Reizung beim Urinfluß; er muß ungewöhnlich pressen und drängen, um die Blase zu entleeren; Harnfluß hört oft auf und beginnt dann wieder; Schaudern beim Urinieren; Urethra fühlt sich eng an, als ob ein Band darum liegen würde; Urin beginnt nach Trinken von Essig sofort zu fließen; keine Kraft in der Blase, den Urin auszuscheiden.

Männliche Sexualorgane: Ständiges Entblößen der Genitalien (Hyos.), ein Gemütssymptom. Vorübergehender Verlust der sexuellen Potenz; außerordentliche sexuelle Erregung. Lüsterne, überhöhte sexuelle Leidenschaft; Onanismus, der der Epilepsie folgt oder sie verursacht. Kleine Jungen fingern ständig an ihren Sexualorganen herum; kann seine Hände nicht von den Genitalien lassen (Coffea). Heftige, schmerzhafte Erektionen mit Verkrümmung des Penis mit unerträglichem sexuellen Verlangen. Bei Gonorrhoe dient es oft als Palliativum.

Sulphur

Antipsorisch. Sulphur ist ein reines antipsorisches Mittel und ist bekannt als der König der antipsorischen Mittel. Es steht ganz an der Spitze der Mittel für die Psora. Es heilt oft chronische Krankheiten, wenn Syphilis und Sykosis mit der Psora vermischt oder verbunden sind, da es in der Lage ist, den psorischen Anteil zu tilgen oder die Verknüpfung der Psora mit den anderen Miasmen zu lösen.

Die Symptome sind eine zu reichliche Menstruation, zu früh und zu lang dauernd. Nicht selten hören die Menses am vierten oder fünften Tag auf und kommen dann wieder und fließen noch drei oder vier Tage länger. Dies war für mich ein sehr verläßliches Sulphursymptom. Andere Mittel haben dieses Symptom auch, aber Sulphur hat es sehr ausgeprägt. Chronische uterine Blutungen mit Druck in der Brust; Blähungen des Abdomens; Verstopfung; oft ein trockener Husten abends; Brennen der Hände und Füße, besonders am Anfang, wenn er sich ins Bett legt; große Ruhelosigkeit und ein Herumwerfen bei Nacht, mit dem Verlangen, die Füße und Beine aufzudecken oder einen kühlen Platz im Bett zu finden. Hitzewallung gefolgt von einem leichten Schwitzen während den Menses, während oder am Beginn des Klimakteriums. Während der Menstruation kann sie einen warmen Raum nicht ertragen, möchte einen Raum von 15° bis 18° C haben. Heftige Koliken während den Menses. Schmerzen in den Flanken; Hitzewallung und Ohnmachtsgefühl.

Blutdrang zum Kopf oder zur Brust, Hitze auf dem Scheitel; Brennen auf dem Scheitel während den Menses. Flaues Gefühl im Magen, zwischen 10 und 11 Uhr vormittags, schlimmer durch Essen von einigen Bissen. Blutende Hämorrhoiden während den Menses; reichlicher Fluß am Morgen mit heftigen, kolikartigen Schmerzen in den Eingeweiden. Stehen verschlimmert alle ihre Leiden, am Ende erzeugt das Mensesblut starkes Jucken in der Schamregion und der Vulva. Oft macht es die Vulva und das Perineum wund; nagender Hunger, Ohnmachtsanfälle; Hände und Füße kalt; Hitzewallung zum Gesicht, ruhelos und schlaflos bei Nacht; wacht in der Nacht oft auf; mürrisch; tut alles in großer Hast; ängstlich und große Zweifel an ihrem Seelenheil.

Haut ist sehr trocken; Jucken der Augenlider und des ganzen Körpers, wenn es im Bett warm wird und sie warm zugedeckt ist; Lippen sind sehr rot; die Haut des Gesichtes und des Körpers hat ein schmutziges, ungewaschenes Aussehen. Die unteren Extremitäten fühlen sich schwer an; ermüdet leicht; schlimmer beim Besteigen einer Anhöhe; Verschlimmerung beim Stehen.

Verschlimmerung durch Hitze, Baden, in Ruhe, bei Nacht und bei Wetterwechsel.

Besserung durch Liegen auf der rechten Seite, von kalter Luft und bei trockenem, warmem Wetter.

Sulphur ist gut geeignet für dünne Frauen mit gebeugten Schultern, die tief durchsetzt sind mit Psora oder Pseudopsora. Es regt zu Tätigkeit an und gibt jeder Zelle im Körper neue Kraft und heilt eine Menge von chronischen, miasmatischen Zuständen des Organismus.

Syphilinum

Harnorgane: Ein gestautes, verstopftes Gefühl in der Urethra beim Mann; Urin erzeugt Schmerz wie verbrüht; Jucken am Orificium (Sulph.); uriniert sehr langsam, weshalb er pressen muß (sekundäre Syphilis); goldgelbe Farbe (Kali-c.); selten, spärlich und langsam. Nach dem Frösteln Urin sehr reichlich. Die Beschwerden der Harnorgane verschlimmern sich nachts (Syphilis).

Männliche Geschlechtsorgane: Schanker an der Glans penis, recht klein; speckiger, fettiger Ulcusgrund, nach außen gestülpte Wundränder; Glans purpurfarben. Unterdrückter Schanker, wenn die Krankheit den Organismus an anderen Orten angreift. Sticheln oder Stechen im Schanker ist ein recht häufiges Symptom (Nit-ac.). Bubo, links inguinal, klein, flukturierend, purpurfarben, schmerzhaft; Verschlimmerung beim Stehen und bei Nacht oder von Mitternacht bis am Morgen, Entzündung und Verhärtung des Samenstrangs.

Tabakum

Harnorgane: Nierenkolik; quälende Schmerzen entlang des Ureters (Berb., Coloc., Verat.). Mit Übelkeit, Erbrechen, Würgen (Ant-t.) und kaltem Schweiß. Der überlange Gebrauch von Tabak erzeugt manchmal eine Art von Lähmung der Blase mit Harnträufeln. Habituelle Verstopfung, klebrigschmierige und teigige Stühle; Tremor der Hände und Zunge.

Männliche Sexualorgane: Nächtliche Samenergüsse ohne Erwachen. Sexualorgane schlaff und ohne Erektion. Impotenz bei Rauchern.

Gonorrhoischer Ausfluß stellt sich wieder ein nach Tabakgenuß bei Menschen, die auf Narkotika (Kaffee und jegliche Alkoholika) empfindlich sind. Viele Ärzte verbieten den Gebrauch von Tabak während der Behandlung der Gonorrhoe, da er ihre Unterdrückung vermindert oder die Heilung dort behindert, wo homöopathische Mittel benutzt wurden.

Thuja

Das Gesicht ist bei diesem Mittel sehr charakteristisch und tatsächlich besteht oft eine typische sykotische Kachexie. Es ist gräulich, sogar wächsern, außerdem kann es jenen eigenartigen, fettigen, glänzenden Ausdruck bekommen, ähnlich dem bei der Syphilis zu Beginn des sekundären Stadiums; ich habe es häufig in öffentlichen Kliniken angetroffen; Thuja ist ebenso ein großes Mittel, um Tiergifte zu antidotieren, wie z.B. Gonorrhoe gemischt mit Syphilis oder schlechte Auswirkungen der Pockenimpfung. Wir haben den reichlichen Schweiß von Mercurius, aber er hat einen süßlichen Geruch wie Honig oder er kann auch scharf, modrig oder wie Fischlake riechen. Das gilt besonders für den Schweiß an den Genitalien bei beiden Geschlechtern. Wir beobachten dieses Symptom bei den meisten Fällen von chronischer Gonorrhoe, und es ist vielleicht genauso auffallend wie der Fußgeruch bei Silicea oder Baryta-carbonica-Patienten.

Harnorgane: Brennen in der Urethra während des Urinierens und für eine gewisse Zeit danach. Es ist ein recht beständiges Symptom dieses Medikaments (nach Sars.); Ziehen und Brennen in der Urethra mit häufigem Harndrang (Cann-s., Cann-i.).

Blase: Zeitweiliger Verlust der Blasenfunktion; unfähig, den Urin vollständig zu entleeren; muß eine Anzahl von Versuchen unternehmen, um sie zu leeren; Inkontinenz verstärkt während der Nacht; Harnabgang während des Hustens (Bry., Caust.); Urin schaumig, oft dunkel mit strengem Geruch.

Männliche Sexualorgane: Nächtliche schmerzhafte Erektionen mit Verkrümmung des Penis bei Gonorrhoe; Ausfluß grünlich, wäßrig oder dünne, gelblichgrüne Flüssigkeit, Harnstrahl gegabelt oder gewunden; Brennen oder Schneiden während des Urinierens (Cann-s., Med.); Schmerzen schlimmer beim Gehen; beim Urinieren Schmerz wie verbrüht, und die Urethra ist sehr stark geschwollen. Zerren, Schneiden, Brennen mit einem unterbrochenen Harnstrahl. Glans penis sehr rot, überzogen mit roten, wunden Stellen oder Flecken, erhabene, rote, wunde Punkte, oft mit einem gelblichgrünen, schleimigen Exsudat. Wenn der gonorrhoische Ausfluß aufhört, beginnt der Rheumatismus; Gefühl, als ob Feuchtigkeit aus der Urethra rinne (Kali-bi.); Harnträufeln bei chronischen Fällen.

Heftiges Brennen in der Glans penis; unterdrückte Gonorrhoe mit subakutem oder chronischem Rheumatismus. Kleine Tuberkel (sykotisch) an der Glans penis; Warzen und warzenartige Auswüchse an den Sexualorganen oder im Bereich des Anus und des Perineums bei beiden Geschlechtern. Kondylome nach Gonorrhoe, gewöhnlich trocken, (feucht Nit-ac., Cinnb.); tiefrote Flecken auf der Glans und der inneren Oberfläche der Vorhaut, mit leichtem Brennen. Glans bedeckt mit einem dünnen, gelblichgrünen, übelriechenden Sekret. Glans rot, stark geschwollen im ersten und zweiten Stadium (Med.). Symptome sehr ähnlich zu denen von Medorrhinum, besonders die Gemütssymptome. Heftige Erektionen lang andauernd, am Morgen vermehrtes Verlangen nach Koitus. Wollüstiges Jucken in der Vorhaut. Urin gelb, reichlich, mit häufigem Verlangen, Tag und Nacht zu urinieren. Das Fehlen von schmerzhaften und spastischen Symptomen ist keine Kontraindikation für dieses Mittel, das jedoch häufiger im sekundären und tertiären Stadium angezeigt ist.

Allgemeinsymptome: Thuja ist ein wahrhaft antisykotisches, tief und langwirkendes Mittel, häufiger angezeigt bei Blonden oder solchen mit lymphatischem Temperament, aber es heilt genauso dunkel- wie hellhaarige Individuen. Die Haut sieht schmutzig, bräunlich aus; Schweiß an den unbedeckten Teilen (im Gegensatz zu Sil.), reichlich und sauer riechend, verschwindet, wenn er aufwacht. Schweiß an den Genitalien, süßlich riechend.

Dysmenorrhoe

Wenige Krankheiten verursachen bei Frauen so viel Schmerz und Leid wie diese. Skene klassifiziert in seinem ausgezeichneten Werk „Frauenkrankheiten“ die Dysmenorrhoe in fünf spezielle Formen, „die entzündliche, die membranöse, die neurotische, die obstruktive und die ovarielle.“ Alle sind mehr oder weniger schmerzhaft, einige von ihnen sind es besonders. Jede Form ist von vielen Autoren in zahllosen Arbeiten über die Frauenkrankheiten sorgfältig beschrieben worden. Jeder Schriftsteller zeichnete sein Wortgemälde vom Elend und dem Leiden mit der ganzen Kraft seiner Feder, doch keiner, glaube ich, hat dieses Bild des Leidens stark übertrieben.

Wir haben keinen Platz zur Verfügung, die einzelnen oben erwähnten Formen mit ihren vielfältigen Anordnungen von Symptomen zu beschreiben, da das nicht Gegenstand dieser Abhandlung ist. Schließlich hat auch all die Literatur, die über dieses Thema geschrieben wurde, die Mehrzahl der Praktiker nicht befriedigt. Wir meinen, daß die Ätiologie der Krankheit bis jetzt nicht begriffen wurde; der wahre Grund ist bis jetzt nicht offenbart. Warum sollte sich diese Krankheit in so vielen Formen manifestieren, wo sich kaum zwei Fälle einander ähneln? Wir müssen an anderer Stelle nach anderen Gründen suchen, als nach jenen, wie sie in den Werken über diese Krankheit klassifiziert wurden. Eine Form wird auf die Kongestion zurückgeführt, eine andere auf die Neuralgie, wieder eine andere auf die Obstruktion, die nächste auf die Schleimhäute und noch andere auf die Fehlbildung der Organe oder die vielfältigen pathologischen Zustände und Verhältnisse in diesem System.

Es stimmt bei einigen Formen, daß wir pathologische Verhältnisse vorfinden, die zeitweise großes Leiden verursachen, aber in der Mehrzahl sind die Fälle funktionelle oder neurotische, hinter denen sich eine konstitutionelle Dyskrasie verbirgt. Bei der Beschreibung der Ursache für die membranöse Dysmenorrhoe sagt derselbe Autor (Skene), „gibt man die gegenwärtigen Vorstellungen über die membranöse Dysmenorrhoe auf, das heißt, daß sie Folge einer Entzündung oder das Ergebnis einer Schwangerschaft ist, bleibt einem kein sehr rationaler Gesichtspunkt übrig, den man als Ursache offerieren könnte. Während es vielleicht nicht klug ist, die Anschauungsweise zu einer Fragestellung in der Medizin in Mißkredit zu bringen, bevor man nicht etwas besseres zu offerieren hat, falls man die angegebenen Gründe bereits als falsch darstellen kann, ist es unendlich besser und sicherer, in der Sache, was die Ursache anbelangt, vollständig ignorant zu bleiben, als ihr falsche Gründe zuzuschreiben.“ Wie wahr ist das, aber wie selten erhebt sich jemand als Zweifler, indem er die Doktrinen des Tages in den Wind schlägt und anfängt, eigene Untersuchungen anzustellen und lieber einer Minorität zuzugehören und die Wahrheit zu erforschen, als zur Majorität zu gehören und den ausgetreten Pfaden der Menschheit zu folgen. Die Welt heutzutage *würde* jeden *Grund materialisieren*, da *nichts anderes die Gemüter der Materialisten zu befriedigen scheint*. Wie glücklich und zufrieden der Pathologe ist, wenn er die *Ursache* in irgendeiner bestimmten Ecke oder einem Körperteil lokalisieren kann, in einem Muskel, in einem Organ, in einem Nervenzentrum, in irgendeinem Ganglion oder sogar in einer Nervenendigung.

Wenn, wie Hahnemann sagt, „die Krankheit eine Störung der Lebenskraft ist," dann hat das für viele von uns keine Bedeutung, weil wir so wenig über die *Lebenskraft* wissen, die den menschlichen Körper belebt und beseelt. Es ist notwendig, die Hahnemannsche Theorie der Lebenskraft und die Gesetze, die sie beherrschen, zu verstehen, bevor wir irgend etwas Klares und Bestimmtes über die Krankheit verstehen können. Auch müssen wir etwas über die *chronischen Miasmen* wissen, bevor wir den *wahren Grund und die vielfältigen Veränderungen der Krankheitserscheinungen* verstehen können. Einmal wird der Grund der Dysmenorrhoe der rheumatischen Diathese zugeschrieben und ein anderes mal der Syphilis; und dann wieder einer strumabildenden Diathese; die letztere ist natürlich eine tuberkulöse Diathese. Andere haben äußere Gründe dafür verantwortlich gemacht, und in einem gewissen Sinn haben sie auch recht, aber wenn wir dazu übergehen, die Krankheit sorgfältig vom Standpunkt der chronischen Miasmen her zu studieren, wird ein anderes Licht auf Ursache und Wirkung geworfen. Wir sehen dann die Krankheit in ihrem wirklichen Licht und können verstehen, daß die Dysmenorrhoe Folge von Psora, Pseudopsora, Sykosis oder Syphilis ist oder irgendeiner Kombination dieser großen zentralen Lebenszerstörer. Wir sind bald in der Lage, jede Form der Dysmenorrhoe zu klassifizieren und zu orten, in jedem individuellen Fall zu sagen, wohin sie gehört, und sie, je nachdem wie der Fall gelagert ist, psorisch, pseudopsorisch, sykotisch oder syphilitisch zu nennen. Der Autor hat dieses Thema ausgiebig studiert und durchdacht und hat in der Praxis wundervolle Ergebnisse gesehen, indem er homöopathische Mittel bei Dysmenorrhoe verschrieb, sowohl als Palliativum als auch als antimiasmatische Mittel. Über das letztere wollen wir gerne weiterreden.

Die tuberkulöse Form der Dysmenorrhoe fällt uns eher auf als irgendeine der anderen Formen. Der Grund ist, daß wir sie so häufig in der Praxis antreffen und viel über die tuberkulöse Diathese wissen, so daß wir zu beiden leicht einen Bezug herstellen. Wir kennen das Anwachsen und Schwinden der latenten tuberkulösen Ausdrucksformen im Organismus. Es existiert kein größeres Wirkungsfeld für dieses Miasma, als die Fortpflanzungsorgane und sexuellen Funktionen der Frau.

In großer Zahl treffen wir heute bei Frauen eine Form der Dysmenorrhoe an. Der gesamte Organismus ist während der Menstruation mehr oder weniger gestört. Oft sind sie vom Scheitel bis zur Sohle gestört oder zeigen in irgendeiner Form das Leiden, das Folge der Anwesenheit eines tuberkulösen Elementes ist. „Niemals ist eine Funktion in einem normalen, gesunden Organismus pervertiert“ und sollte nie von Schmerz und Leiden begleitet sein. Schmerz ist immer das Signal einer Krankheit; diese wiederum stellt eine Verurteilung oder Bestrafung dar. Eine Frau sollte während der Menstruation keine Leiden haben. Sie sollte nichts anderes als ihre Anwesenheit empfinden, eine leichte Zögerung der Lebenskraft, ein Innehalten, wie sonst für eine Vorbereitung.

Tatsächlich sollte ein Körperorgan und seine Wirkung lediglich empfunden werden; dennoch finden wir bei der menstruellen Funktion der Frauen, die mit Sykosis oder Tuberkulose behaftet sind, jeden Grad an Leiden, bis hin zur Todesfurcht, wenn ihre Fortpflanzungsorgane versuchen, ihre periodische Arbeit zu verrichten. Die Sexualorgane der Frauen sind heute die großen Krankheitszentren, und dies gilt besonders für das sykotische Miasma, dessen destruktive und zerstörerische Wirkung zu einem alarmierenden Moment unserer besten Pathologen und fähigsten Therapeuten wurde. Oft mußte, wenn eine therapeutische Maßnahme versagte, der Chirurg gerufen werden, um Teile der oder sogar alle reproduktiven Organe der Frau zu entfernen. Oft nimmt man zum Messer des Chirurgen Zuflucht, weil man als Therapeut mit der Wirkung des sykotischen Giftes (des Miasmas) auf die Fortpflanzungsorgane einfach nicht vertraut gewesen ist. Das therapeutische Wissen reichte nicht so weit, und mit der Entfernung des Organs stellte er am Ende seine Unwissenheit von der Krankheit unter Beweis. Genauso handelte Pasteur, als die Seidenraupen in Frankreich erkrankten und er sagte, „tötet die Seidenraupen!“ So sagen sie, „killt alles, was erkrankt ist; entfernt Organe, die erkrankt sind.“ Es wäre besser, wir wären mit diesen Krankheiten vertraut und würden ihr zerstörerisches, todbringendes Prinzip erkennen, so daß wir in der Lage wären, sie zu analysieren und ihnen dann mit einem therapeutischen Plan zu begegnen und sie mit therapeutischen Maßnahmen zu heilen.

Die menstruellen Anomalien bei tuberkulösen Patientinnen bieten oft das erschreckende Leidensbild, das von diesem schrecklichen Miasma, der Pseudopsora, verursacht wird. Die Menstruation ist immer begleitet von Erschöpfung und Müdigkeit. Die Regel kommt zu früh, zu reichlich und dauert zu lange und nimmt oft die Form einer Hämorrhagie an. Die

Patientin fühlt sich eine Woche, bevor die Menses erscheinen, und eine Woche danach schlecht. Die menstruelle Periode ist begleitet von schweren Rückenschmerzen, gastrischen Störungen, Neuralgien, Kopfschmerzen, ovariellen Neuralgien, sogar Durchfall und Fieberzuständen. So sieht das Bild einer tuberkulösen Dysmenorrhoe aus mit all ihren übertriebenen Funktionszuständen und all ihren Leiden und Phänomenen dieses erschöpfenden und todbringenden Prinzips, dem tuberkulösen Element.

Die Menstruation der sykotischen Patientin ist nicht verlängert wie bei der pseudopsorischen und selten reichlich. Wenn sie reichlich ist, ist sie weder so erschöpfend, noch bringt sie für die Leidende einen so großen Kräfteverlust. Sie kann für 24 Stunden sehr reichlich sein, sogar noch etwas länger, aber sie dauert nicht wie bei einer pseudopsorischen Patientin eine ganze Woche lang. (Der Wochenfluß der sykotischen Patientin hat mehr eine krampfartige Natur.) Die Tuberkulösen haben dunkle Ringe um die Augen, haben eingefallene Augen, sind bleich, haben ein verbrauchtes und erschöpftes Aussehen; Verlust des Appetits, Übelkeit, Erbrechen und Diarrhoe sind nicht selten vorhanden. Hysterische Symptome in allen Schweregraden können bei diesen Fällen entstehen und tatsächlich handelt es sich dabei um die schwierigsten Fälle, die wir zu behandeln haben. Manchmal ist der Wochenfluß bleich, wäßrig und langdauernd wie man es bei Calcarea, Kalium carbonicum und dieser Klasse von Medikamenten beobachtet. Außerdem ist sie hellrot und reichlich bis zur Erschöpfung, welche bei jungen Frauen im Alter zwischen 16 und 25 Jahren eine Anämie hervorruft. Gelegentlich sehen sie bleich aus oder nehmen eine aschfahle oder gelbliche Farbe an.

Den Menses folgen nicht selten eine Leukorrhoe, Herzklopfen und ein allgemeiner Verlust an Lebenskraft; später große Schwäche, Erröten des Gesichtes, trockener Kitzelhusten, Schwindel, Heiserkeit, am Ende hat man eine richtig entwickelte Tuberkulose, die möglicherweise in einem früheren Lebensstadium durch die sorgfältige Analyse des Falles und durch ein Medikament, ausgewählt aufgrund der pseudopsorischen Symptome, hätte gestoppt werden können. Allein die Gemütssymptome dieser Patienten statten uns mit genügend Daten aus, auf denen unser pseudopsorisches Mittel basieren kann. Diese Patienten sind traurig, schwermütig, voller phantastischer Ideen, Vorahnungen, sind voller Furcht, extrem empfindlich, nervös und reizbar. Manchmal haben sie während der menstruellen Periode wenig Leiden, aber ihr folgt dann eine Prosopalgie, die lange dauert und qualvoll ist. Ich habe wenig über Neuralgien gesagt und über die vielen reflektorischen Symptome und die ungezählten Leiden dieser Patientinnen. Bei einem ausgeprägten Fall haben wir, wenn das tuberkulöse Element vorhanden ist, gewöhnlich Retroflexionen und alle möglichen Fehlstellungen des Uterus. Ihre Leiden stammen aus einer früheren Periode, die der Pubertät innerhalb eines Jahres, spätestens nach 2 Jahren folgt. Bei der Sykosis sind die Neuralgien durch das rheumatische Element verdrängt. Tatsächlich sind beinahe alle Schmerzen der Sykosis rheumatischer Natur. In vielen Fällen herrscht ein Muskelrheumatismus vor.

Natürlich haben wir viele Schmerzen, die den peudopsorischen ähnlich sind, aber bei genauer Analyse kann das rheumatische Element bis zu seiner Ursache zurückverfolgt werden. Oft haben sie einen Muskelrheumatismus zwischen den Menses, Lumbago oder eine steife Nackenmuskulatur und langdauernde Schmerzen in den Extremitäten. Diese langdauernden Schmerzen in den Extremitäten haben wir bei der Tuberkulose auch, aber sie sind begleitet von großer Müdigkeit und mit so schweren Kongestionen zum Becken, daß die Patienten nicht mehr länger in der Lage sind, auf ihren eigenen Füßen zu stehen. Bei der Sykosis sind die Schmerzen am Uterus spastisch, kolikartig und breiten sich über den gesamten Bauch aus und werden allgemein in den Schleimhäuten der Ovarien und Tuben empfunden.

Die bei einer sykotischen Dysmenorrhoe verlangten Mittel sind Coloc., Cham., Colch., Cycl., Rhus-t., Bov., Cimic., Phyt., Sep., Lach., Med., Nat-s., Caul., Gels., Dulc. und gelegentlich Puls., Ars., Lyc., Nux-v., Crot-t., Asar., Vib. Dies sind einige der sykotischen Mittel, aber es gibt viele andere, auf die wir Sie aufmerksam machen werden, wenn wir die jeweiligen Indikationen angeben. Das miasmatische Element wird bei jedem Mittel angegeben. Die Menses kommen häufig gußweise mit heftigem Schmerz und sind, wie wir bereits erwähnt haben, in der Regel dunkel und klumpig. Die Menses einer tuberkulösen Patientin klumpen selten, sind eher dünn und wäßrig oder hellrot und reichlich. Die tuberkulösen Menses riechen wie Blut, während die sykotischen modrig oder wie Fischlake oder verdorbener Fisch riechen. Sie sind oft reizend, wund machend, ätzend, für einige Zeit während den Menses einen Juckreiz erzeugend, in der Regel am Ende. Das Jucken ist beißend, scharf und der Ausfluß ist oft ätzend und erzeugt eine Rötung an den Teilen, mit denen er in Berührung kommt. Oft finden wir eine Form von Salpingitis bis zur kompletten Zerstörung der Tuben oder wir finden eine andere Zerstörung, die wir am Beginn dieses Buches erwähnt haben.

Das tuberkulöse Element in Verbindung mit dem sykotischen bringt die schlimmsten Formen der Dysmenorrhoe hervor, die wir zu behandeln haben. Es gibt, außer den bösartigen, keine schlimmeren Kombinationen als jene, in welchen die Dysmenorrhoe auf einem tuberkulösen Element in Verbindung mit einer Sykosis basiert, welche all ihre Phasen verschlimmert. Bei einer typisch sykotischen Patientin, ob mit erworbener oder mit angeborener Sykosis, besteht gewöhnlich eine Art Reizung der Blase am Beginn und während den Menses. Entweder uriniert sie häufig und in kleinen Mengen oder der Urin ist reichlich und häufig mit mehr oder weniger heftigem Schmerz oder Reizung am Blasenhals. Die Menses sind fast immer dunkel, klumpig und schwer auszuwaschen. Menstruelle Koliken sind häufig kombiniert mit ovariellen Schmerzen, und es besteht eine Empfindlichkeit der Brüste während den Menses.

Das genügt, um dem Leser eine Vorstellung vom Fall einer sykotischen Dysmenorrhoe zu geben, und das Bild wird vollständiger, wenn die Indikationen in den einzelnen Mitteln vorgestellt werden. Die Patientin sollte fortlaufend behandelt werden, bis sie normal menstruiert oder nahezu, was zwischen 3 Monaten und einem Jahr dauern kann und in manchen Fällen sogar zwei. Verschreibungen, die zwischen den Menses gemacht werden, sind sehr wirksam, da die akuten Beschwerden sich beruhigt haben, die latenten Erscheinungen sich klarer zeigen, und es besser ist, wenn die Verschreibung auf deren Symptomatologie basiert.

Arzneimittel der Dysmenorrhoe

Aconitum

Aconit wird nur angezeigt sein, wenn im betreffenden Fall das psorische Element vorherrscht, da es kein sykotisches Mittel ist. Die Menses sind reichlich, hellrot und verlängert oder durch eine Erkältung, kalte Bäder, einen Schreck, übermäßige Freude, schlechte Nachrichten usw. unterdrückt. Es besteht Fieber mit Angst und Besorgnis; der Puls ist voll und schnell; es besteht Todesfurcht, große Unruhe und Erregung; schmerzhafte Menstruationen und ein fieberhafter und blutgestauter (hyperämischer) Zustand. Die Schmerzen sind scharf, schneidend und lassen die Patientin vor Schmerz sich krümmen; die Hände sind im febrilen Stadium kalt; es besteht Frösteln, vermischt mit Hitzewallungen; Überempfindlichkeit gegenüber Geräuschen oder Berührung; Ruhelosigkeit mit Herumwerfen im Bett (wie Rhus-t., Ars.). Es paßt hauptsächlich für das sanguinische Temperament, bei jungen Mädchen mit sitzender Lebensweise. Andere Symptome sind Herzklopfen, schneller harter Puls, Angst, Furcht und heißes, errötetes Gesicht.

Absinthium (Wermut)

Dieses Mittel hat, wenn es zum ersten Mal eingenommen wird, eine sehr angenehme und beruhigende Wirkung. Es enthält ein ätherisches Öl (Absinthol), auf welchem seine Wirkung weitgehend beruht. Es beeinflußt besonders das Zentralnervensystem und erzeugt Symptome, die der Epilepsie recht ähnlich sind, Zucken der Muskeln, besonders im Gesicht, klonische und tetanische Muskelkrämpfe; schreit heraus; knirscht mit den Zähnen, unwillkürlicher Harnfluß; Speichelfluß; den Konvulsionen folgt eine Periode der Bewußtlosigkeit. Nach dem epileptischen Anfall besteht keine Erinnerung mehr an ihn. Dies ist eines der Mittel, welche die Menses anregen werden, ihre Dysmenorrhoe beginnt mit schießenden Schmerzen im Uterus und den Ovarien, gefolgt von Zittern am ganzen Körper und mit epileptischen Krämpfen und Betäubung (ähnlich wie von Alkohol, Belladonna, Hyoscyamus und Stramonium).

Aceticum acidum

Dies ist ein pseudopsorisches Mittel, geeignet für Menschen, die an Erkrankungen im fortgeschrittenen Stadium leiden, wie Brusterkrankungen, Eingeweidebeschwerden, langandauernden Fiebern und schweren Verletzungen. Es folgt gut nach China bei Blutungen, bei Nachtschweißen, bei erschöpfenden Ausflüssen, bei Wassersucht, ausgedehnten Geschwüren usw. Menses reichlich, passiv; Blutungen aus dem Uterus oder aus der Nase, den

Lungen und den Eingeweiden, bei chlorotischen oder anämischen Frauen. Blutungen mit schneller Gewichtsabnahme bei erschöpfenden Erkrankungen. Die meisten seiner Beschwerden sind begleitet von reichlichem, durchnässendem Nachtschweiß. Hektischen Fiebern mit Nachtschweiß; die Menses erscheinen nicht aufgrund von Lungenbeschwerden; Schwellungen der Füße mit Nachtschweiß, hektischen Fiebern, mit rapidem Zusammenbruch der Lungen.

Fall: Miss L., 32 Jahre alt, groß, dünn, aktiv und brünett; kam zu mir im April 1896 und litt an Lungenbeschwerden; die rechte Lunge stark infiltriert und der tuberkulöse Zustand schon fortgeschritten. Sie hatte schmerzlose verlängerte und reichliche Menses; der Blutfluß war alarmierend reichlich und hellrot wie arterielles Blut; lockerer Husten, Rasseln, viel Schleim in den Bronchien, Temperatur 38,5° C; Nachtschweiß vor allem am Oberkörper; ich gab ihr daher Aceticum acidum, nachdem Trilium große Linderung gebracht hatte, aber der Patientin nicht mehr länger half. Sie lebt immer noch, zwar nicht geheilt, aber Aceticum acidum hat bei ihr Wunder gewirkt.

Actea racemosa (Cimicifuga)

Wie alle aus der Cohosh-Familie (Ranunkulecea), hat dieses Mittel eine antisykotische Heilwirkung. Es zeigt das ausgeprägt rheumatische Element dieses Miasmas, während es noch zusätzlich das hysterische Element der Psora besitzt. Viele seiner Phasen sind hysterorheumatisch oder eine Kombination dieser beiden Elemente oder sie wechseln, wenn das eine besser ist, ist das andere schlechter. Die Menses sind in der Regel zu früh, reichlich, klumpig und dunkel. Während den Menses ist die Gemütssphäre verstimmt, es besteht große Traurigkeit und Schwermut, fürchtet, daß sie schlechte Nachrichten zu hören bekommt oder daß sich Schreckliches ereignen wird, daß sie ihren Verstand verliert. Sie ist voll von Vorstellungen, Befürchtungen, Vorahnungen und allen Arten von Unbehagen. Wie Lachesis ist sie argwöhnisch gegenüber allem. Mit Beginn der Menses lindern sich viele ihrer Symptome, besonders die psychischen. „Der Rheumatismus folgt auf das Verschwinden der Gemütssymptome". (Kent).

Scheitelkopfschmerzen während den Menses; Wundheitsgefühl am ganzen Kopf und Schmerzen im Rücken, die in die Oberschenkel ausstrahlen; Schweregefühl und Nachuntendrängen des Uterus; Gefühl der Schwere in den Extremitäten; Schmerz nimmt zu, bis der Menstruationsfluß sein Maximum erreicht hat, dann endet er plötzlich. Rheumatische Dysmenorrhoe bei Brünetten. Es lastet ein großes Gewicht und Schwere auf dem Scheitel (Sepia); ein Gefühl, als würde der Kopf davonfliegen. Daneben besteht viel Schmerz im Nacken, der einen rheumatischen Charakter besitzt. Die

Schmerzen im Uterus schießen von einer Seite zur anderen; oft nimmt die Schwere des Schmerzes zu und ab mit dem Menstruationsfluß; Wundheitsgefühl im Uterus oder in der ganzen Uterusregion und wie bei Arnica besteht überall ein Gefühl wie gequetscht. Es hat auch in seiner Lähmigkeit gewisse Ähnlichkeit zu Rhus-t. Ihre Symptome sind wechselhaft wie bei Pulsatilla, obwohl sie vom Temperament her das Gegenteil von Pulsatilla ist, nämlich reizbar, von lebhaftem Temperament, schnippisch und sehr emotional. Sie kann hysterische Spasmen bekommen, bis hin zu Konvulsionen; während der Menses hat sie Uterusspasmen mit Schmerzen, die im Bauch herumschießen oder vom linken Ovar zum Herz hin ausstrahlen. Es wirkt auf das cerebrospinale System und ist nützlich bei empfindlichen, rheumatischen, hysterischen Frauen mit uterinen Reizungen.

Aesculus hippocastanum

Dieses Mittel ist sowohl beim pseudopsorischen als auch sykotischen Miasma angezeigt. Die Hämorrhoiden des Mittels werden bei der tuberkulösen Diathese angetroffen und sind oft schlimmer während der Menses; besonders bei jenen Patienten mit abdomineller Plethora und portaler Kongestion. Es ist ein sehr bemerkenswertes, venöses Mittel. Große Schwäche über der Sacroiliacalregion mit ständigen Rückenschmerzen über den Hüften, ein sacraler Rückenschmerz, mit einem Pochen hinter der Symphyse. Der Rückenschmerz wird verschlimmert durch Gehen und Bücken. Der Schmerz ist oft heftig, ein Gefühl, wie wenn der Rücken beim Gehen versagen würde. Hämorrhoiden groß, purpur, schmerzhaft mit cervicalem Kopfschmerz; eine andere Empfindung ist die der Fülle in den Händen und Füßen während den Menses. Diese venöse Blutfülle ist schlimmer in Wärme oder nach heißem Baden. Seine Kongestionen sind alle venöser Natur. Der untere Teil des Bauches fühlt sich voll und schwer an vor und während den Menses. Variköse Venen sind bei diesem Mittel üblich. Die Eingeweide sind schlaff, verstopft, mit Hämorrhoiden; Gefühl von Stacheln oder Splittern im Rektum; diese letzteren Symptome sind immer als Leitsymptome betrachtet worden, aber ich habe dieselben Symptome auch bei Sulph. vorgefunden. Ein Trockenheits-, Völle-, Schmerz- und unangenehmes Gefühl im Rektum entspricht eher Aesculus. Schwermütig, Verzagtheit, Reizbarkeit, es hat viele gichtische Schmerzen, die das sykotische Element anzeigen.

Verschlimmerung: Gehen, bücken, heiß baden, Wärme im allgemeinen.
Besserung: Ruhe, Erholung und kalte Luft.

Agaricus

Agaricus ist ein syko-psorisches Mittel, es ist passend für hellhaarige

Frauen mit schlaffer Haut und Muskulatur. Dies ist ein sehr sonderbares und eigenartig wirkendes Medikament; viele seiner Symptome sind vom Charakter her spinal oder reflektorisch. Seine Reflexe zeigen sich durch Zuckungen, Rucken und Zittern des Körpers bis hin zur Chorea. Alle Arten von abdominellen Empfindungen sind während der Menses vorhanden; eigenartige Gefühle und Empfindungen wie von Kälte, Hitze, von Insekten, die über den Körper kriechen, eine Empfindung, wie wenn heiße Nadeln in das Fleisch eindringen, wie von Stechen, Brennen, Jucken, Sticheln und Kribbeln besonders auf den Extremitäten. Die Menstruation ist reichlich mit Kitzeln in den Genitalorganen und starkem Verlangen nach sexueller Umarmung. Der Mensesfluß ist manchmal begleitet von sehr heftigen Schmerzen im Rücken und im Bauch, die drückend oder zerrend sind; Jucken und Brennen der Ohren oder der Füße wie bei Frostbeulen; Herzklopfen während der Menses; Zucken der Gesichtsmuskeln; große Empfindlichkeit der Wirbelsäule; vor jeder Drehung des Körpers Schmerz in der Wirbelsäule; Nervensymptome schlechter im wachen Zustand und besser im Schlaf; spinale Reizung oft Folge von sexuellen Ausschweifungen; das ganze Gemüt ist träge, zeitweise stumpfsinnig; kann sich nicht erinnern; Koordination der Muskeln schlecht; läßt Dinge fallen und ist unbeholfen und schwerfällig, ähnlich wie Pulsatilla und Sepia in ihren menstruellen Symptomen. Die Herz-, Rückenmarks- und Brustsymptome sind schlimmer während der Regel.

Verschlimmerung: Essen, Bewegung, kalte Luft, geistige Arbeit, Koitus und vor dem Gewitter (Sturm) (Phosphorus).

Agnus castus

Die Menses sind unterdrückt oder verzögert mit ziehenden Schmerzen im Abdomen; Melancholie, Traurigkeit, Selbstverachtung, Widerwille allgemein dem Leben gegenüber, völliges Erlöschen des sexuellen Verlangens oder das sexuelle Verlangen ist außerordentlich gesteigert. Sterilität, mit unterdrückten Menses und Verlust der sexuellen Potenz; vollkommene Impotenz; starke Depressionen während den Menses, es wird gesagt, daß die jüdischen Frauen dieses Mittel einnehmen, um das sexuelle Verlangen zu zerstören, während sie dem Passahfest beiwohnen. Sterilität mit unterdrückten Menses; fürchtet zu sterben, redet es sich immer wieder ein; geistesabwesend, kann sich an nichts mehr erinnern, oft Folge von sexueller Zügellosigkeit; sexuelles Verlangen vermindert oder vollständig verloren.

Aletris farinosa

Geeignet für chlorotische Mädchen und schwangere Frauen. Menses zu lang und begleitet von wehenartigen Schmerzen, Amenorrhoe durch Atonie des Uterus und der Ovarien oder durch Blutfülle im Uterus oder den Ovarien. Reichlicher Blutfluß, schwarz, klumpig, mit Völlegefühl im Bereich des Uterus. Während der Schwangerschaft hartnäckiges Erbrechen mit ständigem Speien eines baumwollartigen, schaumigen Schleims. Falsche Wehen während der Schwangerschaft. Allgemeine Schwäche mit Prolaps des Uterus. Ähnlichkeit mit Bell., Sabin., Hydr., Seneg. und Pulsatilla.

Aloe socotrina

Dieses Mittel paßt bei phlegmatischen Frauen. Die Menses sind zu früh, zu reichlich, zu langdauernd und erschöpfend. Uterusblutungen treten auf bei Frauen, die nervös sind; die Menses sind dunkelrot, klumpig und es besteht ein Völle- und Schweregefühl im Uterus oder im Rektum mit einem Gefühl, wie wenn sie Stuhl lassen müßte, choleraartige Form der Dysmenorrhoe; schleimige Stühle mit starkem Drang; oft unfreiwilliger Stuhl mit Entweichen von vielen Flati, Rumpeln und Gurgeln im Abdomen vor dem Stuhl; Dysenterie während den Menses mit Völle- und Schweregefühl und einem Drang im Becken, schlimmer beim Stehen; Schmerz im Kreuz und Druck nach unten im Rektum mit Hämorrhoiden, welche während der Menses hervortreten. Verschlimmerung: Morgens, bei heißem Wetter oder kalten Nächten und heißen Tagen, Essen, Trinken, Stehen, Gehen und während des Herbstes. Besserung: Kaltes Baden der betroffenen Teile; nach dem Stuhlgang oder Blähungsabgang.

Alumina

Dieses Mittel ist ein antipsorisches, hat aber auch viele pseudopsorische Züge. Mit ihm haben wir eines der wenigen Mittel, bei welchen die Menses verspätet sind, spärlich und zu kurz dauernd; gelegentlich sind sie verfrüht, aber sie sind immer zu kurz. Die Farbe ist blaß und wäßrig. Vor den Menses Kopfschmerz und gestörter Schlaf mit reichlichem Ausfluß von Schleim aus der Vagina. Vor den Menses große Erschöpfung, beides, sowohl geistige als auch körperliche Schwäche zwischen den Perioden. Zwischen den Menses besteht der Ausfluß aus einem transparenten Schleim, ist sehr reichlich und wird gelindert durch kaltes Baden. Unnatürlicher Appetit bei jungen Mädchen; sie haben das Verlangen Kreide, Stärke, Schiefergriffel, Holzkohle, Mörtel, Kaffee- und Teesatz zu essen. Sie haben ein Ohnmachtsgefühl am Magen, besser durch Essen (Sulphur); Gefühl von Zusammenschnüren im Hals, kann nur ein kleines Stück auf einmal schlucken; Rektum fühlt sich an wie gelähmt, kein Verlangen nach Stuhlgang; ein nächtlicher, trockener, hackender Husten mit

Druck in der Brust. Das Mittel ist geeignet für dünne, dunkle Frauen mit trockener Haut, von milder und fröhlicher Gemütsart, die an Verstopfung leiden und trockene, juckende Ausschläge haben. Das Jucken ist schlimmer beim Warmwerden und im Winter.

Verschlimmerung: Kalte Luft, Winter, Essen von Kartoffeln, Suppen und an alternierenden Tagen.

Ambra grisea

(Antipsorisch) Menstruation zu früh, zu reichlich; kommt eine Woche vor der Zeit. Zwischen den Perioden Ausfluß von Blut in kleinen Mengen. Gemütszustände: große Ruhelosigkeit mit außerordentlicher Nervosität; redet hastig, springt von einem Thema zum anderen; Geist schwach, vergeßlich; Anfälle von geistiger Erregung gefolgt von großer Niedergeschlagenheit; die Anwesenheit von Fremden verschlimmert alle ihre Symptome; vikariierende Menstruation aus der Nase; *große Müdigkeit beim Erwachen morgens*; häufiges Urinieren von sauer riechendem Urin; Urin brennend, scharf schmerzend, erzeugt Jucken und Kitzeln in der Vulva; Menses erzeugen Wundheit, Jucken und Schwellung der Vulva; dieses Jucken der Pudendusregion wird während der Menses heftig.

Verschlimmerung: Musik, Berührung der Haare oder der Kopfhaut, sich hinlegen an warmen Ort; geeignet für dünne Frauen oder Frauen, die vorzeitig altern und ein nervöses cholerisches Temperament haben.

Viele ihrer Symptome sind besser an der frischen Luft oder beim Gehen (Puls.).

Ammonium carbonicum

Dies ist ein wirklich pseudopsorisches Mittel, es hat die Blutung dieses Miasmas und ist angezeigt bei fleischigen Frauen, die eine sitzende Lebensweise führen. Um die Menstruationszeit herum besteht ein Hang zu Weinen, wie bei Pulsatilla; sie hat eine Tendenz in Ohnmacht zu fallen und fühlt sich oft ohnmächtig; all ihre Ausflüsse sind scharf – der Speichel, die Tränen, der Urin, die Leukorrhoe, die Menses usw. Ihre Tendenz zur Ohnmacht rührt von einer Schwächung des Herzens her.

Die Menses sind zu früh, reichlich, dunkel, klumpig, schwärzliche Klumpen (Mag-c., Croc., Sabin.), scharf, wundmachend; Menses stärker bei Nacht, im Stehen oder Fahren in kalter Luft. Vor den Menses ist das Gesicht bleich mit Tendenz zur Ohnmacht; zwickende Schmerzen wie Kolik, heftige Schmerzen im Rücken zwischen den Scapulae. Choleraartige Symptome zu Beginn der Menses (Verat., Ars., Caps., Vib., Bov.). Große Müdigkeit im ganzen Körper, besonders in den Oberschenkeln mit Gähnen und Frösteln und Schmerzen im Kreuz; heftig schneidende Schmerzen im Abdomen. Der Schlaf ist voller Träume, Träume von toten Menschen, vom Sterben, von Gefahr, von Geistern und allen Arten übler Dinge (Lachesis). Starke Schwellung der äußeren Genitalien infolge des scharfen Ausflusses; Gefühl von Wundheit und Rauhigkeit im gesamten Becken, schlimmer um 3 Uhr nachts; es hat Schwäche in der Brust wie Stannum. Es ist inkompatibel zu Lachesis.

Verschlimmerung: Kalte Luft, nasses Wetter und Waschen. Verbesserung: Trockenes Wetter und Liegen auf dem Bauch (Puls.).

Ammonium muriaticum

Dies ist ein pseudopsorisches Mittel und paßt für fette, träge Frauen oder fleischige, große Frauen, die träge sind. Die Menses sind verfrüht, reichlich, dunkelschwarz, klumpig (Am-c.). Sie hat zusammenziehende und -pressende Schmerzen im Kreuz; Menses stärker bei Nacht und beim Hinlegen; choleraartige Symptome während den Menses wie bei Am-c. Während der Menses starke Erschöpfung mit wehenartigen Schmerzen im Abdomen und im Kreuz und mit häufigem Harndrang, Menses begleitet von Diarrhoen, Übelkeit, Erbrechen, Druck und Zusammenziehen im Abdomen, danach mit Schmerz im Fuß und starker Schlaffheit und Schwäche in den unteren Extremitäten. Sie ist besorgt, verdrießlich und schwermütig und nicht aufgelegt zu sprechen; harte Stühle, krümelig; freier Menstruationsfluß während des Stuhlgangs.

Verschlimmerung: Nachts, 14 Uhr und während der Menses. (Puls., Phos.)

Amylenum nitrosum

Angezeigt bei nervösen, empfindlichen, plethorischen Frauen während und nach Veränderungen im Leben. (Lach.). Es erweitert schnell die Arterien und beschleunigt den Puls, aber danach schwächt und verzögert es ihn; starke Blutwallungen zum Gesicht während der Menses oder nach der Menopause (Bell., Glon.). Verlangen nach frischer Luft, öffnet die Kleider, wirft alle Kleider von sich und öffnet die Fenster bei kältestem Wetter (Arg-n., Lach., Sulph.). Hitzewallung beginnt im Magen, gefolgt von reichlichem, heißen Schweiß; die Körperteile unterhalb des Magens sind kalt; Hitzewallung von der geringsten Gemütsbewegung, starkes Gähnen und Strecken; Angina mit tumultuarischem Herzklopfen, muß die Kleider und den Kragen lockern, wenn die Wallungen kommen (Lachesis). Es wird von ihm gesagt, daß es puerperale Konvulsionen nach der Entbindung geheilt hat (ähnlich wie Lach., Bell., Glon.). Es wirkt besser in der CM-Potenz.

Anacardium

Dieses Mittel hat an beiden Elementen Anteil, dem psorischen und dem sykotischen. Seine Schmerzen und seine Gemütssymptome sind charakteristisch sykotisch, besonders die Gemütssymptome. Die Menses sind spärlich, aber zu häufig. Dysmenorrhoe mit drückenden Schmerzen im Abdomen und Uterus. Die Menses sind oft begleitet von einem schweren Kopfschmerz, einem Druck wie von einem Pflock auf der linken Scheitelseite.

Gemütssymptome: große Reizbarkeit; Verlangen zu Fluchen und zu Schwören; große Widersprüchlichkeit zwischen Verstand und Willen; ein echter Dr. Jekyl und Mr. Hyde; sie hat zwei Willen, der eine hindert sie daran, das zu tun, wozu sie der andere drängt. Schrecklich reizbar, immer im Streit mit sich selbst, lebt wie in einem Traum, nichts ist wirklich. Vergleiche die Gemütssymptome mit Hyos., Stram., Bell. Sie ist mürrisch, reizbar, leicht erzürnt, oft grausam und böswillig, dennoch schwach. Der Kopfschmerz wird gelindert durch Essen und Schlaf. Das Mittel folgt gut auf Lyc. und Puls. Plat. kann ihm folgen.

Anantherum

Menstruation kommt zu früh, reichlich, Ovarien schmerzhaft, allgemein ist der Blutfluß hellfarbig, hellrot, aber wenn die Menses verzögert sind, ist das Blut dunkel und dick; Stiche im Uterus während der Menses; Druck im Uterus während des Blutflusses; zusammenziehende, stechende Schmerzen in der Gebärmutter; Uterusprolaps.

Fall: Menses beginnen mit Schmerzen wie gequetscht in den Oberschenkeln und im Bereich der Nieren; drückender Schmerz im Uterus; starkes Brennen und Jucken in der Vulva; Vulva entzündet, rot, wundmachende Menses, gefolgt von einer dicken, gelblichgrünen Leukorrhoe, Mammae sind geschwollen, empfindlich während der Menses.

Verschlimmerung: Morgens, frische Luft, kaltes, feuchtes Wetter.

Angustura

Menses verspätet. Menses erscheinen mit Druck im rechten Ovar und einem Schwellungsgefühl im Uterus; beklagt sich über ein Lahmheitsgefühl im Kreuz; Schwierigkeit sich zu bücken; alle Symptome besser, wenn der Blutfluß erscheint, gelbliche oder milchigweiße Leukorrhoe vor den Menses (Kali-c.). Große Pusteln an den Labien; juckendes Gefühl an den Labien vor den Menses, Jucken und Schwellung der Genitalien, die sie zum Kratzen zwingt, besser durch kaltes Baden. Dieses Mittel wurde von Hahnemann geprüft, dennoch wird es in der Praxis selten benützt.

Fall: Müdigkeit in den unteren Extremitäten vor Erscheinen der Menses. Lähmigkeitsgefühl im Sacrum; Steifheit nach dem Sitzen wie Rhus-t. Milchige Leukorrhoe vor den Menses, besser durch kaltes Baden;

Uterus fühlt sich geschwollen an.

Verschlimmerung: Vor den Menses und um 15 Uhr. Leukorrhoe bessert sich durch kaltes Baden (Alum.). Manchmal nach Pulsatilla verabreicht.

Antimonium crudum

Dies ist ein sykotisches Mittel und sehr hilfreich bei gichtischen Zuständen und Gicht des gesamten Systems. Seine Symptome konzentrieren sich auf den Magen und den Verdauungstrakt. Menstruation zu früh und reichlich, mit einem eigenartigen Druck im Uterus, Menses zu früh bei jungen Mädchen vor der Pubertät; das Blut ist dunkel, flüssig mit geronnenen Klumpen, starke Empfindlichkeit in der Region der Ovarien nach den Menses oder nach Unterdrückung durch Kälte, durch kaltes Baden oder durch Überhitzen; gichtische Dysmenorrhoe; gichtische Gastritis; Dysmenorrhoe bei jungen Mädchen, die wegen ihrer Liebesgeschichten enttäuscht sind; dies ist eines der Mittel bei schlechten Folgen von nicht erwiderter Verliebtheit. Vom Gemüt her verdrießlich, sentimental; Verzückung mit starker Verliebtheit; Selbstmordneigung mit großer Angst um sich selbst; Zunge dick und weiß belegt. Aufstoßen nach dem Essen, nach dem Essen schmeckend; Verlangen nach Kaffee, nach Gepökeltem, nach sauren Dingen; neigt zu Warzen und gichtischen Schmerzen.

Verschlimmerung: Durch Essen und durch extreme Kälte oder Hitze.

Antimonium tartaricum

Syko-psorisch. Geeignet für bleiche, kränkliche, abgestumpfte, phlegmatische Personen; Menses zu früh und reichlich oder spärlich und von kurzer Dauer. Menses beginnen mit großer Übelkeit, Schmerzen in den Leisten, Kälte kriecht über den ganzen Körper; Dysmenorrhoe mit Übelkeit, Erbrechen und kaltem Schweiß an der Stirn. Gesicht ist bleich, eingesunken, dunkle Ringe um die Augen; Lippen trocken, aufgesprungen; großes Verlangen nach Saurem mit viel Durst, Übelkeit und Erbrechen von Schleim, oder rasselnder Schleim in der Brust (Ip.).

Verschlimmerung: Feuchtigkeit, kaltes Wetter, ebenso Verschlimmerung im Frühling (Kali-s., Nat-m., Sulph.). Besserung: Kalte und frische Luft.

Apis mellifica

Menses vermindert oder unterdrückt mit Kongestion zum Kopf oder zu den Ovarien. Menses intermittierend, spärlich, dunkel, gemischt mit Schleim. Vor den Menses Kongestion zum Kopf und stechender Schmerz im rechten Ovar; Ausschläge wie Bienenstiche (Urticaria); scharfer schneidender Schmerz im Uterus und im rechten Ovar; oft Ödeme mit Urticaria oder Ödeme in den unteren Extremitäten und Füßen, gelegentlich Anasarca; große Empfindlichkeit über der Region des Uterus. Menorrhagie begleitet von nach unten drängenden Schmerzen, Schwere im Abdomen, Gähnen und Ohnmacht, rote Flecken oder bienenstichähnliche Flecken. Stechen in der Region der Ovarien, Ruhelosigkeit, Reizbarkeit, ständiger Lagewechsel (Rhus-t., Ars., Acon.). Reizbar, eifersüchtig, ständig wechselnde Beschäftigung; ungeschickt, zerbricht Dinge, läßt Dinge aus ihrer Hand fallen und lacht dann darüber.

Fall 1: Schwellung der unteren Extremitäten; sackartige Schwellung unter den Augen; stechender, schneidender Schmerz im rechten Ovar. Augenlider sehr geschwollen; ödematöse bleiche Haut, rein, durchsichtig, keinen Durst, besser in kalter Luft oder beim Baden des Ausschlages in kaltem Wasser. Ausschlag juckt und sticht; Urin dunkel, rauchig und spärlich.

Fall 2: Heftig stechender Schmerz im rechten Ovar; sehr empfindlich auf Berührung; Ödeme im Gesicht und um die Augen; rote Flecken auf der Haut, die bei jeden Menses wiederkommen (Dulc.). Sie ist sehr ungeschickt und läßt Dinge fallen, zerbricht sie oft. Die Spitzen der Ohren sind rot und geschwollen; Haut trocken und heiß für eine kurze Zeit, dann ungehindertes Schwitzen; Urin spärlich, dunkel, wie Bier; schleimige Menses; starke Empfindlichkeit des linken Ovars; Labien geschwollen und empfindlich.

Apocynum cannabinum

Dysmenorrhoe mit generalisierten Ödemen; der Blutfluß beginnt mit Schläfrigkeit und Kopfschmerz; große Reizbarkeit des Magens mit Erbrechen; Menses mit großen Klumpen, aufgedunsenem Bauch und generalisierten Anasarca; allgemeine oder lokale Ödeme mit reichlichem Urinieren; Ödeme in den Füßen.

Aralia racemosa

„Menstruation, plötzliche Unterdrückung durch Kälte. Es besteht ein allgemeiner Schwächezustand des Nervensystems und ausgeprägte allgemeine Schwäche. Chronischer Uteruskatarrh, faul riechende Leukorrhoe, mit nach unten drückenden Schmerzen im Uterus". (Minton).

Argentum nitricum

Menses zu reichlich und gewöhnlich zu lang dauernd; Gemütssymptome vorherrschend; alle Gemütssymptome verschlimmern sich während der Menses; Patientin beklagt sich über Herzklopfen; Pulsationen am ganzen Körper (Actea). Verlangen nach frischer Luft (Puls.), Zittern am ganzen Körper; große Furcht, wenn alleine, mit nervösem Zittern und Herzklopfen; Patientin hat Angst; Gefühl von innerem Zittern; wünscht sowohl Essen und Trinken als auch alle anderen Dinge in Eile zu tun, zittrige Schwäche mit großer allgemeiner Schwäche; starke Flatulenz mit Gurgeln von Gas im Abdomen; große Furcht bei Nacht, wenn sie erwacht; wehenartige Schmerzen im Abdomen am Beginn der Menses. Metrorrhagie bei Veränderungen des Lebens oder bei jungen Witwen und jenen, die keine Kinder geboren haben. Sie ist immer in Eile, da ihr die Zeit zu langsam vergeht; großes Verlangen nach Süßigkeiten (Sulph.); Gefühl, der Magen sei voller Gas, wie wenn er platzen würde; große Abgeschlagenheit und Schwäche der unteren Extremitäten.

Fall: Reichliche Menses, mit schneidenden Schmerzen im Kreuz und in den Leisten; starke nervöse Erregung und Zittern am ganzen Körper; fürchtet, sie wird den Verstand verlieren; fürchtet allein zu sein; Zeit vergeht zu langsam; ist in Eile, um alles zu erledigen, kann nicht auf die Krankenschwester warten, die ihr etwas bringen soll; Retroflexion des Uterus; schwindelig, verwirrt; Kopf fühlt sich vergrößert an; häufiges nervöses Niesen und Rülpsen von Luft; das Gas bildet sich schneller, als sie Rülpsen kann (Asaf.).

Arnica montana

Zu frühe, reichliche Menses, nach Stürzen, Verletzungen, Quetschungen, Zug- und Autounfällen. Menses hellrot, vermischt mit Koageln. Menses sehr schwierig und schmerzhaft. Nach einem Sturz oder nach Verletzungen kommen am Beginn der Menses Übelkeit, Erbrechen und Fieber vor. Schmerzhaftes, gequetschtes Gefühl am ganzen Körper nach Verletzungen; Gesicht heiß, Extremitäten kalt, Blut fließt heiß aus der Vagina (Bell.).

Fall 1: Wundheitsschmerz und allgemeines Zerschlagenheitsgefühl in der Region des Uterus, Blut hellrot mit Klumpen.

Fall 2: Allgemeines Zerschlagenheits- und Wundheitsgefühl am ganzen Körper, kann Bewegungen im Bett nicht ertragen oder, daß die Kleidung den Körper berührt. Kopf ist heiß, Hände und Füße sind kalt. Eine sanguinische, plethorische Frau, die an den Folgen eines Sturzes litt.

Arsenicum album

Menses reichlich, bei bleichen, anämischen, schwachen Frauen, mit wenig Lebensenergie. Die Menses sind blaßrot, reichlich oder spärlich, erschöpfend, große Erschöpfung erzeugend, äußerste Ruhelosigkeit mit starkem Durst, schlimmer nachmittags oder nach Mitternacht, alle ihre Symptome sind besser durch Wärme. Die Menses sind oft dünn, blaß, wäßrig, scharf, die Teile, die sie berührt, wundmachend; viel Furcht, Angst, Ruhelosigkeit und

Unruhe mit Durst nach häufigen Schlucken kalten Wassers.

Fall 1: Mrs. B., 32 Jahre alt, dünn, groß mit bleichem Gesicht; auffallend tuberkulöse Diathese, geringe Vitalität, Reaktionsmangel, Herzschlag schwach, Puls klein und schwach; erwacht sehr müde und unausgeschlafen; Menses wie dünnes, schmutziges Wasser, kaum gefärbt.

Fall 2: Mrs. L., 21 Jahre, wirklich gut genährt, besitzt aber weder Vitalität noch Kraftreserven; die Menses erschöpfen sie so. Hat nach den Menses kein Leben mehr in sich; Lippen trocken, dünn, bleich, Verlangen, sie öfters zu befeuchten; kaltes Wasser bekommt ihrem Magen nicht, fühlt sich besser, wenn es warm ist.

Fall 3: Mrs. B., 40 Jahre alt, Haut bleich und weiß, dunkles Haar und Augenbrauen, gelbliches Aussehen kurz vor und während der Menses; Menses beginnen mit einer scharfen Leukorrhoe, die alle Teile verätzt, mit denen sie in Berührung kommt. Sehr schwach und erschöpft während der Menses; Furcht zu sterben und allein zu sein; leicht ermüdet, immer fröstelnd; Wärme lindert ihre Schmerzen, leidet viel an Neuralgien des Kopfes und des Gesichtes bei jeder Menstruation. Der geringste Schmerz oder das geringste Leiden erschöpft sie.

Fall 4: Miss. A., 20 Jahre alt, Übelkeit und Erbrechen mit choleraähnlichen Symptomen während der Menses; dünne, wäßrige, dysenterische Stühle, Erbrechen und Durchfall mit starkem Durst, ein Schluck Wasser befriedigt, wird aber bald erbrochen. Heftige, schießende Schmerzen im Uterus und in den Ovarien; Verlangen nach sauren Dingen und Eisstückchen und Eiswasser; möchte kein Wasser, wenn es nicht sehr kalt ist; ist sehr ängstlich und ruhelos, schlimmer um 13 Uhr oder von 13 bis 15 Uhr.

Arsenicum paßt für schlecht ernährte, schwache, kachektische Individuen, die keine Kraftreserven haben; die leichteste Anstrengung oder leiseste Sorgen erschöpfen sie. Sie repräsentieren die Pseudopsora, wenn sie eine Anämie erzeugte und die Zahl der roten Blutkörperchen abgenommen hat.

Arsenicum jodatum

Pseudopsorisch, Leukorrhoe blutig, gelb, mit harter Schwellung der Labien, gefolgt von Verhärtungen in der Axilla und den Mammae, mit eingezogenen Brustwarzen; Nachtschweiß, tuberkulöse Kachexie und schnell bösartige Erkrankungen entwickelnd.

Arundo mauritanica (Schilf)

Dies ist ein weiteres Mittel, das zu lange dauernde und zu reichliche Menses hat; diese sind schwarz und klumpig. Sie sind begleitet von einem Schmerz im Uterus mit Ausströmen von Gas aus der Uterushöhle; Nymphomanie begleitet die monatliche Funktion, sie ist voll von lüsternen Ideen; hysterisch, lacht schnell; heftiges Verlangen nach sexueller Umarmung.

Asa foetida

Menses verfrüht, zu kurz und zu spärlich, oft 10 Tage zu früh. Wehenartige Schmerzen im Uterus, mit starkem Drang nach unten während der Menses. Flaues, leeres Gefühl im Epigastrium, mit stechender, flatulenter Kolik, ständigem Rülpsen großer Gasmengen. Nervöse Flatulenz, *Globus hystericus*, Gas würgt sie, es kommt schnell aus dem Magen hoch; Gefühl von Zusammenschnüren in der Kehle oder Gefühl von einem Ball in der Kehle; die Luft bildet sich so schnell, daß sie nicht schnell genug rülpsen kann; nervöse Flatulenz, keine Störungen der Verdauung; syphilitische oder karzinomatöse Geschwüre der Cervix mit aashaftem Geruch des Ausflusses. Die Brüste werden groß, mit Milchbildung während der Menses.

Fall 1: Nervöse, hysterische, plethorische Frau, ungefähr 40 Jahre alt. Ihr Ehemann sagte etwas sie Ärgerndes zu ihr, was gleich große Nervosität folgen ließ und einen Krampf im Ösophagus auslöste; rülpste Luft so schnell, daß sie für kurze Zeit den Atem verlor. Es bestand große Angst mit großer Furcht, daß sie sterben müßte; ständiges Schlucken eines Balls in der Kehle (Ign., Lach.); Menses begannen mit einer stechenden Kolik; Asa foetida 30 linderte all ihre Symptome innerhalb einer Stunde.

Fall 2: Mrs. L., 27 Jahre alt, seit 3 Monaten an ihr Bett gebunden wegen nervöser Erschöpfung; leidet an einem Globus hystericus. Die leisesten Störungen wie z.B. das einige Minuten dauernde Gespräch mit einem Freund oder der Erhalt eines Briefes erzeugen ein nervöses Rülpsen; sie muß vollständig ruhig gehalten werden, sie kann nicht einmal zu den Mahlzeiten gehen, da die leiseste Anstrengung dieses schreckliche Rülpsen hervorruft; es besteht große Furcht und Zittern mit Zucken der Muskeln; Krampf der Kehle und ständiges Rülpsen; kein Geruch, keine Verdauungsstörung, geheilt mit einigen Verschreibungen dieses Mittels. Vergleiche Ign., Lach., Arg-n. Den Menses folgt eine reichliche, grünliche, dünne, übelriechende Leukorrhoe, die Schwellung und Entzündung in den Geschlechtsteilen verursacht.

Asarum europaeum

Menses zu früh, zu lang dauernd, begleitet von heftigem Rückenschmerz; Schmerz in der Lumbalregion, manchmal vor und während den Menses. Der Rückenschmerz ist schlimmer als der von Puls., Kali-c. oder Rhus-t. Die Menses sind begleitet von großer nervöser Empfindlichkeit; kann das leiseste Geräusch nicht ertragen. Der ganze

Körper erscheint zu leicht, als ob sie in der Luft schweben würde; große nervöse Reizbarkeit und Verzücktheit während der Menses.

Fall: Mrs. B., eine untersetzte, aber stämmige Frau, ca. 34 Jahre alt, kam zu mir in Behandlung wegen Rückenschmerzen, ständige Rükkenschmerzen, sehr schlimm während der Menses; sie hielt ihren Rücken mit beiden Händen, als ich zu ihr nach Hause kam. Klagte, daß der Schmerz schrecklich sei und daß sie ihn nicht mehr länger ertragen könne. Sie war vor Schmerzen tatsächlich am Ende; sie konnte kaum einen tiefen Atemzug nehmen. Die Menses waren dunkel, klumpig, mit kolikartigen Schmerzen; sie war so nervös, daß das Rascheln von Papier oder das leiseste Geräusch sie wild machten. Die Rückenschmerzen werden besser, sagt sie, wenn die Menses erscheinen. Bei der Untersuchung des Uterus stellte man fest, daß er retroflektiert ist. Asarum heilte diesen Fall; die Rückenschmerzen erschienen bei der nächsten Menses nicht mehr. Wismut folgte gut.

Aurum metallicum

Syphilopsorisch. Bei diesem Medikament haben wir ziemlich reichliche Menstruation mit wehenartigen Schmerzen im Abdomen. Die Menses sind scharf und erzeugen große Wundheit der Geschlechtsteile. Es besteht eine Schwellung der axillären Lymphknoten und oft Schmerzen des Periosts oder der Knochen. Es ist geeignet für sanguinische Menschen mit rotem Gesicht, schwarzen Haaren und dunklen Augen; bei chronischer Syphilis und für die schlechten Auswirkungen nach Quecksilbermißbrauch. Menstruation mit starker Melancholie, Depression, Tendenz zum Selbstmord und Niedergeschlagenheit; Vorstellung, daß sie unfähig ist zu leben; das Gemüt wendet sich der Selbstdestruktion zu, Verlangen zu Sterben, schlimmer am Abend, bei Nacht und während der Menses; der leiseste Widerspruch erregt ihren Zorn und geistige Arbeit ermüdet sie. Angezeigt mehr in der Pubertät.

Fall: Mrs. A.B., 27 Jahre, nach der Geburt des zweiten Kindes leidet sie an Entzündungen des rechten Ovars. Ovar deutlich vergrößert, berührungsempfindlich. Dumpfer Schmerz, schwer und immer schlimmer bei Nacht, fühlt sich wohl während des Tages. Ist übel gelaunt und reizbar während der Menses, es ist kein Auskommen mit ihr, sagt der Ehemann; will sterben, sagt, sie springt jetzt in den Fluß, wenn diese schreckliche Depression weiter anhält; diese beginnt unmittelbar vor den Menses. Während der Menses fürchtet sie sich ständig. Sie wurde durch eine Gabe der M Potenz geheilt; und die Depression ist in 14 Jahren nicht wiedergekehrt.

Baryta carbonica

Menses spärlich, zu kurz, dauern nicht mehr als einen Tag; ihnen gehen oft Zahnschmerzen und eine kneifende Kolik voraus. Die Menses gleichen oft blutigem Schleim; der Hauptschmerz wird als ein Schmerz, wie gequetscht im Rükken, beschrieben; Schweregefühl über dem Os pubis; Schwere in den Füßen und unteren Extremitäten. Geeignet für dicke, zwergwüchsige Frauen.

Fall: Ella W., 17 Jahre, stämmig, dick, skrofulös; Halslymphknoten vergrößert und hart; friert immer; ist ihr nie warm genug; körperliche Schwäche, obwohl sie recht kräftig aussieht; sehr widerlicher Fußschweiß, der mit Psorinum nur palliativ behandelt wurde. Reichliche Leukorrhoe vor den Menses, blutiger Schleim; große Müdigkeit des Geistes und des Körpers während der Menses, mit ständigem Verlangen, sich hinzulegen; Zahnschmerzen vor und während der Menses.

Belladonna

Die meisten Belladonna-Patientinnen sind pseudopsorisch oder haben ein tuberkulöses Element; die Menses sind zu bald und sehr reichlich oder verzögert und spärlich; oft angezeigt bei kongestiver Dysmenorrhoe, die typischerweise bei Calcarea-carbonica-Patientinnen erscheint. Menses hellrot, heiß, mit Kongestion zum Kopf; Menses mit akuten Fieberattacken und Kongestionen; Drang des Blutes ins Gesicht und zum Kopf. Menses beginnen oft mit Fieber, kongestiven Kopfschmerzen, nach unten drängenden Schmerzen, Druck nach unten im Bauch, sehr geeignet für junge, plethorische Patientinnen. Die Schmerzen sind schneidend, kolikartig, im Becken nach unten drängend und drückend. Plötzliche Schmerzen, krampfartig und sehr akut. Druck in den Genitalien, als ob alles herausgedrückt würde (Sep.); schlimmer im Sitzen und besser im Stehen oder Gehen; die Schmerzen kommen und gehen schnell; Rückenschmerzen, als ob er brechen würde, Schmerzen gehen von vorne geradewegs durch den Körper bis in den Rücken, (umgekehrt wie Sabin., Sep., Plat., Berb., Schmerzen gehen rundherum).

Begleitsymptome, Gemütssymptome: Nervöse Angst, versucht zu fliehen (entkommen), Lachen, Weinen, singt, zerreißt die Kleidung, beißt, schlägt; Übererregbarkeit all ihrer Sinne; auffahren, wie wenn erschreckt; plötzliches Erröten des Gesichtes, heiß, glühend; just im Einschlafen schreckt sie mit einer Zuckung auf (Ign.), erschrickt, rasend, schreit laut, spricht unaufhörlich im Fieberwahn; Müdigkeit, Schläfrigkeit, stumpfsinnig im Fieber mit Muskelzuckungen und Aufschrecken im Schlaf; Pupillen erweitert, Augen glasig, hell leuchtend; Gesicht rot, heiß; große Trockenheit des Mundes, Verlangen nach häufigen Schlucken Wasser während des Fiebers, oft ein trockener, krampfartiger Husten.

Fall 1: Jessie L., 15 Jahre, neigt zum Dickwerden, hatte einen starken Fieberfrost, gefolgt von hohem Fieber und einem schweren, kongestiven Kopfschmerz; gerötetes Gesicht, rot, glühend, pulsierende Carotiden, sehr schneller Puls, Haut trocken und heiß.

Fall 2: Mary B., 20 Jahre, erkältete sich, als sie während der Menses in einem kalten Schulraum saß, sie hatte einen schlimmen Fieberfrost, begleitet von starken Rückenschmerzen und Unterdrückung der Menses gefolgt von hohem Fieber und lebhaftem Delirium.

Berberis vulgaris

Syko-psorisch; Menses spärlich, intermittierend, von zu kurzer Dauer, begleitet von wehenartigen Schmerzen, in der unteren Uterusregion beginnend; häufiges Frösteln; Schmerzen in den Gliedern und in der Nierenregion; heftige Schmerzen im Sacrum und in den Lenden; die Menses haben oft eine gräuliche Farbe, sind blutig oder wie schlammiger Schleim. Nach den Menses große Müdigkeit; Vagina heiß, empfindlich, trocken; Wundheit der Labien, Vagina oft wund und schmerzhaft. Eiweißartige Leukorrhoe.

Begleitsymptome: Schläfrig, müde, Verlangen sich während des Tages hinzulegen; harte Stühle wie Schafkot; Brennen im Anus; scharfe Schmerzen in der Nierenregion; schießende Schmerzen in der Nierenregion, Schmerzen breiten sich zur Blase hin aus; Urin dunkel mit einem mehligen Sediment; Gefühl von Steifheit im Rücken, so daß es ihr Schwierigkeiten bereitet, aus dem Sitzen aufzustehen; passend für Frauen mit Nierenproblemen; Rückenschmerzen schlimmer beim Liegen im Bett; ständig bestehende Schmerzen; Aussehen bleich mit dunklen Ringen um die Augen; rheumatische und gichtische Beschwerden; tertiäre Sykosis; Gichtzustände der Blase (Benz-ac.); wirkt gut, so fand ich heraus, nach Bryonia; allgemeine Verschlimmerung durch Bewegung oder durch Holpern im Auto oder der Kutsche. Es kommt zwischen Kalium carbonicum und Bryonia.

Borax

Dies ist ein pseudopsorisches und antipsorisches Mittel. Menses zu früh und reichlich; Unterdrückung mit großer Nervosität; Patientin ist sehr ängstlich und über kleine Dinge sehr aufgebracht; unbeschreibliche Empfindungen, die sich durch Abwärtsbewegungen sehr verschlimmern, wie z.B. beim Herabsteigen von einer Höhe, beim Treppenabwärtsgehen, oder beim Abwärtsfahren im Aufzug; möchte lieber viele Treppen hinuntergehen als mit dem Aufzug fahren; selbst Schaukeln erzeugt nervöse Erregungszustände (Nat-c.). Es hat membranöse Dysmenorrhoe geheilt; manchmal hat es heftige, wehenartige Schmerzen während der Menses. Der Schmerz strahlt manchmal vom Magen ins Kreuz aus oder es hat stechende Schmerzen in den Oberschenkeln; die Schmerzen halten an bis die Decidua ausgestoßen ist, was oft lang nach Beginn der Menses ist.

Begleitsymptome: Während der Menses Mattigkeit; Pochen im Kopf und Rauschen in den Ohren; sehr nervös, schreckt auf beim leisesten Geräusch; fürchtet sich vor Abwärtsbewegung; den Menses folgt eine Leukorrhoe, die wie Eiweiß aussieht; oder eiweißartige Leukorrhoe, wie gekochte Stärke. Leukorrhoe oft in der Mitte zwischen den Menses oder um die Zeit der Ovulation herum. Sterilität infolge der Leukorrhoe. Borax hat eine genauso tiefgehende Wirkung auf die weiblichen Geschlechtsorgane wie Pulsatilla. Es ist ein oft übersehenes Mittel und ist angezeigt bei matten Konstitutionen und empfindlichen, nervösen Frauen.

Verschlimmerung: Abwärtsbewegung, Schaukeln (Wiegen), plötzliche Geräusche, feuchtkaltes Wetter, bei der Menstruation. Besserung: Druck und Halten des schmerzhaften Teils.

Fall: Mary L., 30 Jahre, hatte während der gesamten Menstruation Schmerzen; scheidet Membranfetzen bei jeden Menses aus. Erleidet großen Schmerz; hat immer einen wunden Mund vor und während der Menses; außerordentliche Nervosität während dieser Zeit. Ich habe dieser Patientin eine Anzahl von Mitteln gegeben, aber nur mit geringer Linderung; während einer ihrer Besuche in meiner Praxis erzählte sie mir endlich, daß sie sich davor fürchte, mit dem Aufzug nach unten zu fahren, es sei denn, es hielte sie jemand ständig, ein unbeschreibbares Gefühl komme über sie, so daß sie den Aufzug nicht alleine betreten könne. Borax M heilte sie in wenigen Monaten.

Bovista

Syko-psorisch und ebenso pseudopsorisch. Menstruation zu oft; in einigen Fällen alle 2 Wochen; zu spärlicher Blutfluß, ist allgemein klumpig, dunkel (kleine Klumpen), wie Crocus ist der Mensesfluß in einigen Fällen verzögert und reichlich, aber gewöhnlich ist er zu häufig, dunkel und geklumpt und begleitet von starkem Schmerz. Es ist eines jener Mittel, das eine choleraähnliche Form der Dysmenorrhoe hat, (Verat., Cupr-ar.). Die Menses beginnen oft mit Diarrhoe, Drang nach unten in Richtung Genitalien; stark blutende Menses, schlimmer bei Nacht oder am frühen Morgen.

Begleitsymptome: Mattigkeit während der Menses; Wundheit in der Schamregion; Diarrhoe, Kopfschmerz, Traurigkeit, Mutlosigkeit, Schwermut, Empfindlichkeit, übellaunig und leicht ärgerlich. *Übelkeit, Erbrechen mit Drang zu den Genitalien; starker Drang und Tenesmus während dem Bewegen; Durchfall, wenn die Menses beginnen; Erleichterung, wenn die Menses gut fließen.* " Herz fühlt sich enorm erweitert an, mit Druck auf der Brust und Herzklopfen nach dem Essen oder während der Menstruation." (Farrington). (Croc., Verat., Tril., Sec., Ust. – alles Mittel mit hyperämischer Schwellung des Uterus).

Fall: Lily B., 19 Jahre, brünett, aufgeweckt, lebhaft, aktiv, von freundlicher und angenehmer Art; unverheiratet, fühlt sich während des Monats ausgezeichnet, aber leidet sehr unter der Menstruation; Menses dunkel, klumpig, schlimmer am frühen Morgen; Diarrhoe vor den Menses oder solange die uterinen Schmerzen anhalten. Einige wenige Dosen Bovista CM, gegeben 4 oder 5 Monate lang während der Menses, erzeugte eine vollständige Heilung.

Bromium

Pseudopsorisch; Menses zu früh und reichlich, hellrotes Blut; Blutung mit großer Erschöpfung; membranöse Dysmenorrhoe; Kontraktionen oder Zusammenschnürungen wie Krämpfe im Abdomen; großes Wundheitsgefühl im Abdomen nach einem Schmerzanfall; Kontraktionen zu Beginn oder am Anfang der Menses; Schmerz im Abdomen und im Kreuz, mit Ausfluß von reinem roten Blut und membranösen Fetzen; Entweichen von Luft aus der Vagina während der Menses; Entweichen unter lautem Geräusch wie Lycopodium. Sie hat Schwindel beim Schauen auf fließendes Wasser wie Ferr. Gefühl eines Spinnennetzes im Gesicht (Mag-c.). Ovarien hart und geschwollen, starke Heiserkeit und Rauhigkeit im Rachen. Geeignet für hellhaarige Frauen mit blauen Augen.

Bryonia

Menses dunkelrot; zu früh und reichlich; Nasenbluten während oder an Stelle der Menses bei pseudopsorischen Individuen; schwerer Kopfschmerz mit Nasenbluten während der Menses; Blutdrang zum Kopf und zur Brust (wie Bell.) während der Menses. Übelkeit beim Aufsitzen oder beim Herumgehen; besser beim Ruhigliegen; Blutung stark vermehrt bei Bewegung. Blutung aus der Nase oder Speien von Blut an Stelle der Menses. Verstopfung: Stühle trocken, hart, wie gebrannt. Starker Durst auf große Mengen kalten Wassers; Trockenheit der Lippen und des Mundes mit starkem Durst. Äußerst reizbar, wird ärgerlich aus dem leichtesten Grund. Zunge trocken, dick und weiß belegt mit bitterem Geschmack. Rheumatische Dysmenorrhoe mit allgemeinen Bryonia-Symptomen; Schmerzen scharf schießend und stechend. Starke Kongestion zu den Ovarien während der Menses; Menses unterdrückt durch das Trinken von kaltem Wasser, Überhitzung oder Überanstrengung. Drohende Peritonitis nach Unterdrückung der Menses oder Metastasierung in innere Organe wie ovarielle Kongestionen, Kopfschmerzen, Gastritis, akuter Rheumatismus oder Arthritis.

Verschlimmerung: Warmer Raum, Bewegung und am Morgen.

Bufo

Dysmenorrhoe mit Brennen in den Ovarien oder im Uterus und den Ovarien; gelegentlich ausstrahlend in die äußeren Genitalien. Bösartige Zustände und Carcinomschmerzen (wie Ars.), Brennen wie Feuer. Alle ihre Ausflüsse riechen sehr widerlich, entsetzlich scheußlich; Krämpfe oder epileptische Anfälle während der Menses. All diese Symptome sind schlimmer kurz vor oder während der Menses. In Bufo haben wir ein wundervolles Mittel für maligne Erkrankungen, die aus den gemischten Miasmen Pseudopsora und Sykosis entstehen; alle seine Erkrankungen sind von niederer Form.

Verschlimmerung: Warmer Raum, wenn Füße im warmen Wasser; besser in kalter Luft.

Bursa pastoris (Thlaspi bursa pastoris)

Prüfung von Fincke. Menses verlängert und reichlich mit heftigen Krämpfen; uterine Kolik und Schmerz in den Brüsten. Dies ist eines der wenigen Mittel, bei denen der Blutfluß langsam beginnt; am zweiten Tag haben wir gewöhnlich eine heftige Blutung; Menses dunkel, klumpig und begleitet von Koliken und manchmal Erbrechen; die Klumpen sind groß und dunkel (Sabina). Verstopfung, Stuhl hart und trocken; manchmal haben die Schmerzen im Uterus den Charakter eines Nachuntendrängens, in welchem es Sepia ähnelt. Es scheint mir ein zwischen Sepia und Pulsatilla stehendes Mittel zu sein, dennoch hat es auch Konturen anderer Mittel. Gelegentlich waren bei den Prüfungen die Menses am Beginn hellrot aber dunkel und klumpig am Ende. Ziehende Schmerzen; langanhaltender Schmerz im Kreuz; schlimmer beim Hinsetzen; Schmerz tief unten im Uterus; schlimmer am Morgen vor dem Aufstehen und während des Aufstehens. Schwäche im Uterus; Schmerz im unteren Rücken; nimmt den Uterus ständig wahr; müdes, ohnmächtiges Gefühl den ganzen Tag; bitterer Geschmack im Mund und Hunger nach dem Essen.

Besser durch kaltes Baden und an frischer Luft.

Calcarea phosphorica

Calcarea phosphorica ist ein echt pseudopsorisches Mittel, es hat all die Schwächen seiner Schwester Calcarea, ergänzt durch die Nervosität und die Blutungsneigung von Phosphor. Es ist besonders angezeigt in der Jugend, während Calcarea carbonica in jedem Lebensalter angezeigt ist. Die Menses sind, wie zu erwarten, bei jungen Mädchen zu häufig, alle 2 Wochen; Menses hellrot; bei Erwachsenen sind die Menses eher dunkel und verspätet. Vor den Menses ist die Patientin oft geplagt mit rheumatischen Schmerzen oder stechenden Schmerzen auf der linken Seite des Herzens; ziehende Schmerzen und ein Wundheitsgefühl in der Schamregion.

Begleitsymptome: Ängstlichkeit, findet ständig Fehler bei anderen; Verlangen, von einem Ort zum anderen zu gehen; liebeskranke Mädchen oder junge Frauen mit enttäuschter Liebe; Kopfschmerz bei Schulmädchen, an der Stirn oder auf dem Scheitel, begleitet von rheumatischen Schmerzen; Lageanomalie des Uterus mit rheumatischen Schmerzen, Gefühl von großer Schwäche in den Sexualorganen während der Menses; große Müdigkeit bei allen Beschwerden, besonders während des Gehens, beim Treppensteigen oder Besteigen einer Anhöhe. (Calc.).

Während der Menses starkes sexuelles Verlangen; die Geschlechtsteile fühlen sich blutgefüllt an; Pulsationen in allen Geschlechtsteilen (Nymphomanie); alle Teile erregt mit unersättlichem Verlangen.

Fall 1: Miss B., 18 Jahre, groß, schlank, körperlich schwach, Gesicht bleich, aber errötet leicht, die Wangen werden bei der leisesten Erregung heiß und gerötet, die Handinnenfläche schweißig, Menses alle zwei Wochen, die reichlich und hellrot sind. Nach Calc-p. CM wurden die Menses innerhalb von zwei Monaten normal und die allgemeine Gesundheit meiner Patientin besserte sich stark.

Fall 2: Alice M., 20 Jahre, kam jeden Winter gesundheitlich herunter; denkt, daß ihre Schularbeit zuviel für sie sei. Leidet an rheumatischen Schmerzen in den Schultern und Armen, die während der Menses schlimmer sind. Ihre Muskeln sind weich und schlaff, was sich in der letzten Zeit verstärkt hat. Füße feucht, kalt und klamm, erkrankt leicht bei Wetterwechsel, schlimmer beim Herannahen eines Sturmes; ermüdet leicht; will sich ständig hinsetzen oder hinlegen; Leukorrhoe nach den Menses, wie Eiweiß; Gefühl von großer Schwäche in den Sexualorganen. Calc-p. 45 M heilte sie.

Fall 3: 16 Jahre, dunkelhaarig und dunkle Augen, leidet an zu häufigen Menses, Blut hellrot, begleitet von ziehenden Schmerzen über der Schamregion; während den Menses abgeschlagen und die ganze Zeit müde. Calc-p. 45 M heilte sie.

Cantharis

Dies ist ein antisykotisches Mittel und seine gesamte Wirkungssphäre porträtiert dieses Miasma. Die Menses sind dunkel, sogar schwarz, verspätet und oft reichlich. Die Schmerzen haben einen brennenden Charakter und sind fast immer begleitet von Reizungen am Blasenhals und von Blasentenesmen. Uterine Blutungen mit Drang und Blasentenesmus oder, mit anderen Worten, membranöse Dysmenorrhoe mit schwerer Dysurie.

Brennen in der Vulva und Vagina und Schmerz in der Nierenregion mit schmerzhaftem Urinieren.

Begleitsymptome: Angst, Ruhelosigkeit, heißer Kopf mit seelischem Leid (Ars.), das oft in Wutausbrüchen endet; im Sexuellen besteht eine verliebte Raserei mit schamlosen Gestikulationen; das Aussehen ist gelblich und fahl oder bleich, krank aussehend. Ständiges Verlangen zu Urinieren, aber nur wenige Tropfen auf einmal werden ausgeschieden; Urin blutig, trübe und spärlich, mit Brennen und scharfem Schmerz im Blasenhals nach dem Urinieren.

Fall 1: Ein heftiges Jucken und Brennen in der Vagina; äußerst schmerzhaftes Urinieren, schreit, wenn der Urin fließt, sagt, er sei so heiß wie Feuer, Menses dunkel und klumpig; sie heiratete vor kurzem und steckte sich bei ihrem Ehemann mit Gonorrhoe an. Cantharis M heilte sie.

Fall 2: Miss. A. B., 30 Jahre, dunkle Haare, heftiges Brennen im Blasenhals; starker Drang nach unten im Uterus mit brennendem Schmerz im linken Ovar; Pruritus vulvae; starkes sexuelles Verlangen; starke Schmerzen in der Nierenregion, mit häufigem Verlangen zu urinieren; das Verlangen kommt mit den Schmerzen im Rücken. Bei diesem Fall wurde der Urin nicht untersucht. Erleichterung nach einigen Stunden, nachdem sie die CM-Potenz in Wasser eingenommen hatte. Die Potenz stellte ich mir selber mit einem „Gravity"-Potenzierer her.

Verschlimmerung: Berührung des Larynx (Lach.), helles Licht (Stram., Bell.), Wassertrinken; Dysmenorrhoe durch Kälte hervorgerufen; angezeigt bei Erkrankung der Eingeweide, Blase, Lunge, des Gehirns, puerperalen Zuständen und Gonorrhoe.

Carbo animalis

Dieses Mittel ist eines der gründlichsten und tiefstwirkendsten Mittel der Carbongruppe. Es ist häufiger angezeigt als wir denken. Es sollte sorgfältig studiert werden. Bei erschöpfenden Erkrankungen wendet es seine Kraft ausgiebig dem venösen System zu, und beinahe alle Krankheiten, bei denen es angezeigt ist, werden venöse Stauungen zeigen. All seine Krankheiten sind träge, und die meisten seiner Entzündungen zeigen eine dunkel purpurfarbene, venöse Mitbeteiligung. Menses zu reichlich, zu lange und verfrüht; manchmal sind die Menses bleich, aber im allgemeinen sind sie dünn, dunkel, flüssig, scharf, jauchig und wundmachend; außerordentlich verlängerte Menses; sie scheint bei jeden Menses bis beinahe an den Rand des Todes zu sinken.

Begleitsymptome: Oft erscheinen Aphthen an den äußeren Geschlechtsorganen während der Menses; Jucken, Wundheit, Brennen, scharfer Schmerz in der Vulva und am Anus. Brennen in den Händen und Füßen (Sulph., Phos.); wünscht bei all ihren Blutungen angefächelt zu werden (Carb-v., China); Knie und Extremitäten oft kalt, mit Hitze und Blutwallung zum Kopf und zum Gesicht. Das Gesicht ist oft gräulichgelb oder grünlich oder es besteht große Blässe, häufiges und heftiges Aufstoßen (Lyc., Carb-v., Arg-n.); Aphonie morgens und abends; Menses sehr übelriechend, oft wie Aas. Angezeigt bei schlechten körperlichen Zuständen im Klimakterium; kanzeröse und bösartige Erkrankungen, fortgeschrittenes Alter, vorzeitiges Altern, geschwächte Blutzirkulation, mit Mangel an Lebenswärme.

Carbo vegetabilis

Dieses Mittel kann ebenfalls reichliche oder spärliche Menses haben, bleich oder dunkel in der Farbe, oder sie können dick sein, ätzend und einen stechenden beißenden Geruch haben. Während der Menses besteht ein ziehender Schmerz vom Abdomen ins Kreuz, Schwellung der Schamgegend mit starkem Jucken und Brennen in der Vulva. Die Menses sind wie bei Carb-an. begleitet von einer wundmachenden, dicken, milchigen oder gelblichgrünen Leukorrhoe. Dieses Mittel ist oft angezeigt bei vorzeitig alternden Frauen und um die Menopause herum oder wenn die Menses über das normale Maß hinaus verlängert sind; die Menses riechen wie nach Aas und sehr widerlich, die Knie sind ständig kalt; Verlangen zugefächelt zu bekommen, wenn die Schmerzen heftig sind (China).

Causticum

Die Menses sind hellrot, heiß, verzögert, fließen schwach und nur tagsüber. Der Mensesfluß stoppt beim Hinliegen. Vor den Menses besteht große Schwäche; krampfartige Schmerzen in den Flanken und im Rücken; große Melancholie und Traurigkeit während der Menses (Nat-m.). Aussehen sehr gelblich blaß. Sie hat ein Gefühl, wie wenn die Kopfhaut zu straff wäre; die Augen fühlen sich schwach an, die Augenlider können kaum offen gehalten werden; große Abneigung gegenüber süßen Dingen und frischem und geräuchertem Fleisch. Unfreiwilliges Urinieren beim Husten und Lachen.

Oft besteht eine Aphonie während der Menses. Sie ist äußerst empfindlich gegenüber Geräuschen und Berührung und erschrickt leicht. Im allgemeinen erfährt sie Besserung durch Hitze und Verschlimmerung bei trockenem Wetter. Große geistige und körperliche Müdigkeit; muß sich während der Menses hinlegen; schwere krampfartige Schmerzen im Rücken unmittelbar bevor die Menses beginnen.

Chamomilla

Dies ist ein echtes antisykotisches Mittel; es folgt all den Ausdrucksformen und Wirkungen dieses Miasmas, sowohl den körperlichen als auch den Gemütssymptomen, vom Kind bis zum alten Menschen sehen wir das sykotische Element anwesend. Ein typischer sykotischer Patient wird Symptome haben, die diesem Mittel sehr ähnlich sind, besonders Frauen und Kinder. Sie sind verdrießlich, reizbar, äußerst empfindlich gegenüber Schmerz, Eindrücken, Personen und ihrer Umgebung im allgemeinen. Wir sehen dies deutlich bei ihren kolikartigen Stühlen, an den Gemütszuständen, am Zahnen und an jeglichem Leiden. Menstruation früh, reichlich, klumpig, dunkel, oft von widerlichem Geruch. Es bestehen greifende, krampfende Schmerzen im Uterus, manchmal sind diese Schmerzen heftig oder schneidend, so daß sie für die Patientin unerträglich sein können (Coff.). Sie ist reizbar und zänkisch. Den Schmerzen folgt die Ausscheidung großer Klumpen und die Schmerzen machen sie ärgerlich, erhitzen sie und machen sie durstig und furchtsam. Zahnschmerz während der Menses ist ein für das Mittel gewöhnliches Symptom; Aufstoßen und Diarrhoe mit grünen, wäßrigen Stühlen mit starker Kolik sind vorhanden. Dieses Mittel ist angezeigt bei sehr nervösen, erregten Frauen mit braunen oder hellen Haaren. Schmerzen schlimmer nachts oder vor Mitternacht.

Chimaphila umbellata

Bei der sorgfältigen Untersuchung der Pathogenese des Mittels finden wir, daß es sehr gut für sykotische Beschwerden paßt; tatsächlich erinnern uns seine Schmerzen sofort an die Sykosis. Die Mammasymptome zeigen, daß es sich, selbst wenn alle chronischen Miasmen vorhanden wären, immer noch als das heilende Mittel erweisen würde. Menses sind unterdrückt, gefolgt von Krebs der Mammae oder des Uterus. Menses reichlich, übelriechend und begleitet von großen Knoten in der Brust, vergrößerte Lymphdrüsen. Starke Dysurie während der Menses, unterdrückte Menses mit Atrophie der Brüste. Geschwüre im Mund während der Menses; Urin blutig, zäh, dunkel und klumpig. Beim Hinsetzen, wie wenn ein Ball gegen das Perineum drückt. Dieses Mittel ist angezeigt bei lymphatischen Frauen mit einer tuberkulösen oder Strumadiathese, die an erworbener Sykosis im dritten Stadium erkrankt sind. Zahnschmerzen während der Menses, gelindert durch kaltes Wasser (Coff., Sep.). Kann Cistus canadensis folgen.

Cicuta virosa

Syko-psorisch. Die Menses sind gewöhnlich verzögert und zu Beginn begleitet von kataleptischen Anfällen (Starrkrampf) oder krampfartigen nervösen Affektionen. Während der Menses besteht ein ständiger Schmerz unter dem rechten Schulterblatt am inneren Rand (Chel.); Kältegefühl im Hinterkopf vom Nacken aufsteigend; Aussehen gelblich fahl oder Gelbsucht; Geschmack bitter, Zunge gelb belegt; Würgen im Rachen, wie wenn zu hastig geschluckt; trockener, hohler, krampfartiger Husten; Gefühl, wie wenn etwas im Rachen stecken würde oder wie wenn eine Fischgräte im Rachen stecke (Hep.). Epileptische oder choreatische Konvulsionen während der Menses, heftig mit furchtbaren Distorsionen der Glieder, Verlust des Bewußtseins mit Opisthotonus, sich wiederholend bei der geringsten Berührung oder Erschütterung. Krampfartige Symptome, die nach diesem Mittel verlangen, entstehen oft nach Verletzungen des Kopfes oder nach unterdrückten Ausschlägen. Verschlimmert durch Berührung (siehe Gemütssymptome und Verlangen in Dr. Kents Materia Medica, Seite 410 und 411).

Cinchona (China)

Antipsorisch, „angezeigt bei stämmigen, plethorischen, robusten Frauen, die an Blutverlusten oder erschöpfenden Ausflüssen gelitten haben" (H. C. Allen). Menstruation zu früh, sehr reichlich, dunkel und geronnen oder blaß und wäßrig mit Koageln, Unterdrückung von Ärger (Anac.); starkes Völlegefühl im Uterus während der Menses, mit Druck auf die Genitalorgane. Schwere, schmerzlose Blutungen mit langdauendem Schwindel; während der Blutungen oft Ohnmacht mit Verlangen, heftig zugefächelt zu bekommen (leicht Carb-v.); kann während schwerer Blutungen plötzlich nichts mehr sehen, und alles um sie herum wird dunkel. Manchmal werden die Extremitäten kalt, und der ganze Körper ist bedeckt von einem kalten, klammen Schweiß; es besteht Klingeln im Ohr, zusammen mit Sehverlust, ein sehr auffallendes Symptom von Cinchona. Alles schmeckt bitter oder sauer. Die Venen sind erweitert und sehr blau; blau unter den Nägeln (Carb-v.); blaue Ringe um die Augen, bleiches Gesicht oder krank aussehend, oft eingesunken mit spitzer Nase; rote Lippen, starker Durst nach kaltem Wasser. Der leiseste Durchzug bringt ihr Verschlimmerung, ebenso Berührung; jeden zweiten Tag schlimmer und besser durch harten Druck.

Cinnabaris

Dies ist ein syko-syphilitisches Mittel, angezeigt bei gemischter Syphilis oder dort, wo beide Geschlechtskrankheiten vorhanden sind (Thuja, Nit-ac., Med.), besonders verbunden mit Condylomen. Bei der Menstruation leidet sie an intensivem Stirnkopfschmerz; während und vor den Menses vermehrter Speichelfluß oder reichlicher Urinfluß; langdauernder, weher Schmerz im Kreuz und Gefühl wie gequetscht in der Wirbelsäule; Krämpfe in den Eingeweiden; Durchfall und große Erschöpfung; Völlegefühl im Rachen und Verlangen zu schlucken; große Mattigkeit und Erschöpfung mit einem Lähmigkeitsgefühl am ganzen Körper. Angezeigt bei sykosyphilitischen oder syko-tuberkulösen Patienten, wenn blutende Warzen oder absondernde Condylome vorhanden sind. Es besitzt ein sanguinisches Temperament und hat Verschlimmerung bei Nacht und bei Berührung. Sein Kopfweh verbessert sich auf Druck.

Cinnamonum

Menses regelmäßig oder zu früh und reichlich. Dr. Minton sagt, " dies ist für Blutungen nach der Geburt eines der besten allgemeinen Mittel, die ich kenne, besonders wenn der Blutfluß plötzlich kommt, reichlich ist und eine hellrote Farbe hat." (Ipec., Bell., Mill. und Sabina). Es steht als Mittel mit an der Spitze, wenn die Blutung eine Folge von Heben ist oder wenn eine Fehlgeburt droht wegen Überanstrengung der Lenden oder durch eine plötzliche Erschütterung des Körpers oder einen Fehltritt. Die Menses sind hellrot, arterielles Blut. Es hat Übelkeit beim Fahren in der Kutsche (Cocc.). Es ist eines der besten Mittel gegen Erbrechen in der Schwangerschaft, nach Heben oder nach Anstrengung. Sie erbricht Schleim (Hydr.), ist sehr nervös und hysterisch und fühlt sich besser nach Aufstoßen von Luft (Asaf.).

Coca

Pseudopsorisch. Menses fließt in Güssen, stärker bei Nacht; sie erwacht nachts daran. Sie hat ein lautes Klingeln und Surren in den Ohren während der Menses (China); nervöse Erschöpfung, schwache Stimme, Herzklopfen durch Flatulenz; Zittern mit Schwäche als Folge von nervöser Niedergeschlagenheit durch Überarbeitung; Angst; sexuelle Ausschweifungen; starke Mattigkeit und Müdigkeit während der Menses. Angezeigt bei sehr nervösen, plethorischen Frauen; starke nervöse Reizbarkeit mit Furcht, Melancholie und nervöser Erschöpfung. „Es pflanzt einem Spannkraft ein, es gibt einem Auftrieb, heitert das Herz auf, hellt das Gemüt auf und erneuert die körperliche Kraft für die anstrengenden Aufgaben des Lebens." (Hering, Guiding Symptoms).

Cocculus indicus

Viele Symptome dieses Mittels wird man bei pseudopsorischen Patienten vorfinden. Die Menstruation ist zu früh und zu reichlich. Es bestehen Blutungen beim Aufstehen, das Blut kommt in Güssen. Bei diesem Mittel sind die Menses auch sehr spärlich, oft nur einige Tropfen schwarzes oder sehr dunkles Blut und gewöhnlich geronnen. Es besteht oft eine Leukorrhoe an Stelle der Menses. Große Schwäche im Rücken mit krampfartiger Kolik; Krämpfe in der Brust und auffallend hysterische Symptome (Minton); Menses mit großer Übelkeit; starker Schwindel und Irritation des Rückenmarks. Es besteht ein schmerzhafter Druck mit krampfartigem Schmerz in der Brust und großer Übelkeit. Heftige Krämpfe tief im Abdomen während der Menses. Sie ist so schwach, daß sie kaum gehen kann; *Schmerzen im Hinterhaupt während der Menses mit Schwindel, Übelkeit, wenn sie aus liegender Stellung aufsteht oder in einem Zug oder einer Kutsche fährt*. Erbricht Saures. Sie hat einen trockenen, ermüdenden, laryngealen Husten während der Menses; es paßt für hellhaarige Frauen von lebhafter Art, die an uterinen und nervösen Beschwerden leiden; immer voller Sorgen und eingebildeter Furcht. Ein anderes Symptom ist uterine Kolik mit einem Empfinden, als ob im Bauch scharfe Steine aneinander reiben würden (Coloc.). Blähung des Abdomens mit scharfen, schneidenden, zusammenziehenden, kolikartigen Schmerzen und spärlichem Blutfluß; heftiger, krampfartiger Schmerz in der Cervix mit krampfartigen Schmerzen in der Brust; Ohnmacht und Übelkeit.

Coccus cacti

Syko-psorisch. Menstruation zu früh und zu reichlich. Es ist ein weiteres Blutungsmittel. Diese Patientinnen scheiden große Klumpen aus, haben eine plötzliche Unterdrückung der Menses um den zweiten Tag herum, mit einer Art vikariierender Menstruation; reichliches Speien von dunklem Blut, wenn die Menses aufhören; Harndrang während der Menses mit Ausscheidung von großen, schwarzen Klumpen. Der Urin hat ein Ziegelmehlsediment (Sep., Phos., Lith.). Brennende, pulsierende oder schießende Schmerzen in der Schamgegend während der Menses. Die Schamgegend ist außerordentlich empfindlich. Sie kann am Genitale keine Monatsbinde vertragen (Lach., Plat.), starker Hunger mit leerem Aufstoßen; große Mattigkeit und Müdigkeit mit Neigung zum Schwitzen bei der leisesten Anstrengung. Allgemeine Wirkung auf die Schleimhäute, Larynx, Harntrakt und Nervensystem.

Coffea cruda

Coffea ist ein antipsorisches Mittel. Menses zu reichlich, zu langdauernd, dunkle Farbe und begleitet von großer nervöser Erregung, außerordentliche Empfindlichkeit der Sexualorgane mit wohllüstigem Jucken. Geschärfte Empfindlichkeit der Sinne; nervöse Erregtheit, es bestehen nur Gemütssymptome. Große Hyperästhesie aller Sinne, des Gehörs, des Sehens, des Riechens, der Berührung; sie sind alle äußerst feinfühlig. Sie ist voller phantastischer Ideen und hat ein angeregt überhöhtes Vorstellungsvermögen; ihre Schmerzen und all ihre Symptome werden vom Gemüt her vergrößert; ein Maulwurfshügel wird zu einem großen Berg. Ihre Beschwerden stammen von übermäßiger Freude, exzessivem Gelächter, Zorn, enttäuschten Liebschaften, Furcht oder von Kaffeegenuß. Während der Menses wimmert und stöhnt sie; hat Angst, sie wird sterben; weint, während sie sich beklagt (Puls., Ign.), ihre Schmerzen sind unerträglich, mit großer Gemütserregung, und sie hat schwere Kolikanfälle, starke Schlaflosigkeit während der Menses, liegt die ganze Nacht wach, kann dafür keinen Grund angeben, einfach unfähig die Augen zu schließen und einzuschlafen. Dieses Mittel paßt auf nervöse, sanguinische Frauen. Verschlimmerung durch Berührung, Kontakt, Bewegung und frische Luft.

Colchicum autumnale

Antisykotisch. Angezeigt bei gichtischen und rheumatischen Ausdrucksformen der Sykosis, besonders wenn die Verdauung so gestört ist, daß sich eine harnsaure Diathese entwickelt. Menses zu früh und spärlich oder es kann eine Unterdrückung der Menses bestehen, während rheumatischer oder gichtischer Anfälle, Metastasierung in innere Organe; häufige Unterdrückung der Menses; es wirkt auf das Periost und die Synovialmembranen. Der Urin ist dunkel, spärlich, sieht aus wie Bier und hat ein weißes Sediment. Alle Symptome sind verschlimmert bei kaltem, feuchtem Wetter und oft schlimmer an solchen Tagen im Sommer (Dulc.). Sie ist überempfindlich gegen Gerüche, besonders jene von gekochten Speisen. Es besteht Übelkeit durch Riechen von gekochten Speisen, nicht nur während der Schwangerschaft. Starke Blähung des Abdomens während der Menses; Kolik mit Empfindlichkeit und Wundheit; schlimmer durch Kälte, Essen und Bewegung. Sie hat Herbstdiarrhoen und Dysenterien, die auftreten, wenn die Nächte kalt werden; Stühle sind blutig, geleeartig oder weißer Schleim mit starkem Tenesmus; der Stuhl nimmt, wenn er kalt wird, oft eine geleeartige Konsistenz an; Brennen im Magen oder er ist eiskalt mit vielen auftreibenden Blähungen; großes Schweregefühl im Körper, besonders in den Füßen. Müdes Gefühl in den unteren Extremitäten und den Füßen.

Colocynthis

Syko-psorisch. Unterdrückung der Menses durch Ärger oder Verdruß. Alle Schmerzen haben krampf- oder kolikartigen Charakter. Heftige, krampfartige Schmerzen während der Menses, zieht deswegen die Beine an bis zum Abdomen; Schmerzen im linken Ovar, als würde es in einen Schraubstock gepreßt; kolikartige Schmerzen im Abdomen, die anfallsartig kommen, die sie sich zusammenkrümmen lassen und an Schwere zunehmen. Heftiges Schneiden im Abdomen, besser durch starken Druck mit den Händen und schlimmer durch sanften Druck; besser durch Wärme, wie z.B. heiße Anwendungen, heiße Auflagen oder Umschläge. Am Höhepunkt der uterinen Schmerzen wird ihr übel und sie muß sich erbrechen. Die Schmerzen sind greifend, als würden die Teile von einer Hand ergriffen (Cact.).

Fall 1: Mrs. B., 20 Jahre alt, ungefähr 64 kg schwer; fand ich liegend im Bett mit angezogenen Beinen und einer heißen Wärmflasche vor, die sie sich mit all ihrer Kraft auf den Bauch drückte. Sie stöhnte und seufzte vor Schmerz; immer wieder richtete sie sich auf, lehnte sich nach vorne und drückte mit ihren Händen auf den Bauch; die Menses hatten gerade begonnen. Colocynthis 30. Potenz brachte ihr innerhalb von wenigen Minuten Linderung und sie nahm nach einigen Stunden die Hausarbeit wieder auf.

Fall 2: Alice H., 40 Jahre, Witwe. Fand ich vor, wie sie während der Menstruation unter schweren, kolikartigen Schmerzen im unteren Abdomen litt. Diese Schmerzen waren schneidend, kolikartig, kamen anfallsweise, nahmen an Heftigkeit zu, und wenn die Schmerzen am schlimmsten waren, war ihr übel; besser durch Hitze und Druck auf die schmerzhaften Teile. Sie hatte Durchfall mit gelblich wäßrigen Stühlen und die Eingeweide begannen sich zu bewegen, wenn die Schmerzen heftig wurden.

Conium maculatum

Conium ist ein tief wirkendes Mittel. Es heilt auch dann noch, wenn alle Miasmen vorhanden sind, wirkt aber besonders in jenen Fällen, in denen eine erworbene Sykosis eine bösartige Erkrankung hervorruft. Z. B. erwirbt eine Frau die Sykosis von ihrem Ehemann; der Uterus erkrankt und wird mit lokalen medizinischen Spülungen behandelt oder, was noch wahrscheinlicher ist, wurde wegen Subinvolution, eine Folge der Sykosis, kürettiert und entwickelt von da an Krebs. Conium ist früh angezeigt, wenn sich Blutungen einstellen oder bei einem ständig blutigen Ausfluß von äußerst widerlichem Geruch. Menstruation zu früh und schwach oder zu spät und spärlich. Der Ausfluß ist schmutzig, übelriechend, bräunlich gefärbtes Blut. Die Menses und die meisten Beschwerden dieses Mittels sind schmerzlos. Bei den meisten Erkrankungen sind die Lymphdrüsen früh mitbetroffen. Symptome: Zittern, Schwäche mit Schwindel, Schwindel schlimmer beim Drehen im Bett; vom Gemüt her ist sie traurig, schwermütig, niedergeschlagen, unglücklich, hat wenig Interesse an den Dingen. In ihren Bewegungen ist sie langsam, passiv, oft grenzen ihre Symptome an Lähmungen. Während der Menses schwellen die Mammae an, werden wund, empfindlich, hart und oft schmerzhaft. Die Menses machen die äußeren Genitalien wund und erzeugen heftigen Juckreiz. Sie fürchtet sich allein zu sein, meidet aber Gesellschaft, ist sehr leicht erregt und hat im Frühstadium der Erkrankung Gedächtnisverluste (Nat-m.). Gesicht erdfarben, gelblich, fahl, bleich oder krank aussehend. Dieses Mittel ist geeignet für Frauen mit straffer Faser, die nervös und leicht erregt sind, für Beschwerden alter Jungfern in der Menopause, bei Verhärtungen und bösartigen Erkrankungen.

Crocus sativus

Dies ist ein syko-psorisches Mittel, seine menstruellen Erscheinungen aber sind auffallend sykotisch. Menses zu früh, zu reichlich, schwarz, klumpig; kleine Klumpen (groß, Chin. und Sabin.); Gefühl, als ob die Menses in einigen Stunden erscheinen würden. Sie hat Koliken und ein Gefühl des Nachuntendrängens im Bereich der Sexualorgane. Druck in die Schamregion mit starker sexueller Erregung. Menses kommen in fibrösen Klumpen oder in langen Fäden. Die Menses werden dunkel, klumpig oder fädig ausgeschieden; großer Aufruhr im Abdomen während der Menses, nicht selten ein Gefühl, als wäre etwas Lebendiges im Abdomen (Thuj., Lyc.); Abort im 3. Monat. Gemütssymptome: Unangenehme Stimmung; sie singt, lacht, tanzt, pfeift, möchte jeden küssen (Hyos.). Schlecht gelaunt, traurig und ängstlich oder sehr ausgelassen; große Schwäche mit Herzklopfen; Blutungen aus allen Körperöffnungen mit oder ohne Schmerz; Gefühl bei Bewegung des Kopfes als ob das Gehirn locker wäre.

Crotalus horridus

Dies ist ein sykotisches Mittel. Es ist angezeigt in bösartigen oder besonderen Fällen, mit Anämie, gelbem Gesicht, gelbsüchtiges, bleiches und wächsernes Aussehen; wegen Anämie bleiben die Menses lange Zeit unterdrückt (Ferr., Mang.); schwere Formen vicariierender Menstruationen; dunkles, flüssiges Blut sickert aus den Ohren, den Augen, der Nase, dem Zahnfleisch und den Zähnen. Die Menses fließen kontinuierlich, entweder dunkel und klumpig oder dünn und flüssig ohne Tendenz zu klumpen (Naja, Lach., Elaps., Carb-v.). Bösartige Erkrankungen (Con., Ars.) und puerperale Zustände (Sec.). Sie blutet aus allen Körperöffnungen, auch aus dem Uterus. Angezeigt bei sykotischen Krankheiten, menstruellen Beschwerden, typhoiden oder ans Bett fesselnden, septischen Fiebern, Aborten, septischen Vergiftungen und puerperalen Zuständen.

Begleitsymptome: Furchtbare Träume von Mördern, Leichen, Friedhöfen usw. (Lach., Lac-c.).

Gesicht wie betrunken, leichenhaft aussehend; verlangt nach berauschenden Getränken;

Verschlimmerung nach dem Schlaf (Lach.); sie schläft sich in die Verschlimmerung hinein; alle Ausflüsse riechen widerlich, sind flüssig, schwarz, kontinuierlich, der Charakter der Krankheit ist rasch und bösartig.

Croton tiglium

Antisykotisch. Menses spärlich, oft in Verbindung mit einer erschöpfenden Diarrhoe; choleraartige Form der Menstruation mit Übelkeit und Erbrechen (Verat., Cupr.). Stühle wäßrig, gelb, gußartig; schlimmer durch Essen und Trinken. Heftiges Jucken an den Genitalien während der Menses; bläschenartiger Hautausschlag an den äußeren Genitalorganen während der Menses (Rhus-t.); Hautausschläge brennen, jucken. Ziehender Schmerz in den Brustwarzen, als ob etwas daran ziehen würde (Kent). Während der Menses ziehender Schmerz im Nabel oder Uterus. Der Hautausschlag und die Diarrhoe wechseln sich oft ab, ist das eine besser, verschlimmert sich das andere. Heftiges Jucken der Genitalorgane, besser durch sanftes Reiben und Kratzen. Beim Saugen des Kindes Schmerz von der Brustwarze hindurch bis in das Schulterblatt.

Cubeba

Antisykotisch. Menses spärlich, verzögert oder unterdrückt; Menses zu früh; Leukorrhoe vor den Menses; die Menses bestehen größtenteils aus Leukorrhoe, gelblich, grünlich, sehr scharf und widerlich riechend, erzeugen ein sehr heftiges Erythem an der Innenseite der Oberschenkel; Pruritus vulvae oder eine schwere Urethrovaginitis während der Menses; Uterus schmerzhaft; starkes Verlangen nach Geschlechtsverkehr während der Menses; Urin oft eiweißhaltig und blutig. Verlangen nach Orangen, sauren Früchten, Zwiebeln, Nüssen, Weinbrand und Stimulanzien. Während der Menses zerrende Schmerzen in den Ovarien, schlimmer im rechten Ovar. Dieses Mittel wirkt vornehmlich bei cholerischen Temperamenten mit einer Gonorrhoe im ersten und zweiten Stadium. Es ist infolge des gonorrhoischen Giftes manchmal bei Dysmenorrhoe angezeigt und befällt den gesamten Urogenitaltrakt. Schlimmer bei Nacht, besser bei Bewegung.

Cuprum metallicum

Anti- und pseudopsorisch. Menses zu spät und zu lange dauernd. Unterdrückung von Fußschweiß oder Schweiß im allgemeinen. Vor den Menses heftiges Herzklopfen, Dyspnoe, Blutdrang zum Kopf, Übelkeit, Erbrechen, Durchfall und krampfartige Bewegungen der Extremitäten, mit Muskelkrämpfen, Krämpfen in den Extremitäten und im Abdomen. Menses mit Übelkeit und Erbrechen. Erbrechen gelindert durch Trinken von kaltem Wasser im Gegensatz zu Arsenicum; metallischer Mundgeschmack; Gesicht blaß oder bläulich; Lippen blau oder erdfarben. Dysmenorrhoe mit choleraartigen Durchfällen; Krämpfe, Kontraktionen und Konvulsionen der Muskeln. Tonische Kontraktionen der Hände und Füße; Extremitäten werden heftig angezogen, schreit heraus, wenn die Krämpfe kommen; Dysenterie mit

Reiswasserstühlen; das Gesicht – ein Bild der Furcht; Todesfurcht (Ars.); Krämpfe beginnen oft in den Fingern und Zehen. Hysterische und nervöse Symptome geben oft ein bezeichnendes Bild ab. Angezeigt bei jungen Mädchen, die gerade zu menstruieren beginnen (Acon., Bell., Puls., Nux-v., Verat., Gels., Bov.), oder bei denen die Menses durch Naßwerden im Regen oder durch Baden und Zu-lang-im-Wasser-bleiben unterdrückt wurden; anämische und chlorotische Zustände.

Cyclamen

Menses zu oft und zu reichlich; sie können auch unterdrückt sein oder spärlich und schmerzhaft. Die Menses sind schwarz, klumpig und gelegentlich membranös. Schmerzen wie Wehen, begleitet von Blähungen in den Eingeweiden; während der Menses fühlt sich die Patientin besser (Puls., Cimic., Sep., Lach. und Sulph.). Es geht ihr schlechter in kalter Luft; weinerlich während der Menses, ohne ihr Erleichterung zu bringen (im Gegensatz zu Puls.). Menses unterdrückt, mit Schwindel, Kopfschmerz, Melancholie, Herzklopfen, Appetitverlust und Verlangen allein zu sein. Nach den Menses Anschwellen der Brüste und Milchsekretion; membranöse Dysmenorrhoe bei Blonden. Patientinnen, die zu Leukophlegmasie Anasarka bei innerer Entzündung neigen, die während der Menses an Ohnmachtsanfällen und starker Frostigkeit leiden. Dumpfe Scheitel- oder Hinterhauptkopfschmerzen, welche sich durch Baden in kaltem Wasser bessern. Zunge ist weiß belegt; Geschmack faulig oder schal; Gefühl, als würde Luft aus den Brustwarzen strömen. Verschlimmerung abends und durch Ruhe, Kälte, Hinsetzen, in frischer Luft, bei Anstrengung und Müdigkeit. Es geht ihr besser beim Gehen und durch Wärme.

Erigeron canadensis

Menses verfrüht und reichlich, begleitet von heftiger Rektum- und Blasenreizung; oft Diarrhoe und Dysurie am Beginn der Menses; krampfartige, kolikartige Schmerzen; Menses reichlich, hellrot und schlimmer bei jeder Körperbewegung. Blutung nach der Geburt oder heftige Blutungen nach einem Abort; ständiger schmerzloser Blutfluß in der Schwangerschaft. Bleich und schwach bei starken Blutungen, Nasenbluten, Zahnfleischbluten und Blutungen aus dem Mund, hellrot. Während der Menses heftiger Schmerz im unteren Brustwirbelbereich; wenig temperamentvoll und sehr schlaff. Verschlimmerung durch Bewegung und bei Regenwetter.

Eupionum

Menses zu früh, reichlich, dünnflüssig. Während der Menses große Reizbarkeit und Abneigung sich zu unterhalten (Nux-v., Cham.); Völle- und Druckgefühl im Kopf; Stiche in der Brust; Schwindel; Dinge vor ihr werden plötzlich schwarz (China). Rückenschmerzen sehr heftig, gelindert durch starken Druck gegen etwas Hartes, Schmerz strahlt vom Rücken ins Becken aus, Verschlimmerung durch Bücken (Rhus-t.). Rückenschmerzen immer schlimmer, wenn die Leukorrhoe beginnt, die scharf und außerordentlich reichlich ist.

Ferrum metallicum

Die Menses dieses Mittels können entweder spärlich und verspätet oder reichlich und zu früh sein, aber wir denken gewöhnlich an Ferrum bei reichlichen und verlängerten Menses, die blaß und flüssig wie Wasser sind. Oft sind sie intermittierend, blaß und wäßrig oder sie können unterdrückt oder verzögert sein. Sie können flutartig in Verbindung mit kolikartigen Schmerzen und mit erregtem Kreislauf auftreten, Rötung des Gesichts im Wechsel mit Blässe. Die Patientin hat oft eine Blutfülle im Gesicht, aber es ist eine falsche Blutfülle. Das Gesicht ist gerötet, als ob sie Stimulanzien genommen hätte. Blutung gefolgt von einer verlängerten Sickerblutung, Herzklopfen, mehr oder weniger Atemnot, allgemeine Schwäche und Mattigkeit. Es ist ein typisches tuberkulöses oder pseudopsorisches Mittel; all seine Erscheinungsformen sind tuberkulös. Menses unterdrückt oder bei jungen Mädchen, die erst mit 17 oder 18 Jahren ihre Menarche bekommen, die eine tuberkulöse Färbung haben. Hektische Zustände und rasche Entwicklung einer Lungentuberkulose. Es dauert oft lange, bis sich der Blutfluß einstellt. Während der Menses Blutandrang zum Kopf mit kongestiven Kopfschmerzen. Der Blutfluß läßt nach, um dann wiederzukehren; Müdigkeit mit Verlangen sich hinzusetzen oder hinzulegen. Wenn sie nach Blutungen aus dem Liegen aufsteht (China), verdunkelt sich alles oder es wird ihr schwarz vor Augen; Schwindel beim Herabsteigen oder beim Überqueren eines Flusses; ödematöse Schwellung an Händen, Füßen und im Gesicht. Es geht ihr schlechter im Stehen (Sulph.); schlechter in Kälte, bei feuchtem Wetter; besser durch Wärme, Sitzen oder Hinlegen, bei sanfter Bewegung. Paßt für ausgesprochen chlorotische Frauen, bei denen eine Tendenz zur Anämie mit häufigem Erröten des Gesichtes besteht.

Gelsemium

Antisykotisch. Dieses Mittel ist das Aconit der Prärie; in und um Chicago herum finden wir Aconitum bei Fiebern selten angezeigt. Rhus-t., Ferr-p., Gels. oder Bell. sind bei fieberhaften Zuständen häufiger angezeigt. Beinahe alle seine Erkrankungen haben einen sykotischen Anstrich und fieberhafte Zustände. Die Menses sind bei diesem Mittel oft sehr verzögert oder unterdrückt. Menses mit Konvulsionen oder unterdrückt mit starkem Schmerz im ganzen Körper; Schmerz an der Gehirnbasis; Fieber; muskuläre Erschöpfung; eine allgemeine Wundheit, Schmerzhaftigkeit und Lähmigkeit. Menses mit Kongestionen zum Kopf; Gesicht rot, hohes Fieber; Puls weich und langsam, mit scharfen, wehenartigen Schmerzen in der Uterusregion. Menses unterdrückt durch peinliche Verlegenheit, Schock, Furcht oder plötzliche Überraschungen; große Erwartungsangst oder außerordentliche Freude lösen die Menses zu früh aus. Menses erscheinen zu früh bei Grippe, Menses mit Fieber, Diarrhoe, rotem Gesicht, schmerzhafte, anhaltende Zustände im ganzen Körper; mit großer Schwere der Glieder, Delirium; mit einem schlummernden und schläfrigen Zustand der Sinne (Bell., Op.). Sie ist oft sehr gereizt. Menses begleitet von einem wilden, verrückten Gefühl im Kopf, abwechselnd mit Schmerzen im Uterus; Schmerz im Hinterkopf zieht sich dahin oder breitet sich über den ganzen Kopf aus. Linderung durch Ausscheidung großer Mengen Urin (Ign.). Schmerz im Uterus, als würde er mit der Hand gequetscht, vollständige Erschlaffung der gesamten Muskulatur, mit Zittern des Körpers. Geeignet für nervöse, rheumatische, erregbare Frauen. Oft angezeigt bei Menschen, bei denen sich eine tuberkulöse Verfärbung mit dem sykotischen Element vermischt, egal ob die Sykosis vererbt oder erworben wurde.

Glonoinum

Anstelle der Menses starker Blutdrang zum Kopf mit pulsierenden und wogenden Empfindungen. Zerrende Schmerzen im Kopf; Wogen des Blutes zum Herzen hin; starke Zirkulationsstörungen während der Menses; Völlegefühl im Herzen; Gefühl, als wäre das Herz zu groß; Gesicht dunkelrot; Puls voll und schnell; Arterien wie Kordeln erhaben mit sichtbarem Pulsieren; Erbrechen mit kalten Extremitäten; Gesicht und Kopf heiß, gerötet, oft purpurfarben; Verschlimmerung durch Hitze und nach Einnahme von Stimulanzien; Besserung durch Kälteanwendungen, Ruhe und Druck. Geeignet für blühende, plethorische, sanguinische, nervöse Temperamente um die Zeit der Menopause und für Störungen und Kongestionen zum Gehirn mit den oben erwähnten Symptomen.

Gossypium herbaceum

Menses verzögert, spärlich, wäßrig, begleitet von stechenden Schmerzen in den Ovarien und ziehenden Schmerzen im Uterus. Der Mensesfluß dauert nur einen Tag und ist wäßrig, bleich und spärlich; Wundheit in der Vulva und an den Oberschenkeln, wenn die Menses dünn und wäßrig sind. Die Schmerzen springen von Ort zu Ort (Calc-p.); während der Menses große Unruhe mit häufigem Seufzen, manchmal Übelkeit und Erbrechen. Es ist ein

Mittel, an das man bei Übelkeit in der Schwangerschaft am frühen Morgen denken sollte.

Graphites

Pseudopsorisch, sehr bestimmt in all seinen Wirkungen. Es hat wie alle pseudopsorischen Mittel eine große Neigung zu Blutungen; oft vikariierend und meist venös. Menarche verzögert, Menses verspätet, spärlich, dick, schwarz, gelegentlich wäßrig. Menstruation unterdrückt mit Blutfluß aus dem Anus. Große Müdigkeit und Schlaffheit mit Schwere der Glieder während der Menses. Heftige kolikartige Schmerzen im Epigastrium, als würde es in Stücke gerissen. Schwere wie von einem Gewicht im Anus. Juckende Flecken hier und da, an wechselnden Körperstellen; Wundheit an den Geschlechtsteilen zwischen den Oberschenkeln, Pusteln und Pickel. Die Nägel werden dick und gekrümmt; die Finger sind aufgesprungen und haben Fissuren, die bluten oder es sickert ein dickes, honiggelbes, klebriges Serum hervor. Die Haut der Hände ist sehr hart, dick und rauh mit Fissuren. Vikariierende Blutungen aus der Nase oder Speien von Blut anstelle der Menses oder blutende Haemorrhoiden, zeitweise sehr reichlich. Zeitweise besteht während der Menses eine brennende Empfindung auf dem Scheitel oder an den Fußsohlen (Sulph.); Voluminöse Stühle, hart, knotig, bedeckt mit einem weißen, schlammigen Schleim (Alum.). Vom Gemüt her ist der Graphites-Patient traurig, verzweifelt; denkt an den Tod oder, daß sich etwas Schreckliches ereignen wird (Cimic.). Angst um ihr seelisches Wohlergehen. Die Haut ist rissig hinter den Ohren, an den Lippen, an den Mundwinkeln, der Nase, den Fingern, den Zehen, usw. Geschmack salzig, sauer oder bitter. All ihre Symptome sind verschlimmert während der Menstruation oder durch Kälte, außer den Hautsymptomen. Geeignet für tuberkulöse Frauen, wenn eine Tendenz zur Fettsucht, Hautausschlägen und venösen Stauungen besteht.

Gratiola officinalis

Die Menses sind gewöhnlich zu früh und zu reichlich, begleitet von schießenden Schmerzen in der Brust, besonders in der rechten Mamma (Con.). Es besteht ein Druck in der Stirn oder Völlegefühl im Kopf; brennende Hitze im Gesicht, dennoch sind Füße und Hände kalt, Hunger – jedoch ohne Appetit. Kältegefühl im Abdomen; gelblichgrüne Diarrhoe.

Hamamelis virginica

Pseudopsorisch in seiner Wirkung. Dies ist ein hervorragendes venöses Mittel; venöse Blutfülle; venöse Stagnation; Thrombosierung der Portal-

und der großen Venenzentren. Menses reichlich; dunkles venöses Blut; Menses fließt tagsüber, während die Patientin sich bewegt und die Blutzirkulation anregt und antreibt, nachts aber, wenn die Patientin ruhig ist, kommen die Menses zum Erliegen. Passive, nicht gerinnende Uterusblutung oder schwarzer, reichlicher, ständig anhaltender Blutfluß. Vikariierende Menses; an den unteren Extremitäten vergrößerte und sehr hervortretende, variköse Venen. Aktive Blutung; Blutfluß hellrot; selten irgend ein Schmerz während der Blutungen; während der Menses fühlt sich das Kreuz an, als ob es brechen würde; müdes, abgeschlagenes Gefühl in den unteren Extremitäten infolge der venösen Stauung. Große Mattigkeit und Müdigkeit. Wundes, gequetschtes Gefühl im Abdomen. Bei Blutungen aus der Nase besteht Engegefühl im Nasenrücken. Geschmack metallisch oder nach Messing.

Helonias dioica

Pseudopsorisch und syko-psorisch. Menses gewöhnlich dunkel, passiv fließend, übelriechend, geronnen, reichlich und erschöpfend. Die Schmerzen sind scharf, schneidend und strahlen vom Uterus zum Rücken hin aus. Starke flutartige Blutungen während des Klimakteriums, begleitet von schweren uterinen und ovariellen Schmerzen. Angezeigt nach gehäuften Geburten, bei Atonie des Uterus; ausgeprägte Fälle von Subinvolution und Fehllagen z.B. Retroversion des Uterus usw., Frauen, die durch harte Arbeit aufgezehrt sind; auch Frauen, die durch lässigen und luxuriösen Lebenswandel geschwächt sind; die an Uterusprolaps und uteriner Atonie leiden. Großes Wundheitsgefühl des Uterus mit dem Empfinden eines schweren Gewichtes (Sep.). Nimmt den Uterus wahr; als wäre ein drängendes Gewicht darin; fühlt, wie er sich bewegt, wenn sie ihren Körper rührt. Bei der Prüfung dieses Mittels bestanden starke uterine Blutungen mit starkem Rückenschmerz. Der Blutfluß ist passiv, gerinnend, übelriechend; Aussehen gelblich fahl und erdfarben. Während der Menses besteht große Müdigkeit, Mattigkeit, Schwäche, Schwere, Schlaffheit und Schläfrigkeit. Dysmenorrhoe bei zarten, empfindlichen Frauen mit schlaffer Faser oder solchen, die chlorotisch sind.

Verschlimmerung durch Bewegung, Stehen während des Klimakteriums und durch Kleiderdruck.

Besserung bei geistiger Beschäftigung, Ablenkung.

Hyoscyamus niger

Antipsorisch. Menses reichlich, hellrot, zu spät; oft unterdrückt mit muskulärer Erregung; geistige Anomalie und krampfartige Symptome; Konvulsionen und Kontraktionen der Muskulatur; Menses beginnen mit Konvulsionen; Rucken und Zucken der Muskeln. Manchmal besteht Fieber, Delirium, große Gemütserregung: Sie redet die ganze Zeit; ist voller Illusionen und Halluzinationen; stellt sich alles mögliche vor; argwöhnisch, eifersüchtig, redet oder ruft nach eingebildeten Leuten; betet; schimpft in der einen Minute um in der nächsten ungestüm zu lachen; zupft an der Bettdecke; murmelt mit sich selbst; zerreißt die Kleider; möchte nackt herumgehen; entblößt die Sexualorgane. Bei Hyoscyamus niger haben wir es mit einer schweren, manischen Form der Dysmenorrhoe oder Amenorrhoe zu tun. Die Patientin ist gewalttätig, tritt mit den Füßen, schlägt, beißt und redet in einem fort; sie ist lüstern oder erotisch. Während der Menses oder wenn sie, wie bei Hauterkrankungen, unterdrückt sind, besteht eine Manie. Sie hat während der Menses oder bei drohenden Gehirnerkrankungen, heftiges sexuelles Verlangen. Sie hat einen kurzen, trockenen, kitzelnden Husten (Rhus-t.); hustet bis sie erschöpft ist. Reichliche Ausscheidung von blassem Urin während eines [Krampf-]Anfalls; es besteht große, geistige und nervöse Erregung immer während der Menses. Sie fällt plötzlich, einen Schrei ausstoßend, hin; sie fürchtet, allein gelassen oder vergiftet zu werden. Ihre Augen funkeln, zucken, sind ständig in Bewegung; starrt wie aus Furcht; hat ein Zusammenschnüren im Rachen mit Unfähigkeit zu schlucken (Lach.). Dieses Mittel ist geeignet für nervöse, reizbare, erregbare Menschen von sanguinischem Temperament; für hysterische Menschen; für junge Mädchen kurz nach der Pubertät, deren Gemüt leicht aus dem Gleichgewicht gerät. Es ist hauptsächlich angezeigt bei tuberkulösen oder psorischen Patienten.

Ignatia

Antipsorisch. Menses zu früh; Ausfluß übelriechend, dunkel, geronnen; dies trifft besonders zu nach großen Sorgen, starkem Kummer oder Furcht. Unterdrückung durch Kummer, große Freude oder unerwartet gute oder schlechte Neuigkeiten. Es ist eines der Mittel, das Herzen brechen kann. Es trifft oft auf nervöse Zustände zu – eine Reaktion auf übergroße Freude oder Sorgen. Es ist bei jenen höchst empfindlichen Frauen angezeigt, die leicht in einen hysterischen Zustand geraten; sie scheinen in Ordnung zu sein, bis ihr Gemüt gerührt wird und sie sich in einer ungewöhnlichen seelischen Anspannung befinden, so daß sie alle daran zerbrechen. Sie leiden, mit anderen Worten, an einer hysterische Diathese; übermäßige Anforderungen rufen in ihnen den Ignatiazustand hervor. Die Menses sind begleitet von uterinen Krämpfen oder krampfartigem Schmerz, der sich auf Druck bessert. Die Patientin seufzt ständig und weint oft; der kleinste Widerspruch reizt sie; sie hat Schluckbeschwerden, als ob ein Kloß im Hals stäke; sie hat einen nervösen, wunden Rachen; sie ist mürrisch, ärgerlich und weint dennoch leicht. Ihre

Symptome wechseln ständig von Gemüts- zu körperlichen Symptomen und umgekehrt. Sie hat alle möglichen lebhaften Phantasien; schlimmer, wenn ihr etwas in die Quere kommt oder ihr widersprochen wird; oft schlimmer während der Menses, nachdem sie in Gesellschaft war oder von der leisesten Erregung. Oft hat sie eine hysterische Geisteskrankheit (Hyos. – wirkliche Geisteskrankheit). Sie zittert; Zucken der Muskulatur; beklagt sich über ein Leeregefühl im Magen; seufzt und beklagt sich ständig; sie ist voller Schreck, Furcht, Ängsten, Besorgnis und allen möglichen eingebildeten Schwierigkeiten. Es geht ihr besser in Ruhe, beim Ausruhen und durch Wärme; wenn dieses Mittel aufhört zu wirken, denken wir an Natrium muriaticum.

Iodium

Jod ist bei allen Miasmen angezeigt, aber besonders beim tuberkulösen und syphilitischen. Die Menses sind frühzeitig, reichlich und die Patientin leidet sehr darunter. Sie können auch verspätet oder verzögert sein. Ist dies der Fall, leidet die Patientin an heftigem Schwindel und Herzklopfen. Die Menses sind gewöhnlich scharf, machen die Oberschenkel wund und ihnen folgt eine scharfe, schleimige Leukorrhoe. Während der Menses ist sie sehr hungrig . Es besteht große Müdigkeit, die sich verschlimmert durch Treppensteigen oder Besteigen einer Anhöhe (Calc.). Sie hat Blutungen mit schneidenden Schmerzen im Abdomen und Schmerz im Rücken und den Lenden; die Schmerzen strahlen vom rechten Ovar zum Uterus aus, das Ovar ist während der Menses sehr schmerzhaft und empfindlich. Während der Menses sind die Brüste viel kleiner als gewöhnlich (umgekehrt wie Con.); Leukorrhoe immer schlimmer während der Menses. Vom Gemüt her ist sie traurig und in melancholischer Stimmung; hat ein Gefühl, als hätte sie etwas vergessen; sehr reizbar; bewegt sich ständig umher. Gesicht dunkel, bräunlich, gefleckt wie Sepia. Eher bei tuberkulöser Diathese angezeigt. Es besteht große Reizbarkeit des gesamten Nervensystems; rascher Verfall der Körperkraft, chronische, langsame Form der Abmagerung und tiefe kachektische Zustände des Organismus. Es geht ihr besser nach dem Essen und wenn sie in Bewegung ist, ständig hungrig und schlechter in Ruhe oder bei heißem Wetter.

Ipecacuanha

Antipsorisch und pseudopsorisch. Oft angezeigt bei Magenreizung tuberkulöser Patienten und deren Blutungen. Menses reichlich, vorzeitig; kommt in einer Flut hellroten Blutes mit Übelkeit. Vor den Menses Übelkeit, oft mit Erbrechen, mit Schmerz und Hitze im Kopf. Schmerz im Bereich des Nabels mit großer Übelkeit und Erbrechen. Reichlicher Blutfluß, hellrotes Blut; dabei besteht ein schneidender Schmerz im Bereich des Nabels mit Übelkeit. Gesicht bleich, Hitze im Kopf, beständige Übelkeit, Ruhelosigkeit, allgemeine Kälte; sehr schwach, muß sich hinlegen, sobald die Übelkeit zunimmt. Schmerz und Druck auf den Uterus und das Rektum mit großer Übelkeit und Erbrechen. Blutung nach der Entbindung, hellrotes Blut, reichlich, kontinuierlich fließend mit Übelkeit und Erbrechen.

Kalium bichromicum

Große Angst und Schüchternheit vor den Menses; erschrickt leicht und ist ängstlich besorgt. Der Blutfluß ist fadenziehend und mit zähem Schleim vermengt; Schwellung und Jucken der Vulva. Manchmal ist der Blutfluß begleitet von Übelkeit und Erbrechen saurer Speisen, Schwindelgefühl und Blutdrang zum Kopf. Die Menses sind gelegentlich begleitet von schweren Kopfschmerzen, die mit Blindheit beginnen; passend für fleischige (fette) hellhaarige, blauäugige Frauen.

Kalium carbonicum

Antipsorisch und stark pseudopsorisch. Die Menses sind entweder zu früh, reichlich und langandauernd oder sie sind zu spät oder zu früh mit Anasarca und Aszites. Sie sind gewöhnlich bleich, können aber auch hell- oder dunkelrot sein; sie haben einen stechend scharfen Geruch und sind gerne scharf beißend, die Geschlechtsteile wundmachend, Papeln oder Bläschen erzeugend. *Sie fühlt sich eine Woche vor den Menses schlecht; erwacht müde* (Calc.), erschöpft, mit dem Gefühl, verbraucht und abgezehrt zu sein und mit ständigen Rückenschmerzen. Die Schmerzen sind im Rücken und im Abdomen. Der Schmerz im Rücken ist so, als würde er zerbrechen mit einem müden, ausgezehrten Gefühl; im Abdomen sind die Schmerzen kolikartig oder schießend. Während der Menses Erwachen um drei Uhr nachts ohne wieder einzuschlafen. Sie erwacht oft mit heftigen Kopfschmerzen und einem Schmerz im Rücken, als würde dieser zerbrechen; fühlt sich, als ob sie nicht geschlafen hätte. Sie ist verdrießlich, reizbar; sackartige Schwellungen über den Augen; fauliger Mundgeschmack, mit bitterem Aufstoßen; häufige Übelkeit, Rumpeln in den Därmen und eine zwickende Kolik. Menses bleich, scharf, die Oberschenkel wundmachend. Sie ist voller Besorgnis, Traurigkeit, Schüchternheit und hat starke Abneigung allein zu sein; Verstopfung während der Menses, trockene, voluminöse, schwer abgehende Stühle (Graph.); sie kann Nachtschweiß haben, trockenen, hackenden oder würgenden Husten, mit spärlichem, zähen Auswurf; Stiche in den Lungen mit Herzklopfen. Die bleichen Menses zeigen den anämischen Zustand des Blutes; die Haut ist gewöhnlich bleich; das Blut hat Mangel an roten Blutkörperchen; es besteht eine Tendenz zu Anasarca. Die ganze Zeit möchte sie sich hinlegen oder sitzen; der Rücken und die

Glieder sind schwach und ihr Körper scheint keine Kraft mehr zu haben. Angezeigt bei pseudopsorischen jungen Frauen, denen eine beginnende Phthisis droht oder für zusammengebrochene Frauen im fortgeschrittenen Lebensalter.

Kalium jodatum

Syphilo-psorisch; Menses verspätet; beginnen mit Frösteln; eiskalte Hände und Gesicht; heftiges Schaudern, Kolik, Diarrhoe, Krämpfe und heftiger, quetschender Schmerz, der sich in die Oberschenkel ausdehnt. Schmerzen wie gequetscht in den Leisten und im Kreuz; ständiges Verlangen zu Urinieren, welches aufhört, wenn der Urin zu fließen beginnt. Reichlich Speichel, oft blutig, zäh, nach Zwiebeln riechend. Heftiger Schmerz in den Knochen, schlimmer bei Nacht und besser bei Hitze; Besserung durch Bewegung und schlimmer durch Ruhe.

Kreosotum

Menses zu früh, zu lang andauernd und zu reichlich. Bevor der Blutfluß beginnt, besteht ein scharf riechender, blutiger Ausfluß, der Jucken und Brennen an den Teilen erzeugt, über die er fließt. Der Blutfluß ist gewöhnlich dunkel, geronnen, scharf und übelriechend; der Blutfluß ist intermittierend, stoppt und beginnt wieder (Sulph.); ständiges Frösteln; Schwellung, Hitze und Verhärtung der Labien mit wollüstigem Jucken tief in der Vagina und an den äußeren Geschlechtsorganen. Angezeigt bei alten Damen, blonden und empfindlichen jungen Mädchen, die schnell wachsen und sehr groß sind und dazu neigen, verzagt und reizbar zu sein.

Lac caninum

Antisykotisch. Menses zu häufig, reichlich, hellrot; bringt man das Blut ins Wasser, bilden sich lange Fäden; riecht wie Ammoniak; wenn es auf der Monatsbinde trocknet, färbt es sich dunkel- oder olivgrün; es läßt sich jedoch leicht auswaschen; der hellrote Blutfluß lindert den heftigen Schmerz im rechten Ovar (Lach., Zinc.). Die Menstruation scheint all ihre Symptome zu lindern; in der übrigen Zeit ist sie sehr hysterisch. Nach unten drückende Empfindung im Abdomen mit einem Gefühl, als würde der Inhalt des Beckens oberhalb der Symphyse herausplatzen. Sie kann keinerlei Gewicht (Druck) auf dem Abdomen ertragen (Lach., Bell.); während der Menses ist sie äußerst verzagt und ohne Hoffnung; denkt, sie sei unheilbar; hat furchtbare Träume von dunklem Wasser, toten Menschen, Schlangen, als ob sie von ihnen umgeben sei oder als kröchen sie über ihren Körper. Abdomen geschwollen, hart, empfindlich; die Brüste sind wund und empfindlich, oft mit harten Klumpen; Milchfluß während der Menses (Verat-v.). Große Hitze in der Ovarialregion während der

Menses; schlimmer im rechten Ovar, äußerste Wundheit und Empfindlichkeit im Uterus während der Menses, Schmerzen, als würden Messer oder Nadeln vom Uterus aus nach oben schießen; Menses zu früh, hellrot, kommt in Güssen, von klebriger Konsistenz; Brüste vergrößert und berührungsempfindlich. Angezeigt bei tertiärer Sykosis und bei Individuen mit einem äußerst empfindlichen Organismus, die außerordentlich nervös sind. Die Schmerzen wandern (unberechenbar) und die Symptome haben eine starke Tendenz, von einer Seite des Körpers zur anderen zu wechseln. Sie ist sehr vergeßlich und geistesabwesend; Verschlimmerung durch Stoß oder Bewegung.

Lac defloratum

Tuberkulös. Menses verzögert, dunkel, spärlich oder durch Halten der Hände in kaltes Wasser unterdrückt; Trinken von einem Glas Milch unterdrückte den Blutfluß bis zur nächsten Periode. Ein ziehender Schmerz über den Ovarien mit Druck im Uterus nach unten soll bei der Prüfung des Mittels oft vorhanden gewesen sein. Menses verzögert mit einer drängenden Schwere in der Ovarialregion; große Mattigkeit und sogar äußerste Entkräftung während der Menses. Hemikranie jeden Monat während oder nach den Menses bei bleichen, dünnen, anämischen, tuberkulösen Frauen zwischen dem 36. und 40. Lebensjahr. Ich habe eine Anzahl solcher Fälle mit diesem Mittel geheilt. Es hat einen der tiefsitzendsten Kopfschmerzen in der Materia Medica, die oft eine ganze Woche dauern. Der Kopfschmerz beginnt in der Stirn und strahlt zum Hinterkopf aus. Er ist berstend oder wird als hart und manchmal pulsierend beschrieben; beginnt früh am Morgen und ist gewöhnlich begleitet von Übelkeit, Blindheit, manchmal Erbrechen und wird durch Licht stark verschlimmert, ebenso durch Aufsetzen und durch Bewegung, besser durch Ruhe, Liegen im Dunkeln und Fasten. Das Gesicht wird bleich, die Lippen weiß und die Atmung ist verlängert und langsam. Sie hat kein Verlangen zu essen oder zu trinken oder in irgendeiner Weise gestört zu werden. Reichliches Urinieren bessert (Gels.), ebenso Ruhe, Ausruhen, Druck oder strammes Bandagieren und manchmal Hitze. Dieses Mittel paßt für dünne, große, tuberkulöse Frauen, die sehr anämisch, äußerst empfindlich und nervös sind.

Lachesis

Menses verzögert, spärlich, dunkel, sogar schwarz, klumpig, scharf; Schmerzen und allgemeine Beschwerden besser während der Menses. Schmerzen und allgemeine Beschwerden schlimmer auf der linken Seite des Körpers und nach dem Schlaf. Großes Verlangen nach frischer Luft während der Menses (Puls.); muß die Halsverschlüsse lockern und muß ihre Kleidung lose am Körper tragen. Heiße Blitze; Hitzewallung vor und manchmal auch während der Menses; Gemütssymptome bessern sich, solange die Menses fließen. Die Patientin neigt zu Argwohn und Eifersucht. Sie denkt, die Leute würden über sie reden. Das Gesicht ist oft gerötet, heiß oder gesprenkelt, fleckig, purpurfarben und sieht geschwollen oder aufgedunsen aus; sehr empfindlich auf Druck über der Uterusregion und dem gesamten Abdomen.

Lilium tigrinum

Anti- und pseudopsorisch. Menses während der normalen Zeit, gewöhnlich dick, dunkel, übelriechend und schlimmer, wenn sich die Patientin bewegt, hören auf, sobald sie sich hinlegt (Kreos., Mag-c.). Wenn sie während der Menses auf den Beinen ist, verspürt sie starken Drang nach unten in die Gebärmutterregion, mit einem Gefühl, als würde der gesamte Beckeninhalt aus demselben herausfließen (ähnlich wie Murx., Bell., Sep.), Erleichterung durch Druck mit der Hand gegen die Vulva oder durch Hinsitzen; Schwere in der Herzregion oder als würde das Herz in einen Schraubstock gequetscht. Erwacht am Flattern (Unruhe) des Herzens; heftiges Herzklopfen (Palpitationen), wenn sie auf der linken Seite liegt. Während der Menses Gefühl von Stoßen und Nachuntendrängen des Uterus mit einem scharfen Schmerz im linken Ovar, der entlang der Vorderfläche des Oberschenkels nach unten ausstrahlt. Das Nachuntendrängen im Uterus ist oft auf das Rektum oder die Blase ausgedehnt (Nux-v., Aloe, Sep., Bov.). Vom Gemüt her hat sie ein wildes, verrücktes Gefühl auf dem Scheitel (Cimic); weint leicht wie Puls., ist müde und furchtsam; andererseits ist sie geneigt, zu schlagen oder zu fluchen, Dinge in einer hastigen, ziellosen Art zu machen; fürchtet sich, allein zu sein; fürchtet, ihre Krankheit sei organisch und sie sei unheilbar; es geht ihr schlechter nach dem Essen, im Stehen, im Liegen auf der linken Seite; oft kommt das schon besprochene verrückte Gefühl vom Hinterkopf hoch, um sich dann am Scheitel festzusetzen. Wie Pulsatilla bevorzugt sie einen kühlen Raum und liebt es, in der frischen Luft zu gehen; aber Verschlimmerung durch Trost (Ign., Nat-m.); geeignet für nervöse, hysterische, blonde Frauen, die an Atonie des Uterus, an Lageveränderungen des Uterus, besonders an einer Retroflexion leiden; Herzbeschwerden infolge von uterinen Lageveränderungen oder von uterinen Reizungen. Vergleichbare Mittel sind Lilium, Sep., Bell., Podo., Plat., Helon., Murx., Nat-p., Cact. und Cimic.

Lobelia inflata

Antipsorisch. Menses zu früh und zu reichlich. Es ist manchmal angezeigt, wenn die Menses durch überlange Fieber, wie typhoiden, unterdrückt sind. Während der Menstruation heftige Schmerzen im Sacrum mit Fiebern; ausgeprägtes Schweregefühl in den Genitalorganen; heftige Schmerzen auf der rechten Gesichtshälfte und den Schläfen mit verzögerten Menses. Schwindsüchtige Patientinnen mit Gesichtsneuralgie. Reichlicher Speichel mit scharfem Geschmack; Trockenheit im Rachen mit häufigem Abhusten von schaumigem Schleim. Sie stößt eine saure Flüssigkeit aus dem Magen auf mit unaufhörlicher Übelkeit; Übelkeit mit reichlichem Wasserfluß aus dem Mund. Hysterisches Asthma mit flacher Atmung oder dem Verlangen, tief einzuatmen; große Wundheit, Schmerz und Empfindlichkeit im Sacrum und Schweregefühl und Druck gegen die Genitalien; Übelkeit und große Schwäche in der Gegend der Magengrube, ein Gefühl von einem Kloß im Hals oder in der Magengrube mit nervöser Dyspnoe. Alle Symptome sind besser am Abend.

Lycopodium

Dies ist ein kräftiges, antisykotisches Mittel, das so tiefwirkend ist, daß es, wenn angezeigt, in beinahe allen miasmatischen Zuständen des Organismus, sogar bei gemischten Miasmen oder bösartigen Erkrankungen heilend wirkt. Menses reichlich, gewöhnlich verspätet und von langer Dauer; der Blutfluß kann zeitweise dunkel und klumpig, zeitweise hellrot mit Serum gemischt sein. Große Traurigkeit und Melancholie begleiten oft die Menstruation. Bei Lycopodium bestehen immer heftige Blähungen im Abdomen, starke Flatulenz und Anhäufung von Gasen; bei diesem Mittel befindet sich der Organismus in einem wirklich harnsauren Zustand; gewöhnlich hat er eine Sykosis als miasmatische Grundlage. Große Völle im Abdomen, hervorgerufen durch jedes Essen; starke Gärung und Rumpeln im Abdomen; schlimmer auf der linken Seite; häufiges Aufstoßen mit Rumpeln und Luft im Abdomen; es besteht ein ständiges Gefühl von Sättigung; die kleinste Menge Nahrung, die eingenommen wird, erzeugt Unwohlsein, Völlegefühl, Luft, Rumpeln, Blähung und Rülpsen. Die Schmerzen sind im allgemeinen Folge von Luft und Blähungen des Colons, obwohl wir auch Schmerzen in beiden Ovarien beobachteten. Vor Erscheinen der Menses besteht ein nach unten drängender Schmerz, als würden die Menses erscheinen; der gleiche Schmerz kommt oft, nachdem die Menses aufgehört haben und die Leukorrhoe erscheint. Die Menses, ebenso wie die Leukorrhoe, erzeugen eine Schwellung; Jucken und Brennen der Schamgegend. Die Menses sind stärker am Nachmittag nach 16 Uhr. Begleitsymptome: Große Trockenheit der Vagina, häufiges, anfallsweises Frösteln (Fieber, Schüttelfrost) während der Menses; Entweichen von Luft aus der Vagina. Die Patientin ist mißmutig, traurig, will allein sein. Sie hat großen Zweifel an ihrem Seelenheil; hat ein gelbliches, blasses, erdfarbenes Aussehen, dunkle Ringe um die Augen, häufige Hitzewallungen (Röte) im Gesicht; ist immer hungrig, aber die geringste Nahrungsmenge erzeugt Unwohlsein im Magen und in den Därmen; roter Sand im Urin; Kurzatmigkeit und Herzklopfen durch Ansammlung von Gas im Magen und Abdomen; Verlangen nach frischer Luft (Puls.). Verschlimmerung: 16 Uhr, durch Essen von Austern, enge Kleidung, starke Gerüche, kaltes Essen; Besserung: von warmem Essen, warmen Getränken, Gehen, durch Ausziehen und Lockern der Kleidung.

Magnesium carbonicum

Syko-psorisch. Menses zu spät, dick und dunkel; Blutfluß stärker bei Nacht oder beim Gehen und Stehen; auch ist der Blutfluß zu spärlich, sogar unterdrückt; fließt mehr am Nachmittag, Menses verzögert; fließt in großen Klumpen. Das ist eines der wenigen Mittel mit Blutfluß, der bei Nacht stärker ist, ohne Schmerz. Bei einer typischen Magnesium-carbonicum-Dysmenorrhoe sind die Menses dunkel, dick, scharf, pechartig, zäh und lassen sich schwer aus der Wäsche auswaschen. Es besteht ein schneidender Schmerz in der Uterusregion oder ein kolikartiger, nach unten drängender Schmerz mit Druck auf das Becken oder ein Schneiden im Abdomen; den Menses geht oft ein wunder Rachen voraus (Lach., Bell.); Zahnschmerzen während der Menses (Sep.); Stuhl weich, wie Lehm oder Kitt und krümelig. Wenn Diarrhoen die Menses begleiten, dann ist der Stuhl typisch sykotisch. Grünlich, sauer riechend, schaumig, begleitet von einem schneidenden, kolikartigen Schmerz; große Ruhelosigkeit und Schwäche während der Menses; sie fühlt sich sehr müde (Calc., Kali-c.); viele ihrer Symptome sind leichter, wenn der Blutfluß sich einstellt (Lach.). Das Gesicht ist bleich, krank aussehend; Gefühl wie von getrocknetem Eiweiß im Gesicht, bitterer, saurer Geschmack; Durst auf saure Getränke, wie z. B. Limonade. Verschlimmerung: Alle drei Wochen, durch Ruhe, während der Menses und durch kalte Luft.

Magnesium phosphoricum

Menses acht Tage zu früh; menstruelle Kolik geht dem Blutfluß voraus; Schmerzen sind schneidend, ziehend, krampfend und intermittierend. Eine andere Art Schmerz, der bei membranöser Dysmenorrhoe auftritt, ist schießend, wie Blitze, kommt und geht plötzlich (Bell.), aber verschwindet nie vollständig. Die Schmerzen sind meist intermittierend und schlimmer auf der rechten Seite, ebenso durch Hinlegen; Schmerzen schlimmer im unteren Teil des Abdomens; sie sind häufig, kommen schockartig, schießend und anfallsartig bis der Blutfluß beginnt.

Rheumatische, membranöse Dysmenorrhoe. Starker Rheumatismus oder Neuralgien und Schmerzen in den Gliedern; Kribbeln in verschiedenen Körperteilen wie Elektroschocks; die Schmerzen sind oft so heftig, daß sie Ohnmacht erzeugen; die Kolik wird gelindert durch Zusammenkrümmen (Coloc.), durch Hitze oder äußerliche Wärme, durch Reiben; ein Schluck kalten Wassers löst oft die Kolik aus. Dumpfer Schmerz im Hinterkopf in das Gehirn ausstrahlend, besser durch Essen und durch Aufstoßen von Luft. Dumpf ziehender Schmerz in der Lumbalregion; Schmerzen besser durch sachte und ständige Bewegungen (Puls.).

Mercurius

Antisyphilitisch und pseudopsorisch. Menses immer zu reichlich und recht oft dunkel und klumpig; Menstruationsfluß oft zwischen den Perioden; der Menstruationsfluß erscheint schon 2 oder 3 Tage bevor er sich richtig einstellt. Während der Menses heftiges Schweregefühl in den Gliedern mit Angst. Atem sehr übelriechend; Wundschmerz der Zähne, fühlen sich wie zu lang und wie locker an. Das Zahnfleisch blutet leicht, die Zunge ist dick belegt und schlaff; blutiger oder metallischer Geschmack. Die Brüste vergrößern sich während der Menses und sind empfindlich, wund und geschwollen und enthalten Milch. In der Vagina und im Bereich der Labien sehr rauh und wund. Gesicht oft bleich, erdfarben und krank aussehend; allgemeine Ängstlichkeit und Besorgnis, schlimmer am Abend; fürchtet, ihren Verstand zu verlieren; ist verdrießlich, mürrisch und argwöhnisch. Starker Schwindel beim Liegen auf dem Rücken; der Kopf fühlt sich an wie in einen Schraubstock gezwängt und die gesamte Kopfhaut ist wund und schmerzhaft bei Berührung. Ziehen in den Leisten und im Unterbauch. Gelegentlich besteht Zittern im ganzen Körper, mit allgemeiner Schwäche und reichlichem Schweiß, der bei Nacht schlimmer ist.

Verschlimmerungen: Bei Nacht, bei Hitze, nach Schwitzen, in Bettwärme und während nassem oder stürmischem Wetter.

Mercurius corosivus

Menses zu früh, zu reichlich, mit Brennen und Hitze in den Genitalien; allgemein nützlich bei syphilitischen Erkrankungen. Bitterer, salziger oder metallischer Geschmack. Heftige Blasentenesmen mit Brennen in der Urethra; heftiger Tenesmus im Rektum und in der Blase, scheidet nur wenige Tropfen Urin auf einmal aus; blutiger Schleim mit heftigem Tenesmus; schreit vor Schmerz, sobald einige wenige Tropfen die Urethra passieren; schreckliche, schneidende, kolikartige Schmerzen während der Menses.

Millefolium

Millefolium ist pseudopsorisch; Menstruation reichlich, von langer Dauer, hellroter Farbe und schmerzlos. Obwohl die Bücher von kolikartigen Schmerzen berichten, habe ich diese Patientinnen nie über Schmerzen klagen gehört. Ich habe es häufig Frauen gegeben, die auffallend tuberkulös waren; einige von ihnen hatten Husten. Aber bei jeder Menstruation floß das Blut so stark, daß sie beinahe daran starben; vollständige Atonie des Uterus, kein Schmerz, keine Kontraktion; der Blutfluß steigert sich durch Bewegung und Anstrengung. Er ist immer stärker nach Anstrengung und kann auf den Uterus beschränkt sein, aber da dies eines der Blutungsmittel ist, hat es auch Blutungen aus den Lungen, der Nase und den Därmen immer von einer hellroten Farbe. Dieses Mittel versetzt nicht in Angst und Unruhe, wie man es bei vielen anderen Mitteln während heftiger Blutungen findet. Es besteht ein gewisser Druck in der Brust mit oft heftigem Herzklopfen. Oft ist ein verworrenes, dumpfes Gefühl im Kopf vorhanden und Husten mit Auswurf von Blut. Die uterinen Blutungen ähneln meiner Meinung nach Trilium mehr als jedem anderen Mittel, auf andere Art ähnelt es auch China. Das Blut ist hellrot und es klumpt, wenn überhaupt, sehr selten. Dieses Mittel folgt Arnica bei Blutungen nach Stürzen, mechanischen Verletzungen oder Überanstrengung. Der Patient ist tuberkulös und neigt erfahrungsgemäß zu Blutungen.

Mezereum

Mezereum ist antisyphilitisch und pseudopsorisch. Menses zu früh, reichlich, langdauernd, begleitet von schwerer Prosopalgie. Vom Gemüt her niedergeschlagen und weint viel; fürchtet sich vor dem Alleinsein. Leukorrhoe wie Eiweiß nach den Menses. Siehe Allgemeinsymptome dieses Mittels.

Moschus

Antipsorisch, Menstruation sehr unregelmäßig, reichlich, zu früh mit heftigen, ziehenden und nach unten drückenden Schmerzen in den Genitalien; Drücken und Ziehen in den Geschlechtsteilen wie Wehenschmerz am Beginn der Menses. „Unerträgliches Kitzeln in den Genitalien." (Minton). Große Angst mit Herzklopfen und *starke Trockenheit des Mundes*; stark vermehrtes, sexuelles Verlangen während der Menses; sehr hysterisch; hysterische Krämpfe und Erstickungsgefühle in der Brust sowie ein Gefühl von heftigem Zusammenschnüren, Herzklopfen, Erschöpfung, Ohnmacht; sie fürchtet, während ihrer nervösen Attacken zu sterben; Hysterie bei jeder Menstruation. Beschwerden, die ihren Ursprung in der Sexualsphäre von Frauen haben, Verlangen oft nach Moschus.

Sie tut alles in großer Eile, so daß ihr die Dinge aus der Hand fallen. Sie bekommt sehr leicht Angst; ist gedankenlos, albern in ihren Gesten, mürrisch, tränenreich, streitsüchtig; bricht in Anfälle von Gelächter oder Raserei aus, zitternd vor Angst; hat Todesfurcht während der Menses mit starker sexueller Erregung und Kitzeln in den Sexualorganen. Sie fühlt sich besser in der frischen Luft, schlechter beim Umhergehen, schlechter in ihrem Zimmer; ihre Nächte sind ruhelos und voller Träume und Hader (Streit), mit Hin- und Herwerfen im Bett und dem Verlangen sich aufzudecken. Dieses Mittel ist geeignet für verwöhnte, eigenwillige, empfindliche, nervöse und hysterische Frauen.

Murex purpurea

Syko-psorisch. Menstruation zu früh und reichlich mit Wundheit im Uterus. Während der Menses Schmerzen im Uterus, die in die Brust ausstrahlen (Cimic.), besonders in Richtung der rechten Mamma; scharfe schneidende Schmerzen im Uterus; Gefühl des Zusammenschnürens im Uterus; großes Schweregefühl in der Vagina; Schwächegefühl und totes, leeres Gefühl im Magen während der Menses (wie Sep.); heftiges sexuelles Verlangen während der Menses. Pulsieren im Uterus; Schwere in der Labia majora; heftige sexuelle Erregung, die sich durch Berührung der äußeren Genitalien außerordentlich steigert (Plat.). Ihre Schmerzen sind schlimmer beim Hinliegen, genauso verhält es sich auch mit der Schwäche in den Beinen. Schmerzen im Rücken mit großer Schwäche und Druck im Uterus nach unten (Sep., Lil-t., Bell.). Dieser Druck erstreckt sich ins Rektum (Aloe), wie Plat. hat es ein starkes sexuelles Verlangen; in dieser Beziehung ist es das Gegenteil zu Sep. Sie ist nicht hysterisch, aber sehr reizbar während der Menses. Uteruscarzinom, mit Menses alle 2 Wochen oder mit starken Blutungen und scharfen, schneidenden Schmerzen im Uterus; nach den Menses erscheint eine stark wäßrige oder blutige, grünliche oder gelblichgrüne Leukorrhoe (Kreos.); schlimmer tagsüber; sanguinisches, lymphatisches Temperament, angezeigt bei menstruierenden Frauen in jedem Alter und im Klimakterium.

Muriaticum acidum

Anti- und pseudopsorisch. Menses zu früh, zu reichlich; gewöhnlich begleitet von einem mehr oder wenig starken Druck und nach unten drängenden Schmerzen während der Menses oder einem Druck, als würden die Menses erscheinen, lange bevor sie dies wirklich tun. Während der Menses sind die Genitalien außerordentlich berührungsempfindlich, selbst auf den Druck der Kleidung (Plat.). Schmerz im Kreuz, Schweregefühl im Anus und große Schwäche in den Oberschenkeln, die sich beim Gehen einstellen.

Kopfschmerz jeden Tag von 9 Uhr morgens bis 13 Uhr; Menses dunkel, dünn, flüssiges Blut. Hämorrhoiden, sehr wund, geschwollen, dunkelblau, berührungsempfindlich auf Druck; der Urin fließt wegen der Blasenschwäche langsam. Geeignet für Frauen von dunklem Aussehen und schwarzen Augen. Verschlimmerung: Morgens 9 Uhr, durch Gehen und Liegen auf der rechten Seite (Berührung der Genitalorgane).

Natrium carbonicum

Pseudopsorisch. Menses zu spät und spärlich oder zu früh und reichlich, beinahe flutartig; während der Menses großer Druck im Hypogastrium, als würde alles herauskommen. Dieser Druck richtet sich auf die Genitalien; Empfinden, als würde sich im Uterus ein Foetus bewegen. Manchmal geht den Menses ein ziehender Schmerz im Nacken mit Kopfschmerzen voraus; Gefühl, als wäre der Kopf zu groß, als würde er zurückgezogen (Gels.).

Begleitsymptome: Traurig und verzagt während der Menses; schlimmer durch Musik, besonders durch Klaviermusik (umgekehrt bei Tarentula) und durch ein Gewitter; große Abneigung gegen Männer (Puls.); sie wird schwach von der geringsten geistigen Anstrengung; schlimmer durch die Hitze im Sommer; bleiche Haut; dunkle Ringe um die Augen; unfähig zu denken; gänzlich ergriffen von traurigen Gedanken; kein Sonnenschein in ihrem Leben; beim Erwachen Lichtblitze vor den Augen; überempfindlich gegen Geräusche; dicker, gelber oder gelblichgrüner Absonderung aus der Nase, besonders aus den Choanen.

Verschlimmerung: Musik; während Gewittern; körperliche Bewegung; Sonnenhitze; häufige oder körperliche Anstrengung; während Vollmond; Kopfschmerz von geistiger Anstrengung. Dies Mittel folgt gut nach Sepia bei nach unten drängenden Schmerzen; zu vergleichen mit Lil-t., Murx, Nat-s., Phos., Sil. und Nat-m.; besser durch leichten Druck und Reiben der befallenen Teile. Es eignet sich für leukophlegmatische Frauen mit schwachen Gelenken und Unfähigkeit zu geistiger Arbeit.

Natrium muriaticum

Pseudopsorisch. Die Menses sind entweder zu früh und reichlich oder spät und spärlich. Unterdrückte Menses bei jungen Frauen; die ersten Menses erscheinen langsam und schwierig; Jahr sagt: „die primäre Wirkung von Salz ist, die Menses zu verkürzen, und ihre sekundäre Wirkung, den Blutfluß zu verlängern.“ Der Blutfluß ist gewöhnlich dunkel und hält Tag und Nacht an, begleitet von großer Traurigkeit; niedergeschlagen und verzagt, schlimmer am Morgen. Schwermütig, ängstlich, sehr traurig; heftiger Kopfschmerz schon beim Erwachen am Morgen oder beginnt etwa um 10 Uhr morgens und dauert bis zum Sonnenuntergang. Kopfschmerz in der Stirn mit der Empfindung, als würden kleine Hämmer an das Gehirn schlagen oder der Kopfschmerz beginnt mit Blindheit, begleitet von zickzackartigen Lichtblitzen vor den Augen. Dysmenorrhoe mit Drang nach unten und Druck auf die Genitalien, der nur durch Hinsetzen gelindert wird. Flattern des Herzens mit Schwächegefühl in der Herzregion. Menses eine Woche zu früh; dünn, wäßrig, spärlich; mehr bei Nacht; Frösteln mit Gänsehaut während des Blutflusses oder am Beginn der Menses. Herpes simplex, tritt gewöhnlich um den Mund herum oder am Kinn mit Beginn der monatlichen Blutung auf; Verstopfung mit Niedergeschlagenheit; Flattern des Herzens und Palpitation, mit Weinen; weint leicht (Puls., Ign., Tub., Cycl.). Bitterer oder salziger Geschmack mit starkem Verlangen nach Salz; möchte Speisen stark gesalzen haben oder ißt es pur. Sie hat Taubheitsgefühl der Finger, Zehen, Lippen, der Zunge; sehr geistesabwesend, vergeßlich; Schwere der Hände, Beine oder Füße; Füße oder Hände schlafen ein; verliert an Gewicht trotz gutem Appetit (Jod.).

Angezeigt bei bleichen, anämischen, tuberkulösen Frauen, wenn die tuberkulöse Infektion Verzagtheit und Mutlosigkeit hervorbringt; ebenso bei hysterischen Zuständen, die der tuberkulösen Infektion eigen sind. Es ist komplementär zu Ignatia und ist das chronische Ignatia; oft müssen wir es gegenüber Calcarea oder Silicea differenzieren.

Verschlimmerung: Um 10 Uhr morgens; in Meeresluft; beim Hinlegen, beim ruhigen Sitzen; beim Liegen auf der linken Seite; besser beim Liegen auf etwas Hartem; abends; in Rückenlage und beim Gehen. Häufig besteht ein großes Verlangen, die Speisen stark zu salzen oder der Speichel hat einen salzigen Geschmack.

Niccolum (Nickel)

Menses spät, spärlich und von kurzer Dauer. Sie sind begleitet von starkem Schmerz im Kreuz, großer Schwäche und stark aufgedunsenes Abdomen mit heftiger Kolik. Es besteht großer Durst Tag und Nacht, mit Flatulenz, die ein Brennen erzeugt; Übelkeit; starke Blähung des Abdomens und saures Aufstoßen. Vom Gemüt her ist die Patientin besorgt, niedergeschlagen und verzagt (mutlos), schnell verdrossen und verärgert; bei Nacht geht es ihr viel schlechter; sie ist sehr ruhelos (wie Rhus-t.); ändert häufig ihre Lage; wenn die Menses unterdrückt sind, ist ihre Ruhelosigkeit oft begleitet von Koliken und Erbrechen. Am Morgen Schwindel und Druck in der Schädelregion.

Nux vomica

Antipsorisch. Menses zu früh, reichlich und langdauernd. Eine Nux vomica zukommende Eigenart ist seine Fähigkeit zu antidotieren; diese besteht nicht nur darin, die giftigen Wirkungen von Drogen zu antidotieren, sondern auch darin, krankhafte Zustände des Organismus, die durch Drogen erzeugt wurden, zu heilen. Die schlechten Auswirkungen des Überessens und der Überstimulierung des Organismus antidotiert es oder wirkt ihnen entgegen. Die überlangen, reichlichen und schmerzhaften Menses dieses Mittels werden sehr oft durch unregelmäßiges Essen, durch Überessen, durch reichhaltige Speisen wie Fett, Fleisch, Feingebäck, Weine und Stimulanzien hervorgerufen. Die Menses sind dunkel, dick und koaguliert, begleitet von drückenden, zuckenden Schmerzen im Uterus und spastischen Schmerzen im Abdomen, ähnlich einer Verdauungsstörung. Die Menses hören auf und beginnen von neuem; sehr unregelmäßig und wirklich nie zur rechten Zeit. Vor den Menses reagiert sie auf äußere Eindrücke sehr empfindlich; Lärm, lautes Sprechen, starke Gerüche sind ihr unerträglich. Sie ist verdrießlich und reizbar. Übelkeit am Morgen mit Frösteln; Verstopfung mit Stuhldrang begleitet von Schmerzen im Uterus; Stuhl und Harndrang mit menstruellen Schmerzen. Während der Menses möchte sie allein sein, und sich an einem ruhigen und warmen Ort niederlegen. Sie ist eigenwillig, halsstarrig und reizbar mit großer Schwäche und Mattigkeit; möchte allein gelassen werden und in einem ruhigen, dunklen Raum sein; der Kopf schmerzt, als hätte sie nicht gut geschlafen, schlimmer beim Aufstehen am Morgen. Zwickende, ziehende Schmerzen im Uterus mit Übelkeit und Ausscheidung dunkler Klumpen; Schmerzen im Kreuz, als wäre es gebrochen; Verlangen nach Stimulanzien, wie z. B. Bier und gewürzte Speisen; heftige Schmerzen im Uterus, die ins Rektum ausstrahlen und einen Stuhldrang verursachen, mit Übelkeit und bitterem, galligem Erbrechen. Geeignet für dünne, reizbare, cholerische Frauen mit dunklem Haar und lebhaft aufbrausendem Temperament, die sich Stimulanzien und gewürzten Speisen hingeben.

Verschlimmerung: Essen üppiger Speisen und Stimulanzien; Kälte im allgemeinen; morgens, Berührung, Geräusche und geistige Anstrengung. Besserung: durch Ruhe, Stille, Hitze, Hinlegen, Alleinsein und am Abend.

Oleum animale

Menstruation zu früh und spärlich, mit großer Mattigkeit in Händen und Füßen; Menstruation gewöhnlich dunkel und sehr spärlich (Sep.). Vor dem Menstruationsfluß treten schneidende, kolikartige Schmerzen im Abdomen auf, ebenso stechende Schmerzen im Kreuz mit Verschlimmerung im Sitzen.

Begleitsymptome: Traurig; verdrießlich; übellaunig; voller Kummer; Schwindelgefühl in frischer Luft; in einem warmen Raum schießt ihr das Blut an die Gehirnbasis (Puls.);

morgens Schwindel mit Druck über den Augen und Zittern der Augenlider; erdfarbenes Aussehen. Ihre Gedanken entschwinden plötzlich; trockene, prickelnde Hitze in verschiedenen Körperteilen; Brennen, beißendes Jucken auf der Haut wie von Flohbissen.

Oleum cajuputum

Menses unterdrückt oder sehr spärlich; sie können durch eine plötzliche Hemmung der Schweißabsonderung unterdrückt werden, mit einem ständigen Würgegefühl im Rachen; nervöse Blähung der Därme infolge eines nervösen uterinen Reflexes; Zunge fühlt sich an wie geschwollen, und wenn sie spricht, dann lispelt sie. Krankhafter Husten, nervöser Schluckauf; nervöses Erbrechen, nervöse Atemnot und nervöse Dysmenorrhoe.

Oleum jecoris aselli

Pseudopsorisch und syko-psorisch. Menses verfrüht und sehr reichlich; rheumatische Dysmenorrhoe; Schmerzen im Sacrum und im Rücken; große Wundheit der Ovarien, die Menses enden plötzlich durch Unterkühlung; Dysmenorrhoe im fortgeschrittenen Stadium der Tuberkulose, chronische Wundheit im Rachen oder Durchfall als Folge von Tuberkulose; gelbgrüner Auswurf; große Schwäche in der Brust oder im Rücken; brennende Hitze in der Brust mit Husten; rheumatische Schmerzen in allen großen Gelenken und im Rücken; ständiger Verlust von Körperkräften mit Abmagerung. Die Patientin fühlt sich besser im Sommer, schlechter im Winter; Husten und rheumatische Beschwerden, ebenso besser durch Hitze; geeignet für bleiche, kachektische, tuberkulöse Frauen, bei denen dieser Diathese eine tertiäre Sykosis aufgepfropft wurde. Oft ist die Tuberkulose durch die sykotische Infektion angeschürt worden; nach einigen Jahren zeigt sich das gemischte Miasma in einer malignen Form. Es ist häufiger angezeigt bei dünnen, nervösen Blonden mit einer weißen durchscheinenden Haut, in der die Blutgefäße bläulich schimmern. Ein starker Hunger ist beinahe immer vorhanden, wie bei Psor., Jod., Sulph. und Tub.

Opium

Menses reichlich oder unterdrückt mit Blutdrang zum Kopf. Während der Menses heftige Koliken, die sie dazu zwingen, sich zu krümmen; wehenartige Schmerzen mit Schläfrigkeit und Verlangen zu schlafen; ruhelos jede Nacht durch Hitze im Bett; wirft sich hin und her und sucht nach einem kühlen Plätzchen; Bewußtlosigkeit, oft in einem komatösen Zustand; Gesicht rot; Kongestion des Blutes zum Kopf; klimakterische Zustände, sehr reich an Einbildungen; voller Illusionen und spielerischer

Phantasien; sehr empfindlich auf Töne, Gerüche und Lärm. Der Schlaf ist schwer und begleitet von Schnarchen. Angezeigt bei korpulenten und gutartigen Frauen, die an einer hartnäckigen Verstopfung leiden und bei denen der Uterus prolabiert oder atonisch und erschlafft ist. Sie hat Krämpfe oder Konvulsionen als Folge von Schreck, Zorn, Scham, übermäßiger Freude oder irgendwelchen Emotionen; manchmal Anfälle von Epilepsie bei Nacht gefolgt von röchelnder Atmung, rotem Gesicht; dann folgt ein halbkomatöser Zustand. Sehr oft bestehen keine Symptome außer dem Stupor (Betäubung) dieses Mittels. Geeignet für ältere Frauen, die Stimulanzien und Narkotika (Bell.) lieben, ebenso geeignet für Schüler in gewissen Gemütszuständen. Delirium, Starren, weit geöffnete Augen, ständiges Reden, gerötetes oder bleiches, heißes oder aufgeblähtes Gesicht infolge von Unterdrückung der Menses. Die Haut bedeckt mit kaltem Schweiß; drohender Kollaps; Verschlimmerung während und nach dem Schlaf; schwitzen durch Bettwärme, Besserung durch Kälte oder Gehen.

Origanum

Psorisches Miasma, sehr ausgeprägt. Während der Menses und lange danach starke sexuelle Reizung, Erotomanie; Nymphomanie mit Neigung zum Selbstmord; heftige sexuelle Erregung, als würde sie ihren Verstand verlieren, treibt zum Onanieren; häufiges Onanieren; rasches Nachlassen des Gedächtnisses und Verlust des Verstandes durch Onanieren. Lüsterne Triebhaftigkeit; Träume vom Geschlechtsverkehr und denkt tagsüber ständig an sexuelle Dinge. Wollüstiges Kitzeln in den Sexualorganen; die sexuelle Neigung ist so stark, daß sie ihr nicht widerstehen kann; sie ist stumpfsinnig, matt, gleichgültig, mürrisch. Dieses Mittel hat bei Frauen die gleiche Wirkung wie Staphysagria für Männern; es hat die starke sexuelle Reizung von Cantharis, aber ohne dessen körperliche Symptome. Anders als bei Lachesis sind die Symptome stark auf die Sexualorgane beschränkt. Es ist ein häufig mißachtetes und wenig bekanntes Mittel. Tuberkulinum ist ein weiteres Mittel, das häufig bei sexuell erregten Frauen angezeigt ist. Verbinden sich die tuberkulösen und sykotischen oder psorischen Elemente und lenken sie ihre Kräfte auf die Sexualorgane, können bei empfindlich nervösen Frauen heftige sexuelle Reizungen erwartet werden.

Palladium

Man sagt, es sei ein gutes Mittel bei Dysmenorrhoe während des Stillens. Gallertartiger Ausfluß vor und nach den Menses; Schweregefühl im Becken, als würde es nach unten ziehen; während der Menses Schmerzen im linken Hypogastrium, vom Nabel in das Becken schießend. Drang nach unten mit

Ziehen im Bereich des rechten Ovars und Völlegefühl in der Blase; häufiges Urinieren; die Blase fühlt sich zum Platzen voll an; Urin spärlich, obwohl sie das Gefühl hat, sie könne jederzeit eine große Menge ausscheiden; besser im Liegen auf der linken Seite (im Gegensatz zu Puls.); schlimmer im Stehen oder bei Bewegung; Abneigung zu Arbeit oder körperlicher Tätigkeit; während der Menses muß sie sich hinlegen. Scharfer Schmerz wie von einem Messer im Uterus, besser nach dem Stuhlgang (Minton).

Verschlimmerung: Stehen, Bewegung, verletzter Stolz; Gemütserregung; liegt auf der rechten Seite während der Menses. Besser beim Liegen auf der linken Seite, durch Ruhe und nach dem Schlaf.

Phosphorus

Menses dauern zu lange, von gewöhnlich reichlichem, hellrotem Blut. Angezeigt bei großen, dünnen, engbrüstigen Frauen, die stark tuberkulös sind. Gesicht oft bleich, krank aussehend mit dunklen Ringen um die Augen. Chlorotische Mädchen, die zu schnell wachsen; kleine Wunden bluten stark, und während der Menses kommt es zu Nasenbluten oder Blutungen aus den Lungen. Sie ist sehr empfindlich gegenüber Licht, Lärm, Gerüchen und Berührung. Die leiseste Anstrengung erzeugt Erschöpfung (Tub.), sie ist ängstlich und besorgt am Abend, in der Dämmerung oder wenn sie während eines Gewitters alleine ist. Die nervösen Symptome von Phosphor erzeugen Hunger (ähnlich wie Sulph.). Manchmal ist ein Husten mit Blutspucken und Aphonie mit Schwäche und Schwere oder einem engen, schweren Gefühl in der Brust vorhanden.

Platinum

Platin hat viele antipsorische und pseudopsorische Symptome. Ich habe es nicht intensiv genug studiert, um seine wahre miasmatische Zusammensetzung angeben zu können. Die Menses sind zu früh, zu reichlich, aber dauern nur kurze Zeit. Das Blut ist dunkel, sogar schwarz, dick, klumpig, es kann zäh und klebrig sein. Den Menses gehen eine starke Depression, Rückenschmerzen, Krämpfe, wehenartige oder nach unten drängende Schmerzen und Druck auf die Genitalien mit Stuhldrang voraus. Es ist eines der Blutungsmittel mit gewöhnlich dunklem und flüssigem Blutfluß. Die Dysmenorrhoe entwickelt sich gewöhnlich am dritten Tag; die Schmerzen sind ziehend, nach unten drückend und krampfartig. Während der Menses besteht eine große Traurigkeit und die Neigung zu weinen; sie ist argwöhnisch und eifersüchtig (Lach.). Sie ist sehr überheblich; fürchtet, daß sie sterben oder ihre Sinne verlieren wird; sie ist voller quälender Angst; ihre Extremitäten zittern; ihr Herz klopft; sehr launisch, weint und lacht abwechselnd. Sie hat ein Gefühl, als ob ihr Körper wachsen würde, als ob andere Menschen sehr klein oder minderwertiger wären. Nymphomanie während der Menses mit wollüstigem Kitzeln an den äußeren und inneren Genitalien. Oft ruft sexuelle Erregung all ihre Symptome hervor; heftige sexuelle Erregbarkeit bei jungen Frauen. Die sexuelle Erregung ist unerträglich, große Empfindlichkeit der Vagina; eine Untersuchung ist unmöglich; erträgt nicht den Druck der Bettwäsche, so empfindlich ist sie; Ovarien sehr empfindlich, besonders das linke; uterine Blutungen mit Prolaps und Drang nach unten oder nach unten drückenden Schmerzen. Die Schmerzen nehmen allmählich zu und auch allmählich wieder ab (Zinc.); Verstopfung, Stühle weich, wie Lehm, klebrig; nach Bewegung Schwäche im Abdomen und Frösteln. Krampfartiges Gähnen wie Ign.; während des Schlafes liegt sie auf dem Rücken mit ihren Händen über dem Kopf (Puls.). Die Schmerzen in den Ovarien sind krampfartig und haben einen brennenden Charakter. Platin ist geeignet für neurotische Frauen mit dunklem Haar und straffer Faser; es geht ihr schlechter in Ruhe und besser bei Bewegung; oft wechseln sich Gemüts- und Körpersymptome ab.

Podophyllum

Antipsorisch und pseudopsorisch. Menses oft unterdrückt bei jungen Mädchen mit Drang nach unten im Hypogastrium und in der Sacralregion, Erleichterung durch Liegen. Schmerzhafter Druck nach unten im Abdomen und im Rücken, mit einem Taubheitsgefühl, das sich die Oberschenkel hinab ausbreitet. Podophyllum ist geeignet für blonde Frauen mit cholerischen Anfällen, die eine blaßgelbe, krank aussehende Gesichtsfarbe, einen faulig riechenden Atem und eine dick belegte Zunge (Merc.) haben; Blutdrang und Blutstau im Pfortadersystem mit Diarrhoe; heftige Kolik und Rumpeln im Colon transversum; dunkelgelbe Stühle; Stühle sehr übelriechend, die gußweise entleert werden mit heftiger Flatulenz und herausspritzenden Gasen. Würgen, als würde sie beim Stuhlgang erbrechen; Uterusprolaps mit heftigem Schmerz in der Lumbalregion und in den Ovarien; Hämorrhoiden mit Analprolaps. Verschlimmert am Morgen, bei heißem Wetter oder an heißen Tagen mit kühlen Nächten.

Prunus spinosa

Menses zu früh, zu reichlich, mit heftigen Schmerzen im Kreuz und in den Flanken; das Blut ist hell; das Kreuz fühlt sich steif an wie nach Überanstrengung (Rhus-t.); heftige Krämpfe im Abdomen während der Menses, die durch Umhergehen gelindert werden (Puls.). Völlegefühl und Blähung im Magen, eine Kleinigkeit sättigt (Lyc.). Harter, trockener, spärlicher Stuhl mit Brennen im Rektum (Nux-v.); ängstlich, kurzatmig, beim Besteigen eines Hügels schlimmer, sogar schon beim Gehen; Krampf in der Blase mit heftigem Tenesmus und Brennen im

Sphinkter und ständigem Harndrang; der Schmerz wird gelindert durch Urinieren; heftiges Jucken in den Ovarien; besser durch Reiben.

Pulsatilla

Häufiger angezeigt bei pseudopsorischen Patienten; es ist das akute Silicea, man kann sofort die dahinterliegende Dyskrasie erkennen; trifft das Mittel direkt auf einen ausgeprägten pseudopsorischen Zustand, kann es manchmal fast jede Krankheit heilen. Menarche zu spät, Menses verzögert, besonders bei jungen Mädchen während oder um die Pubertät. Die Schmerzen sind krampfartig, kolikartig, begleitet von Frösteln; Menses spärlich, dunkel, dick, sogar schwarz, geronnen. Das Blut kann jedoch auch normal gefärbt oder bleich und wäßrig sein. Menses unterdrückt durch Kälte, durch Unterkühlung; die Schmerzen wie auch die Gemütssymptome sind wechselhaft; Menses begleitet von Frösteln; sie weint bei ihren Schmerzen. Vor den Menses *Weinen, Traurigkeit, Schwermut, Melancholie; Gänsehaut während der Menses* (Nat-m.); *Übelkeit, häufiges Erbrechen mit Schweregefühl und Schmerz im* Abdomen; Kolik mit Erbrechen; *sie ist bleich; fühlt sich ohnmächtig; zittert wie vor Kälte; weint oft und schnell; Zunge weiß belegt, keinen Durst.* Atmung schwierig, *sie bekommt im Zimmer nicht genügend Luft und muß Fenster und Türen öffnen, was ihr sofort Erleichterung bringt.* Menses mit Schmerzen im Rücken, in den Flanken und im Abdomen, mit Druck im Abdomen und im Kreuz wie von einem Stein, mit vergeblichem Stuhldrang (Nux-v.); *geeignet für milde, fröhliche, sanfte, blonde Frauen von nachgiebigem Wesen, deren Symptome sich beständig ändern; lymphatische Konstitution; bleichgesichtige, hellhaarige, blauäugige Frauen, die sehr zu katarrhalischen Beschwerden und Leukorrhoe neigen.* Sie hat Verlangen nach Speiseeis, Butter und fetten Dingen, die aber ihren Zustand sehr verschlimmern; Milch in den Brüsten während der Menses (Merc.); Brüste wund und empfindlich während der Menses (Merc., Con.); milchige Leukorrhoe während der Menses. Schläft mit den Händen über dem Kopf (Plat.), kann nicht auf der linken Seite schlafen, weil sich dadurch ihre Herzsymptome verschlimmern; Frösteln; Durstlosigkeit; erweiterte Venen; aufgedunsen im Gesicht und um die Augen während der Menses.

Verschlimmerung: In Wärme, am Abend, am Beginn der Bewegung; beim Liegen auf der linken Seite; durch fette Speisen; reichhaltiges Feingebäck; Wärmeanwendung. Besserung: Durch sanfte Bewegung; kalte Luft; Essen von kalten Speisen und kalte Anwendungen.

Rhus toxicodendron

Menses zu früh, zu reichlich und zu lange dauernd bei zu Rheuma neigenden Frauen. Die Menses sind hell oder wie schmutziges Wasser oder wie Wasser, in dem Fleisch gewaschen wurde; sie sind auch scharf, erzeugen Beißen und Jucken an den äußeren Genitalien; unterdrückte Menses infolge von Durchnässung, besonders wenn die Füße naß werden. Rheumatische Dysmenorrhoe mit wehenartigen Schmerzen, starker Lähmigkeit und Steifigkeit im Rücken und in den Gliedern; sehr ruhelos, besonders bei Nacht während der Menses. Uterusprolaps durch zu schweres Heben oder durch Überanstrengung; Schmerzen im Rücken und den Gliedern mit einem Zerschlagenheitsgefühl (Gefühl wie gequetscht) am ganzen Körper; besser beim Gehen und bei Bewegung. Gelegentlich sind die Menses sehr klumpig mit wehenartigen Schmerzen; der Rückenschmerz nimmt beim Liegen auf etwas Hartem ab. Die Symptome sind gewöhnlich schlimmer bei Nacht, während man ruht oder besser tagsüber und bei Hitze und in Bewegung.

Silicea

Silicea ist ein im wahrsten Sinne des Wortes pseudopsorisches Mittel. Mit seiner tiefgehenden Wirkung wetteifert es mit Nat-m., Sulph., Ars. und Psor. Es durchdringt jede Zelle und ändert jede Faser des Organismus. Die Menses können zu früh und reichlich oder zu spät und reichlich sein. Wenn die Menses unterdrückt sind, folgt ihnen eine scharfe, wundmachende, milchige oder wäßrige Leukorrhoe (Puls.). Ausfluß von Wasser aus dem Uterus an Stelle der Menses. Milchige, wäßrige oder bräunliche Leukorrhoe an Stelle der Menses. Menses haben einen strengen, scharfen Geruch.

Stannum

Pseudopsorisch. Menstruation zu früh und reichlich, oft begleitet von Schmerz in den Wangenknochen oder Gesichtsschmerzen jeglicher Art. Große seelische Erschöpfung und Angst, die sich beide bessern, sobald die Menses beginnen. Die menstruellen Schmerzen kommen anfallsweise, steigern sich allmählich, bis sie sehr heftig sind, nehmen dann allmählich ab bis zum vollständigen Verschwinden. Gemütssymptome sind sehr auffallend; Ruhelosigkeit, quälende Angst, Reizbarkeit, Traurigkeit, Mutlosigkeit, Abneigung gegenüber Männern, sehr hysterisch, weint, singt, betet. Großes Schweregefühl mit Zittern; ihre Müdigkeit kommt plötzlich und ist schlimmer am Morgen; muß sich einige Male zum Ausruhen hinsetzen, bevor sie ihre Morgentoilette beendet hat (tuberkulöse Menschen); Anus und Glieder fühlen sich schwer an; große Schwäche in der Brust, die bis in den Rachen ausstrahlt.

Ihr Zustand verschlimmert sich durch Sprechen, Lesen und Singen (Phos.). Trockener Husten, schlimmer am Abend (Phos.) bis Mitternacht; Auswurf von grünlichgelbem Schleim, der süß oder salzig schmeckt, der Schweiß und der Auswurf riechen modrig, wie altes Heu. Die kolikartigen Schmerzen bessern sich durch harten Druck oder durch Liegen auf dem Bauch (Puls., Coloc.).

Staphysagria

Dieses Mittel ist antisykotisch, aber auch für jene mit Syphilis vermischten oder in einem syko-syphilitischen Zustand befindlichen Fälle passend, welche oft genauso viele Rätsel aufgeben. Dies wird sich bei einem sorgfältigem Studium des Mittels zeigen. Eine syko-syphilitische Infektion in einem pseudopsorischen Patienten ist das richtige Anwendungsfeld dieses eigenartigen Mittels. Menstruation ist zu früh oder fehlt; der Blutfluß ist zuerst bleich, wird dann aber dunkler; die Menses sind oft unregelmäßig, zu spät, reichlich und begleitet von Zorn oder Ärger, die Menses oft hinauszögernd oder unterdrückend. Scharfer, schießender Schmerz in den Ovarien, dabei außerordentlich empfindlich gegen schwere Dinge oder Druck; Nymphomanie während der Menses, die Gedanken lassen sich von sexuellen Dingen nicht ablenken; während und vor den Menses ist der Zorn leicht am Überkochen; wenn sich der Staphysagria-Zorn aufstaut, bringt er all die körperlichen Zustände hervor, die diesem Mittel eigen sind. „Das gesamte Gemüt und Nervensystem ist in Aufruhr“ (Kent). Die menstruellen Schmerzen sind zwickend und kolikartig (Coloc.). Die Halslymphdrüsen vergrößern sich und werden hart; die Patienten leiden an Gichtknötchen, besonders an den Fingern; Condylome, Warzen an den Sexualorganen (Thuja); Pruritus vulvae mit großer Berührungs- oder Druckempfindlichkeit. Es ist oft angezeigt bei der ersten Menstruation nach der Heirat [nach dem ersten Geschlechtsverkehr] oder nach chirurgischen Operationen am Abdomen; eine Menstruation, einem seelischen oder chirurgischen Schock oder extrem aufgestautem Zorn folgend. Die Berührung der Sexualorgane bei deren Untersuchung rufen bei der Staphysagriapatientin oft Krämpfe hervor (Plat.). Weitere Symptome sind die außerordentliche Nervosität und die Gemütssymptome, die sich aus sexuellen Ausschweifungen entwickeln; Gerstenkörner am Unterlid, sehr schmerzhaft oder Zahnschmerz während der Menses.

Verschlimmerung: „Gemütsbewegungen; Kummer; Demütigung; Kränkung; sexuelle Ausschweifungen; Tabak; Berührung der befallenen Teile“ (H. C. Allen).

Syphilinum

Antisyphilitisch. Menses zu früh und reichlich, oft zwei Wochen vor dem regulären Termin; Blutfluß ist hellrot, gelegentlich rosafarbig. Während den Menses ist der Uterus sehr empfindlich; schießende Schmerzen im Uterus und in den Ovarien; schlimmer im linken Ovar; die Mammae sind sowohl während als auch zwischen den Menses empfindlich und wund; reichliche gelbe Leukorrhoe; sie saugt sich durch die Damenbinde und rinnt die Beine hinunter (Alum.). Die menstruellen Schmerzen nehmen langsam zu und ab und sind schlimmer vom Einbruch der Dunkelheit bis zum Morgengrauen. Sie fürchtet die Nacht der Schmerzen im Periost und den Knochen wegen. Sie hat einen starken Gedächtnisverlust (Med., Nat-m.); sie verschlimmert sich bis 4 Uhr (Lyc., Bell., Kali-i.). Sie fühlt sich viel schlechter nach dem Schlaf (Lach.)

Angeborene oder erworbene Syphilis; runde oder unregelmäßig begrenzte Geschwüre im Mund während jeder Menstruation; schlimmer bei Nacht (Nit-ac., Merc.); Geschwüre mit Speichelfluß; speckiger Ulcusgrund; feuerrote Ränder, Wände scharf geschnitten; Zunge zeigt Zahneindrücke; fauliger oder metallischer Geschmack; herpesartige Ausschläge am Mund; Verlangen nach Alkohol und Abneigung gegen Fleisch (Verlangen nach Fleisch Tub., Calc.). Starke Rückenschmerzen oder neuralgische Schmerzen, die um 16 Uhr beginnen und die ganze Nacht andauern. Schläfrigkeit zu Beginn der Menses (Bufo); epileptische Anfälle nach jeder Monatsblutung. Schlimmer bei Nacht, fürchtet sich vor dem Alleinsein. Asthma oder Husten nur im Sommer; Schmerzen im Becken und den Extremitäten, besonders in der Tibia, welche berührungsempfindlich ist. Syphilitische Ausschläge brechen während der Menses oder im Sommer aus. Verschlimmerung: Nachts, Wetterwechsel, Bettwärme. Alle Schmerzen und Leiden sind schlimmer bei Nacht (Merc., Kali-i., Aur, Asaf.) (umgekehrt zu Med.).

Tabacum

Dieses wundervolle Mittel ist bei der Dysmenorrhoe häufiger angezeigt als wir denken, besonders in der Zeit des Klimakteriums. Die Menses beginnen mit Schwindel, Schweregefühl im Kopf, bei Bewegung, es besteht ein Unwohlsein im Magen; eine dahinsinkende Empfindung in der Magengrube; Herzklopfen; kalte Beine von den Knien abwärts, im Gesicht leichenblaß mit unbeschreiblicher Übelkeit in der Magengrube; schreckliche Übelkeit mit Erbrechen, kaltem Schweiß im Gesicht und auf der Stirn (Ip., Lob., Verat.). Menstrueller Kopfschmerz beginnt früh am Morgen (Nat-m., Nux-v., Bry., Lac-d.), der sich bis zum Mittag verschlimmert. Er dauert oft 2 oder 3 Tage und wird durch Müdigkeit oder Erregung hervorgebracht; Schmerz, als würde der Kopf platzen oder es würde hineingebohrt; erbricht Schleim und Galle, mit großer Übelkeit, Ohnmachtsgefühl und Schwäche in der Magengrube; schmerzhaftes Würgen; großes Abmühen und Würgen. Gesicht bleich, ängstlich, eingesunken;

Haut bleich, bedeckt mit kaltem, klammen Schweiß (Verat.).

Fall: Übelkeit im Magen, heftige, anstrengende Versuche zu erbrechen, sterbenselend, bleich, friert; erbricht sauren Schleim (Nux-v.), schlimmer von der leisesten Bewegung (Bry); schreckliches Ohnmachtsgefühl in der Magengrube. Lymphatisches Temperament. Seekrankheit.

Terebinthina

Ähnelt Berberis in seinen Rücken- und Nierenschmerzen und in seinen Blasensymptomen, obwohl sie gewöhnlich viel heftiger sind. Dazu kann man die große Blutungsneigung und sein großes Vermögen, Krankheiten zu unterdrücken erwähnen. In dieser Beziehung konkurriert es mit Campher. Campher und Terpentin sind zwei häufig mißbrauchte Drogen; sie richten in der Hausarztpraxis großen Schaden an. Beide sind fähig, Ausflüsse und Sekretionen zu unterdrücken. Die Menses sind zu spät, spärlich, begleitet von viel Meteorismus; heftige Tympanitis und Brennen im Uterus und nach unten drängende Schmerzen.

Begleitsymptome: Brennen im Uterus und beim Urinieren; der Urin hat einen Veilchenduft, ist eiweißhaltig, dunkel, spärlich, rauchig, blutig, wie Kaffee oder Kaffeesatz; ziehende Schmerzen in den Nieren; schlimmer bei Bewegung wie bei Berberis. Fieber mit roter, trockener Zunge. Die Schleimhautoberflächen fühlen sich trocken an; starker Durst; schneller, harter Puls; reichlicher Schweiß; starke Entkräftung. Passive Blutungen mit generalisierten Anasarca, etc.

Ustilago maydis

Menses zu häufig, reichlich und lange dauernd; der Blutfluß ist dunkel, flüssig; Blut gemischt mit kleinen, schwarzen Klumpen; Blutfluß in reichlichen Güssen roten Blutes (Ip.) oder beständige, lang andauernde Sickerblutung von mahagonifarbenem Blut, klecksweise oder in Fäden (Crocus); Menses alle 3 Wochen von entweder dunklem oder hellrotem Blut; aktive oder passive uterine Blutungen; klimakterische, flutartige Blutungen; schwerer, ziehender Rückenschmerz während der Menses und für einige Zeit danach. Angezeigt bei schlanken, großen, hell aussehenden, tuberkulösen Frauen. Ähnlich wie Secale.

Xanthoxylum

Wir besitzen eine sehr unzureichende Prüfung dieses Mittels. Allgemein ist zu sagen, daß die Symptome der Urogenitalorgane sehr spärlich sind. Bei den Harnorganen ist nichts Wichtiges zu erwähnen; aber für die Sexualsphäre, besonders der weiblichen, haben wir eine etwas umfangreichere Prüfung.

Weibliche Sexualorgane: Menses zu früh; spärlich; der Schmerz strahlt entlang der die Genitalien und die Schenkel versorgenden Nerven aus. Je früher die Menses erscheinen, desto heftiger scheinen die Schmerzen zu sein. Neuralgische Dysmenorrhoe, mit reichlichem Blutfluß, bei großen, mageren Frauen, die einer sitzenden Tätigkeit nachgehen; quälende Schmerzen in der Leiste und tief unten in der Uterusregion. Diese Schmerzen sind sehr heftig und unerträglich bei nervösen Patientinnen, die zur Tuberkulose neigen. Sie beginnen ungefähr 24 Stunden bevor die Menses erscheinen. Sie fürchtet zu sterben; ist äußerst nervös und lärmempfindlich; bleiches Gesicht mit dunklen Ringen um die Augen; sie hat fürchterliche Kopfschmerzen mit einem Gefühl, als ob das Oberteil des Kopfes davonfliegen würde. In dieser Beziehung hat es Ähnlichkeit mit Cimic. Membranöse Dysmenorrhoe, mit heftigen uterinen Schmerzen tief unten im Abdomen. Die Schmerzen sind quälend und strahlen in die Knie aus; sie schreit vor Schmerz. Der Blutfluß ist dunkel, schwarz, klumpig, verlängert bis zu zehn Tage oder 2 Wochen. Manchmal treten im Gesicht oder an den Körperteilen Ödeme auf.

Begleitsymptome: Große Mutlosigkeit mit quälender Angst in der Brust; schreckliche Nervosität, Gefühl wie von Schreck, Schwere, Völlegefühl im Kopf, mit Druck und Pulsieren an der Nasenwurzel und einem Gefühl, als würde das Oberteil des Kopfes davonfliegen. Der Druck in der Brust ist in diesem Fall ein nervöses Symptom.

Leukorrhoe

Wie viele alte Begriffe aus der Pathologie umfaßt das Wort Leukorrhoe nicht seine gesamte Bedeutung. Das Wort meint in Wirklichkeit einen weißen Fluß aus der Scheide, was er aber nur gelegentlich ist; beinahe jede Farbe oder Farbschattierung zeigt sich bei diesem Krankheitsprozeß, wenn ich diesen Begriff benützen darf. Die Ärzte verstanden ihn früher nicht, und selbst heutzutage, in einer Zeit, in der viel dazugelernt und geforscht wird, hat sich das magere Wissen nicht sehr vermehrt. Jeder Ausfluß, der nicht blutig ist, wird Leukorrhoe genannt, dennoch gibt es Ausflüsse aus dem Genitalkanal, die alles andere sein können, als eine Leukorrhoe.

Sie ist nicht die eigentliche Krankheit, sondern nur das Ergebnis eines krankhaften Zustandes oder ein Zustand des Organismus. Die Vagina ist eine der Hauptausscheidungsöffnungen des Körpers. Durch diese Absonderungen wird sie zu einem Ventil für Ausscheidungen, und werden diese unterdrückt (lokal ausgetrocknet), beeinflußt dies den Organismus ungünstig. Die Patientinnen, die sich mit ihrer Leukorrhoe vergleichsweise wohlfühlen, werden eigentlich erst krank gemacht, wenn der Ausfluß durch lokale Maßnahmen unterdrückt wird. Alle Arten von Krankheitserscheinungen ergaben sich aus der schlechten Behandlung durch die Ärzte, welche die der Krankheit zugrundeliegende Natur und Ursache nicht verstehen.

Klinisch teilt man die Leukorrhoe in die vulväre, vaginale, cervicale und uterine Leukorrhoe ein. Die erste Form finden wir häufiger bei Mädchen und alten Frauen, während wir die anderen Formen in der gesamten gebärfähigen Periode finden. Der vulväre Ausfluß ist seropurulent, zäh, fettig, hat einen Geruch nach altem Käse oder ist übelriechend. Er stammt hauptsächlich von einem sich schnell entwickelnden Talgfluß. Der vaginale Ausfluß kommt bei jungen Frauen vor und ist cremig oder weiß purulent; er kann entweder mild oder wundmachend sein. Der cervicale Ausfluß ist dick, zäh, klebrig oder fadenziehend und von eiweißartigem Charakter. Der uterine Ausfluß ist dem cervicalen ähnlich, nur wäßriger. Er kann mit Blut gefärbt sein oder mit Eiter vermischt. Nach der Menopause ist er dünn, wäßrig, oft wundmachend. Histologisch zeigt die Zellstruktur oft den Ursprung der Leukorrhoe an, wenn man bei der Erforschung so weit gehen möchte.

Einige Frauen leiden während ihres gesamten Lebens an einem Ausfluß, andere nur gelegentlich, als Ergebnis eines vorübergehenden Blutandranges infolge von Müdigkeit, Erkältung, Erschöpfung, febrilen Zuständen oder akuten Krankheitsprozessen, die in wenigen Tagen vorbei sind und einen normalen Zustand hinterlassen. Mit diesen chronischen Ausflüssen haben wir uns zu beschäftigen, und diese Leidenden bitten uns um

Behandlung, und wenn wir nichts von der miasmatischen Natur verstehen, werden wir uns bald in einem Labyrinth von Namen pathologischer Zustände verlieren, mit denen die Leukorrhoe etikettiert wird.

Ich will einige von ihnen erwähnen, um eine Vorstellung vom Durcheinander zu geben, in welchem sich die Mediziner verstrickt haben, welche an diese Lehrmeinungen glauben: Menstruation, fremdes Wachstum, Einrisse, Kongestion, Geburt, Abort, sexuelle Zügellosigkeit, uterine Lageveränderungen, Konzeptionsverhütung, alle Arten von Infektionen, besondere Krankheiten wie z. B. Syphilis und Gonorrhoe, gichtische Zustände des Blutes, Tuberkulose, Struma und tausend andere Ursachen. Diese bieten den Liebhabern der Ätiologie und Pathologie ein interessantes Studium, aber die Homöopathie forscht tiefer als die Pathologie; obwohl pathologische Zusammenhänge nicht verachtet und übersehen werden sollen, da sie für den Einzelfall immer eine gewisse Bedeutung haben.

Wir schauen mit Augen und durch Brillen, welche die übrige medizinische Welt nicht kennt; sie wurden uns von Samuel Hahnemann vermacht. Jedermann, wenn er nur will, kann sie tragen und wer sie aufsetzt, legt sich das Gewand der Wahrheit an und benutzt das Teleskop des Naturgesetzes, das das Labyrinth der Krankheit nach ihrem Urquell erforscht und ihre verborgenen Geheimnisse offenbart. Dann erkennen wir, daß die Leukorrhoe nur ein Symptom ist, ein Reinigungs- und Gesundungsprozeß, um das, was den Lebensstrom trübt, auszuscheiden. Einige haben diese Wahrheit erkannt, und viele haben gelebt, ohne sie zu kennen; doch es gab viele, deren Lebensinhalt darin bestand, die Wahrheit kundzutun, und die ihre Bestätigung und Anerkennung uns überlassen haben, damit jedermann bekannt wird, daß die Homöopathie, das Heilgesetz, wahr ist.

Die Symptome der Leukorrhoe sind wie alle anderen chronischen Krankheitsprozesse veränderbar und zahllos; unsere umfangreiche Materia Medica legt davon ein Zeugnis ab. Einige der hervorragenderen und beständigeren Symptome sind Schmerzen im Rücken, im Kopf und in den Leisten, Mattigkeit, oft ein Verlust der Lebenskräfte und eine allgemeine Schwäche, sie verschlimmern sich durch Stehen oder Arbeiten und sind schlechter während der Menses. Bei der Behandlung der Leukorrhoe untersuche ich den Fall immer vom Standpunkt der chronischen Miasmen aus und in dem Licht, das durch Hahnemanns Lehren im Organon und in den Chronischen Krankheiten auf die Krankheit geworfen wurde. Dann bin ich nie enttäuscht; Hahnemanns Ätiologie der Krankheit wird zu einer Fundgrube und durch das, was ich aus Erfahrung über die Krankheit gelernt habe und was er mich gelehrt hat, bekomme ich die bestmöglichen Ergebnisse. Durch diese Offenbarung im Organon kam mir eine große Erleuchtung und ich bewege mich seither nicht länger im Dunkeln; ich trat in dieses Licht und untersuche mit jedem Fall die Erscheinungen eines chronischen Miasmas, das im Organismus aktiv oder latent vorhanden ist, wegen des Vorhandenseins eines leukorrhoischen Ausflusses schlummert oder infolge seiner Unterdrückung erwacht. „Die konstitutionelle oder symptomatische Behandlung der Leukorrhoe ist von größter Bedeutung," sagt Dr. A. C. Cowperthwaite. Weiter sagt er: „Es muß uns ständig im Gedächtnis sein, daß die Leukorrhoe selber nichts anderes ist als ein Symptom, entweder einer konstitutionellen Dyskrasie oder eines lokal bestehenden Grundes." Es erhebt sich die Frage, was eine Dyskrasie ist?

Hier sind einige der vielen Definitionen: „ Ein Zu-Gericht-sitzen über die Sünde – etwas, das den Körper gesünder macht," (Jeremy Taylor); eine Krankheit von undefinierbarem Charakter; eine allgemeine Schwächung der Gesundheit, eine Degeneration, ein mangelhafter Zustand des Organismus; eine krankmachende Diathese und eine Anfälligkeit des Körpers. Bei all diesen Antworten erkennen wir nichts Klares oder fest Umrissenes, aber wenn wir von einer syphilitischen, gonorrhoischen oder psorischen Diathese sprechen, beginnen wir die Ursache zu erkennen und definieren sie damit auch. Wenn wir von einer tuberkulösen Diathese sprechen, wissen alle sofort, was wir meinen. Dasselbe kann man über einen leukorrhoischen Ausfluß sagen. Zuerst wollen wir erfahren, ob es ein tuberkulöser Ausfluß ist; wenn es so ist, wird er die Eigenschaften des Eiters, der Anämie, der Gemüts- und Körpersymptome dieser Diathese haben.

Und dasselbe kann für jede Form der Diathese gesagt werden (siehe Band 1 der chronischen Miasmen, Sexualorgane). Die Leukorrhoe der tuberkulösen Patientin ist dick und gelblich, cremig oder grünlichgelb; sie hat oft einen süßlichen Geruch, manchmal ist kein besonderer Geruch feststellbar. Die Leukorrhoe der Psora ist weißlich, wie Eiweiß, geruchlos und gewöhnlich mild; die sykotische ist dünn, wäßrig, grünlichgelb oder dunkel, wie schmutziges Wasser und gewöhnlich scharf und wundmachend, an den Geschlechtsteilen, an denen sie vorbeifließt, einen Juckreiz erzeugend. Der Geruch ist scharf, modrig, wie Fischlake oder verdorbener Fisch.

Oft wird jedes Symptom, das sich im Organismus zeigt, mit dem leukorrhoischen Ausfluß übereinstimmen. Ein sorgfältiges Studium und die Vertrautheit mit den Miasmen wird bald offenlegen, daß dies der Wahrheit entspricht. Sind die Beobachtungen alle akut, wird es keine langen Untersuchungen brauchen, um die Krankheit von der miasmatischen Basis her zu beschreiben. Es gibt keine Krankheit, die ein sorgfältigeres Betrachten und Analysieren der konstitutionellen Symptome erfordert. Die tuberkulösen Formen müssen behandelt werden, wie man einen tuberkulösen Patienten, der an einem anderen Krankheitsprozeß leidet, behandeln würde. Sie sollten eine nahrhafte Diät erhalten, viel frische Luft und Sonne, Bewegung, geeignete Bäder und alles, was die Kraft und den Tonus des Organismus wiederherstellt. Eine tuberkulöse Leukorrhoe erzeugt einen großen Raubbau im Organismus, der natürlich eine Folge der Blutveränderungen und des Absterbens der roten Blutkörperchen ist. Bei einem wirklich sykotischen Patienten sehen wir weder solche Blutveränderungen, noch eine solche Anämie oder einen solchen Kräfteverlust.

Der sykotische Körper ist gewöhnlich gut genährt, obwohl sich, wenn wir ein gemischtes Miasma, wie z. B. eine Syko-Psora oder eine Pseudopsora verbunden mit einem sykotischen Element, antreffen, eine Kachexie und eine Diathese entwickeln können, mit all ihren Blutveränderungen, welche die normale Tuberkulose sogar übertreffen können. Jeder Fall und das entsprechende Heilmittel, das auf den Gesamtsymptomen des aktiven Miasmas basiert, müssen sorgfältig studiert werden; nur bei den sykotischen Formen verschreibe ich Duschen oder Einläufe und dann nicht öfter als einmal am Tag, wobei steriles Wasser mit Körpertemperatur angewendet wird. Häufiges Duschen ist schlecht, weil es den Vaginalkanal aufbläht und eine Gewebsreaktion hervorruft und am Ende zu lokalen Reizungen führt. Außerdem verlangt der Organismus bald nach der stimulierenden Wirkung, die das heiße Wasser erzeugt und es dauert nicht lange, bis der Patient nicht mehr ohne sie auskommt. Ich habe herausgefunden, daß die Ergebnisse besser sind, wenn diese Duschen nicht benutzt werden; im besten Fall kann man sowieso nur die Vagina reinigen, während das eigentliche Problem ausschließlich auf den Uterus beschränkt ist. Ich verschreibe oft rohe Eier, Milch, Sahne, Olivenöl, Getreide, Gemüse, frische Luft, Schlafen bei offenem Fenster usw., um so von den äußeren Bedingungen her die besten Ergebnisse zu bekommen. Rohe Eier ersetzen den Verlust von Albuminen, das im Krankheitsfall eine mehr oder weniger große Rolle spielt; Rohkost und frische Luft sind ebenso ausgezeichnet, um den Organismus zu erneuern. Das Olivenöl erhöht die Fettmenge im Körper, die eine notwendige Unterstützung ist, um die Wirkung der Tuberkulose zu überwinden. Der Verlust des Fettgewebes ist zusammen mit den Veränderungen im Blut der erste Wandel, den wir bei diesen Patienten feststellen.

Dieselben Änderungen bilden sich bei Kindern aus, die an Würmern leiden. Bald wird der Urin mit Fettkörnchen bedeckt sein. Dann soll man Kartoffeln und Fleisch für kurze Zeit weglassen oder sie nur in kleinen Mengen verabreichen und die Fettzufuhr erhöhen. Das beste Fett ist Olivenöl; zwei Teelöffel pro Tag sind ausreichend; das ist ungefähr alles, was der Organismus zur Versorgung braucht. Auch Eier, reine Butter und Sahne dienen der Fettzufuhr; häufige Spaziergänge an der frischen Luft sowie das angezeigte Mittel werden die Gesundheit dieser Patienten schnell wiederherstellen.

Arzneimittel der Leukorrhoe

Aconitum

Akute, einfache Vaginitis; Vagina heiß, trocken, empfindlich; Urin spärlich und wie verbrühend; Fieber mit Ruhelosigkeit; der Ausfluß ist weiß oder gelblich, sogar blutig, erscheint nach einer Erkältung oder nach Durchnässung. Blutdrang zu Kopf und Brust mit Todesfurcht; sanguinische, plethorische Frauen mit sitzender Tätigkeit, nach akuten fieberhaften Zuständen. Aconit ist eines der besten Mittel für verzögerte oder unterdrückte Menses.

Actea racemosa (Cimicifuga)

Vaginale oder cervicale Leukorrhoe bei rheumatischen Frauen; Schweregefühl und Drang nach unten im Becken; Uterusprolaps bei nervösen, sterilen Frauen; Gefühl, als ob die obere Hälfte des Kopfes davonfliegen würde. Ständig voller Vorahnungen und Furcht vor zukünftigen Ereignissen. Leukorrhoe wäßrig, mit Schweregefühl und Betäubung im Uterus und in den unteren Extremitäten.

Aesculus hippocastanum

Dunkelgelber, klebriger Ausfluß, der nach den Menses und nach Gehen schlimmer ist, ständiger Rückenschmerz über den Hüften und im Sakrum; schlimmer beim Gehen oder Bücken; Steifheit in der Lumbalregion (Rhus-t.) oder Wund- und Lähmigkeitsgefühle im Kreuz, als würde der Rücken beim Gehen nachgeben. Die Leukorrhoe verätzt die Labien und die umliegenden Teile; sehr unangenehmes Gefühl im Rektum. Gefühl wie prolabiert im Rektum mit trockenem, hartem Stuhl. Purpurrote Hämorrhoiden, wie Trauben, die brennen und ein Völle- und Schmerzgefühl erzeugen.

Agaricus muscarius

Reichliche, dunkelfarbige Leukorrhoe; begleitet von Schmerz und Empfindlichkeit entlang der ganzen Wirbelsäule; große Empfindlichkeit der Wirbelsäule. Kitzeln in den Sexualorganen mit starkem Sexualverlangen. Zittern der Hände. Jucken, Brennen und Rötung der Finger und Zehen. Leukorrhoe von übermäßigem Geschlechtsverkehr; spinale Reizungen; blondhaarige Frauen mit schlaffer Haut und Muskeln, Urintröpfeln, nach unten drängendes Gefühl im Uterus (Fl-ac.).

Agnus castus

Durchsichtige Leukorrhoe, die dennoch die Wäsche (Leinen) gelb färbt; völliges Erlöschen des sexuellen Verlangens. Angezeigt bei Frauen, die sich prostituieren; vorzeitiges Altern, apathisches Gemüt, Impotenz nach Infektionen mit Gonorrhoe; die Sexualorgane sind schlaff und kalt.

Aletris farinosa

Leukorrhoe folgt allgemeiner Schwäche durch Flüssigkeitsverlust. Mangelhafte Ernährung; reichlich zwischen den Menses; Prolaps Folge von Muskelatrophie; Schwäche des Geistes und des Körpers; Sterilität infolge uteriner Atonie. Allgemeine Schwäche mit Schwere in der Uterusregion. Geeignet für chlorotische Mädchen (Helon., Senega).

Allium sativum

Leukorrhoe wundmachend, Wundheit der Oberschenkel und Pusteln erzeugend, mit hellroten Flecken auf der Labia majora und Vulva, die stechen und beißen. Herpes mit Jucken und Brennen.

Aloe

Leukorrhoe blutig, mukös, schleimig, der eine Kolik vorausgeht. Beim Stehen nach unten drängendes Gefühl; Schwere und Völlegefühl in den Leisten; Gefühl wie wenn ein Pflock sich zwischen der Symphyse und dem Coccygium verkeilt hätte. Hämorrhoiden, die sich wie kleine Bündel von Weintrauben hervorpressen und durch kaltes Baden gelindert werden. Furcht, es könnte Stuhl mit dem Flatus entweichen, Hitze und Brennen im Rektum.

Alumina

Große geistige und körperliche Erschöpfung nach den Menses mit reichlichem Ausfluß von Schleim während der Menses. Leukorrhoe reichlich, gelb, ätzend oder scharf, cremig oder durchsichtig und schlimmer nach den Menses. Leukorrhoe wie Sahne, die in der Schamregion ein Jucken erzeugt, nur tagsüber reichlich, Gefühl, als würde alles aus der Vagina fallen, mit großer Schwäche. Leukorrhoe chronisch, schmerzlos, aus der Cervix; reichlich, rinnt die Beine hinab (Med.). Leukorrhoe gelindert durch kalte Spülungen, schlimmer beim Gehen. Schmerz im Rücken, als würde ein Eisen durch die unteren Wirbel gestoßen. Brennen in der Wirbelsäule; Gefühl, als liege eine Schnur eng um den Körper. Taubheitsgefühl des Kopfes, Zittern der Glieder und große Erschöpfung. Schon lang andauernde Gonorrhoe und Leukorrhoe; dauert eine ganze Woche, bis sie sich von den Auswirkungen der Menstruation erholt hat, welche durch eine Leukorrhoe verlängert wurde.

Ambra grisea

Ausfluß dick, bläulichweißer Schleim oder in Klumpen, Stiche in der Vagina vor dem Ausfluß; heftiges Jucken; Wundheit und Schwellung der Labien; Ausfluß von Blut zwischen den Menses. Geeignet für dünne, alte Frauen und jene mit einem nervösen, cholerischen Temperament. Verschlimmerung am Abend und in warmen Räumen.

Ammonium carbonicum

Leukorrhoe wäßrig, reichlich, scharf, heftiges Brennen und starke Schmerzen erzeugend; riecht wie Ammoniak; große Müdigkeit im gesamten Körper, besonders in den Oberschenkeln; geeignet für krankaussehende, schwache, empfindliche Frauen. Leukorrhoe mit Schwellung, Jucken und Brennen im Perineum; Schlaf nur tagsüber und nicht bei Nacht. Choleraähnlicher Durchfall während der Menses mit Erschöpfung; hysterische Frauen, die leicht in Ohnmacht fallen und ständig ein Riechfläschchen mit sich tragen. Gefühl, als wären die inneren Teile roh, wie von einer Wundheit tief innen; Abneigung in frischer Luft zu gehen.

Ammonium muriaticum

Leukorrhoe wie Eiweiß, der ein zwickender Schmerz im Bereich des Nabels voraus geht; ständige Leukorrhoe, schmerzlos, bräunlich, schleimig, eiweißartig, starke Auftreibung des Abdomens und heftige Rückenschmerzen bei Nacht.

Anacardium orientale

Leukorrhoe mit Jucken und Wundheit im Perineum; Kratzen und Reiben verschlimmert stark (Rhus-t.). Sehr reizbar und voll von seltsamen Meinungen, Ideen und Impulsen. Launenhaftigkeit; die Haut brennt und juckt, wo immer sie vom Ausfluß berührt wird.

Anantherum

Leukorrhoe stinkend, dick, hellfarbig oder klar und wäßrig oder milchig mit üblem Geruch. Bei Gonorrhoe ist der Ausfluß dick, eitrig, grünlich.

Antimonium crudum

Leukorrhoe scharf, einen heftigen Schmerz und ein beißendes Gefühl entlang der Oberschenkel erzeugend. Reichlicher Ausfluß von saurem Wasser gemischt mit Eiterklumpen. Dick, milchig belegte Zunge; Verlangen nach sauer Eingelegtem, das Aufgestoßene schmeckt nach Essen; Neigung, dick zu werden; Leukorrhoe infolge von chronischer Sykosis, von Magenbeschwerden oder gichtischen Zuständen des Organismus.

Apis mellifica

Leukorrhoe reichlich, gelb oder grün und scharf; begleitet von einem stechenden Gefühl im Perineum; häufig schmerzhaft; dranghaftes Verlangen zu Urinieren; Aszites; schneidender und stechender Schmerz im rechten Ovar; Ausschlag am Körper wie von Bienenstichen. Aufgedunsenheit und Schwellung der Gelenke; Durstlosigkeit; spärlicher, dunkler Urin; geeignet für leichtsinnige und eifersüchtige Mädchen, die, obwohl sie allgemein vorsichtig und sorgfältig sind, Dinge beim Hantieren fallen lassen.

Aralia racemosa

Leukorrhoe ist scharf, riecht faulig; nach unten drückender Schmerz im Uterus; große Schwäche und Schwächezustände des Nervensystems zusammen mit chronischem Katarrh.

Argentum nitricum

Leukorrhoe wie Eiter, jauchig, blutig, übelriechend, so daß der ganze Raum danach stinkt. Leukorrhoe mucös mit heftigen Schmerzen im Rücken und großer Schwäche der unteren Extremitäten. Schlimmer durch Fahren in einer Kutsche oder in einem Auto. Oft angezeigt bei sterilen Frauen und jungen Witwen. Schmerz im Uterus wie von einem Stock oder von einem Splitter; Verhärtung des Muttermundes; die Cervix blutet leicht; Uterusprolaps; sie ist ständig in Eile, die Zeit vergeht zu langsam; Verlangen nach Zucker; Schwäche in den unteren Extremitäten ist charakteristisch; starke Flatulenz nervösen Ursprungs im Abdomen.

Arnica

Leukorrhoe nach schwieriger Geburt, nach Verletzung und nach Stürzen usw. Wundheit und Gefühl wie gequetscht im ganzen Körper; Kopf heiß, Extremitäten kalt. Gefühl wie gequetscht in der Uterusregion und im Sacrum. Schweregefühl in den Gliedern; Neigung zu Furunkeln, mit außerordentlichem Wundschmerz und Empfindlichkeit. Schlechte Folgen von Stürzen, Prellungen und anderen mechanischen Verletzungen.

Arsenicum

Leukorrhoe scharf, wundmachend, dünn oder dick, erzeugt an den Teilen, die mit ihr in Berührung kommen, eine Röte; Leukorrhoe schlimmer im Stehen. Bei Arsenicum haben wir bei sehr anämischen Frauen anstelle der Menses oft eine Leukorrhoe. Angezeigt bei Frauen mit bleichem, wächsernem Aussehen, die eine sehr ausgeprägte tuberkulöse Kachexie haben, immer frösteln und ständig müde sind. Die leiseste Anstrengung erzeugt Erschöpfung; ödematöse Schwellung der Augenlider oder ein aufgedunsenes Gesicht; blutiger, übelriechender, wäßriger Ausfluß, oft hören die Menses auf und die Leukorrhoe beginnt. Der Ausfluß ist reichlich; sie ist leicht erschöpft und möchte die ganze Zeit hinliegen; Lippen und Mund sind trocken, ständiger Durst auf kleine Mengen, die gewöhnlich ihrem Magen nicht bekommen. Sie ist nervös, traurig, ängstlich, reizbar, fürchtet den Tod und es geht ihr schlechter um 1 Uhr nachts oder um 13 Uhr. Leukorrhoe bei Szirrhus des Uterus mit brennenden Schmerzen, die nach Mitternacht schlimmer sind.

Asa foetida

Angezeigt bei syko-syphilitischen Frauen (Nit-ac., Thuja, Merc., Cinnb.), reichliche Leukorrhoe, dünn, grünlich-gelb; übelriechender Urin. Geschwüre an der Cervix; die Geschwüre haben einen harten Wundrand und sind schmerzhaft und sehr empfindlich; bluten leicht bei bösartigen Erkrankungen und Syphilis. Drang nach unten in den Genitalien beim Fahren in einer Kutsche. Die Leukorrhoe erzeugt Schwellung und Entzündung der Genitalien; nervöse Zustände folgen der Unterdrückung von Ausflüssen; Schwellung der Mammae während der Menses mit Milch in den Brüsten. Globus hystericus; Krämpfe im Oesophagus, als würde ein Ball vom Magen her aufsteigen; es bildet sich so schnell Luft, daß sie nicht rasch genug aufstoßen kann (Arg-n.).

Asarum europaeum

Leukorrhoe, lange gelbe Schleimfäden, mit schrecklichen Rückenschmerzen; fürchterliche Rückenschmerzen, als würde er auseinanderbrechen; kein anderes Mittel als Asarum hat heftigere Rückenschmerzen; lumbaler Rückenschmerz, so daß sie deswegen kaum atmen kann; Leukorrhoe zäh und gelb, das Essen schmeckt bitter; außerordentliche Nervosität, kann Papierrascheln nicht ertragen; große Schlaffheit in den unteren Extremitäten. Starke nervöse Reizung, das leiseste unangenehme Geräusch bringt ihre Nerven zum Beben. Es ist oft angezeigt bei Frauen, die zu Stimulanzien neigen.

Aurum muriaticum

Leukorrhoe reichlich, gelb oder weiß, dick, ätzend, mit Brennen und heftigem Schmerz in der Vulva. Oft macht es das gesamte Perineum und die Innenseite der Oberschenkel wund. Die Leukorrhoe rinnt ständig aus der Vagina; scrofulöse und syphilitische Leukorrhoe bei verzagten, melancholischen Frauen, deren Gedanken ständig um die Selbstzerstörung kreisen; Leukorrhoe infolge von prolabiertem Uterus; Leukorrhoe mit Rötung und Schwellung der Labia majora; Brennen und Prickeln (Stechen) in der Vagina; große rote Pickel auf den Labien, geeignet für verzagte, zum Selbstmord neigende, sanguinische Temperamente; schmutziges Aussehen; hellhaarige

Frauen und Mädchen in der Pubertät. Schlimmer bei Nacht und durch Erkältungen.

Baryta carbonica

Leukorrhoe dick, weiß, reichlich, passiv; schlimmer vor den Menses; leicht blutig, mit einem beständig plagenden Schweregefühl über den Geschlechtsorganen; angezeigt bei scrofulösen Mädchen, deren Entwicklung durch ein übermäßiges tuberkulöses Element stark verzögert ist; junge Mädchen mit langsamer Entwicklung. Geist und Körper sind durch das tuberkulöse Element verkümmert; gewöhnlich beschleunigt es die Entwicklung so stark, wie man es bei Calcarea beobachten kann, aber unter Baryta ist sie verzögert. Bei diesen Fällen verhindert die Leukorrhoe oft Beschwerden in den Lungen. Am ganzen Körper sind die Drüsen knotig und verhärtet; der Bauch und der Kopf sind groß und die Glieder gewöhnlich abgemagert; Kinder oder junge Frauen, die vorzeitig gealtert aussehen; sie sind verschämt und schüchtern und ihr Zustand verschlimmert sich, wenn sie an ihre Krankheit denken. Die Drüsen schwinden, Sterilität hinterlassend, oder verdichten und verhärten sich.

Belladonna

Leukorrhoe eitrig-jauchig, mukös, immer vor den Menses, gefolgt von mehr oder weniger Blutdrang; Leukorrhoe mit kolikartigen Schmerzen und Drang im Uterus nach unten. Sie kommen und gehen plötzlich und sind häufiger am Morgen. Leukorrhoe nach akuten, fieberhaften Zuständen (Acon.). Die Schleimhautoberflächen sind sehr trocken und wie zusammengezogen. Der Ausfluß fühlt sich heiß an, wenn er den Körper verläßt. Leukorrhoe nach akuten Entzündungen des Uterus oder der Sexualorgane. Gefühl von Blutdrang in den Uterus. Besser im Sitzen oder beim Hinliegen und viel schlimmer beim Stehen, die befallenen Teile sind sehr berührungsempfindlich. Leukorrhoe weiß, schleimig, begleitet von Kolik. Schlimmer am Morgen.

Borax

Leukorrhoe weiß, eiweißartig; fühlt sich heiß an wie warmes Wasser, während es die Körperoberflächen passiert; erscheint genau zwischen den beiden Menses; wie Stärke oder Eiweiß; milde und ohne Schmerz; zwischen den Perioden kann die Leukorrhoe ätzend sein. Während sie die Leukorrhoe hat, ist sie sehr nervös, erschrickt leicht, verträgt keine Abwärtsbewegung, z.B. Treppen hinabsteigen oder im Aufzug nach unten fahren. Sogar das Schaukeln tut ihr nicht gut. Geeignet für schlaffe, empfindliche, nervöse Frauen. Sie hat während der Menses Aphthen im Mund oder herpetiforme, periorale Hautausschläge (Nat-m.); Urin heiß, brennt wie Feuer. Dieses Mittel hat einige Fälle von Leukorrhoe geheilt, besonders bei Kindern, bei denen Aphthen im Mund oder den äußeren Genitalien vorhanden waren.

Bovista

Leukorrhoe folgt den Menses, dick, schleimig, zäh, scharf und ätzend. Wie Borax hat es eine Leukorrhoe wie Eiweiß. Beim Gehen kommt sie geronnen heraus oder sie ist gelblichgrün und hinterläßt grüne Flecken auf der Wäsche (Leinen). Wegen ihrer Schärfe macht sie die Labien, das Perineum, die Leisten und die Oberschenkel wund. Der menstruelle Blutfluß besteht nur bei Nacht.

Berberis

Leukorrhoe eiweißartig und schlimmer vor den Menses; der Bereich der Vagina ist empfindlich und heiß. Leukorrhoe ist begleitet von intensivem Brennen beim Urinieren mit starkem Wundheitsgefühl in der Urethra. Der Urin hat ein gelbes, mehliges Sediment. Starke Entkräftung während der Dauer der Leukorrhoe; gräuliche, mucöse Leukorrhoe, die sehr scharf ist; stechende und schießende Schmerzen in den Nieren.

Bufo rana

Leukorrhoe eitrig, stinkend oder sie kann klar und geruchlos sein; manchmal ist sie dick, gelb und cremig oder wie das Wasser, in dem man Fleisch abgewaschen hat. Leukorrhoe infolge von Cervixpolypen. Sie erzeugt einen Pruritus der Vulva, brennende Hitze und Stiche in den Ovarien (Cact.). Die Leukorrhoe dieses Mittels hat nichts Charakteristisches, so daß wir uns auf das Studium der Allgemeinsymptome beschränken müssen. Ein Gefühl des Zusammenschnürens scheint ein Leitsymptom dieses Mittels zu sein. Zusammenschnüren am Hals, in der Brust, im Herzen, als wäre der Uterus oder das Herz von einer Hand ergriffen, in einen Schraubstock gezwängt, Blutdrang zur Brust und zum Herzen. Wie man an seinen rheumatischen, gichtischen und cardialen Symptomen sehen kann, ist es ganz bestimmt ein sykotisches Mittel. Ihre menstruellen Schmerzen lassen sie schreien. Dieses Mittel ist geeignet für junge, plethorische (vollblütige) Frauen, die einen plötzlichen Blutdrang haben. Die Herzsymptome richten gewöhnlich als erstes die Aufmerksamkeit auf dieses Mittel. Verschlimmerung um 11 Uhr vormittags (Sulph., Nat-m.).

Calcarea carbonica

Leukorrhoe nach den Menses wie Schleim oder Milch; schlimmer nach dem Urinieren. Eiweißartige Leukorrhoe aus der Cervix mit Schlaffheit und Schwäche; Leukorrhoe bei kleinen Mädchen; die leiseste Erregung bringt die Leukorrhoe oder die Menses hervor. Leukorrhoe ist dick, gelb, scharf oder milde. Dieses Mittel ist angezeigt bei bleichen, blonden, hellhaarigen, anämischen Frauen. Tuberkulöse Leukorrhoe bei bleichen, fleischigen, Blonden mit schlaffen Muskeln. Schwitzen im Gesicht oder am Kopf; Hände und Füße sind immer kalt und schweißig. Fürchtet, ihren Verstand zu verlieren; viel Angst mit Todesfurcht. Die Leukorrhoe ist dick, gelb, scharf, dauert von einer Menstruation zur nächsten. Der Leukorrhoe folgen reichliche, langdauernde Menses.

Calcarea phosphorica

Leukorrhoe sieht aus wie Eiweiß, riecht süßlich, schlimmer am Morgen beim Aufstehen, sowie nach dem Stuhlgang oder dem Urinieren (Calc.). Gefühl von großer Schwäche in den Sexualorganen. Sie holt sich bei jedem Wetterwechsel eine Erkältung. Dieses Mittel ist angezeigt bei Schulmädchen, die sich zu schnell entwickeln und an rheumatischen Schmerzen der Extremitäten leiden. Eiweißartige Leukorrhoe, die gußweise kommt, schlimmer beim Gehen ist oder beim Antreiben einer Nähmaschine mit den Füßen.

Calendula officinalis

Ständiges Schwere- und Völlegefühl im Becken; Leukorrhoe reichlich, übelriechend und wäßrig, Uteruscarzinom; der Ausfluß verursacht starke Erschöpfung.

Caladium seguinum

Sehr vergeßlich; geistesabwesend; Vergeßlichkeit hervorgerufen durch übermäßiges Onanieren oder sexuelle Ausschweifungen; es heilt einen weißen, mucösen Ausfluß aus der Vagina, der durch übermäßiges Onanieren hervorgerufen wurde. Heftiges sexuelles Verlangen mit vollständigem Verlust der sexuellen Potenz und gonorrhoische Leukorrhoe bei alten Wüstlingen. Der Ausfluß erzeugt einen heftigen Pruritus; die Patientin ist gezwungen, an den juckenden Teilen zu kratzen und zu reiben; der Ausfluß erzeugt pickelartige Hautausschläge.

Carbo animalis

Leukorrhoe wäßrig, erzeugt Brennen und Beißen, gelbliche Leukorrhoe; Ausfluß färbt die Wäsche (Leinen); schlimmer beim Gehen oder Stehen; übelriechend, blutig bei Krebs; recht oft ist sie dünn, wäßrig und dunkel. Verhärtung der Cervix uteri, bösartige Ulcerationen mit fauliger Absonderung; venöse Blutfülle bei älteren Frauen.

Carbo vegetabilis

Leukorrhoe begleitet oft die Menses und besteht weiter, nachdem diese zu Ende sind. Sie erzeugt Aphthen, Jucken, Brennen, Schwellung, Wundheit und heftigen Schmerz der Vulva; wunde Flecken auf der Vulva wie kleine Geschwüre. Leukorrhoe, milchiger oder dicker Schleim, gelb oder gelblichgrün; schlimmer am Morgen, vor den Menses und nach dem Urinieren. Blähung des Abdomens infolge von Gasansammlung; große Schwäche von der leichtesten Anstrengung; die Lebenskraft ist in einem schlechten Zustand; die Knie und die Gelenke, welche vom Kreislaufzentrum entfernt liegen, sind kalt; alle Absonderungen sind übelriechend; Verlangen nach kalter Luft und daß ihr zugefächelt wird.

Carbolicum acidum

Leukorrhoe reichlich, stinkend, grünlich, scharfer Ausfluß aus der Vagina; Cervixgeschwür nach Kauterisation, nach schweren Verbrennungen. Zerren durch die Lenden und das Becken; wundmachender Ausfluß, der schlimmer ist nach reichlichen Menses; häufiges Urinieren mit brennendem Schmerz in der Urethra.

Castoreum

Leukorrhoe dick oder wäßrig, mit Brennen; große Schwäche in den Oberschenkeln.

Caulophyllum thalictroides

Leukorrhoe reichlich, mucös, scharf oder milde, mit Blutdrang zum Uterus und nach unten drängenden Schmerzen, oft angezeigt bei kleinen Mädchen. Leukorrhoe mit Schmerzen und Ziehen im Kreuz und Rheumatismus in den kleinen Gelenken; krampfartige Dysmenorrhoe bei jungen Mädchen; die Oberlider sind schwer; Mottenflecken an der Stirn; ähnelt sehr Pulsatilla; Leukorrhoe mit Blutdrang zum Uterus oder einem Gefühl von Blutdrang. Gelenkrheumatismus der kleinen Gelenke.

Causticum

Angezeigt bei Frauen mit einem gelben, kranken Aussehen; Leukorrhoe fließt wie die Menses nur nachts und hat einen ähnlichen Geruch. Der Leukorrhoe gehen Koliken oder abdominelle Krämpfe voraus mit Flatus; Müdigkeit in den Oberschenkeln und Wundheitsgefühl im Kreuz; große Abneigung gegen süße Sachen (umgekehrt zu Sulph. und Arg-n.). Ein Gefühl, als wäre die Kopfhaut zu eng; starke Melancholie und Traurigkeit und drohende Lähmung. Schlimmer bei schönem, klarem Wetter; besser bei Nebel und bei warmem Wetter. Der Appetit verschwindet, sobald sie anfängt zu essen.

Chamomilla

Leukorrhoe gelblich, ätzend, heftiger Schmerz und Brennen in der Vagina, als ob sie wund wäre; Leukorrhoe scharf, wäßrig, gonorrhoische Leukorrhoe, Krämpfe, Schmerzen im Rücken und im Abdomen. Sie ist weinerlich, schnippisch, reizbar, mürrisch; gerät in Minutenschnelle in Zorn; überempfindlich gegen Schmerz und Eindrücke jeglicher Art; ständig kritisierend und Fehler findend. Geeignet für ärgerliche, reizbare, dunkelhaarige Frauen. Schlimmer bei Hitze, am Abend, in frischer Luft und durch Zorn.

Cina maritima

Oft angezeigt bei Leukorrhoe kleiner Mädchen, die an Oxyuren leiden; starkes Jucken im Genitalbereich; Uterusblutungen vor dem Menstruationsalter. Masturbation kleiner Mädchen als Folge von Reizung durch Ascariden; Urin trübe und milchig; Fettkörnchen auf dem Urin; Wolfshunger oder wechselnder Appetit; der Atem riecht süßlich oder wie frisches Ohrenschmalz; krampfartiger, trockener Husten, schlimmer am Abend; Temperatur steigt um 15 Uhr und dauert bis in die Nacht; das Kind ist verdrießlich, mürrisch, reizbar, impulsiv und erträgt es nicht, berührt zu werden. Zieht und bohrt mit den Fingern in den Nasenlöchern. Leukorrhoe, blutiges Serum im Wechsel mit Eiter.

Cinchona officinalis (China)

Leukorrhoe oft blutig und begleitet von Krämpfen, Uteruskontraktionen, die die Menses überdauern. Leukorrhoe eitrig oder blutig; blutiges Serum im Wechsel mit Ausfluß von Eiter; Gesichtsausdruck bleich, gelb, kränklich, fleckig nach Abort oder Entbindung; schlimmer um Mitternacht, vom leisesten Durchzug und jeden zweiten Tag; schwächender Nachtschweiß; Blutdrang zum Uterus mit Völlegefühl; Abneigung gegen Anstrengung; bitterer oder saurer Mundgeschmack nach heftigen Blutungen, Klingeln in den Ohren; schwarze Flecken vor den Augen; möchte zugefächelt bekommen (Carb-v.).

Cocculus indicus

Leukorrhoe zwischen den Menses oder an ihrer Stelle; fleischfarbene Leukorrhoe, die beim Vornüberbeugen gußweise fließt; Leukorrhoe blutig oder wie das Wasser, in dem Fleisch abgewaschen wurde; blutiges Serum; Blähung im Abdomen mit schneidender Kolik; viel Schwindel mit Spinalreizung; starke nervöse Erschöpfung, verschlimmert durch Fahren im Auto oder in der Kutsche; Übelkeit, Erbrechen, heftiger Schwindel oder krankmachender Kopfschmerz, hervorgerufen durch Fahren im Auto oder in der Kutsche. Kopfschmerz im Hinterkopf oder der Gehirnbasis und in der Halsregion, als wäre sie eng mit einer Schnur zusammengebunden; die Zeit vergeht zu langsam (Arg-n.).

Coccus cacti

Leukorrhoe hat mucösen Charakter und ist begleitet von Zusammenschnürung im Abdomen oder von ziehendem Schmerz in der Inguinalregion. Süßer metallischer Geschmack im Mund. Sie scheidet tagsüber große Mengen von zähem Schleim aus der Vagina aus; katarrhalische Leukorrhoe schlimmer im Winter; geleeartiger Schleim (Kali-bi.). Gemütssymptome sind Depression, Angst und Traurigkeit; Entzündung oder Blutdrang zur Vagina oder zum Uterus mit reichlichem Ausfluß von dickem, weißem, zähem, geleeartigem Schleim; schlimmer durch Erregung.

Capsicum

Geeignet für dicke, fleischige, schlaffe, strohblonde Menschen mit rotem Gesicht, die kälteempfindlich sind und keine körperliche Ausdauer haben. Leukorrhoe dick, gelb, cremeartig; Blasentenesmus mit Strangurie.

Coffea

Leukorrhoe schleimartig, milchig, reichlicher während des Urinierens; gelegentlich ist sie blutig mit großer Hyperästhesie und Überempfindlichkeit der äußeren Genitalien; Hyperästhesie aller Sinne, des Hörens, Schmeckens, Riechens, Sehens und der Berührung; voller phantastischer Vorstellungen und Ideen; alle körperlichen und geistigen Fähigkeiten scheinen gesteigert und weit über das Normalmaß erhoben zu sein; starke Erregung der Genitalien und heftiges Jucken der Vulva; kann die Hände nicht von den Genitalien lassen (bei beiden Geschlechtern); Zittern der Hände; weiß nicht, was sie mit ihnen tun soll; schlechte Wirkung auf das gesamte Nervensystem durch Kaffeegenuß; hat keinen Appetit bevor sie nicht eine Tasse Kaffee getrunken hat; ißt nichts Nennenswertes. Die Krankheiten werden durch übermäßige Freude und Erregung hervorgebracht („das Nervensystem ist in Aufregung" Kent).

Colchicum autumnale

Leukorrhoe geleeartiger Schleim, blutig und zäh (Croc., Kali-bi., Cocc.). Leukorrhoe während der Schwangerschaft mit Übelkeit und Abneigung gegen Speisen; fürchtet den Geruch von gekochten Speisen oder von Küchengerüchen im allgemeinen – Wundheitsgefühl im Abdomen und Trommelbauch; Pelzigkeit, Ödeme und Schwellung der Glieder; gichtische Gelenke, Fingergelenke verdickt; Urin wie Bier, streng und sauer riechend; plötzliche Unterdrückung der Menses gefolgt von Wassersucht.

Collinsonia canadensis

Leukorrhoe mit hartnäckiger Verstopfung und Pruritus; die Stühle sind sehr trocken, hart, hellfarbige Bälle; Hämorrhoiden; Pruritus vulvae; Verlust des Appetits; heftiges Jucken der Genitalien; die Geschlechtsteile sind stark angeschwollen; Dysmenorrhoe; hartnäckige Verstopfung; Hämorrhoiden; Pruritus und Lageveränderungen des Uterus.

Conium maculatum

Weiße, scharfe Leukorrhoe, die ein Brennen erzeugt; mucöse Leukorrhoe mit großer Schwäche und Lähmigkeitsgefühl im Kreuz. Sie setzt wenige Tage nach den Menses ein, hört auf und wechselt sich dann mit der nächsten Menses ab; dies trifft für das Erscheinen von bösartigen Erkrankungen zu. Leukorrhoe bei alten Jungfern; fauliger, blutiger oder brauner Ausfluß aus dem Uterus bei Myomen oder Uteruscarcinomen; aashafter Geruch bei Krebs im frühen Stadium, keine Schmerzen und tatsächlich ein Mangel jeglicher Allgemeinsymptome außer dem schmutzigbraunen, übelriechenden Ausfluß aus der Vagina. Schwindel beim Hinlegen oder beim Drehen im Bett. Das Gesicht ist gelblich, erdfarben; die Brüste sind schmerzhaft, hart, empfindlich mit schießenden Schmerzen. Die Brustwarzen sind wund und empfindlich mit der Neigung sich zurückzuziehen (Schlupfwarzen). Ich habe viele Heilungen von Uteruscarcinomen und malignen Erkrankungen der Brüste bei Frauen mit tuberkulöser Diathese zustande gebracht, die eine erworbene oder unterdrückte Sykosis hatten, welche sich als bösartige Erkrankung am Beginn eines Lebensabschnittes gezeigt hatte.

Copaiba

Sykotische Leukorrhoe im ersten und zweiten Stadium, hellgelb, eitrig; Brennen und Jucken in der Urethra und der Vagina. Ausfluß von dickem, blutigem Schleim aus dem Uterus. Reichlicher grünlicher gonorrhoischer Ausfluß mit heftiger Qual und Brennen beim Urinieren. Jucken der Vulva; Wärme und Hitzegefühl in der Vagina.

Crocus sativus

Leukorrhoe dunkelfarbig, sogar schwarz oder blutig, zäh, fadenziehend; riecht übel; manchmal tropft sie in zähen Schleimfäden heraus; sie ist stärker bei der leichtesten Bewegung. Gefühl, als ob die Menses wiederkommen oder sich im Abdomen etwas Lebendiges bewegen würde (Cocc.).

Crotalus horridus

Leukorrhoe mit Ovariitis oder ovariellen Schmerzen; Leukorrhoe übelriechend und blutig; Ausflüsse aus malignen Gewächsen an der Cervix oder aus dem Uterus im Kindbettfieber, die dunkel und sogar schwarz und sehr übelriechend sind; Pruritus vulvae; große dunkle Bläschen an den äußeren Genitalien, die heftig brennen, sehr empfindlich sind, kann an den Teilen weder reiben noch kratzen; vikariierende Menstruation aus jeder Körperöffnung (Lach.).

Croton tiglium

Leukorrhoe mit Herpes im Genitalbereich; heftiges Jucken der Genitalien, verschlimmert durch Kratzen oder Reiben; bläschenartiger Ausschlag wie Rhus-t.

Cubeba

Leukorrhoe reichlich scharf, gelblich oder grünlich und von sehr widerlichem Geruch; sie erzeugt ein Erythem an den Innenflächen der Oberschenkel und der Vulva, mit heftigem Pruritus der Vulva. Menses spärlich, denen eine reichliche Leukorrhoe vorausgeht; große Schwäche und Müdigkeit in den Lenden; Uterus geschwollen und schmerzhaft.

Curare

Leukorrhoe spärlich, aber dick, klumpig, eitrig, faulig riechend mit Hitze, Jucken und Brennen in der Vulva, heftiges Brennen und Kontraktionen im Uterus.

Cyclamen

Membranöse Leukorrhoe mit ständigem Frösteln, angezeigt bei blonden oder hellhäutigen, phlegmatischen Frauen, die eine spärliche und verzögerte Menses haben; Gemütssymptome besser beim Menstruieren; fröhlicher, Füße nicht so schwer; starke Blähung des Abdomens; Schmerzen in den Fersen; Schwellung der Mammae mit Milchsekretion; neigt leicht zum Weinen und ist dennoch schlecht gelaunt; Abneigung gegen frische Luft (im Gegensatz zu Pulsatilla). Abneigung gegen Schweinefleisch; Speichel schmeckt salzig; besser beim Gehen (Calc., Cocc.).

Daphne mezereum (Mezereum)

Leukorrhoe wie Eiweiß; chronisch in bösartigen Fällen; starker Ausfluß von Schleim aus der Vagina.

Dictamnus

Leukorrhoe von zähem Schleim, zuerst braun, dann weiß und zuletzt blutig tingiert; Leukorrhoe begleitet von häufigem Urinieren; Jucken am Anus und Perineum, mit Hauterosionen an diesen Stellen. Uterine Leukorrhoe (Minton).

Dulcamara

Leukorrhoe mit Unterdrückung der Menses infolge von Erkältung, von akutem Katarrh der Sexualorgane, von Durchnässung, vom plötzlichen Wechsel zu feuchtem Wetter, von Waten im Wasser, von zuviel Baden im See (Fluß: China) (Meer: Nat-m.); Urticaria vor den Menses. Verschlimmerung durch Kälte, durch

Naßwerden, unterdrückte Menses und unterdrückte Ausschläge.

Erigeron

Chronische Leukorrhoe, reichlich, uterin oder vaginal, begleitet von krampfartigen Schmerzen und heftiger Blasen- und Rektumsreizung; Epistaxis von hellrotem Blut; Bluten aus den Kiefern oder aus der Zahnhöhle; Menstruation mit starkem Leiden in der unteren Dorsalregion; Jucken und Quälen in der Blase; alle Symptome sind schlimmer bei feuchtem Wetter.

Eupion

Nach den Menses, Leukorrhoe gelb, schmerzlos mit mildem Ausfluß; färbt die Wäsche (Leinen) gelb und ist begleitet von Abmagerung, großer Schwäche und Zittern im ganzen Körper; Leukorrhoe mit einem schrecklichen Rückenschmerz; wenn der Rückenschmerz aufhört, kommt der Ausfluß gußweise; er fließt in Strömen an ihr herunter; während des Urinierens Brennen, Jucken und Schwellung der Labien; wenn sie den Rücken gegen etwas Hartes preßt, lindert das den Rückenschmerz bei der Menstruation; das Sacrum fühlt sich wie zerbrochen an; Schwindel mit Verwirrung im Kopf; es wird ihr schwarz vor ihren Augen (Chin.).

Ferrum

Leukorrhoe wie Wasser oder Milch; heftige Schmerzen und Verätzen der Geschlechtsteile; zerrende Schmerzen, Schwere und Druck im Sacrum und in den Lenden. Leukorrhoe bei chlorotischen Patientinnen, wie gekochte Stärke, generell während des Stuhlgangs; gelbes, erdfarbenes Aussehen; Herzklopfen; Erröten der Wangen; Blutdrang zum Gesicht und zur Brust; gelegentlich ein Ausfluß, der schleimig ist und fetzenweise auftritt; junge Mädchen, die an beginnender Tuberkulose leiden; große Schwäche und Erschlaffung der Genitalien und der Blase; Leukorrhoe infolge von Masturbation oder aus einer tuberkulösen Kachexie sich entwickelnd. Sehr oft verschwinden die Menses bei diesen chlorotischen Mädchen für Monate und eine schwere Form der Leukorrhoe tritt an ihre Stelle, die, je länger sie existiert, desto gelber und chlorotischer wird. Großer Hunger zu jeder Zeit; die Speisen schmecken bitter. Sie fühlt sich besser durch langsames Umhergehen (Puls.).

Gelsemium

Leukorrhoe nach übermäßigem Onanieren mit großer Schwäche und Zittern. Verlust der muskulären Koordination. Kopfschmerz im Hinterkopf. Schwere in der Uterusregion mit leukorrhoischem Ausfluß; Völlegefühl über dem Sacrum;

große Niedergeschlagenheit und außerordentliche Mattigkeit; Leukorrhoe nach Fieberzuständen, nach Grippe, nach Rheumaschüben; im Hinterkopf heftiger Kopfschmerz mit Pulsationen, wie ein Pulsschlag. Leukorrhoischer Ausfluß weiß, mit Schmerzen über dem unteren Teil des Rückens oder heftiger Schmerz im Sacrum.

Graphites

Leukorrhoe reichlich, weiß, dünn, mucös, mit großer Schwäche im Kreuz, beim Sitzen oder Gehen; Ausfluß reichlicher am Morgen, oft gußweise während des Tages; schmerzhafter Druck auf die Genitalregion; Wundheit der Labien mit Ausschlag; Leukorrhoe klebrig, leimig, reichlich; fließt die Oberschenkel hinunter und erzeugt ein Erythem an den berührten Stellen, sogar Ulcerationen; riecht wie eingepökelte Heringe oder sehr übel. Die Nägel sind hart, dick, verkrüppelt, brechen oder splittern leicht. Stühle hart, massig, knotig und oft überzogen mit einem zähen, weißen Schleim (Ähnlichkeit mit Pulsatilla in vielen Symptomen), aber ist eher angezeigt kurz vor oder während des Klimakteriums. Hautwunden heilen schlecht, alles eitert; Schrunden und Fissuren an den Füßen, Zehen, Fingern, Lippen, im Gesicht. (Folgt gut auf Sepia bei der Leukorrhoe).

Hamamelis

Leukorrhoe sehr reichlich, mit Erschlaffung der Vaginalwände; Ausfluß gewöhnlich blutig, reichlich, beständig; mit Schwäche und Erschlaffung; venöse Blutstauung allgemein; Gefühl wie gequetscht im Abdomen; variköse Venen; Hämorrhoiden, die zu passiver Blutung neigen, venös (im Gegensatz zu Ferrum); allgemeine Erschlaffung und Müdigkeitsgefühl, besonders in den Extremitäten, nach Blutungen oder wenn sie an Varikosis leidet.

Helonias dioica

Leukorrhoe mit atonischen Zuständen oder infolge von Uterusatonie; Prolaps mit Ulceration der Cervix; Ausfluß reichlich, beständig, faulig riechend und übermäßig, serös mit Rückenschmerz, Empfindlichkeit in den Brüsten und einem wunden und schweren Gefühl im Uterus. Dies ist ein Mittel, bei welchem der Uterus ständig wahrgenommen wird; sehr reizbar, kann keinen Widerspruch ertragen, findet immer Fehler; Verlust des sexuellen Verlangens mit Sterilität, Uterus entweder retrovertiert oder tief unten im Becken; empfindet ständig den Uterus, dunkler, stinkender Ausfluß aus dem Uterus; Labien und äußere Genitalregion heiß, rot, geschwollen, bedeckt mit Aphthen; angezeigt bei von harter Arbeit abgenützten oder von Zügellosigkeit und Luxus entnervten Frauen; brennender Schmerz im Rücken beim Sitzen; Wundheit und Schweregefühl im Uterus.

Hepar sulphuris

Leukorrhoe dick, cremig, gelb, von süßlichem Geruch; riecht wie Schwefelwasserstoff; Halsdrüsen vergrößert; angezeigt bei pseudopsorischen, blonden Patientinnen; scrofulöse Leukorrhoe, gelblich oder blutig, riechen wie alter Käse; kleine Wunden und wunde Stellen ulcerieren und erzeugen gelben Eiter. Wie die Symptome gleichen die Patientinnen Calc., sehr empfindlich gegen Kälte und besser durch Wärme. Vergrößerung der Lymphdrüsen im ganzen Körper und ebenso eine Tendenz, Abszesse zu bilden; saurer Körpergeruch; Urticaria bei jedem Wetterwechsel; Verschlimmerung, wenn Körperteile unbedeckt sind und Besserung in Wärme bei dunstigem, feuchtem Wetter. Wunden und wunde Stellen sind sehr berührungsempfindlich und die Patientin ist sehr reizbar.

Hydrastis

Leukorrhoe zäh, hängt in dicken Fäden aus dem Os uteri, klebrig, gelb, zäh; käseartige Ausflüsse aus der Vagina oder dem Uterus. Leukorrhoe, die durch Leberbeschwerden und durch Verstopfung erschwert wird; oberflächliche Geschwüre an der Cervix mit zäher Leukorrhoe, Schwäche und allgemeine Erschöpfung. Patientinnen sehen kachektisch aus, gelb fahl; leukorrhoische Ausflüsse im frühen Stadium des Uteruscarcinoms sehr übelriechend; Fissuren an der Schleimhaut der Körperöffnungen; ermattete, geschwächte, scrofulöse Menschen, mit zähen katarrhalischen Ausflüssen; gastrische und hepatische Beschwerden.

Hypericum

Leukorrhoe bei Kindern milchig; Leukorrhoe mit heftigen, zerreißenden Schmerzen in den Genitalien und häufigem Verlangen zu Urinieren; mit verspäteten Menses, Schweregefühl und Kreuzschmerzen; Krankheiten infolge von Verletzungen des Rückenmarks oder der Nervenendigungen; Verwundung des Coccygiums; stechende, zerrende Schmerzen nach Nervenverletzungen, chirurgischen Operationen an Schließmuskeln, mechanischen Verletzungen des Rückenmarks und Gehirnerschütterungen, nervösem Schock und Depression infolge von Nervenverletzungen.

Ignatia

Leukorrhoe eitrig und ätzend, der nach unten drängende, wehenartige Schmerzen vorausgehen; Leukorrhoe bei niedergeschlagenen, hysterischen, nervösen Frauen, die ständig seufzen oder sich beklagen; bei sehr hysterischen Frauen, die an nervöser Erschöpfung leiden, infolge von Kummer, Freude und enttäuschter Liebe.

Jodium

Leukorrhoe dick oder dünn, gelb, ätzend, schlimmer während der Menses und begleitet von großer Schwäche; Hunger mit Abmagerung; Schwellung und Verhärtung der Cervix; die Leukorrhoe verursacht Wundsein an den Oberschenkeln. Leukorrhoe mit großer Schwäche; Schwinden der Brüste; wenn die Leukorrhoe ätzend wird, ist sie gewöhnlich spärlich; sehr nervös, reizbar, melancholisch; dumpfer Druck, als wäre ein Keil zwischen dem rechten Ovar und dem Uterus.

Kalium bichromicum

Leukorrhoe gelb, zähflüssig (Hydr.), kann zu Fäden ausgezogen werden; macht die Wäsche steif, färbt sie gelb; große Schwäche entlang des Rückens; dumpfer schwerer Schmerz im Hypogastrium, geeignet für fleischige, hellhaarige Frauen; syko-psorische Erkrankungen oder pseudopsorisch; sykotische oder syphilitische Leukorrhoe; gelblich oder grünlich, fadenziehend; zähfließend, kommt heraus in dünnen Fäden und hat den Charakter eines postgonorrhoischen Katarrhs; die Stimme ist oft heiser, metallisch; die Leukorrhoe, der eine membranöse Dysmenorrhoe vorausgeht, ist grünlich, blutig, zähfließend, fadenziehend; gonorrhoische Leukorrhoe, weiß oder gelb und zäh.

Kalium carbonicum

Pseudopsorische Leukorrhoe mit heftigem ständigem Rückenschmerz; Rückenschmerzen, als würde er auseinanderbrechen; auffallendes Müdigkeitsgefühl, sehr müde am Morgen und unausgeschlafen beim Erwachen; Ausfluß von gelbem Schleim, mit Jucken und heftigem Schmerz in der Vulva. Leukorrhoe sehr scharf und wundmachend; *mucöse Leukorrhoe mit Schmerz im Rücken, als würde er auseinanderbrechen.* Häufiges, saures Aufstoßen; Verstopfung, Stühle trocken, voluminös, hart, schwierig. Trockener, harter, enger, krampfartiger Husten bei tuberkulösen Patienten, schlimmer am Morgen. Rückenschmerz mit Nachtschweiß und trockenem Husten; sackartige Schwellungen über den Augen. Frauen mit dunklem Haar, schlaffer Faser, zu Fettsucht neigend, sehr berührungsempfindlich, besonders an den Füßen. Wandernde, stechende Schmerzen. Angezeigt im gichtischen Stadium der Sykosis.

Kalium ferrocyanatum

Leukorrhoe nach der Menstruation, eiterartig oder gelblich, cremig, reichlich, reizlos; „Uterus empfindlich (schwächlich) und berührungsempfindlich" (Minton).

Kalium hydriodicum (iodatum)

Antipsorisch und antisyphilitisch; syphilitische Leukorrhoe, Ausfluß ist grünlich, dick, reichlich und übelriechend. Leukorrhoe mit Lähmigkeitsgefühl und Steifheit im Kreuz oder nächtliche Knochenschmerzen nach Mercuriusmißbrauch.

Kalium muriaticum

Leukorrhoe milchig weiß, dick, mucös, mild mit chronischer Hypertrophie und Blutdrang zum Uterus.

Kalium phosphoricum

Leukorrhoe oft blutig, scharf, die Teile, die sie berührt, sind wie verbrüht; große Niedergeschlagenheit, Mattigkeit und Nervenschwäche.

Kalmia latifolia

Gelbliche Leukorrhoe, die am Morgen stärker ist; Schmerzen im Rücken und in der Lendenregion; Müdigkeit in den Extremitäten.

Kreosotum

Leukorrhoe dick, mucös, von üblem Geruch, macht das Perineum wund; intermittierende Menses und Leukorrhoe; die Patientin friert immer; die Ausflüsse verschwinden beinahe und beginnen dann wieder; Leukorrhoe scharf mit wollüstigem Jucken und Schwellung, Hitze und Rötung in der Genitalregion; weißliche Leukorrhoe, mild, wie grünes Getreide riechend. Sie kann zu Beginn blutig sein, dann gelblich weiß und mit einer Schärfe, die eine heftige Reizung und Jucken der Vulva hervorruft. Sie macht die Wäsche (Leinen) steif und färbt sie gelb; Leukorrhoe wie Wasser, mit dem man Fleisch abgewaschen hat, scharf, dunkel und blutig mit Stichen in der Vagina und großer Schwäche in den unteren Extremitäten. Häufiger Harndrang bei Nacht; Brennen zwischen den Oberschenkeln beim Urinieren. Die Leukorrhoe fließt von ihr wie Milch, mit Reiz zu harnen und Brennen im Kreuz. Angezeigt bei feinfühligen, blonden Frauen, die für ihr Alter groß sind; reizbar und verzagt, gelbes, fahles Aussehen, sogar wie von einem Krebskranken; das Zahnfleisch ist oft schwammig und blutet leicht; Leukorrhoe mit Brennen im Abdomen wie von einem feurigen Ball.

Lac caninum

Leukorrhoe gelblich, mild, nur tagsüber; Allgemeinsymptome regellos wandernd; scharfes Nasensekret; heftiger, unerträglicher Rückenschmerz, besser in Ruhe und zu Beginn der Bewegung; membranöse Dysmenorrhoe, der ein wunder Hals folgt oder wunder Hals während der Menses (Lach.); Entweichen von Luft aus der Vagina (Lyc., Sars.); großes Hitzegefühl in der Ovarialregion während der Menses mit großer Empfindlichkeit und Wundheit; scharfe Schmerzen im linken Ovar; gonorrhoische Leukorrhoe, scharf, wundmachend, eine Schwellung der Labien verursachend; wunder, herpetiformer Hautausschlag, starke Schwellung der Labien und Oberschenkel; Brüste wund und druckempfindlich; Schlaf gestört; furchtvolle Träume; Gefühl, als wäre ein Ball im Hals.

Lac defloratum

Leukorrhoe hellgelb mit großer Mattigkeit und Arbeitsscheu; Gefühl, als blase eine kalte Luft über sie hinweg, auch wenn sie sich warm zugedeckt hat. Chronische Verstopfung, Stühle voluminös, hart, mit großer Anstrengung. Angezeigt bei anämischen Patientinnen mit einer recht ausgeprägten tuberkulösen Diathese; sie fühlt sich vollkommen ermattet und erschöpft. Ich fand heraus, daß es bei dünnen, großen und anämischen blonden Frauen von ruhiger Art, angezeigt ist. Frauen mit Kopfschmerz, der nach jeden Menses einige Tage dauert. Kopfschmerz über den Augen; Urin spärlich während des Kopfschmerzes, aber bleich und reichlich und gießt mit einem Hitzegefühl heraus, sobald der Kopfschmerz besser wird. Gesicht und Lippen bleich, Puls langsam und fadenförmig; der Patientin geht es schlechter im Sitzen, besser im Liegen, bei Ruhe, beim Ausruhen und im Dunkeln.

Lac felinum

Leukorrhoe dunkelgelb mit rasend machendem Jucken an der Vulva und in der Vagina; ziehende Schmerzen im linken Ovar; nervöses Zittern am ganzen Körper, wie betrunken.

Lachesis

Leukorrhoe grünlich, dick oder gelb kurz vor den Menses; wenn die Menses spärlich werden, nimmt die Leukorrhoe zu; sehr empfindlich über der Uterusregion, an der Taille und am Hals. Kann nirgends am Körper enge Kleidung ertragen. Leukorrhoe beginnt 3 Tage vor den Menses, reichlich, scharf, dick, gelblich, macht die Wäsche (Leinen) steif; Leukorrhoe anstelle der Menses im Klimakterium, mit plötzlichen Hitzewallungen, Schmerzen und Leiden, die alle gelindert werden, wenn der Blutfluß einsetzt.

Lapis albus

Leukorrhoe weiß, mucös, reichlich, schmerzlos mit scharfem Schmerz im Perineum; weinerliche Stimmung; häufiges Verlangen zu Urinieren mit spärlicher Ausscheidung; „Schmerz wie gequetscht“ (Minton).

Laurocerasus

Leukorrhoe in der Zeit des Klimakteriums, reichlicher, geleeartiger Schleim, Schmerz von der Sacralregion in das Genitale ausstrahlend. Koliken während der Menses, mit Müdigkeitsgefühl im Keuz; Urin blaßgelb.

Ledum palustre

Leukorrhoe reichlich, mit häufigem Urinieren. Angezeigt bei gichtischen Formen der Sykosis; heftiges Schwere- und Müdigkeitsgefühl in den Füßen; Gichtknoten an den Zehen; rheumatische Schmerzen in den Gelenken, besonders in den Hüftgelenken. Angezeigt bei bleichen, gichtischen, feinfühligen (empfindlichen, verwöhnten) Frauen, denen immer kalt ist; Schmerzen verschlimmert durch Bettwärme, Schmerzen steigen von unten nach oben. Venöse Stauungen, aufgedunsenes, fleckiges Gesicht während der Menses; Gicht der Füße, Linderung durch ein kaltes Bad.

Leptandra

Leukorrhoe in Schleimfetzen, mit Ulceration des Muttermundes; allgemeine Mattigkeit und Entkräftung; Urin rot oder orangerot; Wundheit und Lähmigkeitsgefühl im Kreuz; chronischer Blutstau und Beschwerden der Leber; Stuhl oft schwarz, teerig oder backsteinfarben. „Dumpfer Schmerz in der Leber mit einem schwachen, sinkenden Gefühl in der Magengrube“ (Hering’s Guiding Symptoms).

Lilium tigrinum

Leukorrhoe sehr reichlich, dünn und bräunlich mit dem Gefühl des Nachuntendrängens in den Beckenorganen, Gefühl, als würden die Beckenorgane durch die Vagina herausgedrückt, besser, wenn die Vulva mit der Hand unterstützt wird. Leukorrhoe färbt die Wäsche (Leinen) braun (Nit-ac.) oder sie ist hellgelb und wundmachend nach einer spärlichen Menstruation. Sobald die reichliche und scharfe Leukorrhoe beginnt, hören die Menses auf; das Nachuntendrängen ist schlimmer beim Stehen (Sulph.), besser im Sitzen oder beim Hinliegen; Gefühl, als wäre das Herz in einen Schraubstock eingespannt (Cactus); oft angezeigt bei allen Lageveränderungen des Uterus oder seiner Erschlaffung; Herzklopfen mit Herzflattern; Niedergeschlagen, ängstlich besorgt, Brennen und Druck in den Beckenorganen mit einem Gefühl, als würde alles nach unten ziehen, sogar im Rektum mit Stuhldrang (Nux-v., Aloe, Sep.). Rötliches Sediment; starke nervöse Reizbarkeit, Frauen mit blühendem Aussehen, lebhaft und Neigung, dick zu werden, mit schlaffer Muskulatur; uterine Beschwerden infolge von Geburten. Es ist syko-psorisch.

Lycopodium

Rosafarbene Leukorrhoe, schlimmer vor Vollmond, sie kann milchig oder blutig sein; Schmerz und Rumpeln im linken Hypochondrium; starke Blähung und Flatulenz des Abdomens; saure Verdauung, oft angezeigt bei harnsaurer Diathese; wenn sich die Sykosis im tertiären Stadium befindet, ist die Leukorrhoe oft scharf und ätzend; Trockenheit in der Vagina; aus der Vagina entweicht Luft; Nagen, Jucken, Brennen in der Vulva nach der Menstruation (Kreos.), häufiger durch gastrische Symptome angezeigt als durch irgendwelche anderen. Es ist ein tiefwirkendes Mittel; wirkt auf jedes Gewebe und auf alle Miasmen; das Gesicht ist fahl gelb, bleich oder krank aussehend; Verschlimmerung durch Bettwärme, Besserung durch Essen von trockenen Speisen; niedergeschlagen, launisch (schwermütig); fürchtet das Alleinsein; starkes Unwohlsein und Blähung nach dem Essen.

Lyssinum

Leukorrhoe weißlich, manchmal schleimig, mit Schmerz im Rücken; sie ist sehr schwächend, ist übelriechend, mehrere Monate andauernder, weißer Ausfluß aus dem Uterus (Prüfungssymptom); Vagina und Uterus sehr empfindlich, die Beschwerden verschlimmern sich stark durch das Geräusch von fließendem Wasser; Verlangen zu Urinieren; Furcht vor Hunden; Speichel zäh, schaumig (Merc.). Brüste schwellen bei Nacht an; eine wunde Lähmigkeit im Rücken und im unteren Abdomen; Kältegefühl im Rückgrat. Verschlimmerung: Berührung, helles Licht, Fahren im Wagen. Geeignet für blonde Frauen mit weißer Haut, blauen Augen, schnellem Temperament, die sehr empfindlich auf Medikamente oder äußere Eindrücke reagieren.

Magnesia carbonica

Leukorrhoe weißer Schleim, oft scharf nach den Menses, dann wäßrig, spärlich, greifender Schmerz in der Nabelregion; Zunge weiß belegt; Mund voll von weißem Schleim; Leukorrhoe riecht sauer; Stuhl wie Lehm, hart, trocken und krümelig. Gesicht bleich, wächsern, fahlgelb; sie fühlt sich ständig müde und schlaff am Morgen. Menses dunkel, scharf, wie Pech, mit schneidender Kolik, saurem Rülpsen und Verlangen nach Fleisch.

Magnesia muriatica

Leukorrhoe mit starker nervöser Erregung, oft mit Uterusspasmen; Stuhl hart und knotig wie Schafkot (Sep.). Leukorrhoe schlimmer nach Anstrengung und nach dem Stuhlgang. Leukorrhoe im Wechsel mit Uteruskrämpfen oder mit Menstruationsfluß. Schmerzen im Kreuz, wie verbrannt; uterine Erkrankungen bei nervösen, hysterischen Frauen. Angezeigt bei Szirrhus des Uterus; Verschlimmerung durch Salz, Baden im Meer, in einem warmen Raum; Besserung in frischer Luft (Puls.); Verlust der Kontraktionskraft der Blase, wenig Kraft, den Urin auszuscheiden. Rückenschmerz gelindert durch harten Druck (Kali-c.). Das Aufgestoßene schmeckt nach verdorbenem Ei; erkältet sich leicht, empfindlich gegenüber Kälte und Frösteln, fühlt sich aber dennoch besser beim Gehen in frischer Luft.

Magnesia phosphorica

Ein weiteres Medikament, das krampfartige Schmerzen im Uterus während der Menses hat oder krampfartige Koliken, ebenso Verschlimmerung bei naßkaltem Wetter, durch kaltes Baden; Besserung durch harten Druck und durch Wärme (Hitze); oft angezeigt bei Schulmädchen (Calc-p.), die unter Gefühlserregung und dem Lernen leiden; Hinterkopfschmerzen mit Erröten des Gesichtes oder Supraorbitalneuralgie; die Menses sind dunkel und zäh; sie neigt zu Chorea und krampfartigen Symptomen. Schmerzen schlimmer auf der rechten Seite; vom leichtesten kalten Luftzug oder dem Bad in kaltem Wasser. Leukorrhoe zäh, membranös, wie bei den Menses. Blitzartige, ovarielle, neuralgische Schmerzen.

Magnesia sulphurica

Leukorrhoe blutig zwischen den Menses; Schmerz wie gequetscht im Kreuz und in den Lenden. Ausfluß dick, weiß, reichlich wie die Menses. Die Leukorrhoe erzeugt Brennen beim Gehen. Starkes Schweregefühl im Kopf während der Menses; grün gefärbter Urin; trockener Husten mit Brennen in der Magengrube; Sodbrennen, mit Wasser, das in den Mund aufsteigt (Würmerbeseigen); bitterer Geschmack; vom Gemüt her in einer traurigen und weinerlichen Stimmung.

Manganum

Angezeigt bei wächsernen, chlorotischen, blassen, krank aussehenden, tuberkulösen Frauen, die große Angst und Furcht haben, als würde sich etwas ereignen; traurig, niedergeschlagen, auch ruhig. Leukorrhoe bei Chlorose oder perniziöser Anämie (Ferr., Ars.); Menses sehr spärlich, dauern nicht länger als ungefähr einen Tag. Ausfluß grünlichgelb, tuberkulöser Eiter.

Mercurius corrosivus

Leukorrhoe bleich, gelb, süß riechend, blutig tingiert oder aus Schleim und dünnem Wasser zusammengesetzt; sie ist sehr scharf und verursacht starke Hitze und heftiges Brennen der Genitalien, Pickel, Knötchen, ja sogar Geschwüre. Gonorrhoische Leukorrhoe grünlich mit Blasentenesmus, mit Brennen im Orificium; blutiger Urin fließt in Tropfen, mit viel Schmerz und Tenesmus.

Mercurius dulcis (Calomel)

Leukorrhoe grünlichgelb; feuchte, brennende Condylomata am äußeren Genitale; Perineum und Anus scheiden ein grünes, wäßriges, übelriechendes Sekret aus; fauliger Mundgeruch mit Speichelfluß und allgemeinen Mercuriussymptomen. Syphilitische oder syko-syphilitische Symptome (Thuj., Nit-ac., Cinnb.).

Mercurius jodatus flavus

Leukorrhoe reichlich, mucopurulent, kommt aus dem Os uteri. Leukorrhoe bei jungen Mädchen oder Kindern mit syphilitischer Krankengeschichte; starke Müdigkeit und Schweregefühl in den unteren Extremitäten, oft krampfartige Schmerzen, schlimmer bei Nacht, von Wärme, während des Frühlings oder Sommers.

Mercurius solubilis

Leukorrhoe entweder scharf oder mild; sie kann entweder weißlich, grünlich, blutig oder süß riechend sein; wenn sie eitrig ist, erzeugt sie ein Brennen, eine Rauhigkeit, Pickeln und Pusteln an den Labien; Jucken und Brennen werden durch Waschen mit kaltem Wasser gelindert, verschlimmern sich aber am Abend und in der Nacht. Im Mund ist viel zäher, baumwollartiger Speichel; die Zunge ist gewöhnlich groß und schlaff, mit Zahneindrücken; metallischer, bitterer oder eitriger Geschmack; das Zahnfleisch ist weich, schwammig, löst sich vom Zahn und blutet leicht. Nicht selten ist der Ausfluß mucopurulent, dünn, scharf, klumpig, und die Mammae enthalten während der Menses Milch. Brennen und Pochen in der Vagina, Aphthen; Flecken auf der Labie; Schwäche und Müdigkeit in den unteren Extremitäten; Haut fahlgelb; sieht aus, als hätte sie Gelbsucht.

Murex purpurea

Leukorrhoe wäßrig, grünlich, nur während des Tages. Leukorrhoe blutig und wundmachend, Gefühl von großer Schwere der Vagina oder Gefühl von Zusammenschnüren im Uterus. Man studiere ihre Hautkrankheiten. Sie ist ein Mittel wie Sulphur, mit starker Verschlimmerung durch Waschen und Besserung durch Bettwärme.

Medorrhinum

Antisykotisch. Gonorrhoische Leukorrhoe, gewöhnlich reichlich; weißlich oder gelb; ätzend, ein Beißen und Jucken in der Vulva und Vagina hervorrufend; kann den Urin nicht lange zurückhalten; färbt die Wäsche schmutzig braun; Leukorrhoe dunkel und durchsichtig, weißer Schleim, färbt die Wäsche (Leinen) gelb; wunder und brennender Schmerz beim Urinieren. Leukorrhoe wie schmutziges Wasser, dünn, übelriechend, ätzend, einen Juckreiz hervorrufend; riecht wie verdorbener Fisch, muffig, stechend scharf. Brüste empfindlich und wund; Vagina und Cervix abwechselnd mit bläulichen oder rosa Flecken übersät. Gefühl, als würde etwas am linken Ovar herunterziehen; Ovarien empfindlich; Leukorrhoe unterdrückt durch medizinische Spülungen. Sie hat große Schwierigkeiten, ihre Symptome zu erzählen; sie hält inne und beginnt wieder von vorne; Geist schwach und vergeßlich; kann sich keine Namen merken; Gonorrhoe des Rektums oder der Nase mit dünnem, spärlichem, wäßrigem Ausschwitzen (Absonderung). Pruritus vulvae, der schlimmer ist, wenn man daran denkt.

Muriaticum acidum

Leukorrhoe mit häufigen Rückenschmerzen; starkes Wundsein im Anus, entweder von Hämorrhoiden oder von Fissuren. Uterusgeschwüre mit eitrigen Absonderungen, begleitet von einem großen Schwächegefühl. Sie ist traurig, schlecht gelaunt, ängstlich, überbesorgt und leicht zornig. Skorbutisches Zahnfleisch; wegen großer Blasenschwäche wird der Urin langsam ausgeschieden; äußere Genitalien sehr Berührungsempfindlich; Schweregefühl im Anus; Müdigkeit der unteren Extremitäten. Hämorrhoiden quellen hervor, dunkelpurpur mit Brennen im Anus, besonders durch heißes Baden. Druckgefühl in den Genitalien, als würden die Menses erscheinen; Leukorrhoe mit Rückenschmerz, Druck in den Genitalien, Wundheit im Anus, oft angezeigt bei ans Bett fesselnden, febrilen Zuständen und Erschöpfung hervorrufende Krankheiten. Geeignet für dunkelhaarige Frauen mit dunklen Augen. Verschlimmerung von 9 Uhr bis 13 Uhr.

Natrium carbonicum

Der Ausfluß dieses Mittels ist ein dicker, schwerer, weißer oder gelblicher Schleim, ähnlich wie Eiter, reichlicher während des Urinierens; die Leukorrhoe ist genauso wie die Menses oft von einem Druck im Hypogastrium begleitet, der zu den Genitalien ausstrahlt, als würde alles aus dem Bauch herauskommen (Lil-t., Bell., Sep.). Als katarrhalisches Mittel lohnt es sich, Natrium carbonicum sehr sorgfältig zu studieren. Die dicke, gelbe oder grünliche Absonderung zeigt seine sykotisch heilenden Qualitäten; wie bei allen Natrium-Verbindungen ist die Patientin traurig, verzagt, zittert vor Anstrengung, hat ein schwaches Gemüt, hat eine eigenartige Abneigung gegenüber Männern und Gesellschaft im allgemeinen. Sie ist tagsüber sehr schläfrig, erwacht morgens unausgeschlafen. Diese Patientinnen können keine Stärke verdauen und leiden daher an Flatulenz, hervorgerufen durch Unverdaulichkeit stärkehaltiger Speisen. Sie leiden an nervösem Hunger, (Psor., Ign. Sep., Sulph.); sind immer müde und haben kalte Knie und Extremitäten; sind nervös und leiden an Dyspepsien und Katarrhen. Die Leukorrhoen sind oft wie Nasenkatarrh, dick, grünlich, reichlich und kommen gußweise aus der Vagina; Verschlimmerung während des Vollmondes, während eines Gewitters und von 5 Uhr morgens bis 11 Uhr vormittags.

Natrium muriaticum

Leukorrhoe dick, weiß oder durchsichtig, reichlich, scharf, mit heftigem Schmerz in der Vulva. Oft besteht ein Druck nach unten oder ein Gefühl wie ein Druck, als würden die Menses erscheinen, schneidender Schmerz in der Urethra nach dem Urinieren. Leukorrhoe grünlich, besonders beim Gehen, Abneigung gegen Geschlechtsverkehr, sehr reizbar danach. Melancholie, traurig, verzagt, niedergeschlagen mit Verschlimmerung durch Trost; äußerst traurig während der Menstruation; sie hat jeden Morgen Kopfschmerzen, als würde der Kopf platzen; Gefühl von Sand in oder feurigen, zickzackförmigen Blitzen vor den Augen. Die Haut ist bleich, wächsern, fettig, oft ödematös und neigt zu Gänsehaut, wenn sie friert. Sie läßt aufgrund nervöser Schwäche Dinge aus der Hand fallen; gerät wegen Kleinigkeiten in Gefühlsausbrüche; es besteht oft eine Landkartenzunge und sie leidet an Herpes am Kinn und Herpes während der Menses und an Urticaria; Verschlimmerung von 10 bis 11 Uhr vormittags.

Nitricum acidum

Leukorrhoe nach den Menses, grüner Schleim, der Ausfluß ist wäßrig (Lil-t.), fleisch- oder kirschfarben, Leukorrhoe scharf, übelriechend, wie bräunliches Wasser (Sykosis); sie ist gelegentlich fadenziehend (Kali-bi., Hydr.); der Kopf schmerzt, als wäre er fest eingebunden; Stiche in der Vagina; Wundheit der Vulva mit Jucken. Erkältung verschlimmert die Leukorrhoe und den Pruritus sehr; Drang nach unten im unteren Abdomen ist ein recht beständiges Symptom. Gesicht bleich, fahlgelb oder bräunlich (Sep., Lyc.); Ulcerationen in den Mundwinkeln; Abneigung gegen Fleisch und Brot; liebt gesalzenen Fisch, Hering, Kreide und Kalk (Kali-c.). Urin bräunlich, streng riechend, faulig (Benz-ac.), häufig angezeigt bei großen, dunkelhaarigen, schlanken Frauen mit schwarzen Augen und Haaren; es geht ihr allgemein schlechter bei Nacht und besser beim Fahren in einer Kutsche oder in einem Auto; passend für Krankheiten infolge von sekundärer oder tertiärer Syphilis oder Syko-Syphilis. Geschwüre, Warzen, abnormale Gewächse bluten leicht oder schwitzen ein dünnes, gelblichgrünes oder schmutzigwäßriges Sekret aus. Es ist ebenso geeignet für Blutungen infolge syphilitischer Infektion; was Phosphorus für den tuberkulösen Typ darstellt, das ist Nit-ac. für den syko-syphilitischen.

Nux moschata

Angezeigt bei sehr hysterischen Frauen, die zu Ohnmachten neigen und eine Art vikariierende Leukorrhoe anstelle der Menses haben. Mund und Zunge werden so trocken, daß es unerträglich ist und die Zunge schon am Gaumendach festklebt. Menses spärlich, dunkel, unterdrückt, denen eine reichliche Leukorrhoe folgt. Starke Trockenheit der Augen; starke Neigung zu lachen, wenn sie sich im Freien aufhält (Hysteria). Starke Blähung im Abdomen mit Flatulenz nervösen Ursprungs; Schwinden der Gedanken; Schmerz im Rücken, als würde ein Stück Holz quer auf ihm liegen; schleimiger, leukorrhoischer Ausfluß, wenn die Menses erscheinen sollten; Herzklopfen mit Ohnmachtsanfällen.

Petroleum

Pseudopsorisch. Leukorrhoe wie Eiweiß, reichlich mit Brennen in den Genitalien. Verlangen nach Bier; Abneigung gegen Fleisch und fette Speisen; juckender Herpes (bläschenförmige Ausschläge) am Perineum; Wundheit und Feuchtigkeit der Genitalien; faulig riechender Achselschweiß; Jucken und Brennen an verschiedenen Körperteilen; Hautkrankheiten und Hautausschläge an den Genitalien bei beiden Geschlechtern; Risse und Fissuren hinter den Ohren, an den Händen und Füßen; Brennen und Jucken mit Röte der Haut; Frostbeulen.

Phosphoricum acidum

Scharfe Leukorrhoe, reichlich, blutig oder gelblich mit heftigem Jucken, stellt sich einige Tage nach den Menses ein. Leukorrhoe nach erschöpfenden Fiebern oder Krankheiten wie Pneumonie. Bleiches, krankes Aussehen mit großer Gleichgültigkeit und Apathie; Abneigung zu reden und niedergeschlagen; Verlangen nach saftigen, sauren Früchten; Stühle dünn und weißlich oder dünn und gelb. Große körperliche Schwäche, Abmagerung, schwerfällig, gleichgültig und apathisch, besonders am Vormittag. Leukorrhoe mit heftigen Rückenschmerzen bei jungen Studentinnen (Calc., Calc-p., Nat-m.). Leukorrhoe nach übermäßigem Onanieren; Urin klar, wäßrig; reizender oder milchiger Urin.

Phosphorus

Pseudopsorisch. Leukorrhoe infolge von Chlorose bei tuberkulösen Menschen im fortgeschrittenen Stadium der Erkrankung. Bei großen, dünnen Menschen mit schmalem, hühnerbrüstigem und eingezogenem Brustkorb. Die Leukorrhoe tritt manchmal anstelle der Menses auf und sie kann entweder mild oder scharf sein; sie ist jedoch typischerweise scharf, ätzend, heftig schmerzend und Blasen erzeugend an den Stellen, an denen sie vorbeifließt. Leukorrhoe milchig oder wäßrig, mit dem Gefühl großer Schwäche über dem Abdomen; mit Hitze und Brennen im Rücken; nachts oder abends Husten, schlimmer beim Hinliegen; gelegentlich ist die Leukorrhoe rosa oder rötlich, mit einem Schwäche- und Leeregefühl im Abdomen und starkem Brennen der Hände und Füße, welches nachts schlimmer ist. Vor den Menses weinerliche Stimmung (Puls.), mit Bluten aus dem Zahnfleisch und der Nase; Leukorrhoe mit Bluthusten oder Speien von Blut anstelle der Menses; Petechien der Haut. Verschlimmerung: abends, bei Gewitterstürmen und beim Liegen auf der linken Seite.

Phytolaca decandra

Antisykotisch. Uterine Leukorrhoe, cervicale Ulceration; Szirrhus oder Krebs der Cervix (Con.); reichlicher Ausfluß, gelb, dick und oft zäh und reizend. Speichel klebrig, gelb, zäh, metallisch schmeckend; Schmerzen an der Zungenwurzel beim Schlucken; Entzündung, Schwellung und Verhärtung der Mammae.

Platina

Leukorrhoe mit Verstopfung und großer Empfindlichkeit der äußeren Genitalien. Eiweißartige Leukorrhoe nur tagsüber, mit kneifenden Schmerzen im Abdomen und Druck nach unten in den Lenden; wollüstiges Kitzeln im Genitale.

Psorinum

Leukorrhoe in großen Klumpen mit unerträglichem Geruch. Sie hinterläßt eine gelbe Färbung auf der Wäsche (Leinen); Leukorrhoe mit einer ständig zunehmenden Schwäche und Kräfteverlust; große Empfindlichkeit gegenüber Kälte oder plötzlichen Wetterveränderungen; Leukorrhoe dünn, ätzend und außerordentlich übelriechend; Schweiß sauer und übelriechend; Haut fahlgelb, schmutzig, mit Pickeln, ungewaschenes Aussehen, schuppig, rauh, feucht; Ekzeme hinter den Ohren und um den Mundwinkel; der Körper hat einen schmutzigen Geruch, sogar nach dem Bad; ausgesprochen müde und Verlangen sich hinzulegen.

Ranunculus bulbosus

Psorisch und pseudopsorisch in seiner Wirkung; Leukorrhoe ist vom Charakter her zuerst mild, nach 1 bis 2 Tagen aber wird sie scharf und ätzend. Die Patientinnen leiden an Druck und Enge in die Brust oder an stechenden Schmerzen quer über die Brust; Intercostalneuralgie.

Rhododendron

Leukorrhoe blutig; Gonorrhoe der Ovarien und Tuben; Cysten der Ovarien. Sie erzeugt Jucken und Wundheit der Genitalien und der Oberschenkel. Choleraähnliche Symptome, die aus einem gonorrhoischen Rheumatismus entstanden sind, egal ob angeboren oder erworben.

Heftiges Brennen in der Uterusregion, akute Entzündung der Gelenke und allgemeiner Rheumatismus, der durch feuchtes Wetter oder Durchnässung angefacht wird; Verschlimmerung vor dem Sturm, besonders vor einem Gewitter. Körperlich arbeitende Frauen, starke Konstitutionen, die an sykotischem Rheumatismus leiden; sie hat heftige Angst vor Stürmen (Gewittern). Der Rheumatismus und alle anderen Beschwerden werden verschlimmert durch elektrisierende Stürme. Verschlimmerung durch Nässe, Wind oder stürmisches Wetter (Rhus-t.).

Robinia

Leukorrhoe weiß oder grünlich mit einem Gefühl wie gequetscht in den Gedärmen. Leukorrhoe dick, gelb und scharf mit sehr fauligem Geruch; Gedärme hart, fest und geschwollen; zwischen den Menses Ausfluß von Blut, gefolgt von einer scharfen, dicken, eitrigen Leukorrhoe, starke Übersäuerung des Magens. Häufiger angezeigt bei dunkeläugigen und dunkelhaarigen Menschen.

Rhus toxicodendron

Rheumatische Dysmenorrhoe, sekundäre oder tertiäre Sykosis; Leukorrhoe wie schmutziges Wasser, beginnt beim Heben, bei Überanstrengung oder beim Naßwerden. Sie ist oft scharf und wundmachend, und nicht selten erzeugt sie einen bläschenförmigen Ausschlag oder Vesikel an den äußeren Genitalien, mit intensivem Jucken, heftigen Schmerzen und Brennen. Bei besonderer Anstrengung kommen die Menses wieder. Unterdrückung der Menses durch Naßwerden, wobei eine Leukorrhoe folgt, die sehr scharf ist; rheumatische Schmerzen in den Muskeln und Sehnen; Steifheit und Lähmigkeit, Wundheit am ganzen Körper, mit Verschlimmerung zu Beginn der Bewegung, jedoch Besserung bei Bewegung, bis die Muskeln müde werden. Verschlimmerung: Ausruhen, Ruhe, nachmittags und bei Kälte. Besserung durch Bewegung, Wärme, warmes und trockenes Wetter, Reiben der befallenen Teile. Sykosis mit all ihren Erscheinungsformen, am Muskelsystem, an den Sehnen und der Haut. Es ist ein wahrhaft antisykotisches Mittel.

Sabina

Antisykotisch. Leukorrhoe dünn, milchig; Unterdrückung der Menses mit milchigem *oder reichem und stärkeähnlichem Ausfluß mit ziehenden Schmerzen vom Kreuz bis zum Genitale*. Sykotische oder gichtische Leukorrhoe, gelblich, jauchig, heftiges Jucken erzeugend, geeignet für plethorische Frauen; blutige Leukorrhoe, die alle 2 Wochen erscheint, übelriechend; Müdigkeit und ein unbehagliches Gefühl in der

Lumbalregion, Ziehen vom Rücken nach vorne. *Leukorrhoe nach Abort oder Fehlgeburt um den dritten Schwangerschaftsmonat.* Feigwarzen mit Jucken und Brennen. Besser in kalter, frischer Luft, Musik ist unerträglich.

Sanguinaria

Dieses Mittel soll besonders gut sein für Leukorrhoen, die dem Ende der Menses folgen, in der Menopause. Der Ausfluß stinkt und ist ätzend. Bei tuberkulösen Patientinnen mit Husten, Uteruspolypen, Krebs oder Ulcus am Muttermund. Entweichen von Luft aus der Vagina (Lyc.). Schmerzen in den Lenden, der durch die Unterbauchregion und den Uterus in die Oberschenkel ausstrahlt. Klimakterische Beschwerden mit scharfer Leukorrhoe, begleitet von heftigem Brennen an den Händen und Füßen (Phos., Sulph.). Wirft die Bettdecke zurück (Lach., Sulph.).

Sarracenia purpurea

Antisykotisch und pseudopsorisch. Leukorrhoe milchig, dick, faulig riechend, mit krampfartigen Schmerzen im Uterus; Leukorrhoe erzeugt einen reizenden Ausschlag an den äußeren Genitalien, Harndrang mit einem Gefühl, als ob die Blase voll wäre (Calad.). Heftige Erschütterung der Abdominalregion beim Hinlegen (Lyc.). Geschmack im Mund sehr ölig und bitter. Stühle hart, mit Schleim bedeckt (Alum.).

Sarsaparilla

Antisykotisch. Menses verspätet, spärlich, scharf und brennend an der Innenseite der Oberschenkel. Leukorrhoe schleimig, mucös, spärlich; schlimmer beim Gehen oder Fahren; heftiger Schmerz am Ende des Urinierens. Urinsediment wie grauer Sand; Urin rötlich, trübe, Schleimfetzen enthaltend. Die Patientin sieht alt aus. Angezeigt nach Unterdrückung einer Gonorrhoe, bei der sich die Unterdrückung am Blasen-Harntrakt zeigt. Oft tröpfelt der Urin beim Sitzen; Nierenkolik mit Ausscheidung von Sand oder Gries aus den Nieren; oft angezeigt bei sykotischen Kindern mit Blasen- oder Harnbeschwerden (Benz-ac., Nit-ac.).

Secale cornutum

Antipsorisches Mittel, wirkt aber bei allen Miasmen, sogar bei der Syphilis. Leukorrhoe ist braun und übelriechend oder geleeartig im Wechsel mit Menorrhagien; nicht selten ist sie dunkel, faulig, eitrig, wie man es bei malignen Erkrankungen antrifft. Geschwüre oder Krebs des Uterus, der Ausfluß ist dunkel, eitrig, blutig, brennende Schmerzen im Uterus; Leukorrhoe die aussieht wie

Kaffeesatz oder geronnenes Blut (Ars., Con., Pyrog.). Allgemeine Kälte, obwohl Hitze ihre Symptome verschlimmert. Angezeigt bei schwachen, kachektischen, dünnen, dürren Frauen, die voller Furcht, sehr verzagt und melancholisch sind. Die Haut ist kalt bei Berührung; schlimmer durch warmes Zudecken und besser in kalter Luft.

Sepia

Syko-psorisch. Die Leukorrhoe dieses wundervollen Mittels ist verschieden und ändert sich, aber ich beobachtete, daß sie entweder milchig und weiß oder dick und gelb ist und die Wäsche (Leinen) färbt. Gelegentlich ist sie gelblichgrün bei Gonorrhoe; manchmal ist sie klumpig und hat einen fauligen Geruch. Im letzteren Fall ist sie oft begleitet von Stechen in der Cervix, ist recht scharf und erzeugt Wundheit im Genitale; bei den meisten Formen der Leukorrhoe besteht das Gefühl eines Druckes nach unten, welches bei Lageveränderungen und Fehlstellungen des Uterus sehr ausgeprägt ist. Überkreuzen der Beine lindert den Druck nach unten; schmutzig gelbe oder Altersflecken im Gesicht sind gewöhnlich vorhanden. Sepia ist geeignet für körperlich schwache Frauen mit dunklen Augen; zarte Haut mit straffer Faser, aber von milder und sanfter Art. Allgemeine Schwäche der Sexualsphäre. Verschlimmerung: vor- und nachmittags; Besserung durch heftige Anstrengung. Gefühl von einem Ball im Innern, der in den Genitalien ein Gefühl hervorruft, als wären sie gebläht und als würde alles durch die Scheide hervorquellen. Das vermittelt ein gutes Bild von Sepia, was die Beschwerden im Becken anbelangt.

Silicea

Pseudopsorisch, wirkt aber in allen 3 Stadien bei allen Miasmen. Leukorrhoe milchig, wäßrig und manchmal bräunlich oder sie hat blutige Ausflüsse zwischen den Perioden. Ausfluß von weißem Wasser aus der Vagina zwischen den Menses, schlimmer nach dem Essen von Saurem. Leukorrhoe mit heftigem Jucken und scharfem Schmerz in den Genitalien. Außerdem haben wir bei Silicea milchige oder reichliche, gelbe Leukorrhoe, die ätzend und wundmachend ist. Verschlimmerung im Freien, in Kälte, bei Neumond; Besserung durch Wärme und Tragen von warmer Kleidung. Geeignet für hellhaarige, schlaffe, bleichgesichtige und schmächtige Menschen; ebenso Frauen mit trockener Haut, die reizbar, nervös und tuberkulös sind.

Stannum

Pseudopsorisch. Leukorrhoe mit Uterusprolaps, großer Schwäche und einem Gefühl im Uterus, als würden die Menses erscheinen, Schwäche in der Brust und im Rachen; die Stimme ist rauh, heiser, tief, hohl und schwach. Leukorrhoe weißlich, eiweißartig, durchsichtig, mucös oder dünn und wäßrig mit großer Schwäche. Schmerz im Backenknochen während der Menses. Trockener Husten am Abend bis Mitternacht, Auswurf grünlich oder grünlichgelb, hat einen süßen Geschmack und riecht modrig. Die Extremitäten verausgaben sich schnell; ständiges Verlangen sich zu setzen oder sich hinzulegen.

Sulphur

Antipsorisch. Leukorrhoe mit schneidenden und zwickenden Schmerzen im Bereich des Nabels; *spärliche, scharfe Leukorrhoe, die Wundheit, Jucken, schneidende Schmerzen und Brennen der Vulva erzeugt*. Leukorrhoe dick, gelb, einen heftigen Schmerz wie von Salz verursacht und Jucken schlimmer bei Nacht, wenn sie sich im Bett erwärmt. Brennen an den Fußsohlen, mit starker Hitze und Ruhelosigkeit, mit Verlangen nach frischer Luft, mit Verlangen, die Kleider auszuziehen. Alte chronische Fälle von Leukorrhoe mit einer auffallend psorischen oder Sulphurdiathese.

Veratrum album

Menses zu früh und zu reichlich, mit Kongestion zum Gehirn und choleraähnlichen Symptomen; starke Gemütsstörung; Erschöpfung mit kaltem Schweiß, besonders an der Stirn; Kältegefühl auf dem Scheitel mit Zusammenschnürungsgefühl des Herzens; Erbrechen, Reiswasserstühle; allgemeiner Kollaps; starker Durst auf kaltes Wasser, Limonade oder Saueres; möchte aber alles kalt haben; Abneigung gegen warme Dinge; plötzliches Nachlassen der Kräfte wie bei Arsenicum, geeignet für schlanke, cholerische, melancholische junge Frauen mit hellbraunen Haaren und schlaffen Muskeln.

Zincum metallicum

Pseudopsorisch. Leukorrhoe dick, schlimmer vor den Menses und nach dem Stuhlgang, mit Stechen und Beißen im Genitale; schlimmer beim Gehen, als Folge von Masturbation bei jungen Mädchen; große nervöse Erschöpfung und Ruhelosigkeit der Füße und unteren Extremitäten. Der Leukorrhoe gehen ein schneidender Schmerz in den Eingeweiden und eine Auftreibung des Abdomens voraus. Sexuelle Manie infolge von Pruritus vulvae bei jungen Mädchen; Stechen und Zucken mit Wundheitsschmerz in der Wirbelsäule; hysterische Symptome; das Gehirn arbeitet langsam; die Patientin ist niedergeschlagen, müde und vergeßlich. Angezeigt bei Mädchen mit schwachem Willen, die an spinalen Reizungen leiden.

—A—

—D—

—I—

—J—

—K—

—M—

—N—

—S—

—W—